222

D14

Lungenveränderungen bei Langzeitbeatmung

Internationales Symposium in Freiburg 1971
Herausgegeben von K. Wiemers und K. L. Scholler

Mit Beiträgen von

R. Beer	J. R. van Haeringen	H.-N. Macha	W. Rotter
H. Benzer	D. Harms	K. Mantel	E. Rügheimer
H. Birzle	W. Hartung	H. Matthys	M. Sabathié
U. Bleyl	H. Herzog	W. May	W. Schmidt
D. Böhmer	D. Hey	C. McAslan	J. Schöber
D. Böttcher	K. Hill	C. Mittermayer	K. L. Scholler
P. Brücke	G. Hossli	G. Molz	J. Schulte am Esch
E. S. Bücherl	K. Huth	L. Nordström	H. J. Sluiter
A. Bühlmann	H. Kämmerer	O. Norlander	K. Standfuß
H. Burchardi	A. Karimi	P. O. Olsson	J. Swedenborg
H. Cremer	R. Keller	W. Opderbecke	W. Vogel
P. Dangel	R. Klose	H. Otto	E. R. Weibel
A. Dönhardt	H. Koch	K. Peter	K. H. Weis
H. Fendel	M. B. Laver	H. Pokar	P. von Wichert
H. Finsterer	P. Lawin	H. Pontoppidan	G. Wolff
U. Finsterer	V. von Loewenich	K. Radegran	W. Zimmermann
I. Franke	H. Lutz	H. Reineke	M. Zindler
W. Giese	S. Lyager	K. Riegel	

205 Abbildungen, 58 Tabellen

Georg Thieme Verlag Stuttgart 1973

Herausgeber

Prof. Dr. *K. Wiemers* und Doz. Dr. *K. L. Scholler*
Institut für Anästhesiologie der Kliniken der Universität Freiburg i.Br.,
Hugstetter Straße 55

Alle Rechte, insbesondere das Recht der Vervielfältigung und Verbreitung sowie der Übersetzung, vorbehalten. Kein Teil des Werkes darf in irgendeiner Form (durch Fotokopie, Mikrofilm oder ein anderes Verfahren) ohne schriftliche Genehmigung des Verlages reproduziert oder unter Verwendung elektronischer Systeme verarbeitet, vervielfältigt oder verbreitet werden.
© Georg Thieme Verlag, Stuttgart 1973 – Printed in Germany – Druck: Karl Grammlich, Pliezhausen

ISBN 3 13 495501 6

VORWORT

Notwendigkeit und erste Erfolge einer maschinellen Dauerbeatmung ergaben sich erstmalig bei den Poliomyelitisepidemien in der Mitte dieses Jahrhunderts; seitdem wurde die Respiratortherapie technisch vervollkommnet und immer häufiger bei lebensbedrohlichen, mit respiratorischer Insuffizienz einhergehenden Verletzungen und Erkrankungen verschiedenster Art eingesetzt. Neben den Universitätskliniken verfügen heute auch schon viele große Krankenhäuser über Intensivbehandlungsstationen mit der nötigen apparativen und personellen Ausstattung, wobei in der Regel der Anästhesist für die Beatmung zuständig ist.

Obwohl die Respiratortherapie vielen Patienten das Leben rettet, stellt sie uns zugleich vor neue Probleme. Oft kommt es unter der Beatmung zu einer weiteren Verschlechterung des Zustandes, der Gaswechsel wird nur vorübergehend gebessert und das Lebensende lediglich um Tage oder Wochen hinausgeschoben. Es erhebt sich dann die Frage, ob die schweren Veränderungen des Lungengewebes, die der Pathologe vorfindet, zum Teil vielleicht durch die unphysiologischen Behandlungsbedingungen mitverursacht sind.

Diskutiert werden in diesem Zusammenhang vor allem die Auswirkungen der künstlichen Beatmung auf die Ventilation und Perfusion des Lungengewebes und auf das Herzzeitvolumen, die Nachteile erhöhter Sauerstoff- und erniedrigter Wasserdampfspannung auf das Alveolarepithel bzw. die Bronchialschleimhaut sowie bakterielle und mykotische Infektionen, speziell in Form des sog. Hospitalismus; hinzu kommen nicht selten die Auswirkungen intravasaler Gerinnungsvorgänge und der Fettembolie.

Aufgabe des Symposions war es, den Einfluß dieser Faktoren näher zu klären und schärfer zu unterscheiden zwischen den krankheits- oder unfallbedingten Lungenveränderungen, die eine Beatmung notwendig machen, und den — vielleicht vermeidbaren — Sekundärkomplikationen der Langzeitbeatmung. Wir hoffen, daß die hier wiedergegebenen Vorträge und Diskussionen uns einen Schritt weiter gebracht haben.

Freiburg, im Winter 1973

Kurt Wiemers
Karl Ludwig Scholler

Autorenverzeichnis

Beer, R., Prof. Dr.
Leiter der Anaesthesieabteilung an der Chirurgischen Universitätsklinik, 8000 München

Benzer, H., Doz. Dr.
Institut für Anaesthesiologie der Universität Wien

Birzle, H., Prof. Dr.
Chefarzt der Röntgenabteilung am St.-Marien-Krankenhaus, 67 Ludwigshafen

Bleyl, U., Doz. Dr., und Dr. *C. M. Büsing*
Pathologisches Institut der Universität, 69 Heidelberg

Böhmer, D., Dr.
Leiter der Anaesthesieabteilung der Orthopädischen Klinik Friedrichsheim, 6000 Frankfurt a.M.

Böttcher, D., Dr.
Medizinische Universitätsklinik, 78 Freiburg i.Br.

Brücke, P., Dr. Doz.
I. Chirurgische Universitätsklinik Wien

Bücherl, E. S., Prof. Dr.
Direktor der Chirurgischen Universitätsklinik im Städtischen Krankenhaus Westend, 1000 Berlin

Bühlmann, A., Prof. Dr.
Kantonsspital Zürich

Burchardi, H., Dr. Priv.-Doz.
Deutsche Klinik für Diagnostik, 6200 Wiesbaden

Dangel, P., Dr.
Leiter der Anaesthesieabteilung und der Intensivbehandlungsstation an der Universitäts-Kinderklinik, Zürich

Dönhardt, A., Prof. Dr.
Chefarzt der II. Medizinischen Abteilung am Allgemeinen Krankenhaus, 2000 Hamburg-Barmbek

Finsterer, U., Dr., und Dr. *H. Finsterer*
Institut für Anaesthesiologie an der Chirurgischen Universitätsklinik München und Pathologisches Institut der Universität, 8000 München

Giese, W., Prof. Dr.
Direktor des Pathologischen Instituts der Universität, 4400 Münster

Harms, D., Doz. Dr.
Pathologisches Institut der Universität, 2300 Kiel

Hartung, W., Prof. Dr.
Pathologisches Institut der Universität, 4400 Münster

Herzog, H., Prof. Dr.
Leiter der Abteilung für Atmungskrankheiten, Medizinische Klinik, Bürgerspital Basel

Hey, D., Doz. Dr.
Medizinische Klinik und Poliklinik der Universität, 6300 Gießen

Hill, K. Dr.
Pathologisches Institut der Universität, 6500 Mainz

Hossli, G., Prof. Dr.
Direktor des Instituts für Anaesthesiologie am Kantonsspital Zürich

Huth, K., Doz. Dr.
Medizinische Klinik und Poliklinik der Universität, 6300 Gießen

Karimi, A., Doz. Dr.
Neurochirurgische Universitätsklinik, 5000 Köln-Lindenthal

Keller, R., Dr.
Abteilung für Atmungskrankheiten an der Medizinischen Klinik, Bürgerspital Basel

Klose, R., Dr. und Dr. *K. Peter*
Anaesthesieabteilung der Städtischen Krankenanstalten, 6800 Mannheim

Koch, H., Dr., Dr. *V. von Loewenich* und Dr. *I. Franke*
Universitäts-Kinderklinik, 6000 Frankfurt a.M.

Laver, M. B., Prof. Dr.
Massachusetts General Hospital, Department of Anesthesia, Boston/Mass.

Lawin, P., Doz. Dr.
Chefarzt der Anaesthesieabteilung am Allg. Krankenhaus, 2000 Hamburg-Altona

Lutz, H., Doz. Dr.
Leiter der Anaesthesieabteilung an den Städtischen Krankenanstalten,
68 Mannheim

Lyager, S., Dr.
Kommunehospitalet, Department of Anaesthesiology, Aarhus

Macha, H.-N., Dr.
Medizinische Klinik und Poliklinik im Klinikum Steglitz der Freien Universität,
1000 Berlin

Mantel, K., Dr., Dr. *J. Schöber,* Dr. *H. Fendel* und Prof. Dr. *K. Riegel*
Neonatologische Abteilung der Universitäts-Kinderklinik, 8000 München

Matthys, H., Doz. Dr.
Leiter der Pulmonologie und Intensivpflegestation, Zentrum für Innere Medizin und Kinderheilkunde der Universität, 7900 Ulm

May, W., Dr.
Medizinische Poliklinik der Universität, 78 Freiburg i.Br.

Mittermayer, C., Doz. Dr.
Pathologisches Institut der Universität, 78 Freiburg i.Br.

Molz, Gisela, Dr.
Anatomisches Institut der Universität Zürich

Nordström, L., Dr.
Lasarettet, Dpt. of Anesthesia, Lund/Schweden

Norlander, O., Prof. Dr.
Karolinska Sjukhuset, Stockholm/Schweden

Opderbecke, W., Obermed.-Rat. Dr.
Leiter der Anaesthesieabteilung am Städtischen Krankenhaus, 8500 Nürnberg

Otto, H., Prof. Dr.
Direktor des Pathologischen Instituts am Städtischen Krankenhaus, 46 Dortmund
Peter, K., Priv.-Doz. Dr.,
Institut für Anästhesiologie und Reanimation, Fakultät für klin. Med., Mannheim, der Universität Heidelberg, 68 Mannheim
Pokar, H., Dr.
Anaesthesieabteilung der Universitätskliniken, 2000 Hamburg
Pontappidan, H., Prof. Dr.
Massachusetts General Hospital, Dpt. of Anesthesia, Boston/USA
Radegran, K., Dr., Dr. *P. O. Olsson,* Dr. *C. McAslan,* Dr. *J. Schwedenborg* und Prof. Dr. *O. Norlande*
Karolinska Sjukhuset, Stockholm/Schweden
Reineke, H., Dr.
Abteilung für Anaesthesiologie der Universität, 7900 Ulm
Rotter, W., Prof. Dr.
Direktor des Pathologischen Instituts der Universität, 6000 Frankfurt a.M.
Rügheimer, E., Prof. Dr.
Vorstand der Abteilung für Anaesthesiologie an der Chirurgischen Universitätsklinik, 8520 Erlangen
Sabathie, M., Prof. Dr.
Hôpital Saint-André, F-33 Bordeaux
Sluiter, H. J., Dr., und Dr. *J. R. van Haeringen*
Kliniek voor inwendige Geneeskunde, Groningen/Holland
Schmidt, W., Prof. Dr.
Physiologisches Institut der Universität, 6500 Mainz
Scholler, K. L., Doz. Dr.
Institut für Anaesthesiologie der Universitätskliniken, 68 Freiburg i.Br.
Schulte am Esch, J., Dr., und Dr. *H. Cremer*
Anaesthesieabteilung der Chirurgischen Universitätsklinik, 5300 Bonn
Standfuß, K., Doz. Dr. und Dr. *H. Kämmerer*
Anaesthesieabteilung der Chirurgischen Universitätsklinik, 5000 Köln
Steinbereithner, K., Prof. Dr.
Institut für Anaesthesiologie der 1. Chirurgischen Universitätsklinik Wien
Vogel, W., Dr.
Institut für Anaesthesiologie der Universitätskliniken, 68 Freiburg i.Br.
Weibel, E. R., Prof. Dr.
Direktor des Anatomischen Instituts der Universität Bern
Weis, K. H., Prof. Dr.
Leiter der Abteilung für Anaesthesiologie der Universität, 8700 Würzburg
Wichert von P., Doz. Dr.
1. Medizinische Universitätsklinik, 2000 Hamburg
Wolff, G., Dr.
Chirurgische Abteilung für Intensivmedizin, Bürgerspital Basel
Zimmermann, W., Doz. Dr.
Chirurgische Universitätsklinik, 68 Freiburg i.Br.
Zindler, M., Prof. Dr.
Direktor der Abteilung für Anaesthesiologie der Universitätsklinken, 4000 Düsseldorf

Inhaltsverzeichnis

Vorwort V

Autorenverzeichnis VI

K. Wiemers
Eröffnungsvortrag 1

I

C. Mittermayer, W. Vogel, W. E. Zimmermann, H. Birzle, D. Böttcher, Ch. Schwarz
Pathologisch-anatomische Veränderungen unter Langzeitbeatmung 5

K. Hill
Morphologie und Pathogenese von Lungenveränderungen nach Langzeitbeatmung in Abhängigkeit von der Grunderkrankung 13

U. Bleyl, C. M. Büsing
Pathogenese pulmonaler hyaliner Membranen 19

H. N. Macha
Hyaline Membranen nach Langzeitbeatmung 26

J. Schulte am Esch, H. Cremer
Zum Problem der Beatmung und der pulmonalen hyalinen Membranen beim Erwachsenen 29

A. Dönhardt
Lungenveränderungen unter Dauerbeatmung im Endstadium der Poliomyelitis 32

G. Hossli, A. Bühlmann, Th. Hardmeier
Dauerbeatmung während 2.134 Tagen wegen hoher Halsmarkdurchtrennung 37

P. Dangel
Diskussionsbeitrag 41

Podiumsdiskussion über die Morphologie der Beatmungslunge
Leiter: *W. Giese* 42

II

K. Steinbereithner, J. Krenn, R. Schertler, V. Vecsei, E. Bauer
Bronchopulmonale Infektion als Komplikation der Langzeitbeatmung 52

W. May
Diskussionsbeitrag 63

K. H. Weis
Diskussionsbeitrag 67

H. Birzle, W. Vogel
Röntgenologische Lungenveränderungen unter Dauerbeatmung 68

H. Herzog, R. Keller, K. H. Bauer, J. Locher
Ventilation und Atemmechanik bei Langzeitbeatmung 78

H. Burchardi
Verteilungsstörungen bei Langzeitbeatmung 100

M. Laver
Störungen der Lungendurchblutung und des Ventilations-Perfusions-Verhältnisses unter spezieller Berücksichtigung von Herzpatienten 106

K. Standfuß, H. Kämmerer
Vermeintliche Störungen der Verteilung von Ventilation und Perfusions unter Respiratorbeatmung 118

G. Wolff, J. Hasse, B. Claudi, K. Riedl, E. Grädel
Erhöhter intrapulmonaler Rechts-links-Shunt unter sauerstoffreicher Dauerbeatmung bei tiefem Herzminutenvolumen 122

H. Pontoppidan
Einfluß der künstlichen Beatmung auf Kreislauf und Blutgasaustausch 129

S. Lyager
Die Beeinflussung einzelner Parameter der Lungenfunktion durch verschiedene Formen der Beatmung mit IPPV 143

J. R. van Haeringen, E. J. Blokzijl, W. van Dijl, C. Hilvering, H. J. Sluiter
Erfahrungen mit endexspiratorischem positivem Druck bei ARDAS 148

M. Sabathié, G. Nevere, L. de Coninck, Y. Dutertre, J. C. Otteni, P. Hug
Ein neues Verfahren der assistierten Exspiration: Der assistierte exspiratorische Flow gegen einen Widerstand 152

W. Schmidt, G. Thews
Diffusionsstörungen 159

Podiumsdiskussion über die Störungen der Ventilation, Perfusion und Diffusion unter Dauerbeatmung
Leiter: *E. S. Bücherl* 169

III

H. Benzer, M. Baum
Bedeutung des Antiatelektasefaktors für die Dauerbeatmung 181

K. Peter, W. Rebel, R. Klose
Tierexperimentelle Untersuchungen über die Wirksamkeit verschiedener Flüssigkeiten zur endobronchialen Spülung 197

U. Finsterer, H. Finsterer
Funktionelle und morphologische Lungenbefunde unter Dauerbeatmung 198

A. Karimi-Nejad, H. Maschke
Einfluß diskontinuierlicher Langzeitbeatmung auf die Lungenfunktion bei akuter Hirnschädigung 205

E. R. Weibel
Toxische Auswirkungen erhöhter Sauerstoffspannung auf die Lunge 214

D. Böhmer
Auswirkung einer kurzfristigen Überbrückungsbeatmung mit Sauerstoff auf die Kaninchenlunge 224

P. Dangel
Beatmung Neugeborener mit Atemnotsyndrom 226

G. Molz
Lungenveränderungen bei langfristig beatmeten Neugeborenen und Säuglingen ... 232

K. Mantel, J. Schöber, H. Fendel, K. Riegel
Gasaustausch in der „Respiratorlunge" von Neugeborenen und Säuglingen 234

H. Reineke, P. Milewski, R. Dölp
Tierexperimentelle Untersuchungen zur Langzeitbeatmung im Neugeborenenalter 239

H. Koch, V. von Loewenich, I. Francke
Der Pneumothorax als Komplikation der Langzeitbeatmung Früh- und Neugeborener 245

Podiumsdiskussion über die Auswirkungen einer Beatmung mit sauerstoffreichem Gasgemisch
Leiter: E. R. Weibel 248

H. Otto
Der nutritive Bronchialkreislauf bei Lungenveränderungen 259

P. von Wichert
Adeninnukleotid- und Kohlenhydratstoffwechsel der Lunge in der Ischämie 262

W. E. Zimmermann, Ch. Mittermayer, W. Vogel, H. Birzle, M. Hirschauer, D. Böttcher
Die Auswirkungen der pulmonalen Fettembolie auf die Lungenfunktion 265

P. Brücke
Die Pathophysiologie der Lungen bei experimenteller Fettembolie 282

W. Vogel, F. Walter, C. Mittermayer, D. Böttcher, W. E. Zimmermann, H. Birzle
Pulmonale Mikrothrombosierung bei Hyperkoagulabilität 289

D. Böttcher, W. Vogel, Ch. Mittermayer, W. E. Zimmermann, H. Birzle
Zur Diagnostik und Behandlung der Hyperkoagulopathie 298

K. Rådegran, P. O. Olsson, C. McAslan, J. Swedenborg, O. Norlander
Der Einfluß von induzierter Thrombozytenaggregation und intravaskulärer Koagulation auf Atmung und Kreislauf 302

Podiumsdiskussion über die Auswirkungen pulmonaler Gefäßverlegung
Leiter: D. Hey 306

Sachverzeichnis 322

Eröffnungsvortrag

Von K. Wiemers

Dem Außenstehenden dürfte kaum bewußt sein, welche Bedeutung der künstlichen Beatmung als therapeutischer Maßnahme heute zukommt. Während sie früher nur vereinzelt und kurzfristig zur akuten Wiederbelebung, z.B. von Ertrunkenen, angewendet wurde, zwangen die Poliomyelitisepidemien nach dem zweiten Weltkrieg zu dem Massenexperiment einer künstlichen Dauerbeatmung.

Die — erstmalig 1929 von *Drinker* in den USA entwickelten und in Deutschland vor allem von *Dönhardt* eingeführten — sogenannten eisernen Lungen erwiesen sich nach Zahl und Leistung als nicht ausreichend, so daß man auf die in der Anästhesietechnik bewährte Methode der Beatmung mit intermittierend positivem Druck über einen Endotrachealtubus oder ein Tracheostoma zurückgreifen mußte. Bei der Großepidemie 1952/53 in Kopenhagen waren bis zu 200 Medizinstudenten im Schichtdienst eingesetzt, um die gelähmten Poliokranken mit einfachen Pendelsystemen zu beatmen. Aus dieser Notsituation resultierte ein mächtiger Impuls zur Konstruktion leistungsfähiger und zuverlässiger automatischer Trachealbeatmungsgeräte.

Nach dem Erlöschen der epidemischen Poliomyelitis lag es nahe, die mit mechanischen Respiratoren gewonnenen Erfahrungen auch auf andere Krankheitsbilder anzuwenden. So begann man — mit unterschiedlichem Erfolg — respiratorisch insuffiziente Patienten nach ausgedehnten Lungenresektionen, mit schweren Schädel-Hirn-Verletzungen und mit suizidalen Vergiftungen zu beatmen. Zum Paradebeispiel dieser Behandlung und geradezu zum Exerzierfall der gesamten Intensivtherapie wurde aber der Wundstarrkrampf, dessen schwerste Verlaufsformen nur durch komplette Muskelrelaxation und künstliche Dauerbeatmung zu beherrschen sind.

Daß gerade die Anästhesisten auf diesem Gebiet seit ca. 15 Jahren die führende Rolle übernahmen, geht auf zwei Umstände zurück: Einmal sind sie durch ihre tägliche Arbeit im Operationssaal mit der Technik der Beatmung relaxierter Patienten besonders vertraut und genötigt, sich mit den physiologischen Grundlagen der Atemmechanik und des Gaswechsels zu befassen; zum anderen haben die Anästhesisten, von den chirurgischen Wachstationen ausgehend, es verstanden, sich den nötigen organisatorischen Rahmen zu schaffen, ohne den eine so differenzierte und komplikationsträchtige Therapie wie die Dauerbeatmung von vornherein zum Mißerfolg verurteilt wäre. Es ist eine Binsenwahrheit, daß hierbei nicht aufwendige elektronische Überwachungssysteme, sondern verantwortungsfreudige und speziell ausgebildete Schwestern den Ausschlag geben. —

In Tabelle 1 möchte ich die Entwicklung und den derzeitigen Stand der Spezialstationen am Freiburger Universitätsklinikum aufzeigen, die in gewissem Umfang auch Patienten zu beatmen haben. Die 1968 eingerichtete Intensivbehandlungsstation des Anästhesieinstituts nimmt unter diesen Stationen eine Sonderstellung ein, indem sie für das Gesamtklinikum zuständig ist und schwerste Fälle auch direkt von auswärts aufnimmt. Gerade durch ihre geringe Kapazität von nur neun Betten stellt sie eine Superintensivstation dar, in der sich ganz bevorzugt Patienten mit schwerster respiratorischer Insuffizienz ansammeln, also solche, die einer

Tabelle 1. Klinische Universitätsanstalten Freiburg i.Br.
Gesamtbettenzahl 2175, davon operativ 920 (unter Einschluß aller Betten der Frauen-, HNO- und Augenklinik)

Errichtung		Sonderstationen, die u.a. Beatmungseinrichtungen aufweisen	Bettenzahl
	1952	Med. Infektionsstation (bes. Polio-Pat., Eiserne Lunge)	(3)
Nov.	1952	Chirurg. Wachstationen (ab 1954 Tetanusbeatmung)	28
	1955	Neubau der Neurochirurg. Klinik mit Wachstation	11
Jan.	1958	Bezug der Thoraxchir.Abt. d. Robert-Koch-Klinik mit Wachstation	14
	1966	Postop. Überwachungszimmer für kardiovaskuläre Chirurgie	4
Jan.	1968	Bezug der **Intensivbehandlungsstation des Anästhesie-Instituts**	9
Okt.	1969	Medizinische Intensivbehandlungsstation eröffnet	7
Jan.	1970	Pädiatrische Intensivstation (mit Frühgeburtenbeatmung)	9
	1972	Gynäkologische Wachstation	10
			95
		= 10,5% der operat. Betten oder 4,4% der Gesamtbetten	

Langzeitbeatmung bedürfen. Daß die Station für diese Spezialaufgabe viel zu beengt und mit Personal wie mit Nebenräumen unzureichend ausgestattet ist, sei nur am Rande erwähnt. Die Station hat einen Durchgang von ca. 360 Patienten/Jahr, von denen 50-60% kontinuierlich und länger als 24 Stunden beatmet werden müssen (Tab. 2). Nur mit diesen werden wir uns im folgenden weiter beschäftigen. Aus Tab. 2 ist zu entnehmen, daß wir durch die Eröffnung der Medizinischen Intensivbehandlungsstation eine gewisse Entlastung erfahren haben, vor allem, indem wir nicht mehr genötigt sind, Patienten mit chronischem Lungenemphysem und dekompensiertem Cor pulmonale aufzunehmen. In den Zahlen des laufenden Jahres 1971 zeichnet sich die Tendenz ab, bei einem größeren Anteil von Patienten mit einer intermittierenden Beatmung über ein Mundstück auszukommen und eine Tracheotomie zu vermeiden.

Tabelle 2. Intensivbehandlungspatienten des Anästhesieinstituts der Freiburger Universitätskliniken

	nicht beatmet	beatmet	gesamt	Anteil der Beatmeten
1963		45		
1964	nicht	97		
1965	registriert	88		
1966		169		
1967	184	173	357	48%
Januar 1968 Eröffnung der Intensivbeh.–Station				
1968	117	192	309	62%
1969	161	242	403	60%
Oktober 1969 Eröffnung der Med. Intensivbeh.–Station				
1970	168	192	360	53%
1971 Jan.–Aug.	129	110	339	33%

Tabelle 3. Intensivbehandlungsstation des Anästhesieinstituts der Universitätskliniken Freiburg i.Br. — Langzeitbeatmung —

	Zahl der Pat.	Mittl. Beatm.-Dauer, Tage	Letalität in %
1963	45	7,6	60%
1964	97	7,2	48%
1965	88	11,0	51%
1966	169	6,0	49%
1967	173	7,9	49%
1968	192	9,4	53%
1969	234	7,4	55%
1970	192	7,2	59%
1971 Jan.—Aug.	110	7,7	67%
	1 308		

Verständlicherweise macht sich dies in einem Anstieg der Letalität bei den echten Langzeitbeatmungsfällen bemerkbar, wie dies aus Tab. 3 hervorgeht. Man sieht aus dieser Aufstellung, daß die Dauer der *kontinuierlichen* Beatmung im Mittel zwischen 7 und 10 Tagen und die Letalität zwischen 50 und 60% liegt. Das erscheint hoch, aber man muß betonen, daß die Indikation sehr streng gestellt wurde und daß praktisch *alle* diese Patienten *ohne* Beatmung verloren gewesen wären. Wenn man berücksichtigt, daß seit 1963 bei uns mehr als 1300 Patienten langzeitbeatmet und von diesen fast jeder zweite gerettet wurde, dann wird die Bedeutung der Langzeitbeatmung im Gefüge der heutigen Medizin sichtbar — sie dürfte kaum geringer sein als z.B. diejenige der Herzchirurgie.

Welche Indikationen sind es, die beim Krankengut unserer Intensivbehandlungsstation eine Langzeitbeatmung erfordern?

Tab. 4 zeigt, daß die Gewichte sich in den letzten Jahren verschoben haben. Unverändert ist der Anteil der suizidalen Intoxikationen, an Häufigkeit abgenommen haben sonstige interne Intoxikationen und erfreulicherweise ist der Tetanus stark zurückgegangen. Etwa gleich geblieben ist der Anteil chirurgisch-operativer Komplikationen, also die postoperative respiratorische Insuffizienz mit oder ohne Peritonitis, Sepsis, paralytischen Ileus, Nahtdehiszenz oder Nachblutung. In ständiger Zunahme begriffen sind aber die Unfallverletzten mit Ateminsuffizienz, die uns heute vor die schwersten Probleme stellen.

Tabelle 4. Indikationen zur Langzeitbeatmung bei den Patienten unserer Intensivbehandlungsstation

	1967	1968	1969	1970	Jan.—Aug. 1971
Operativ-chirurgische Komplikationen	86	74	94	73	40
Mehrfachverletzungen	31	38	43	80	49
Tetanus	10	11	12	6	2
Intoxikationen	17	20	33	18	13
Sonstige	29	49	60	15	6
	173	192	242	192	110

Tabelle 5. Langzeitbeatmungsfälle unserer Intensivbehandlungsstation.
Sammelstatistik über 4 Jahre (1967, 1968, 1969, 1970)

	Anzahl	davon gest.	+ in %	ges. Beh. Tage	mittl. Beh. Dauer	ges. Beatm. Tage	mittl. Beatm. Dauer
Operativ-chirurgische Komplikationen	311	195	62	2810	9	2093	6,7
Mehrfachverletzungen	193	110	57	2593	13	1803	9,3
Tetanus	38	16	42	1205	32	901	23,8
Intoxikationen	91	20	22	608	7	308	3,4
Sonstige	158	90	57	1419	9	1081	6,8
Zusammen	791	431	54	8635	14	6186	7,8

In Tab. 5 kommt zum Ausdruck, daß diese beiden Gruppen — sowohl im Hinblick auf die Gesamtzahl wie auch hinsichtlich der Letalität — an der Spitze liegen. Bei den Unfallverletzten handelt es sich um Polytraumatisierte, die einerseits schwere Verletzungen des Brustkorbs aufweisen, andererseits aber auch Schädel-Hirn-Verletzungen, Frakturen mehrer Extremitäten und Weichteilquetschungen. Die Letalität ist bei diesen Mehrfachverletzten besonders hoch, und sie sterben letztlich am Versagen ihrer Lunge. Bei der Sektion sieht man ein ganzes Spektrum charakteristischer Lungenveränderungen, die durch ein direktes Thoraxtrauma (selbst wenn ein solches stattgefunden hat) nicht ausreichend zu erklären sind.

Nun kennen wir eine ganze Reihe weiterer Faktoren, welche die Lunge während einer Dauerbeatmung zusätzlich schädigen und so zu einem Circulus vitiosus führen können: die mangelnde Selbstreinigung des Bronchialbaums beim Atemgelähmten oder Bewußtlosen, die mangelnde Befeuchtung der Atemluft beim Tracheotomierten, toxische Sauerstoffspannungen im Beatmungsgemisch, die veränderten endothorakalen und intrapulmonalen Druckverhältnisse und die Superinfektion mit Keimen, die häufig gegen die üblichen Antibiotika resistent sind. Im Hinblick auf diese Faktoren hat man geradezu von einer Respiratorlunge gesprochen, womit der Vorwurf anklingt, daß diese Lungenveränderungen erst durch die Langzeitbeatmung verursacht seien.

Auf der anderen Seite haben wir aber aus der routinemäßigen Durchführung arterieller Blutgasanalysen gelernt, daß es ganz besonders bei den Patienten mit traumatischem oder septischem Schock sehr früh zu einer schweren Störung des Gasaustausches kommen kann, auch wenn die hämodynamischen Parameter wie Blutvolumen, Herzzeitvolumen, arterieller und zentralnervöser Druck inzwischen wieder mehr oder weniger normalisiert sind. In diesen Fällen ist die Beatmung notwendige Folge, aber keineswegs Ursache der schweren Lungenveränderungen; man spricht deshalb auch, in bewußter Antithese zum Ausdruck Respiratorlunge, von der „Schocklunge".

Es ist Aufgabe dieses Symposions, zur Unterscheidung beizutragen zwischen diesen primären Lungenveränderungen, welche die Insuffizienz des Gaswechsels *verursachen* und uns damit zur Beatmung des Patienten nötigen, und den *sekundären* Veränderungen, die als Komplikationen bei oder infolge der maschinellen Beatmung hinzutreten und das Resultat wochenlanger Bemühungen zum Schluß zunichte machen können.

In *beiden* Fällen wird es nötig sein, den pathogenetischen Ablauf der Lungenveränderungen und ihre Auswirkungen auf die Funktion des Organs näher zu klären.

I. Pathologisch-anatomische Veränderungen unter Langzeitbeatmung

Von C. Mittermayer, W. Vogel, W. E. Zimmermann, H. Birzle, D. Böttcher und Ch. Schwarz

Auf den ersten Blick stellt sich die pathologische Anatomie von Patienten, die unter Langzeitbeatmung verstorben sind, scheinbar klar und einfach dar. Berücksichtigt man aber die zahlreichen therapeutischen Eingriffe und erst recht die verschiedenen Grundkrankheiten, die zur Beatmung führen, ergibt sich ein sehr verworrenes Bild. Die Situation ist deswegen so schwierig zu beurteilen, weil mehrere parallel ablaufende Prozesse sich gegenseitig beeinflussen oder sogar bedingen und im weiteren Verlauf nicht mehr voneinander zu trennen sind.

Der vorliegende Bericht ist als ein Teil der Bearbeitung eines gemeinsamen Materials einer Arbeitsgruppe innerhalb von zweieinhalb Jahren aufzufassen (s. auch dieser Band, *Vogel* u. Mitarb. 1971; *Zimmermann* u. Mitarb. 1971; *Böttcher* u. Mitarb. 1971; *Birzle* u. Mitarb. 1971). Natürlicherweise mußte das vorgegebene Patientengut (*Wiemers* 1971) sowohl Untersuchungsmethoden als auch die daraus entnommenen Resultate prägen. So überwiegen bei uns Patienten mit schweren Schockzuständen und Vergiftungen.

Material und Methode

In einem Zeitraum von zweieinhalb Jahren wurden 268 ausgewählte Patienten seziert, die meist länger als 24 Stunden beatmet worden waren. Von diesen kamen 119 Patienten wegen posttraumatischen Schocks, 138 Patienten wegen postoperativen Schocks, fünf Patienten wegen Vergiftungen und sechs Patienten wegen kardiogenen Schocks zur Beatmung. Bei der Obduktion wurde der feingeweblichen Untersuchung der Lungen besondere Beachtung geschenkt, daneben aber routinemäßig Gewebe aus Leber, Niere, Hypophyse, Gehirn, Nebenniere, Milz, Magen und Darm untersucht. Aus jedem Lungenlappen wurde peripher und hilusnahe ein etwa 3 x 3 cm großes Gewebsstück entnommen, paraffineingebettet, in mindestens drei Stufen zerlegt und mit HE und Goldner-Trichrom gefärbt. Von jeder Lunge wurde überdies ein Sudan-B-Schwarz-Schnitt angefertigt. Bei sechs Kranken, die zwischen 1 und 8 Stunden überlebten und nur weniger als eine Stunde beatmet worden sind, ist mit einer Stanze von 0,4 cm Durchmesser beidseitig ein bis 6 cm langer Lungengewebszylinder innerhalb der ersten Stunde nach dem Tode entnommen worden. Das hier behandelte Krankenmaterial stammt fast ausschließlich aus dem Institut für Anästhesiologie und der Chirurgischen Universitätsklinik Freiburg. Überwiegend sind Patienten, die an Schock verstorben waren, vertreten. Die Vergiftungsfälle stellen fast ausschließlich suizidale Bromkarbamidvergiftungen dar. Kardiogene Schockfälle wurden in der Regel in der Medizinischen Klinik aufgenommen und erscheinen also in unserer Aufstellung nur zu einem geringen Teil.

Resultate

Einen Überblick über die untersuchten Krankheitsfälle gibt Tab. 1.

Bei der Obduktion erscheinen die Lungen fest und sinken nicht bei Eröffnung des Thorax zurück. Die Lungen sind düsterrot (Abb. 1) und haben die Konsistenz von

Tabelle 1. Überblick über die untersuchten Krankheitsfälle

Pathologie:	
Zahl der Sezierten	268
Posttraumatischer Schock	119 *
Mikrothromben	54 *
Postoperativer Schock	138 *
Mikrothromben	50 *
Kardiogener Schock, Vergiftungen	11
Mikrothromben	11
Klinik:	
Eingehend klinisch untersucht	83*
Verbrauchskoagulopathie	33**

* Zahlen sind vergleichbar mit der Aufstellung in Beitrag Vogel (*) und Böttcher (**)

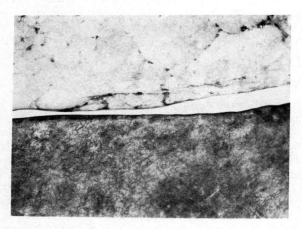

Abb. 1. Makroskopische Aufnahme einer normalen Lunge (oben) im Vergleich mit der Lunge (unten) eines 20jährigen Mannes nach Bromkarbamidvergiftung (SN 523/71) mit 5 Tagen Überlebenszeit. Schwere, nicht beeinflußbare respiratorische Insuffizienz, Verbrauchskoagulopathie, gesteigerte Totraumventilation, Hyperkapnie. Mikroskopisch: Mikrothrombosierung, interstitielles Ödem, Endotheldefekte, Lymphbahndilatation

schlaffem nassen Leder. Die Läppchenstruktur ist sowohl bei äußerer Betrachtung als auch auf der Schnittfläche gerade noch erkennbar. Obschon das Organ einen flüssigkeitsreichen Eindruck macht, tropft von der Schnittfläche nur wenig Ödem ab. Hier ist mitunter ein glasiger Glanz zu bemerken. Alle unsere Fälle wiesen in mehr oder minder starkem Ausmaß die beschriebenen Charakteristika auf. Verschiedentlich gesellten sich Pneumonien, Aspirationsherde und hämorrhagische Lungeninfarkte hinzu (80%). In 71% war mikroskopisch ein perivaskuläres Ödem, in 51% ein septales bzw. alveoläres, interstitielles Ödem und in 42% hyaline Membranen zu sehen. Überlebten die Patienten länger als 24 Stunden, konnte eine mesenchymale Proliferation bemerkt werden, die zu einer Lungenfibrose führte. Dieses Bild ließ sich von einer idiopathischen Lungenfibrose Hamman-Rich oder von anderen Lungenfibrosen markoskopisch nicht unterscheiden. Die Analyse der frühverstorbenen Patienten ergibt, daß in der Lunge bereits ein bis zu fünf Stunden nach Schockbeginn Granulozyten verklumpen und mit Thrombozytenaggregaten den Gefäßwänden anhaften (Abb. 2).

Man beobachtet nun auch ein Gefäßwandödem (Abb. 3b) sowie Endotheldefekte und Endothellücken (Abb. 3a). Lymphbahndilatation, besonders periarteriell, ist ein frühes Symptom (Abb. 4). Nach etwa ein bis zwei Tagen ist eine Verpflegung der Lungenstrombahn mit fibrinreichen Thromben sichtbar, mit (Abb. 6) und ohne Verlegung der Strombahn (Abb. 5). Gelegentlich können hyaline Kugeln beobachtet werden (Abb. 3b), jedoch nie mit Thromben gleichzeitig. Mit der späten Periode beginnt das perivaskuläre Mesenchym zu proliferieren, schließlich auch das Mesenchym der Alveolarsepten. Hyaline Membranen treten in Erscheinung. Alle genannten Charakteristika sind bei Verstorbenen mit oder ohne kurzfristige Langzeitbeatmung anzutreffen (Abb. 7). Pathologisch-anatomische Befunde in Relation zur klinischen Symptomatik werden in folgenden Artikeln wiedergegeben (Röntgenologie: *Birzle;* Hämodynamik und Blutgase: *Vogel, Zimmermann;* Blutgerinnung: *Böttcher**).

Diskussion

Bei der Betrachtung von Patienten, die unter Langzeitbeatmung verstarben, sind mehrere Blickwinkel maßgeblich: Art des Patientenguts, verschiedene Therapie, Anwendung verschiedener Methodik; unterschiedliche Fachrichtung der Untersucher und vieles andere. Dies dürften unter anderem die Gründe sein, warum gerade über das Thema der Langzeitbeatmung so heftig diskutiert wird. Es ist ratsam, die Betrachtung des Problems nach der vorliegenden Grundkrankheit solchermaßen aufzuteilen, daß beatmete Lungen von ursprünglichen Lungengesunden von primär vorgeschädigten Lungen und Beatmung abgetrennt werden. Bei Lungen von jahrelang beatmeten Querschnittsgelähmten bzw. Poliomyelitiskranken werden geringe oder gänzlich fehlende Lungenveränderungen berichtet (*Dönhardt* 1971; *Hossli* 1971*). Dies ist ein Hinweis dafür, daß eine gesunde Lunge die maschinelle Beatmung über Jahre hinweg übersteht, ohne die oben beschriebenen Charakteristika mit der progressiven, zum Tode führenden Verlaufsform aufzuweisen. Offenbar ist die Anwendung eines ständigen positiven Druckes im Beatmungszyklus bei gesunden Lungen nicht schädigend. Auch Versuche an Ziegen zeigten dies (*Nash, Bowen* u. *Langlinais* 1971). Nach allen Beobachtungen muß eine primäre Lungenschädigung als Voraussetzung für die später sich entwickelnde progrediente und zum Tode führende Lungenerkrankung vorliegen. Inwieweit die nun einsetzende Respiratortherapie den Prozeß beeinflußt, modifiziert oder überhaupt erst möglich macht, kann nicht entschieden werden. Fest steht lediglich, daß die primäre Lungenerkrankung zur respiratorischen Insuffizienz und damit zur Notwendigkeit der künstlichen Beatmung führt. Erst die Beatmung schafft die Voraussetzung zum Überleben und damit zur Möglichkeit der Entwicklung des Endzustandes. Die wesentliche Frage muß demnach lauten: Welcher primäre Lungenschaden führt zur Respiratortherapie? Erst wenn hier Klarheit geschaffen ist, kann konsequenterweise das nächste Problem in Angriff genommen werden: Welchen Einfluß hat die Respiratortherapie auf die sequentiell ablaufenden Stadien der primären Lungenerkrankung? Nach unserer Auffassung besteht die primäre Lungenläsion in einer Mikrothrombosierung der Lungenstrombahn in zwei Stufen, nämlich einer Frühphase mit Granulozyten- und Thrombozytenaggregaten und einer Spätphase mit hyalinen fibrinreichen Thromben. Die ersten Granulozyten- und Thrombozytenverlegungen gehen mit Endothelschäden einher. Gleichzeitig sind die Folgen einer Permeabilitätsveränderung sichtbar, mit Ausbildung von interstitiellem

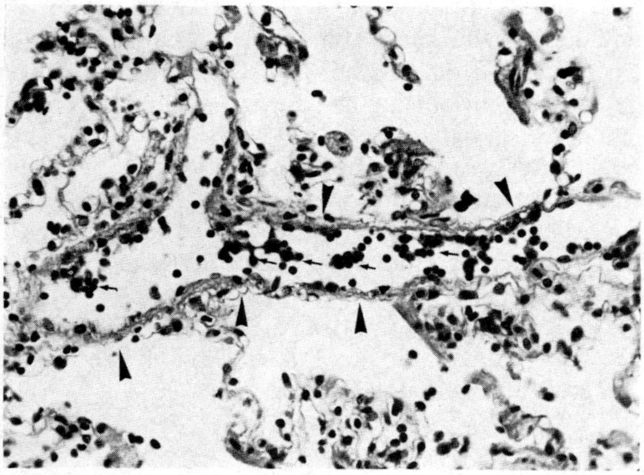

Abb. 2. Lungenvene eines 4 Stunden nach Polytrauma verstorbenen Mannes. HE, 360 x. Granulozyten haften untereinander und dem Endothel an (↓). Die Venenwand ist von normaler Breite (▼)

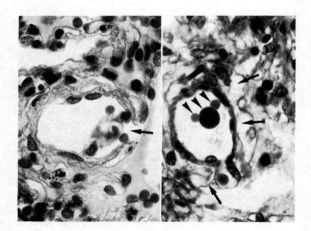

Abb. 3. a) Kleine Arterie desselben Patienten wie in Abb. 2. Endothelien geschwollen und lückenhaft (↓). An der Gefäßlücke finden sich ein Granulozyt sowie Thrombozytenaggregate. HE, 900 x
b) Lungenvene eines 7 Tage nach Schock verstorbenen 23jährigen Mannes (SN 371/71) mit starkem perivaskulärem Ödem (↓) und zahlreichen hyalinen Kugeln (▼). Die Erythrozyten erscheinen bei dieser Färbung blaß, farblos. PAS, 900 x

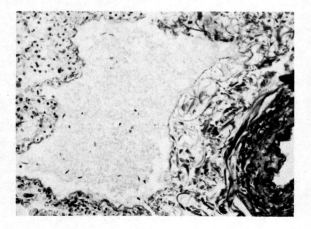

Abb. 4. Stark dilatierte Lymphbahn in periarterieller Adventitia mit gering eiweißhaltigem Inhalt bei fünf Tage nach Schock verstorbenem 40jährigen Mann (SN 161/71). Elastica-van-Gieson, 225 x

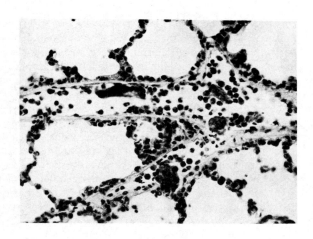

Abb. 5. Lungenvene einer an septischem Schock verstorbenen 34jährigen Frau mit zahlreichen Thromben am 5. Krankheitstag (nicht seziert)

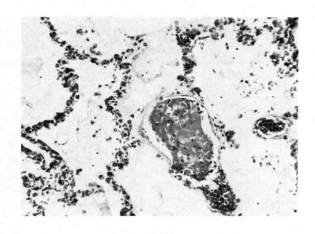

Abb. 6. Fibrinhaltiger, nicht verlegender Thrombus in einer Lungenvene bei einem 50jährigen Mann, 20 Stunden nach Schock (SN 45/71). Lunge HE, 225 x

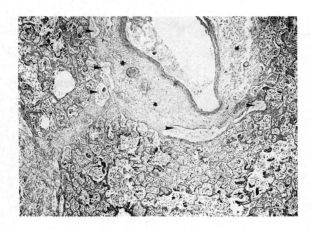

Abb. 7. Lunge einer 38 Jahre alten Frau (SN 90/70), die 16 Tage nach dem Schockereignis starb. Ausgeprägtes interstitielles Ödem des septalen Adventitiagewebes (*) und der Alveolarwände. Lymphbahndilatation (↑). Einzelne hyaline Membranen (↓). Mikrothromben bei dieser Vergrößerung nicht sichtbar. PAS, 36 x

Ödem, wobei die Rolle der Lymphbahndilatation noch ungeklärt bleiben muß. Zeitlich parallel mit den pathologisch-anatomischen Veränderungen können klinisch bei einem großen Teil Gerinnungsstörungen mit einer verschieden langen Verbrauchsphase im Sinne einer Verbrauchskoagulopathie (*Lasch* 1959) registriert werden. Dem zuzuordnen wären die disseminierten intravital entstandenen Gerinsel in der Mikrozirkulation, wobei beim Menschen die Lunge eine Hauptablagerungsstätte ist. Gleichzeitig kommt es zu einer respiratorischen Insuffizienz mit anfänglicher Hypokapnie und Hypoxidose, Ansteigen des funktionellen Totraumes und schließlich zu einer sich progredient entwickelnden Hyperkapnie. Röntgenologisch tritt wolkige, später netzige Zeichnung der Lungen auf. Obschon der kausale Zusammenhang zwischen Verbrauchskoagulopathie, Mikrothrombosierung der Lunge und den Perfusionsänderungen mit allen klinischen Konsequenzen im strengen Sinne nicht erwiesen ist, muß dieser Kausalkette doch die größte Wahrscheinlichkeit beigemessen werden. Experimentelle Untersuchungen bei Tieren untermauern dies. Neuerdings hat die These der Mikrothrombosierung als wesentlicher Markstein auf dem Wege zur Irreversibilität der Lungenveränderung und damit der respiratorischen Insuffizienz eine Stütze erfahren; suizidale Bromkarbamidvergiftungen entwickeln eine vergleichsweise mit anderen Vergiftungen besonders schwierig zu beherrschende respiratorische Insuffizienz (*Mittermayer, Hagedorn, Vogel, Neuhof* u. *Mittermayer* 1972). Auch hier liegt dem pathologischen Geschehen eine Mikrothrombosierung zugrunde, so daß die Annahme berechtigt erscheint, die Mikrothrombosierung der Lunge als eine der gefährlichsten und häufigsten pathologischen Vorgänge anzusehen, mit denen die Intensivtherapie konfrontiert wird. Hier sind schwere Probleme aufgegeben, die weit über das Apparativ-Technische der Beatmung hinausgehen. Die auslösenden Faktoren für die Lungenschädigung müssen der respiratorischen Insuffizienz zeitlich Stunden, oft Tage vorausgehen, so daß an die Frühdiagnose die größten Aufgaben gestellt werden. Desgleichen wird für die pathologischen Anatomen und Pathophysiologen die Frage der Charakterisierung exakter zeitlicher Abläufe der Ereignisse proße Probleme aufgeben. Darüber bestehen bereits jetzt große Differenzen in der Literatur (Tab. 2). Hier wird nicht entscheidend sein, welche Prozesse überhaupt vom Beginn der Auslösung an ablaufen, sondern welche Stadien klinisch faßbar sind und dem Krankheitsverlauf jene entscheidende und verhängnisvolle Richtung geben. Nach unseren Befunden ist dies die Endothelschädigung und Mikrothrombosierung.

Zusammenfassung

Innerhalb von zweieinhalb Jahren wurden 268 ausgewählte, langzeitbeatmete Patienten seziert. Davon litten 119 Patienten an posttraumatischem, 138 an postoperativem Schock. Bei der Sektion fanden sich schwere, düsterrote, flüssigkeitsreiche Lungen. Histologisch hervorstechende Merkmale waren eine Mikrothrombosierung mit Granulozyten- und Thrombozytenaggregate sowie Endotheldefekte innerhalb der ersten Stunden, in späteren Stadien Ausbildung von hyalinen Thromben. Gleichzeitig bildeten sich perivaskuläre, intramurale und alveolärinterstitielle Ödeme aus. Die Lymphbahnen waren stark dilatiert. Klinische Symptome konnten diesen Befunden zur Seite gestellt werden: eine Vergrößerung des funktionellen Totraumes infolge der Perfusionsstörung, mit einer progressiv sich verstärkenden Hyperkapnie; Anstieg des Pulmonaldruckes; wolkige, diffuse, später netzige Zeichnung im Röntgenbild der Lunge.

Tabelle 2. Mögliche pathogenetische Faktoren bei der Langzeitbeatmung

I. **Primäre Schädigung der Lungen bei Schock:**

1. **Große Gefäße**
   a) Arterienspasmus
      (Veith, Panossian, Nehlsen, Wilson und Hagstrom 1968)
   b) Arterienthromben
      (Hill 1970)
   c) Embolien in Arterien mit Freisetzung von Serotonin
      (Moore, Lyons, Pierce, Morgan, Drinker, McArthur und Dammin 1969)
   d) Perivaskuläres Ödem
      (Finegold 1967; Wilson, Ratliff u. Hackel 1970)
      (interstitielle Luftblasen)
   e) Venenspasmus
      (Sugg, Webb und Nohoe 1968).

2. **Kapillaren**
   a) Primärer Schaden
      (Regele 1967; Sealy, Ogino, Lesage und Young 1966; Bergofsky 1970; Lapp 1971; Rotter 1971)
   b) Mikrothrombose
      (Hardaway 1966 (Fibrin); Wilson, Ratliff, Young Hackel u. Mikat 1971 (Granulozyten); Mittermayer, Vogel, Burchardi, Birzle, Wiemers u. Sandritter 1970 (pathologisch-klinische Korrelation); Nikulin u. Lapp 1965; Allardyce, Hamit, Matsumoto u. Moseley 1969; Bergentz, Lewis u. Ljungqvist 1971 (Thrombozyten); Remmele u. Harms 1968; Bleyl u. Büsing 1971; Bø u. Hognestad 1971 (hyaline Thromben)
   c) Mikroembolie
      (Robb 1963; Swank u. Edwards 1968; Connel u. Swank 1970)

3. **Alveolen**
   a) Schaden an Pneumozyt I
      (Ratliff, Wilson, Hackel u. Martin 1971; Goodman, Lim, Blaisdell, Hall u. Thomas 1968)
   b) Schaden an Pneumozyt II
      (Henry, McArdle u. Scott 1967; v. Wiechert 1970; (Mangel an Antiatelektasefaktor); Baum, Benzer, Haider, Lepier u. Tölle 1970; Holczabek 1970 (Oberflächenspannung verändert durch Fettsäuren).

4. **Bronchien**
   (Kira u. Rodbard 1971; Long, Kim u. Shoemaker 1968) (Bronchospasmus)

II. **Sekundäre Schädigung**

1. Ständiger positiver Druck im respiratorischen Zyklus
2. Überinfusion
   (Jenkins, Jones, Wilson u. Moyer 1950; Rutherford u. Valenta 1971)
3. Sauerstofftoxizität
   (Cederberg, Hellsten u. Miörner 1965; Nash, Blennerhassett u. Pontoppidan 1967)
4. Lungenschädigung infolge Urämie
5. Azidose (lokal; allgemein)

Literatur

Allardyce, B., H. F. Hammit, T. Matsumoto, R. V. Moseley: Pulmonary vascular changes in hypovolemic shock. Radiography of the pulmonary microcirculation and the possible role of platelet embolism in increasing vascular resistance. J. Trauma 9 (1969) 403-411

Baum, M., H. Benzer, W. Haider, W. Lepier, W. Tölle: Zur Genese der Atemstörung bei der Fettembolie. Wien. med. Wschr. 82 (1970) 855-863

Bergentz, S. E., D. H. Lewis, U. Ljungqvist: Trapping of platelets in the lung after experimental injury. In: Microcirculatory approaches to current therapeutic problems, hrsg. von J. Ditzel, D. H. Lewis. Karger, Basel 1971 (S. 35-40)

Bergofsky, E. H.: The adult acute respiratory insufficiency syndrome following nonthoracic trauma: the lung in shock. Amer. J. Cardiol. 26 (1970) 619-621

Bleyl, U., C. M. Büsing: Perpetuation des Schocks durch die Schocklunge. Z. prakt. Anästh. Wiederbeleb. 4 (1971) 249-262

Bø, G., J. Hognestad: Thrombocytes and pulmonary vascular resistance. Microcirculatory approaches to current therapeutic problems. In: Microcirculatory approaches to current therapeutic problems, hrsg. von J. Ditzel, D. H. Lewis. Karger, Basel 1971 (S. 33-34)

Cederberg, A., S. Hellsten, G. Miörner: Oxygen treatment and hyaline pulmonary membranes in adults. Acta path. microbiol. scand. 64 (1965) 450-458

Connell, R. S., R. L. Swank: Pulmonary fine structure after hemorrhagic shock and transfusions of ageing blood. In: Micocirculatory approaches to current therapeutic problems, hrsg. von J. Ditzel, D. H. Lewis. Karger, Basel 1971 (S. 49-58)

Finegold, M. J.: Interstitial pulmonary edema. An electron microscopic study of the pathology of staphyloccocal enterotoxemia in Rhesus monkeys. Lab. Invest. 16 (1967) 912-924

Goodman, J. R., R. C. Lim, F. W. Blaisdell, A. D. Hall, A. N. Thomas: Pulmonary microembolism in experimental shock. An electron microscopy study. Amer. J. Path. 52 (1968) 391-400

Hardaway, R. M.: Syndromes of disseminated intravascular coagulation with special reference to shock and hemorrhage. Thomas, Springfield 1966

Henry, J. N., A. H. McArdle, H. J. Scott, F. N. Gurd: A study of the acute and chronic respiratory pathophysiology of hemorrhagic shock. J. thorac. cardiovasc. Surg. 54 (1967) 666-681

Hill, K.: Zur Pathomorphologie der posttraumatischen pulmonalen Insuffizienz. Anästhesist 19 (1970) 332-340

Holczabek, W.: „Fettembolie". Zur Frage der funktionellen Bedeutung der Lungenfettembolie. Pneumonologie 143 (1970) 287-290

Jenkins, M. T., R. F. Jones, B. Wilson, C. A. Moyer: Congestive atelectasis— A complication of the intravenous infusion of fluids. Ann. Surg. 132 (1950) 327-347

Kira, S., S. Rodbard: Effect of histamine and acetylcholine on the isolated perfused lung lobe. Quart. J. exp. Physiol. 56 (1971) 1-11

Lapp, H.: Elektronenmikroskopische Befunde an der terminalen Strombahn von Lunge und Niere bei Schock. Med. Welt 22 (1971) 1180-1183

Lasch, H. G.: Untersuchung zur Dynamik im System der Blutgerinnungsfaktoren („latente Gerinnung" der Blutbahn). Habilitationsschrift, Heidelberg 1959

Long, D. M., S. F. Kim, W. C. Shoemaker: Vascular responses in the lung following trauma and shock. J. Trauma 8 (1968) 715-723

Mittermayer, C., M. Hagedorn, W. Vogel, H. Neuhof, U. Mittermayer: Bromcarbamidvergiftung, ein Modell der Schocklunge. Klin. Wschr. 50 (1972) 467-470

Mittermayer, C., W. Vogel, H. Burchardi, K. Wiemers, W. Sandritter: Pulmonale Mikrothrombosierung als Ursache der respiratorischen Insuffizienz bei Verbrauchskoagulopathie (Schocklunge). Dtsch. med. Wschr. 95 (1970) 1999-2002

Moore, F. D., J. H. Lyons, E. C. Pierce, A. P. Morgan, P. A. Drinker, J. D. McArthur, G. J. Dammin: Posttraumatic pulmonary insufficiency. Saunders, Philadelphia 1969

Nikulin, A., H. Lapp: Elektronenmikroskopische Befunde an der terminalen Lungenstrombahn des Kaninchens nach Histamin-Liberation. Frankfrt. Z. Path. 74 (1965) 381-399

Nash, G., B. Blennerhassett, H. Pontoppidan: Pulmonary lesions associated with oxygen therapy and articifical ventilation. New Engl. J. Med. 276 (1967) 368-374

Nash, G., S. A. Bowen, P. C. Langlinais: "Respirator lung": a misnomer. Arch. Path. 21 (1971) 234-240

Rattlif, N. B., J. W. Wilson, D. B. Hackel, A. M. Martin: The lung in hemorrhagic

shock. II. Observations on alveolar and vascular ultrastructure. Amer. J. Path. 58 (1970) 353-373
Regele, H.: Veränderungen der menschlichen Lungen unter maschineller Beatmung. Beitr. path. Anat. 136 (1967) 165-179
Remmele, W., D. Harms: Zur pathologischen Anatomie des Kreislaufschocks beim Menschen. I. Mikrothrombose der peripheren Blutgefäße. Klin. Wschr. 46 (1968) 352-357
Robb, H. J.: The role of micro-embolism in the production of irreversible shock. Ann. Surg. 158 (1963) 685-697
Rotter, W.: Das morphologische Substrat des Schocks. Med. Welt 22 (1971) 1175-1180
Rutherford, R. B., J. Valenta: Experimental study of "traumatic wet lung". J. Trauma 11 (1971) 146-164
Sealy, W. C., S. Ogino, A. M. Lesage, W. G. Young: Functional and structure changes in the lung in hemorrhagic shock. Surg. Gynec. Obstet. 122 (1966) 754-760
Sugg, W. L., W. R. Webb, S. Nohoe: Congestive atelectasis: an experimental study. Ann. Surg. 168 (1968) 232-242

Swank, R. L., M. J. Edwards: Microvascular occlusion by platelet emboli after transfusion and shock. Microvasc. Res. 1 (1968) 15-22
Veith, F. J., A. Panossian, S. L. Nehlsen, J. W. Wilson, W. C. Hagstrom: A pattern of pulmonary vascular reactivity and its importance on the pathogenesis of postoperative and posttraumatic pulmonary insufficiency. J. Trauma 8 (1968) 788-793
v. Wiechert, P.: Phospholipidgehalte in normalen und pathologisch veränderten Lungen. Verh. dtsch. Ges. inn. Med. 76 (1970) 188
Wilson, J. W., N. B. Ratliff, W. G. Young, D. B. Hackel, E. Mikat: Changes in the morphology of leukocytes trapped in pulmonary circulation during hemorrhagic shock. In: Microcirculatory approaches to current therapeutic problems, hrsg. von J. Ditzel, D. H. Lewis. Karger, Basel 1971 (S. 41-48)
Wilson, J. W., N. B. Ratliff, D. B. Hackel: The lung in hemorrhagic shock. I. In vivo observation of pulmonary microcirculation in cats. Amer. J. Path. 58 (1970) 337-351

Morphologie und Pathogenese von Lungenveränderungen nach Langzeitbeatmung in Abhängigkeit von der Grunderkrankung

Von K. Hill

Die Lunge gehört zu den bevorzugten Schockerfolgsorganen. Ihr ausgedehntes Kapillarbett ist ein idealer Angriffspunkt für die funktionellen und morphologischen Manifestationen der Mikrozirkulationsstörung (Abb. 1). Schweregrad des primären Kreislaufschocks, individuelle Reaktionslage, eventuelle Vorschädigungen des Organs und funktionelle Beanspruchung bestimmen das Ausmaß der Veränderungen dieser *sog. Schocklunge.* In ausgeprägten Fällen bedingen sie eine *primäre pulmonale Insuffizienz,* die dann zur maschinellen Dauerbeatmung zwingt. Der Organismus erhält dadurch die Möglichkeit, die primären, schockbedingten Lungenveränderungen, nämlich die Folgen der Kapillarpermeabilitätsstörung mit Exsudation von Ödemflüssigkeit, von Fibrinmonomeren und von Erythrozyten durch Resorption und Organisation umzugestalten und durch andere Schädigungsmuster, wie z.B. Infekte, zu überlagern.

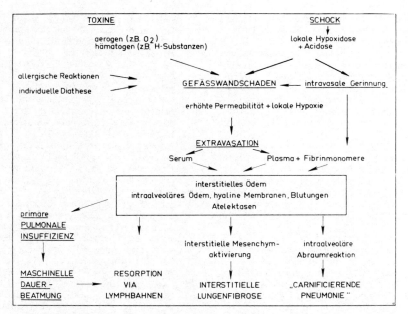

Abb. 1. Pathogenese der sog. Schocklunge mit primär-exsudativen Veränderungen sowie sekundärer Resorption und Organisation

Morphologisch manifestiert sich die Resorption der *Ödemflüssigkeit* in einer Überfüllung und Ektasie der Lymphgefäße (Abb. 2).

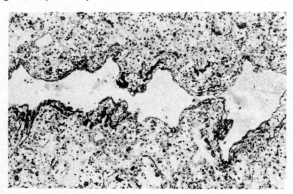

Abb. 2. Lymphangiektasie (Blutungsschock. Methacrylat. Gomori, 100x)

Die *intraalveolären Hämorrhagien* werden durch Aufnahme der Erythrozyten in Alveolarmakrophagen abgeräumt (Abb. 3).

Auf gleiche Art kann die Auflösung der *hyalinen Membranen* erfolgen. Häufiger werden sie aber offenbar von der Wand abgelöst und im Alveolarlumen in Kugelform deponiert (Abb. 4) bzw. durch einsprossendes Granulationsgewebe organisiert (Abb. 5).

Die Alveolarepithelien regenerieren unter diesen Ausgüssen, ebenso wie in den immer zu beobachtenden Atelektasen, als große kubische Zellen (Abb. 6).

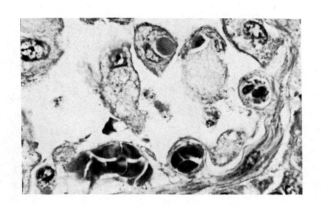

Abb. 3. Phagozytose intraalveolärer Erythrozyten durch Alveolarmakrophagen (Postoperatives Kreislaufversagen. Methacrylat. Ladewig, 1000 x)

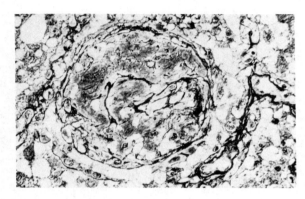

Abb. 4. Abgelöste, in Kugelform das Alveolarlumen ausfüllende und in Organisation begriffene hyaline Membranen. (Schädel-Hirn-Trauma. Methacrylat. Gomori, 400 x)

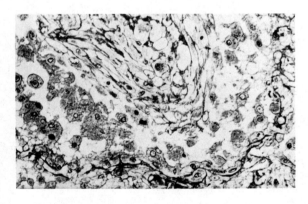

Abb. 5. Einsprossen von Granulationsgewebe in eine Alveole. Regenerierendes Alveolarepithel mit großen, kubischen Zellen (Schädel-Hirn-Trauma. Methacrylat. Gomori, 400 x)

Gleichlaufend mit diesen intraalveolären Resorptions- und Organisationsvorgängen kann es zu einer Aktivierung und Proliferation der septalen Fibroblasten und Histiozyten (Abb. 7) mit gleichzeitiger Verminderung der Kapillarzahl kommen, ein Befund, der den Übergang in eine Lungenfibrose einleitet.

Verhängnisvoll für diesen Ablauf ist die kapillartoxische Wirkung des Sauerstoffs, des spezifischen Therapeutikums der pulmonalen Insuffizienz. Muß nämlich wegen einer durch die Lungenkomplikationen bedingten Hypoxämie die Sauerstoffspannung

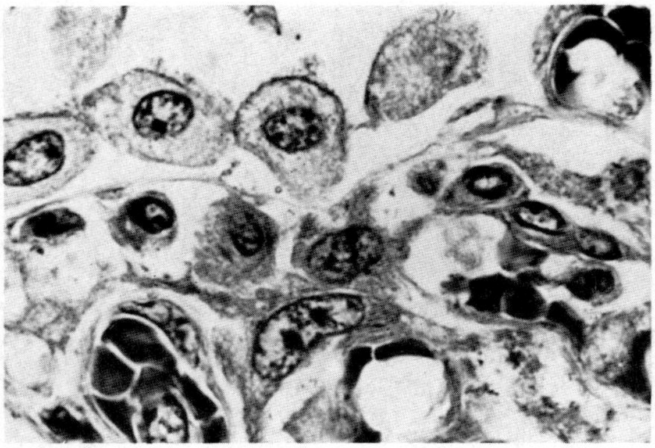

Abb. 6. Regenerierende, kubische Alveolarepithelien. Im Alveolarseptum Lymphozyten und Histiozyten. (Postoperatives Kreislaufversagen. Methacrylat. Ladewig, 1000x)

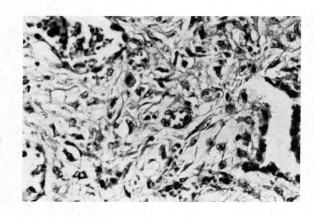

Abb. 7. Durch Fibroblastenproliferation hochgradig verbreitertes Alveolarseptum. Deutlich verminderte Zahl von Kapillaren. Die engen Alveolen sind von kubischem Epithel ausgekleidet (Hirnabszeß. Paraffin, HE, 250 x)

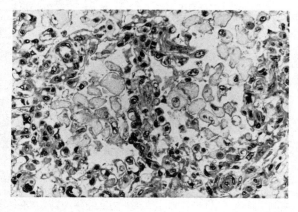

Abb. 8. Anschoppung von Alveolarmakrophagen, die die Alveolen fast völlig ausfüllen. Die Alveolarsepten sind zellig infiltriert
(Postoperatives Kreislaufversagen. Methacrylat. Ladewig, 250 x)

im Beatmungsgemisch über einen kritischen Wert erhöht werden, so initiiert der Sauerstoff seinerseits exsudative Schäden, wie sie teilweise im Beginn der Pathogenese standen: Der Prozeß unterhält sich selbst.

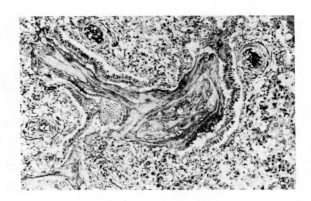

Abb. 9. Schleimig-eitrige Bronchiolitis
(Postoperatives Kreislaufversagen.
Methacrylat. Gomori, 100 x)

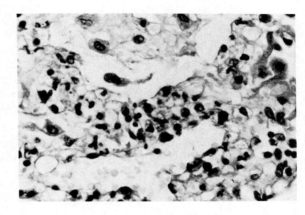

Abb. 10. Granulozytäre Alveolarsepteninfiltration
(Tetanus. Paraffin, HE, 400 x)

Anders als bisher geschildert sind erwartungsgemäß die morphologischen Befunde nach maschineller Langzeitbeatmung aus *extrapulmonaler Indikation*. Da hier die primär-exsudativen Vorgänge fehlen, entwickeln sich die morphologischen Veränderungen viel langsamer, vorwiegend durch die beatmungsbedingte Störung der pulmonalen Selbstreinigung, d.h., es liegt eine exogene sog. „Mukoziliarinsuffizienz" nach *Otto* vor. Deren Folgen sind eine *Anschoppung von Alveolarmakrophagen* (Abb. 8), die die Alveolen völlig ausfüllen können. Weiterhin begünstigt die Mukoziliarinsuffizienz eine Retention des Bronchialsekretes und das Auftreten einer bronchogenen Infektion, zunächst mit *schleimig-eitriger Bronchiolitis* (Abb. 9), später mit bronchopneumonischen Herden und einer bei der „gewöhnlichen Bronchopneumonie ungewöhnlichen *granulozytären Infiltration der Alveolarsepten* (Abb. 10). Letztere kann auch in diesen Fällen den Übergang in eine Lungenfibrose einleiten, wie *Morgenroth* gezeigt hat.

Die zuletzt beschriebenen Veränderungen können als Gegenstück zur eingangs besprochenen primären pulmonalen Insuffizienz der sog. Schocklunge eine *sekundäre pulmonale Insuffizienz* auch nach maschineller Beatmung aus extrapulmonaler Indikation bedingen (Abb. 11). Diese zwingt dann wieder zur Erhöhung der Sauerstoffspannung im Beatmungsgemisch. Dessen Toxizität bildet die pathogenetische Brücke zu den primär-exsudativen Lungenveränderungen der sog. Schocklunge, kann allerdings auch Bronchiolitiden und Metaplasien des Bronchusepithels her-

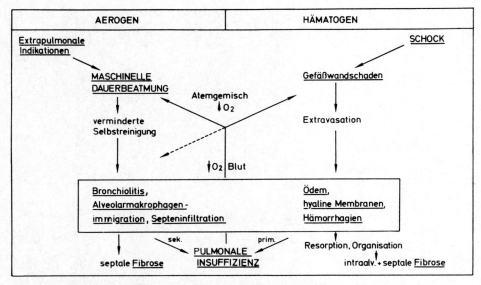

Abb. 11. Ineinandergreifen von Pathogenese und Pathomorphogenese bei primärer (sog. Schocklunge) und sekundärer (maschinelle Beatmung aus extrapulmonalen Indikationen) pulmonaler Insuffizienz

vorrufen (*Harrison* u. Mitarb.). Diese pathogenetischen Überlegungen erklären, daß sich in den Endstadien der Morphogenese aller sog. Beatmungslungen die Befunde überlagern.

Literatur

Bleyl, U.: Zur Pathogenese pulmonaler hyaliner Membranen. Verh. dtsch. Ges. Path. 55 (1971) (im Druck)

Bowden, I. H., I. Y. R. Adamson, J. P. Wyatt: Reaction of the lung cells to a high concentration of oxygen. Arch. Path. 86 (1968) 671-675

Cederberg, A., S. Hellsten, C. Miörner: Oxygen treatment and hyaline pulmonary membranes in adults. Acta path. microbiol. scand. 64 (1965) 450-458

Harrison, G., R. C. Rosan, A. Sloane: Bronchiolitis induced by experimental acute and chronic oxygen intoxication in young adults rats. J. Path. Bact. 102 (1970) 115-122

Hill, K.: Zur Pathomorphologie der posttraumatischen pulmonalen Insuffizienz. Anaesthesist 19 (1970) 332-340

Kafer, E. R.: Pulmonary oxygen toxicity: a review of the evidence for acute and chronic oxygen toxicity in man. Brit. J. Anaesth. 43 (1971) 687-695

Kistler, G. S., O. R. B. Caldwell, E. R. Weibel: Development of fine structural damage to alveolar and capillary lining cells in oxygen-poisoned rat lungs. J. cell. Biol. 32 (1967) 605-628

Liebegott, G.: Über Organveränderungen bei langer Einwirkung von Sauerstoff mit erhöhtem Partialdruck im Tierexperiment. Beitr. path. Anat. 105 (1941) 413-431

Mittermayer, C., W. Vogel, H. Burchardi, H. Birzle, K. Wiemers, W. Sandritter: Pulmonale Mikrothrombosierung als Ursache der respiratorischen Insuffizienz bei Verbrauchskoagulopathie (Schocklunge). Dtsch. med. Wschr. 95 (1970) 1999-2002

Moore, F. D., J. H. Lyons, E. C. Pierce, A. P. Morgan, Ph. A. Drinker, J. D. MacArthur, G. J. Dammin: Post-traumatic pulmonary insufficiency. Saunders, Philadelphia 1969

Morgenroth, K.: Experimentelle interstitielle Lungenfibrose des Meerschweinchens. Zbl. allg. Path. path. Anat. 114 (1971) 309-319

Nash, G., J. A. Bowen, P. C. Langunais: "Respirator lung": a misnomer. Arch. Path. 21 (1971) 234-240

Northway, W. H. jr., R. C. Rosan, D. Y. Porter: Pulmonary disease following respirator therapy of hyaline membrane disease. New Engl. J. Med. 276 (1967) 357-368

Otto, H.: Die Atmungsorgane. Handbuch der allgemeinen Pathologie, Bd. III/4, hrsg. von H.-W. Altmann. Springer, Berlin 1970

Regele, H.: Veränderungen der menschlichen Lungen unter maschineller Beatmung. Beitr. path. Anat. 136 (1967) 165-179

Theuring, F., R. Morgenstern: Pulmonale Veränderungen nach maschineller Langzeitbeatmung. Zbl. allg. Path. path. Anat. 112 (1959) 553-559

Pathogenese pulmonaler hyaliner Membranen

Von U. Bleyl* und C. M. Büsing

Pulmonale hyaline Membranen, die charakteristischen, wenngleich keineswegs pathognomonischen morphologischen Äquivalente des idiopathischen Atemnotsyndroms der Früh- und Neugeborenen, bestehen nach elektronenmikroskopischen, fluoreszenzoptischen und histochemischen Untersuchungen aus wechselnd dicht gepackten Zellorganellen mit Membranprofilen, cytoplasmatischen Vesikeln, osmiophilen Lamellenkörpern, Mitochondrienfragmenten, Kernschutt und Erythrozyten, zwischen denen Plasmaproteine und insbesondere Fibrinogenderivate von wechselndem Polymerisationsgrad als enges inhomogenes Netzwerk präzipitiert sind. Die extravasalen Fibrinpräzipitate in hyalinen Membranen sind elektronenmikroskopisch in der Regel ungleich ausgedehnter, als nach dem lichtmikroskopischen Eindruck zu erwarten ist (*Gieseking* 1971), sie zeigen im Extravasalraum jedoch die gleiche regelmäßige periodische Querstreifung mit einer Periodenlänge von 210 Å wie intravasales Fibrin.

Seit langem ist bekannt, daß hyaline Membranen nicht nur beim Neugeborenen, sondern auch beim Erwachsenen auftreten können. Die pathogenetischen Bedingungen, unter denen pulmonale hyaline Membranen beim Erwachsenen zur Ausbildung kommen, sind dagegen bislang ungeklärt; die immer wieder zur Diskussion gestellte monokausale Interpretation der hyalinen Membranen des Erwachsenen als charakteristischer Ausdruck eines mehr oder weniger akuten Beatmungsschadens der Lungen durch subtoxisch erhöhte O_2-Dosen hat nie recht zu befriedigen vermocht.

Die Diskussion um die Pathogenese der pulmonalen hyalinen Membranen des Erwachsenen hat jedoch eine Belebung erlangt, als in systematischen Untersuchungen

---

* Mit Unterstützung durch die Deutsche Forschungsgemeinschaft

zur Pathogenese des idiopathischen Atemnotsyndroms der Früh- und Neugeborenen der Nachweis gelang, daß das Atemnotsyndrom der Neugeborenen mit einer in utero ausgelösten, perinatal fortbestehenden generalisierten plasmatischen Hyperkoagulabilität mit Ausbildung intravasal zirkulierender Fibrinmonomere und -intermediäre und nachfolgender disseminierter intravasaler Mikrothrombose (Abb. 1) in der terminalen Strombahn der Neonati einhergeht (*Bleyl* u. Mitarb. 1969-1971).

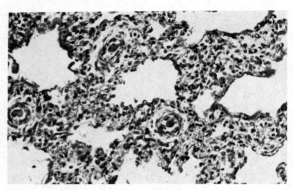

Abb. 1. Idiopathisches Atemnotsyndrom der Neugeborenen mit gleichzeitiger Ausbildung von pulmonalen hyalinen Membranen in den Ductus alveolares und von fibrinreichen intravasalen Mikrothromben in den pulmonalen Arteriolen. Die Ausbildung pulmonaler Mikrothromben ist beim idiopathischen Atemnotsyndrom eher selten, ungleich seltener als die Häufigkeit der Mikrothromben in der Neugeborenenleber

Ursache der plasmatischen Hyperkoagulabilität ist beim idiopathischen Atemnotsyndrom nach den eigenen Vorstellungen die intrauterine Asphyxie, die über Hypoxämie, Gewebshypoxie und Gewebsazidose zu einer „generalisierten oder zur Generalisation drängenden Mikrozirkulationsstörung", zum asphyktisch inszenierten Schock, führt (*Bleyl* u. Mitarb. 1969; *Bleyl* 1971). Wir hatten den Verdacht ausgesprochen, daß zwischen den Fibrinpräzipitaten in intravasalen Mikrothromben beim idiopathischen Atemnotsyndrom und den Fibrinpräzipitaten in extravasalen hyalinen Membranen pathogenetische Beziehungen bestehen, und die These aufgestellt, daß nicht nur der Fibringehalt der disseminierten intravasalen Mikrothromben, sondern auch der Fibringehalt der extravasalen pulmonalen hyalinen Membranen als morphologische Äquivalente eines gesteigerten Umsatzes von Thrombozyten und Gerinnungsfaktoren, als Äquivalent einer Verbrauchskoagulopathie (*Lasch* u. Mitarb. 1961, 1971), anzusehen seien.

Wenn solche Überlegungen zur pathogenetischen Beziehung zwischen der generalisierten plasmatischen Hyperkoagulabilität, der disseminierten intravasalen Gerinnung und dem Fibringehalt pulmonaler hyaliner Membranen auch für die Pathologie der hyalinen Membranen des Erwachsenen Gültigkeit hatten, dann mußten hyaline Membranen in Parallele zum asphyktischen Schock der Neugeborenen auch beim Kreislaufschock des Erwachsenen gehäuft nachweisbar werden, mit der Manifestation einer disseminierten intravasalen Mikrothrombose einhergehen und durch Auslösung einer prolongierten generalisierten plasmatischen Hyperkoagulabilität auch experimentell reproduzierbar sein.

Pulmonale hyaline Membranen waren beim Kreislaufschock des Erwachsenen in einer Reihe von Fällen bereits von *Martin* u. Mitarb. (1968) beobachtet worden, ohne daß Beziehungen zu einer voraufgehenden, generalisierten Gerinnungsaktivierung erörtert worden waren. Die systematischen eigenen Untersuchungen zur Pathomorphologie der sog. Schocklunge des Erwachsenen erbrachten den Nachweis, daß unter 100 Obduktionsfällen mit schockbedingter disseminierter intravasaler Mikro-

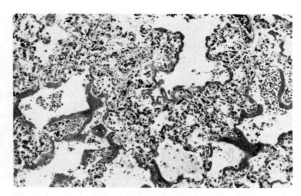

Abb. 2. Sog. Schocklunge des Erwachsenen mit Ausbildung charakteristischer pulmonaler hyaliner Membranen in den Bronchioli terminales als Zeichen einer vorausgehenden generalisierten plasmatischen Hyperkoagulabilität

thrombose nicht weniger als 28 Fälle pulmonale hyaline Membranen (Abb. 2) in den Alveolen und Bronchioli terminales aufwiesen (*Bleyl* 1970). Umgekehrt ließen sich in 57 von 61 Fällen mit pulmonalen hyalinen Membranen und vorausgehendem traumatischem, postoperativem, kardiogenem, allergisch-hyperergischem und septischem bzw. endotoxischem Schock gleichzeitig intravasale Mikrothromben in der terminalen Strombahn der Lunge oder anderer Organe nachweisen (*Bleyl* u. Mitarb. 1971). Damit war auch für die sog. Schocklunge des Erwachsenen der histomorphologische Beleg erbracht, daß die Ausbildung pulmonaler hyaliner Membranen mit einer generalisierten plasmatischen Hyperkoagulabilität, intravasalen Mikrothrombose und Verbrauchskoagulopathie einhergeht. An statistisch einheitlichem Ausgangsmaterial (konnatale zyanotische Herzfehler mit vorausgehender Operation im extrakorporalen Kreislauf) ließ sich allerdings auch zeigen, daß pulmonale hyaline Membranen beim Erwachsenen mit einiger Regelmäßigkeit erst 36-48 Stunden nach Schockbeginn nachweisbar werden (*Bleyl* u. *Höpker* 1970), während disseminierte intravasale Mikrothromben nach den Untersuchungen von *Remmele* u. *Harms* (1969) bereits 4-6 Stunden nach Schockbeginn auftreten können.

Der experimentelle Nachweis pathogenetischer Beziehungen zwischen einer generalisierten plasmatischen Hyperkoagulabilität, der disseminierten intravasalen Mikrothrombose und der Ausbildung fibrinreicher hyaliner Membranen gelang durch kontinuierliche 12stündige Infusion niedriger Thrombindosen beim Kaninchen (*Bleyl, Büsing* u. *Dohnert* 1971). 36 Stunden nach Beginn einer 12stündigen Thrombininfusion ließen sich neben den charakteristischen Symptomen der sog. Schocklunge, neben einer hochgradigen Kongestion der pulmonalen Strombahn mit interstitiellem Ödem, perivasaler Lymphangiektasie und interstitieller Mesenchymaktivierung, neben der Ausbildung multilokulärer Nekrosen im Alveolarepithel und neben der Manifestation multilokulärer Mikroatelektasen wechselnd ausgedehnte, von Epithelnekrosen durchsetzte intraalveoläre Fibrinpräzipitate nachweisen (Abb. 3). Diese intraalveolären Fibrinpräzipitate kleideten als mehr oder weniger inhomogene Bänder, als hyaline Membranen, die Alveolarwand, vor allem aber die Wand der Bronchioli terminales aus. In der pulmonalen und extrapulmonalen kapillären Strombahn fanden sich gleichzeitig als Äquivalent der vorausgehenden Gerinnungsaktivierung nach Thrombininfusion fibrinreiche intravasale Mikrothromben.

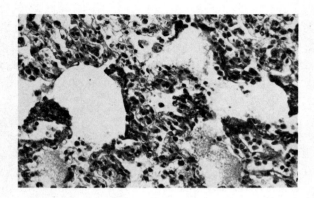

Abb. 3. Von nekrotischen Epithelien durchsetzte fibrinreiche pulmonale hyaline Membranen in den Bronchioli terminales 24 Stunden nach Abschluß einer 12stündigen Thrombininfusion beim Kaninchen

Damit war auch ein experimenteller Beleg für die These erbracht, daß der Fibringehalt in pulmonalen hyalinen Membranen, ähnlich wie die Fibrinpräzipitate in disseminierten intravasalen Mikrothromben, als histomorphologisches Äquivalent eines gesteigerten Umsatzes von Gerinnungsfaktoren mit nachfolgender generalisierter plasmatischer Hyperkoagulabilität und Ausbildung zirkulierender Fibrinmonomere zu werten ist. Die Manifestation pulmonaler hyaliner Membranen beim asphyktischen Schock der Neugeborenen, beim traumatischen, postoperativen, kardiogenen, allergisch-hyperergischen und septischen Schock des Erwachsenen und beim durch ubiquitäre Gerinnungsaktivierung induzierten tierexperimentellen Schock kann allerdings nicht bedeuten, daß pulmonale hyaline Membranen als eines der pathognomonischen Äquivalente des Kreislaufschocks gelten dürfen. Pulmonale hyaline Membranen sind beim Erwachsenen bei einer Vielzahl von Erkrankungen beobachtet worden, in deren Ablauf es gemeinhin nicht zur Manifestation eines Schocks kommt, so bei Erkrankungen des rheumatischen Formenkreises, bei bestimmten Formen der Allergie einschließlich der hyperergischen Vaskulitis, beim Lupus erythematodes, bei proliferierenden Glomerulonephritiden mit nachfolgender Urämie, bei der Urosepsis, beim hämolytisch-urämischen Syndrom der Kleinkinder (Abb. 4), bei Erkrankungen mit intravasaler Hämolyse, bei einer Vielzahl von Viruserkrankungen, bei konnatalen zyanotischen Vitien, malignen Tumoren und Leukämien und nicht zuletzt nach Polytransfusionen (Literaturübersicht vgl. *Bleyl* 1971). Systematische Untersuchungen des eigenen Kreises haben jedoch erkennen lassen, daß dem gesteigerten Umsatz von Gerinnungsfaktoren und der generalisierten plas-

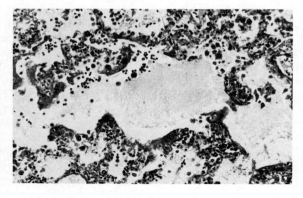

Abb. 4. Hämolytisch-urämisches Syndrom des Kleinkindes. Typische fibrinreiche pulmonale hyaline Membranen in den Bronchioli terminales als Symptom einer schockunabhängigen, generalisierten plasmatischen Hyperkoagulabilität

matischen Hyperkoagulabilität auch bei diesen ätiologisch wie pathogenetisch außerordentlich heterogenen Krankheitsbildern eine entscheidende Bedeutung für die Ausbildung der hyalinen Membranen zuzumessen ist (*Bleyl* u. Mitarb. 1971, 1972). Für die weit überwiegende Mehrzahl der vorgenannten Erkrankungen konnte die der Membranbildung vorausgehende Hyperkoagulabilität am eigenen Material als disseminierte intravasale Mikrothrombose histomorphologisch belegt werden. Für alle hier genannten schockunabhängigen Krankheitsbilder aber läßt sich die Umsatzsteigerung der Gerinnungsfaktoren als pathogenetische Prämisse der Ausbildung hyaliner Membranen an Hand der Literatur hinreichend dokumentieren (Abb. 5, vgl. *Bleyl* u. Mitarb. 1972).

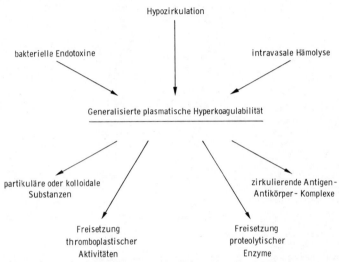

Abb. 5. Pathogenetisch entscheidene Faktoren, die bei ätiologisch außerordentlich unterschiedlichen Erkrankungen des Erwachsenen über eine generalisierte plasmatische Hyperkoagulabilität zur Ausbildung pulmonaler hyaliner Membranen führen können

Sind aber pulmonale hyaline Membranen wie disseminierte intravasale Mikrothromben als Ausdruck einer mit gesteigertem Umsatz von Gerinnungsfaktoren einhergehenden generalisierten plasmatischen Hyperkoagulabilität zu werten, so durfte postuliert werden, daß auch die beim Kaninchen und Meerschweinchen nach mehrtägiger Sauerstoffintoxikation auftretenden hyalinen Membranen erst im Gefolge einer intravasalen Gerinnungsaktivierung entstehen. Nach bislang nicht abgeschlossenen Befunden des eigenen Arbeitskreises scheint eine mehrtägige Sauerstoffintoxikation beim Kaninchen tatsächlich eine generalisierte plasmatische Hyperkoagulabilität induzieren zu können. Eine mittelbare Antwort auf die Frage nach der Pathogenese der hyalinen Membranen unter experimenteller Sauerstoffintoxikation liefert aber vor allem das merkwürdige Gerinnungssystem des Meerschweinchens, das durch einen fast vollständigen Mangel an Prokonvertin (Faktor VII) ausgezeichnet ist, einen Faktorenmangel, der die Aktivierung des Extrinsic-Systems der Gerinnung hochgradig verzögert (*Chenkin* u. *Weiner* 1965; *Mayer* u. Mitarb. 1965). *Astrup* u. Mitarb. (1970) haben überdies darauf aufmerksam gemacht, daß gewebseigene thromboplastische Aktivitäten in der Meerschweinchenlunge nahezu vollständig fehlen. Kommt es beim Meerschweinchen zu einer intraalveolären Fibrin-

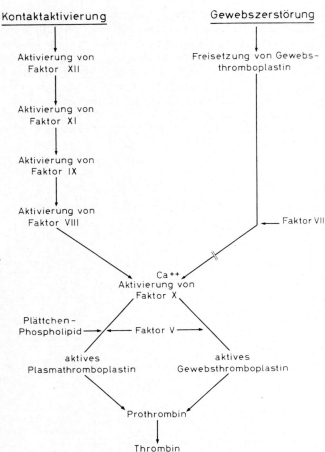

Abb. 6. Der Meerschweinchenlunge fehlt eine gewebseigene thromboplastische Aktivität, dem Meerschweinchenplasma überdies Faktor-VII-Aktivität. Alle Prozesse, die im experimentellen Ansatz beim Meerschweinchen zur Ausbildung von hyalinen Membranen in der Lunge führen, müssen zuvor zu einer intravasalen Aktivierung des Intrinsic-Systems der Gerinnung (linke Bildhälfte), mithin zu einer generalisierten plasmatischen Hyperkoagulabilität führen können (nach *Bleyl* 1971)

präzipitation, so muß bei Fehlen gewebseigener thromboplastischer Aktivität notwendigerweise eine Aktivierung des Intrinsic-Systems der Gerinnung vorausgegangen sein (Abb. 6). Mit anderen Worten, alle Prozesse, die beim Meerschweinchen zur Ausbildung pulmonaler hyaliner Membranen führen — und dies gilt im besonderen für die tierexperimentelle O_2-Intoxikation — müssen zuvor einen gesteigerten Umsatz von plasmatischen Gerinnungsfaktoren mit generalisierter plasmatischer Hyperkoagulabilität induzieren. Damit werden pulmonale hyaline Membranen letztlich auch bei der tierexperimentellen O_2-Intoxikation zum Äquivalent einer intravasalen Gerinnungsaktivierung und Verbrauchskoagulopathie. Dies schließt allerdings nicht aus, daß die Extravasation intravasal entstandener Fibrinmonomere und -intermediäre im Stadium der generalisierten plasmatischen Hyperkoagulabilität durch die kapillartoxische Wirkung hoher Sauerstoffdosen ähnlich begünstigt wird wie unter den Bedingungen einer urämischen Kapillaropathie.

In Kenntnis der aufgezeigten pathogenetischen Beziehungen zwischen intravasaler Gerinnungsaktivierung, Verbrauchskoagulopathie, disseminierter Mikrothrombose und fibrinreichen hyalinen Membranen wird aber auch die pathophysiologische

Bedeutung der intravasal zirkulierenden und im Schock extravadierenden Fibrinmonomere und -intermediäre für die Manifestation der sog. Schocklunge verständlich. Unter den Bedingungen der pulmonalen Hypoperfusion im Schock extravadierte Fibrinmonomere und -intermediäre vermögen als Fibrinogenderivate nach den Untersuchungen von *Said* u. Mitarb. (1963-1965), *Taylor* u. *Abrams* (1964-1966) sowie *Heshiki* u. Mitarb. (1969) bereits synthetisierte und an den Extrazellularraum abgegebene Surfactantakvititäten durch Komplexbindung zu hemmen. Intravasal polymerisierende Fibrinmonomere und -intermediäre dagegen vermögen als intravasale Mikrothromben eine durch Vasokonstriktion ausgelöste Hypoperfusion der pulmonalen Strombahn im Schock zu intensivieren und zu perpetuieren und über Substratmangel (*Fugiwara* u. *Adams* 1968) und Gewebsazidose (*Gluck* u. Mitarb. 1967; *Goodwin* 1971) eine Blockade der intrazellulären Surfactantsynthese in den Pneumonozyten II auszulösen (Abb. 7). Blockade der Surfactantsynthese und Inaktivierung bereits synthetisierter Surfactantaktivitäten aber resultieren in der Ausbildung multilokulärer Dys- und Atelektasen.

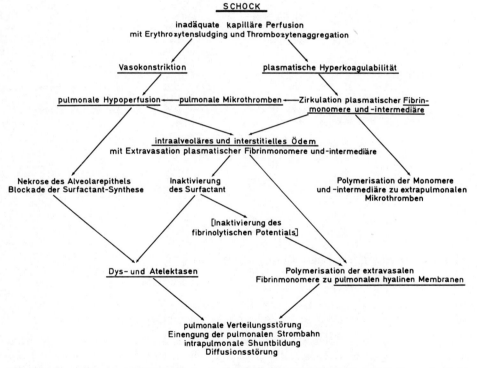

Abb. 7. Darstellung der pathogenetisch entscheidenden Wechselbeziehungen zwischen pulmonaler Hypoperfusion und generalisierter Gerinnungsaktivierung bei der Ausbildung der pulmonalen hyalinen Membranen einerseits, der Dys- und Atelektasen der sog. Schocklunge andererseits (nach *Bleyl* u. *Büsing* 1971)

Literatur

Astrup, T., P. Glas, P. Kok: Lab. Invest. 22 (1970) 381
Bleyl, U.: Verh. dtsch. Ges. Path. 54 (1970) 340
Bleyl, U.: Verh. dtsch. Ges. Path. 55 (1971) 39
Bleyl, U., C. M. Büsing: Verh. dtsch. Ges. Path. 53 (1969) 495
Bleyl, U., C. M. Büsing: Klin. Wschr. 48 (1970) 13
Bleyl, U., C. M. Büsing: Z. prakt. Anästh. Wiederbeleb. 6 (1971) 250
Bleyl, U., G. Döhnert: i. Vorb.
Bleyl, U., W. W. Höpker: Virchows Arch. path. Anat. A 350 (1970) 225
Bleyl, U., B. Krempien: Virchows Arch. path. Anat. A 348 (1969) 187
Bleyl, U., K. Werner: i. Vorb. (1972)
Bleyl, U., H. Heilmann, D. Adler: Klin. Wschr. 49 (1971) 71
Chenkin, T., M. A. Weiner: Exp. Med. Surg. 23 (1965) 398
Fugiwara, T., F. H. Adams: Proc. Soc. exp. Biol. 128 (1968) 88
Gieseking, R.: Verh. dtsch. Ges. Path. 55 (1971) 22
Gluck, L., M. V. Kulovich, E. K. Motoyama, H. L. Smits, A. Eidelman, A. Khazin,
C. D. Cook: Pediat. Res. 1 (1967) 290
Goodwin, M. N. jr.: Amer. J. Path. 62 (1971) 49a
Heshiki, Y., J. W. C. Johnson, S. Permutt: Clin. Res. 17 (1969) 415
Lasch, H. G., H. J. Krecke, F. Rodriguez-Erdmann, H. H. Sessner, G. Schütterle: Fol. hsrmat., N. F. 1 (1961) 325
Lasch, H. G., K. Huth, D. L. Heene, G. Müller-Berghaus, H. Janzarik, C. Mittermayer, W. Sandritter: Dtsch. med. Wschr. 96 (1971) 715
Martin, A. M., H. B. Soloway, R. I. Simmons: J. Trauma 8 (1968) 687
Mayer, G., J. Selva, S. Mayer, R. Waitz: Path. et Biol. 13 (1965) 1009
Remmele, W., D. Harms: Klin. Wschr. 46 (1968) 352
Said, S. J., H. A. Knotos, O. Muren, B. J. Kirby: Fed. Proc. 27 (1968) 577
Said, S. J., M. E. Avery, R. K. Davis, C. M. Banerjee, M. El-Gohary: J. clin. Invest. 44 (1965) 458
Taylor, F. B. jr., M. E. Abrams: Physiologist 7 (1964) 269
Taylor, F. B. jr., M. E. Abrams: Amer. J. Med. 40 (1966) 346

Hyaline Membranen nach Langzeitbeatmung

Von H. N. Macha

Nach den vorangegangenen Beiträgen zur Pathogenese der hyalinen Membranen soll kurz auf ihr Verhalten unter einer Langzeitbeatmung eingegangen werden.

Unter 1000 unausgewählten Obduktionsfällen des Instituts für Pathologie im Klinikum Steglitz der Freien Universität Berlin fanden sich 18 Fälle mit typischen pulmonalen hyalinen Membranen bei Erwachsenen, d.h. bei über 16 Jahre alten Menschen. Die Auswahl dieser Fälle erfolgte in enger Anlehnung an die von *Bleyl* angegebenen Kriterien und Färbemethoden. Zum Vergleich dienten 148 Fälle mit einer mehr als 6 Stunden durchgeführten künstlichen Beatmung ohne Nachweis hyaliner Membranen. In 16 der 18 Fälle mit hyalinen Membranen war eine 48 Stunden bis drei Wochen dauernde künstliche Beatmung mit einer eindeutig gegenüber der Vergleichsgruppe verkürzten Beamtungsdauer vorangegangen, nur in zwei Fällen war nicht beatmet worden.

Eine vergleichende Morphoanalyse ergibt, daß der übliche Abbau hyaliner Membranen auf dem Wege von Fragmentation, Resorption oder auch Remotion der Membranfragmente unter einer künstlichen Beatmung offenbar hinausgezögert und schließlich sogar verhindert werden kann. Abb. 1 zeigt die Lunge eines 16jährigen

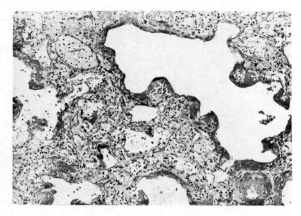

Abb. 1. 16 Jahre, weiblich. Zustand nach 5tägiger kontrollierter Beatmung wegen Schlafmittelintoxikation. Beginnende gewebliche Resorption hyaliner Membranen (HE 60 x)

Mädchens nach 5tägiger kontrollierter Beatmung wegen Schlafmittelintoxikation. Nach einer Beatmungsdauer von 4—5 Tagen setzt vom alveolären Septum her mit einer kräftigen histiogenen Zellproliferation ein Prozeß ein, der dem Mechanismus der Organisation entspricht. Geweblich sich formierende mesenchymale Zellen beginnen mit einer lakunären Resorption der Membranen und ersetzen diese schrittweise bindegewebig. Abb. 2 zeigt die Lunge eines 24jährigen Mannes nach 6tägiger kontrollierter Beatmung wegen akuter zentraler Atemlähmung; im Detail ein

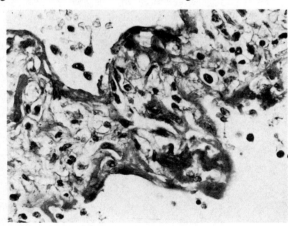

Abb. 2. 24 Jahre, männlich. Zustand nach 6tägiger kontrollierter Beatmung wegen akuter zentraler Atemlähmung. Fortgeschrittene Organisation hyaliner Membranen (HE 425 x)

alveoläres Septum mit fortgeschrittener Organisation hyaliner Membranen. Ein derartiges Stadium konnte in sieben Fällen beobachtet werden.

Sofern dieser Vorgang durch eine schwere Infektion nicht beeinträchtigt wird — was jedoch relativ selten der Fall sein dürfte — kann der Prozeß der Organisation nach zwei bis drei Wochen abgeschlossen sein. Es kommt zu einer Verklumpung und Erstarrung des alveolären Septums und einer eigenartigen konzentrischen Einengung und teilweisen Verödung der Alveolarlumina durch das Organisat mit dem Ergebnis einer alveolären septalen Fibrose. Abb. 3 zeigt eine Trichromfärbung (nach Masson-Goldner) der Lunge einer 27jährigen Frau nach 21tägiger überwiegend kontrollierter Beatmung wegen Aspiration unter der Geburt. Es findet sich das seltene Bild der abgeschlossenen Organisation hyaliner Membranen.

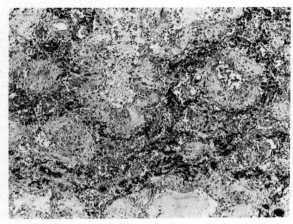

Abb. 3. 27 Jahre, weiblich. Zustand nach 21tägiger kontrollierter Beatmung wegen Aspiration unter der Geburt. Alveoläre septale Fibrose infolge Organisation hyaliner Membranen (Trichromfärbung nach Masson-Goldner, 60 x)

Zusammenfassung

Unsere Befunde lassen den Schluß zu, daß die künstliche Beatmung unter bestimmten Bedingungen dem Prozeß der Organisation Vorschub leisten kann, indem sie die zeitlichen Voraussetzungen dafür schafft. Das Resultat ist ein therapeutisch unbeeinflußbarer neuer Zustand von eigenem Krankheitswert und überwiegend infauster Prognose. Ursächlich scheint die künstliche Beatmung an der Entstehung hyaliner Membranen nicht beteiligt zu sein, diese sind vielmehr als nicht krankheitsspezifische pulmonale Komplikation mit einheitlichem pathogenetischen Prinzip aufzufassen.

Zum Problem der Beatmung und der pulmonalen hyalinen Membranen beim Erwachsenen

Von J. Schulte am Esch und H. Cremer

Pulmonale hyaline Membranen (p.h.M.) werden im eigenen Sektionsgut in 3% der Fälle gefunden. Die Pathogenese der p.h.M. des Erwachsenen scheint bislang nicht geklärt. Es werden unter anderem derzeit folgende Ansichten über die Ursachen der Entstehung von p.h.M. diskutiert: Hohe O_2-Konzentrationen, Beatmung, Pneumonien, Urämie, fehlender Antiatelektasefaktor, Schock, Gerinnungsstörungen, Hirnstammläsionen, usw. Die nachfolgenden klinischen und histologischen Untersuchungen wurden mit dem Ziel durchgeführt, die pathogenetische Bedeutung einiger dieser Faktoren für das Zustandekommen der p.h.M. zu überprüfen.

Bei den histologischen Untersuchungen unseres Sektionsgutes von 28 Patienten mit p.h.M. fiel uns auf (Abb. 1), daß deren Auftreten regelmäßig mit einer Ektasie der Bronchioli respiratorii einhergeht. Weiterhin stellten wir fest, daß die Niederschläge in den subpleuralen Alveolen immer auf die Alveolaroberflächen erfolgen, jedoch nicht auf die unmittelbar darüber gelegene Pleura.

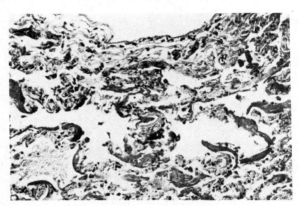

Abb. 1. Erweiterte, mit pulmonalen hyalinen Membranen ausgekleidete Bronchioli respiratorii; die Pleura ist frei von Fibrinauflagerungen

Wir nehmen an, daß es sich bei der Bronchialektasie, ebenso wie bei den Permeabilitätsstörungen, um eine komplexe Reaktion der kleinsten Funktionseinheit der Lunge handelt. Eine einfache Extravasation ubiquitär entstandener Fibrinmonomere ist weniger wahrscheinlich, da sich gleichzeitig keine Fibrinauflagerungen auf Pleura, Peritoneum, Herzbeutel oder Synovialis finden lassen. Dieser Reaktion liegt vermutlich ein Mechanismus zugrunde, über dessen Natur wir wenig wissen (Betarezeptorenstimulation?). Besser überschaubar sind die vorgeschalteten Störungen.

Wir möchten daher anhand zweier repräsentativer Fälle zur Frage der Bedeutung von Schock, O_2-Konzentration, Beatmung, Gerinnung und Hirnstammläsionen für die Entstehung von p.h.M. Stellung nehmen.

1. Abb. 2 demonstriert, wie sich bei einer Patientin, die nach einer postoperativen Blutung während 24 Stunden hypoton war, im weiteren Verlauf bei normalisiertem Blutdruck zunehmende schwere Gasaustauschstörungen entwickelten. Bei

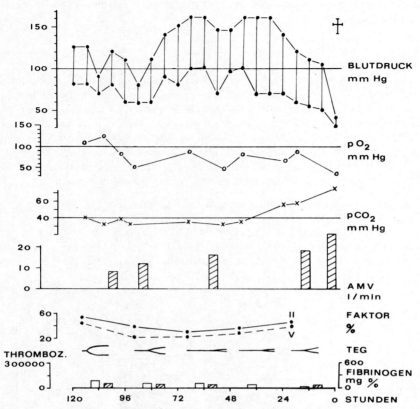

Abb. 2. Verhalten von Blutdruck, pO_2, pCO_2, AMV und Gerinnung als Funktion der Zeit bei einer 30jährigen Patientin mit pulmonalen hyalinen Membranen nach Aortenklappenersatz

der Sektion fanden sich neben p.h.M. Schockäquivalente in den großen parenchymatösen Organen. Abb. 3 zeigt den Verlauf bei einer Patientin, die während der Krankheit nicht hypoton gewesen ist, und deren Gasaustauschstörungen nicht verlaufsbestimmend waren. Dennoch fanden sich morphologisch ausgedehnte p.h.M., hingegen keine Schockäquivalente in anderen Organen.

Offenbar gehören protrahierte hypotone Phasen nicht zu den unabdingbaren Voraussetzungen der Bildung von p.h.M.

2. Die Tatsache, daß eine Patientin (Abb. 2) 120 Stunden, die andere Patientin (Abb. 3) nur über 34 Stunden mit O_2-Konzentrationen von maximal 60–70% beatmet wurde, spricht dafür, daß offenbar die Dauer der Beatmung beim Zustandekommen p.h.M. keine Rolle spielt. Zudem verfügen wir über Befunde von acht Patienten mit p.h.M., die malignen Tumoren, Pneumonien und einer Colitis ulcerosa erlagen, ohne daß sie beatmet wurden. Daraus kann geschlossen werden, daß einer Beatmung in der genannten Art für das Zustandekommen p.h.M. keine ätio-

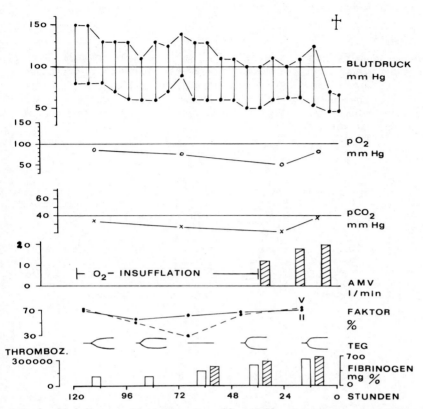

Abb. 3. Verhalten von Blutdruck, pO_2, pCO_2, AMV und Gerinnung als Funktion der Zeit bei einer 63jährigen Patientin nach Nephrektomie und Pyelotomie der anderen Niere

logische Bedeutung zukommt. Diese Feststellung wird durch die tierexperimentellen Untersuchungen von *Nash* u. Mitarb. unterstrichen. Die Notwendigkeit zur Steigerung des AMV entwickelt sich möglicherweise aus der Zunahme des funktionellen Totraums durch die Bronchiolenerweiterung.

3. In allen daraufhin untersuchten Fällen fanden wir deutliche Gerinnungsstörungen. In unseren Beispielen (Abb. 2 und 3) handelte es sich bei beiden Patientinnen um Verbrauchskoagulopathien mit starker reaktiver Fibrinolyse. Demnach scheint die Bildung intravasaler Fibrinmonomere für die Entstehung der p.h.M. notwendig zu sein. Dies steht in guter Übereinstimmung mit neueren Arbeiten von *Orell* (1971), *Bleyl* (1971), *Mittermayer* (1970) sowie älteren pathologisch-anatomischen Befunden, die einen hohen Fibrinanteil an den p.h.M. erbrachten.

4. Die in neuerer Zeit besonders an kindlichen Gehirnen neuropathologisch erhobenen Befunde elektiver Hirnstammläsionen (*Müller* u. Mitarb. 1971), die der Entwicklung der p.h.M. vorausgehen sollen, können wir für alle unsere Fälle, die neuropathologisch untersucht wurden, bestätigen.

Über weitere oder andere Ursachen, die zur Entwicklung von p.h.M. führen, vermögen wir im Zusammenhang mit unseren Patienten keine Aussagen zu machen.

Zusammenfassung

Zusammenfassend ergibt sich aus diesen Darlegungen, daß die pulmonalen hyalinen Membranen, die Bronchiolektasien sowie die gerichteten Permeabilitätsstörungen die letzte gemeinsame Endstrecke zahlreicher Schädlichkeiten darstellen, die am Histion der Lunge angreifen. Die aus therapeutischen Gründen vorgenommene Beatmung hat offenbar keine ätiologische Bedeutung für die Ausbildung der pulmonalen hyalinen Membranen.

Literatur

Bleyl, U., K. Heilmann, D. Adler: Generalisierte plasmatische Hyperkoagulabilität und pulmonale hyaline Membranen beim Erwachsenen. Klin. Wschr. 49 (1971) 71-80

Mittermayer, C., W. Vogel, H. Buchardi, H. Birzle, K. Wiemers, W. Sandritter: Pulmonale Mikrothrombosierung als Ursache der respiratorischen Insuffizienz bei Verbrauchskoagulopathie (Schocklunge). Dtsch. med. Wschr. 95 (1970) 1999-2002

Müller, G., G. Horka, H. Mann: Zur Statistik der perinatalen Asphyxie aus morphologischer Sicht. Dtsch. med. Wschr. 96 (1971) 189-195

Nash, G., J. A. Bowen, P. C. Langlinais: "Respirator lung": A misnomer. Arch. Path. 21 (1971) 234-240

Orell, S. R.: Lung pathology in respiratory distress following shock in the adult. Acta path. microbiol. scand. A 79 (1971) 65-76

Lungenveränderungen unter Dauerbeatmung im Endstadium der Poliomyelitis

Von A. Dönhardt

Bereits 1952 stellte die Arbeitsgruppe um *Whittenberger* fest, daß das funktionelle Residualvolumen bei langdauernder Beatmung in der Eisernen Lunge bei Poliomyelitispatienten nicht verändert sei, also weder ein charakteristisches Emphysem noch eine Verkleinerung des Thoraxvolumens festzustellen war. Weitere Untersuchungen, z.B. der Compliance, ergaben, daß die Lungencompliance auf etwa 1/3 des Normalwertes, diejenige des Thorax auf etwa die Hälfte abgesunken war. Da die Abnahme der Compliance mit einer Zunahme der Atemarbeit verbunden ist, wäre nach seiner Auffassung eine Therapieform wünschenswert, die zur Erhöhung der Compliance und damit zur Besserung der Atemlage führen könnte.

Die technische Entwicklung der Beatmungsgeräte ging seitdem in Richtung auf die Langzeittrachealbeatmung, so daß die Frage offenblieb, ob auch bei dieser Form der Beatmung prinzipiell die gleichen Bedingungen nach langjähriger Beatmung vorliegen.

Unsere eigenen Atemfunktionsstudien bei Patienten mit chronischer Atemlähmung nach Poliomyelitis waren anfangs mit konventioneller Methodik durchgeführt worden. Seit 1967 gelang bei einigen Patienten eine Analyse mit der Fenyves-Apparatur, von denen ich nur diejenigen herausgreifen möchte, bei denen die Messungen während der über kurze Zeit möglichen Spontanatmung durchgeführt werden konnten.

Typisch für alle Patienten dieser Gruppe ist bzw. sind:

1. Zunahme der Atemfrequenz, um das Atemminutenvolumen zu halten, das stets um 20-70% unter dem Beatmungsminutenvolumen liegt.
2. Eine relative Steigerung des Residualvolumens auf 60-85% der Totalkapazität, die selbst normal oder leicht erniedrigt ist. Hier ist die Einschränkung zu machen, daß diese Messungen über die Heliummischzeit durchgeführt werden, die entgegen der Erwartung meist normale Werte ergibt.
3. Normale oder erhöhte Werte für die Sekundenkapazität, erklärt durch die minimale VK des spontanen Atmenden.
4. Die Abnahme der Compliance bis an den unteren Normbereich (0,16–0,38 l/cm H_2O) oder nur wenig darunter.
5. Die Atemarbeit ist gegen den elastischen Widerstand — vermutlich infolge der geringen Lungenfüllung — deutlich erniedrigt, gegen viskösen Widerstand und exspiratorischen Widerstand jedoch stets normal (die Gesamtatemarbeit wird dementsprechend niedriger, als es dem Normalbereich des Lungengesunden entsprechen würde).

Die vorgenannten Werte stimmen nicht in allen Punkten mit den Messungen *Whittenberger*s und seinen Mitarbeitern überein. Die Analyse zeigt, daß der Widerspruch in den mittlerweile infolge größerer Meßreihen andersgefaßten Normalwerten liegt, obschon beide mit der Ösophagussonde ermittelt wurden. Mit anderen Worten: Langzeitbeatmung in der „Eisernen Lunge" und über die Tracheotomie führt unabhängig von der Form der Beatmung zu identischen Änderungen der Lungenfunktionsgrößen. Für eine evtl. Rehabilitation der Atmung ist die Form der Beatmung nicht entscheidend. Damit im Zusammenhang steht auch heute noch die Unmöglichkeit, *Whittenberger*s Wunsch nach einer Erhöhung der Compliance auf irgendeinem Weg des mechanischen oder krankengymnastischen Trainings zu erfüllen.

Im übrigen unterscheidet sich das „restriktive" Emphysem, wenn wir dieses Wort in diesem Zusammenhang überhaupt gebrauchen wollen, vom primär-pulmonalen Emphysem durch die insgesamt reduzierten Werte der statischen Atemgrößen; beiden gleich ist die Thoraxstarre auch unter der Beatmung.

Zur Problematik der Langzeitbeatmung möchte ich einen für uns ungewöhnlichen Fall skizzieren: Eine jetzt 48jährige Patientin mit kompletter Tetraplegie wird 12 ½ Jahre beatmet. Pneumonien oder Atelektasen wurden während der Beatmung weder in der Eisernen Lunge, noch später am Poliomaten und in den letzten acht Jahren am Spiromaten beobachtet. Die nach zwei Jahren erreichte Dauer der Spontanatmung lag bei mehrfach 60 Minuten am Tage. Im 7. Jahr der Beatmung ließ die Mitarbeit der Patientin nach, die Spontanatmung fiel kontinuierlich bis auf zwei Minuten. Sie ist seitdem mit keinem Mittel wieder zu verlängern gewesen. Im 8. Beatmungsjahr schien das Gerät mehrfach zu versagen; die Patientin hatte Erstickungsanfälle, das Beatmungsvolumen sank kurzfristig von normalerweise über 1 000 ml auf 150 bis 250 ml pro Hub ab. Nur durch extreme Drucksteigerung war dann eine ausreichende Beatmung möglich. Die Suche nach technischen Fehlern blieb stets ergebnislos, ein Wechsel der Geräte verhinderte diese rätselhaften Zwischenfälle nicht.

Im Intervall waren die Blutgaswerte den individuellen Normalwerten — worauf noch einzugehen sein wird — entsprechend. Erst das Stethoskop brachte die Erklärung: ausgeprägtes Giemen. Die Patientin hatte unter der Dauerbeatmung ein Asthma entwickelt, das heute nur mit laufenden Gaben von Orciprenalin, Euphyllin und Cortisol erträglich zu beherrschen ist!

Wir nehmen an, daß die unvermeidbare Keim- und Sporenbesiedlung der Beatmungsgeräte, die wir nicht beherrschen können, an dieser Asthmagenese verantwortlich beteiligt ist.

Ich hatte oben auf die Normwerte der Blutgase unserer chronischen Polioatemlähmungen hingewiesen. Sie lassen sich mit wenigen Sätzen beschreiben und erklären:

Der chronisch Atemgelähmte ist bei ungeblockter Kanüle stets hyperventiliert. Atemminutenvolumina, die dem Patienten das Sprechen ermöglichen, liegen bei 12-14 Litern pro Minute. Diese chronische Hyperventilation führt zur ständigen respiratorischen Alkalose mit pH-Werten bis 7,53 bei entsprechend erniedrigtem pCO_2 bis zu 20 mmHg und ausgeglichenem BÜ. pO_2 und SO_2 sind der Hyperventilation entsprechend normal.

Alle Versuche, durch Reduzierung des erhöhten Beatmungs-AMV die Blutgaswerte zu normalisieren, sind stets gescheitert. Wird es über Stunden auf Soll-Werte reduziert, wie sie etwa für die akute Phase gelten, so nähern sich zwar pCO_2 und pH dem Soll-Wert an, die Patienten äußern jedoch Erstickungsgefühle und reagieren mit Blutdruck, Puls und Atmung wie auf eine Hypoxie, die jedoch objektiv erst später eintritt. Der falsche Stellwert des Regelmechanismus ist also nach jahrelanger Anpassung nicht mehr zu korrigieren.

Während der Versuche zur Spontanatmung geschieht ähnliches:

Das pH geht in Richtung Soll-Wert nach unten, pCO_2 steigt entsprechend an, pO_2 und SO_2 fallen ab. Die Deutung des Phänomens ist nicht klar. Begrenzende Faktoren können z.B. die zunehmende Erschöpfung der restlichen Atemmuskulatur, aber auch Störungen der Relation Perfusion/Ventilation und schließlich auch der Diffusion sein, die wir bei diesen Patienten nicht messen können.

Mit der chronischen Alkalose eng verbunden ist die Hypokaliämie, die nur durch ständige Substitution um Werte über 3,2 mval gehalten werden kann. Sie ist übrigens im EKG bzw. Phonokardiogramm nicht erkennbar; wird kein Kalium substituiert, nimmt die Dauer der Spontanatmungszeit ab und die Häufigkeit von Magenationen auch im Spätstadium zu.

Mit dem gestellten Thema der Lungenveränderungen im Endstadium hängen die sekundären Auswirkungen auf den kleinen Kreislauf und das Herz nur indirekt zusammen. Im Verlauf von Jahren kommt es zu einer charakteristischen Achsendrehung des QRS-Komplexes nach rechts als Ausdruck einer vermehrten Rechtsbelastung des Herzens. Während einer evtl. auftretenden Lungenkomplikation kann sich diese Achsendrehung weiter verstärken, ja sie läßt sich sogar heranziehen, um die Dauer der möglichen Spontanatmungszeit bei chronisch Atemgelähmten zu beurteilen. Formänderungen der P-Zacke sind bei dieser Art der vermehrten Rechtsbelastung wesentlich weniger ausgeprägt.

Die Ursache der aus dem EKG vermuteten pulmonalen Hypertonie kann nicht eine langdauernde Hypoxie oder etwa Folge einer erhöhten inspiratorischen O_2-Konzentration (Respiratorlunge) sein, wie wir aus anderen Meßreihen wissen. In der Genese mögen auch die passagere Hypoxie, die bei den Versuchen zur Spontanatmung auftritt und zur Grenzbelastung führt sowie die in der ersten Zeit der Krankheit unbemerkt auftretenden Mikrolungenembolien von Bedeutung sein.

Den Beweis für das Vorliegen eines pulmonalen Hochdruckes können wir bei unseren jetzt noch lebenden drei Patienten mit chronischer Atemlähmung wegen des Fehlens von Venen nicht mit dem Schwemmkatheter beweisen, wir glauben jedoch, aus der Beeinflußbarkeit des EKGs durch langfristige Reserpingaben und schließlich auch den in anderen Fällen erhobenen pathologisch-anatomischen Befunden der Rechtshypertrophie genügend Hinweise gefunden zu haben. Ergänzend sei bemerkt, daß ein Hochdruck im großen Kreislauf bei der chronischen Ateminsuffizienz bisher nicht festgestellt wurde; er kann nur während einer akuten hypoxischen Krise in Erscheinung treten, also dem bekannten Mechanismus folgen, auf den hier nicht eingegangen zu werden braucht. Im Spätstadium der Erkrankung gehören Lungenembolien zu den großen Ausnahmen, da die peripheren Gefäße entsprechend der Muskelatrophie nahezu veröden und selbst die Hauptstämme des venösen Systems sehr stark zurückgebildet werden. Thromboembolien aus dem Beckenbereich haben wir nie feststellen können.

Wir nahmen bisher an, daß der erhöhte Pulmonalisdruck auf die Rarefizierung des Lungengefäßbettes zurückzuführen sei, die als Folge wiederholter und chronischer Infektionen mit Zerstörung des Alveolarepithels entstanden sein könnte. Um so größer war unsere Überraschung, als die nochmalige Durchmusterung der Lungenschnitte zu völlig anderen — und vorerst nur schwer deutbaren — Ergebnissen führte. Ich darf hier die Befunde unseres Pathologen, Prof. Dr. *Selberg*, skizzieren. Man sieht keinen Schwund oder gar Obliteration von Gefäßen, sondern das Gegenteil: eine schlaffe Ektasie mit starken regressiven Wandveränderungen, die sich besonders an der glatten Muskulatur und an den elastischen Fasern negativ auswirken muß. Es sieht so aus, als ob die Lungengefäße ihren ganzen Turgor und damit ihre Vis a tergo verlieren. Mit der Ektasie der Gefäße geht parallel auch eine Erweiterung der gesamten lufthaltigen Räume, so daß die Gefäße z.T. eine aufgespannt polyedrische Form erhalten. Damit verbunden ist eine Öffnung der Anastomosen zu dem Bronchialkreislauf und bei Pleuraverwachsungen auch der Anastomosen zur seitlichen Brustwand, die man als sogenannte Aortisation der Lunge bezeichnen kann.

Nach diesen Befunden wäre die Entstehung der Rechtsbelastung völlig anders zu deuten: erheblicher Überstrom von Blut aus dem großen Kreislauf in den Lungenkreislauf und damit die Überfüllung der Pulmonalgefäße, die histologisch gesehen kaum noch Ähnlichkeit mit normalen Arterien besitzen. Es muß hinzugefügt werden, daß eine Zerstörung der Alveolarwandungen auch nach Langzeitbeatmung nicht eingetreten ist, diese aber — wie auch die ganze Lunge selbst — ausgespannt erscheinen und nicht dem Kollaps erliegen, der sonst bei der Autopsie automatisch eintritt.

Schließlich sind noch die nach etwa 2-3 Jahren der kompletten Lähmung unter Beatmung langsam auftretenden plastischen Ödeme der Patienten zu diskutieren. Sie sind nicht kardial zu deuten: Ihre Lage an den abhängigen Partien des ganzen Körpers, fehlende Ansprechbarkeit auf Glykoside und Diuretika sprechen für eine trophoneurotische Genese. Eine Untersuchung des Hormonhaushaltes hat keine Klärung gebracht, die PBJ-Werte sind normal, der T_3-Test meist an der unteren Grenze der Norm. Szintigrafische Untersuchungen waren bei unseren Patienten nicht möglich, obschon vorübergehendes Ansprechen auf Thyreoidin und ähnliches doch eine leichte Störung in diesem Bereich möglich erscheinen läßt, wie es auch *Söttrup* vermutete.

Die beschriebenen Veränderungen der Lungen und der Lungenfunktion sowie ihre Auswirkungen sind nur ein Teilaspekt der chronischen Atemlähmung nach Poliomyelitis. Laufend verbesserte Beatmungstechnik und verfeinerte Meßmethoden haben trotz allem viele Probleme offen gelassen, vor allem aber haben sie — und das ist das Entscheidende — nicht zu einer Verbesserung der Prognose unserer Kranken beigetragen, ja, im Grunde nur ihre und nicht zuletzt auch derjenigen Leidenszeit verlängert, denen ihre Pflege anvertraut ist.

Literatur

Dönhardt, A., R. Piening: Die Behandlung der chronischen Atemlähmung nach Poliomyelitis. Münch. med. Wschr. 105 (1963) 2172-2178

Ferris, B. G., J. Mead, J. L. Whittenberger, G. Saxton: Pulmonary function in convalescing poliomyelitic patients. New Engl. J. Med. 247 (1952) 43-47; 390-393

Söttrup, T.: Studies on the pulmonary function and the diaphragmatic function in patients convalescing from lifethreatening poliomyelitis. Kopenhagen 1960

Dauerbeatmung während 2 134 Tagen wegen hoher Halsmarkdurchtrennung

Von G. Hossli, A. Bühlmann und Th. Hardmeier

Der Patient mußte wegen Lähmung durch hohe Halsmarkdurchtrennung von seinem 26.-32. Altersjahr, d.h. während sechs Jahren (1964–1970), beatmet werden. Die Beatmung und die sich einstellenden vielfältigen Komplikationen erforderten die engste Zusammenarbeit von ärztlichen Spezialisten verschiedener Disziplinen wie Chirurgen, Internisten, Neurologen, Physiotherapeuten, Urologen, Röntgenologen und Anästhesisten; für die sehr aufwendige und oft anspruchsvolle pflegerische Betreuung war ständig eine eigene Schwester bzw. ein Krankenpfleger eingesetzt. Die zahlreichen medizinischen und auch organisatorischen Probleme einer derartig langen, sich über Jahre hinziehenden, praktisch ununterbrochenen Intensivbehandlung ließen sich in diesem Fall nur durch dauernde Hospitalisierung in einer großen Klinik (Chirurgische Universitätsklinik B., Dir.: Prof. H.U. *Buff*) mit ihren diagnostischen, apparativen und personellen Möglichkeiten lösen. Die psychische Verfassung dieses Schwerstinvaliden, dessen periphere Innervation ja einzig im Gebiet der Hirnnerven noch intakt war, blieb dank seiner hervorragend tapferen und positiven Grundeinstellung, seiner Willensstärke und Intelligenz sowie dank der Mitarbeit aller Beteiligten, vor allem der Familie (verheiratet, 2 Kinder), ausgezeichnet: Er verstarb unerwartet an einer massiven Blutung aus Magenulzera.

Der Patient (G. G., geb. 1938), ein Instruktionsunteroffizier, wurde am 12.9.1964 bei einer Sprengdemonstration durch einen Metallsplitter hinten am Hals verletzt.
Sofortige *Tetraplegie mit totaler Atemlähmung.* Mundbeatmung (Kameradenhilfe), dann ununterbrochene Beatmung über Gesichtsmaske mit Beatmungsbeutel durch den Militärarzt auch auf dem unverzüglich durchgeführten Helikoptertransport ins Kantonsspital Zürich; Intubation, Sauerstoffbeatmung, Schockbehandlung. Röntgenologisch lag das *Projektil im Wirbelkanal auf Höhe von C 2/3;* daneben waren der Dornfortsatz und der Wirbelbogen von C 3 und C 4 frakturiert. Die Einschußstelle befand sich rechts der Wirbelsäule im Nacken. Bei der *operativen Entfernung* des kirschgroßen, ausgezackten Metallstückes zeigte sich eine schwere durchgehende Kontusion *des erweiterten Rückenmarkes in der Höhe von C 3/4.* Tracheotomie, *Dauerbeatmung mit dem Engström-Respirator.* Schon in den ersten Tagen stellten sich *respiratorische Komplikationen* ein wie *Atelektasen* (z.B. *Totalatelektase links* nach einer Woche), die behoben werden konnten, aber sich mit verschiedener Lokalisation oft wiederholten, ferner *Bronchopneumonien* und *Ergüsse.* Daneben bestanden zahlreiche weitere Probleme wie beispielsweise *Dekubitusprophylaxe* und -behandlung (mehrere *plastische Operationen*), reduzierte *Darmfunktion* und *Ernährung* (zeitweise *parenteral;* Infusions- und Vena-cava-Katheter-Schwierigkeiten), *Blasenlähmung mit Harnwegsinfektion* und *septischen Schüben*.
1966, d.h. nach zwei Jahren, *Sectio alta wegen Blasensteinen* und linksseitige *Nephrektomie wegen Ausgußstein.* 1968 *Appendektomie* und in der Folge wiederholte *Subileuszustände* mit häufigen und teilweise *länger andauernden Phasen von Zwerchfellhochstand mit erschwerter Beatmung.* Schließlich *akuter paralytischer Ileus* und *massive Magenblutung* mit nicht beherrschbarem *toxisch-hypovolämem Schock* und *Kreislaufversagen* innerhalb weniger Stunden. – Der *Sektionsbefund* bestätigte als unmittelbare Todesursache die *Blutung* und ausgedehnte *Peritonitis* infolge *multipler Ulkusperforation* an der Magenhinterwand. Das obere Halsmark war zu einer Narbenplatte umgewandelt; darunter Wallersche Degeneration und Atrophie des Rückenmarkes.

In Zusammenhang mit der Dauerbeatmung interessierende pathologisch-anatomische Befunde:

a) *Trachea: narbige Stenose auf 0,8 cm* Durchmesser, 2 cm unterhalb des Tracheostoma.

b) *Lungen:* bei der Sektion weitgehend atelektatisch, aber in Konsistenz und Brüchigkeit unverändert.

Histologisch fällt die Blutfülle der kleineren Lungengefäße in den weniger stark atelektatischen Abschnitten auf (Abb. 1); in den Alveolarlumina Ödemflüssigkeit und einzelne Makrophagen. Die *Alveolarsepten* sind *schmal, keine Fibrosierung; hyaline (Pseudo-)Membranen,* mit Hämosiderin beladene Makrophagen und *entzündliche Infiltrate fehlen.* Die größeren *Gefäße* sowie die *Bronchiolen und Bronchien zeigen keine Veränderungen* (Abb. 2).

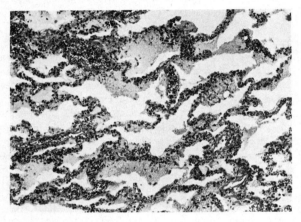

Abb. 1. Abschnittweise starke Blutfüllung der kleinen Lungengefäße, wobei es teilweise zum Austritt von Ödemflüssigkeit in die Alveolen kommt (Paraffin, HE, 100fache Vergrößerung)

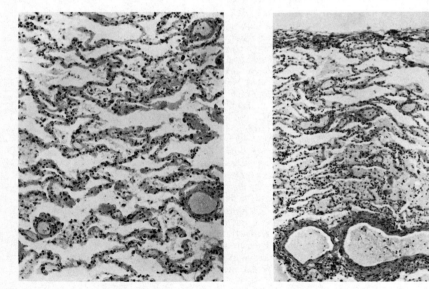

Abb. 2a) u. b). In Abschnitten mit weniger stark ausgeprägter Blutstauung ist erkennbar, daß die Alveolarwände nicht verdickt und die Alveolarsepten schmal sind; keine Fibrosierung. Vor allem weisen auch die kleinen Lungengefäße keine Veränderungen auf (Paraffin, HE, 65- bzw. 100fache Vergrößerung)

Der Fall zeigt, daß eine künstliche Beatmung über Jahre ohne anatomische (lichtmikroskopisch erfaßbare) Veränderungen am Lungenparenchym durchgeführt werden kann. Dabei sind u.E. folgende Umstände von Bedeutung:

1. Die Beatmung erfolgte mit dem *Engström-Respirator,* d.h. einem Gerät, welches die Einhaltung eines einstellbaren, konstanten Soll-Minutenvolumens gewährleistet, bei selbsttätiger Anpassung von Druck und Gasfluß (innerhalb gewisser Grenzen) an die stets etwas wechselnden Bedingungen in den Lungen; die während der Einatemphase zunehmende Gasgeschwindigkeit und das sich einstellende *endrespiratorische Druckplateau* sind für die *gleichmäßige alveoläre Belüftung* vorteilhaft.

2. *Beatmungsminutenvolumen und Beatmungsgaszusammensetzung; Blutgasanalysen:* Das nach dem Nomogramm von *Engström* u. *Herzog* (1959) für Ruheverhältnisse und Normaltemperatur errechnete *Soll-Minutenvolumen von 7,5 bis 8,5 l/min* bei einer *Frequenz von 20/min* genügte nicht; der Patient empfand dabei das Gefühl von Dyspnoe, so daß man, um die Ventilation seinen Wünschen anzupassen, schließlich auf ein *effektives Minutenvolumen von dauernd 12 bis 15 l/min,* kurzfristig in Notsituationen auf 18 l/min kam. In der Regel waren − um die Blutsauerstoffwerte im Normbereich zu halten oder nach dem Wunsch des Patienten − der Beatmungsluft *2 l/min Sauerstoff* beigemischt; in Notfallsituationen wurde selbstverständlich mit reinem Sauerstoff beatmet.

Die *Blutgaswerte* schwankten naturgemäß je nach Lungenzustand und Stoffwechsel (Fieber!) stark; besonders in den ersten Monaten mußten häufige Bestimmungen vorgenommen werden, später konnte die Beurteilung immer mehr anhand klinischer Zeichen erfolgen.

Werte unter Ruheverhältnissen:

pH	7,39 − 7,45
pCO_2	32 − 35 mmHg
Standardbikarbonat	18 − 22 mval/l
Basenüberschuß	−0,5 − −4,5 mval/l
Hb-O_2-Sättigung	90 − 97%
pO_2	70 − 150 mmHg

Die vom Patienten als nötig empfundene *Hyperventilation* führte also zu einer *leichten respiratorischen Alkalose* mit mässiger metabolischer Kompensation; die *Sauerstoffwerte* waren meist im Normbereich, auf alle Fälle *nie über längere Zeit massiv erhöht.*

3. *Beatmungsdrücke, Compliance:* Die Ruhebeatmungsdrücke an der Trachealkanüle betrugen (in cm H_2O):

Druckspitze	20 − 34	(kurzfristig in Notfallsituationen 50 − 70)
endrespiratorisches „Plateau"	15 − 30	
Mitteldruck	10 − 15	

Von größtem Interesse ist die *Abnahme der Compliance der Lungen* gegenüber dem erwarteten Normalwert, wobei der *Vergleich mit einem ähnlichen Fall von*

Dauerbeatmung Rückschlüsse erlaubt hinsichtlich oft diskutierter in Frage kommender Ursachen:

Die 27jährige Patientin (N. M., geb. 1944) wird wegen *Tetraplegie durch Poliomyelitis seit zehn Jahren* (Medizinische Universitätsklinik, Dir.: Prof. P. *Frick)* beatmet (Tracheotomie; Engström- und Bird-Respirator). Es traten praktisch *keine Lungenkomplikationen* auf; sie erhielt *nie zusätzlich Sauerstoff* und mußte *nicht hyperventiliert* werden. Trotzdem ist nun die *Lungendehnbarkeit ebenfalls beträchtlich reduziert.*

Compliance in ml/cm H_2O (Normalwerte in Klammern):
Vergleich von zwei ähnlichen Dauerbeatmungspatienten:

	Pat. G. G., 32 J. *Halsmarkdurchtrennung nach 5 1/2 J. Beatmung* (Werte vom 21.4.1970)	Pat. N. M., 26 J. *Poliomyelitis nach 10 J. Beatmung* (Werte vom 1.4.1970)
Lunge	*36* (200)	*41* (150)
Thorax	612 (200)	519 (150)
Lunge + Thorax	34 (100)	38 (75)
gemessen bei		
Beatmungsvolumen	900 ml	900 ml
Frequenz	20/min	15/min

In *beiden Fällen von Dauerbeatmung über Jahre* trat eine *erhebliche Verminderung der Lungendehnbarkeit* auf, die offenbar *nicht durch Sauerstoff*, nicht durch *Hyperventilation* und auch *nicht durch Lungenkomplikationen* verursacht sein kann (da diese möglichen Noxen bei der Patientin N. M. fehlen) und die in dem einen autoptisch untersuchten Fall (Pat. G. G.) auch *keine anatomisch erkennbare Grundlage* hat.

Zusammenfassung

Bei einem jungen Patienten mit Tetraplegie wegen Halsmarkdurchtrennung mußte eine *intermittierende Druckbeatmung während sechs Jahren* (Engström-Respirator) durchgeführt werden; er wurde dabei — nach seinem Wunsch — stets etwas hyperventiliert und erhielt zusätzlich Sauerstoff. Die sich immer wieder einstellenden pulmonalen Komplikationen konnten jeweils behoben werden; der Patient starb plötzlich an einer Blutung aus Magenulzera.

Die histologische Untersuchung ergab keine abnormen Lungenbefunde. Der Fall zeigt, daß eine *Beatmung über Jahre* hinaus möglich ist, *ohne daß* (lichtmikroskopisch erfaßbare) *Veränderungen des Lungenparenchyms* auftreten, aber daß dabei eine gewisse *Abnahme der Lungendehnbarkeit* stattfindet; diese ist — wie der Vergleich mit einem Fall von Dauerbeatmung über bisher mehr als zehn Jahre bei Poliomyelitislähmung zeigt — wohl *weder durch Sauerstoff noch durch Hyperventilation oder durch Lungenkomplikationen verursacht.*

Literatur

Engström, C.-G., P. Herzog: Ventilation nomogramm for practical use with the Engström respirator. Acta chir. scand. Suppl. 245 (1959) 37

Diskussionsbeitrag

Von P. Dangel

Unsere vorher gesunde Patientin erkrankte im Alter von 13 7/12 Jahren an Poliomyelitis und mußte wegen totaler Tetraplegie mit Atemlähmung seit dem 2.11. 1956 mit dem Engström-Respirator beatmet werden. Während der ganzen Zeit von 5 453 Tagen (fast 15 Jahre!) wurde mit Luft und ohne negative Phase (IPPB) via Tracheostoma beatmet. Die Behandlung erfolgte zuerst in der Universitätskinderklinik Zürich. Am 25.5.1971 wurde die Patientin ins Stadtspital Triemli verlegt, wo die Betreuung, zusammen mit der Klinik für Innere Medizin, vom Institut für Anästhesiologie übernommen wurde.

Es sind nie pulmonale Infektionen aufgetreten. Außer einer beidseitigen Nephrolithiasis (die Wichtigkeit der Überwachung des Kalziumstoffwechsels beim immobilisierten Patienten war zu Beginn der Therapie noch zu wenig bekannt), welche 1961 und 1962 Pyelotomien nötig machte, traten keine Komplikationen auf.

Trotz der langen Beatmungsdauer kann die jetzt 28jährige Patientin auch heute noch mit Luft beatmet werden. Die letzte Blutgasanalyse zeigt folgende Werte (Beatmung mit Luft):

pH	7,44
pCO_2	25 mmHg
Standardbikarbonat	18,0 mval
BE	−5,0 mval
pO_2	93 mmHg
O_2-Sättigung	97%

Die Patientin fühlt sich am wohlsten bei einer leichten Hyperventilation mit pCO_2 um 25 mmHg. Versuche, diese respiratorische Alkalose durch Reduktion des Atemvolumens zu beheben, scheitern am sofortigen Auftreten von Lufthunger. Es scheint eine Angewöhnung der Atemregulation an den tiefen pCO_2 stattgefunden zu haben, ähnlich wie wir es im umgekehrten Sinne gelegentlich beim chronischen Asthmatiker sehen.

Die Lungencompliance ist mit 67 ml pro cm H_2O nur geringgradig vermindert. Eine vor kurzem gemachte Thoraxaufnahme zeigt normale Lungenverhältnisse und einen Zwerchfellhochstand rechts.

Zusammenfassung

Wir schließen aus diesem Fall, daß es anscheinend möglich ist, eine langdauernde Respiratorbehandlung ohne Schädigung der Lungenfunktion durchzuführen. Vermutlich spielt bei unserer Patientin die Tatsache eine Rolle, daß nie über längere Zeit Sauerstoff verabreicht werden mußte.

Podiumsdiskussion über die Morphologie der Beatmungslunge

Leiter: W. Giese

Rotter, Frankfurt: Im Hinblick auf diese Tagung habe ich meine Mitarbeiter, Dr. *Hauk* und Dr. *Amthor,* gebeten, unsere Fälle beatmeter Schocklungen noch einmal nachzuuntersuchen. Als wir die nachweisbaren Veränderungen, im wesentlichen hyaline Mikrothromben einschließlich der sog. Schockkugeln und pulmonale Membranen, in Relation zu der Dauer der Beatmung gesetzt haben, hat sich deutlich gezeigt, daß die hyalinen Mikrothromben schon nach dem ersten Tag, die hyalinen Membranen dagegen erst ab dem dritten Tag auftreten. Ihre Rückbildung verlief so, daß etwa am Ende der zweiten Woche die hyalinen Mikrothromben, die hyalinen Membranen jedoch erst später verschwanden. Diese Befunde passen sich gut den Theorien an, die hier angesprochen worden sind, daß nämlich die Hyperkoagulabilität das Primäre ist. Die Frage ist nur – und ich möchte sie zur Diskussion stellen – warum bilden sich die hyalinen Membranen erst später? Liegt das daran, daß die Diffusion des Fibrins durch die Alveolarmembran Zeit beansprucht?

Bleyl: Ich kann Ihre Befunde zum Zeitpunkt der Manifestation der intravasalen Mikrothromben und der pulmonalen hyalinen Membranen durchaus bestätigen. An einem ausgewählten Obduktionsgut von Fällen mit eindeutig definierbarem Schockbeginn (nach Operation im extrakorporalen Kreislauf) konnten wir nachweisen, daß hyaline Membranen statistisch signifikant (p = 0,001) frühestens 36 bis 48 Stunden nach Schockbeginn bzw. nach Beginn der generalisierten plasmatischen Hyperkoagulabilität sichtbar werden (*Bleyl* u. *Höpker* 1970, l.c.), während intravasale Mikrothromben häufig bereits 4 bis 6 Stunden nach Schock- bzw. Hyperkoagulabilitätsbeginn auftreten können. Zu vergleichbaren Resultaten führten Untersuchungen an 93 unausgewählten Obduktionsfällen mit pulmonalen hyalinen Membranen (*Bleyl, Heilmann* u. *Adler* 1971). Offenbar können die Membranen im Extravasalraum erst dann entstehen, wenn die alveolokapillären Membranen zerstört sind. Dies dauert beim Schock, wie ja auch die von uns vorgelegten experimentellen Befunde nach kontinuierlicher Thrombininfusion erkennen lassen (l.c.), wesentlich länger als etwa bei der sog. urämischen Pneumonitis mit pulmonalen hyalinen Membranen, bei der die plasmatische Hyperkoagulabilität von Anfang an mit einer urämischen Kapillaropathie zusammentreffen kann. Zu berücksichtigen ist überdies, daß auch die Polymerisation der extravadierten Fibrinmonomere und -intermediäre in den Alveolen durch Verdünnung wesentlich langsamer ablaufen kann als im Intravasalraum.

Giese: Es liegt eine schriftliche Anfrage von Herrn *Baum* (Wien) vor:„Herr *Hossli* sprach von einer stark eingeschränkten Gesamtcompliance von Lunge und Thorax. Der Wert von 34 ml/cm Wasser ist nicht weit vom Normalwert – nach unserer Erfahrung 50 bis 60 ml/cm Wasser – entfernt. Dafür sprechen auch die relativ geringen angegebenen Plateaudruckwerte von 15 cm H_2O".

Bühlmann, Zürich: Für unsere Begriffe ist eine Lungencompliance von 35 ml/cm Wasser für einen Erwachsenen sehr stark vermindert. Die Normalwerte bei Erwachsenen in der Größenordnung von 100 – 200 ml/cm sind selbstverständlich alters- und größenabhängig. Bei dem von Herrn *Hossli* erwähnten Instruktionsunteroffizier handelte es sich um einen relativ großen Athleten, darum haben wir für die dynamische Lungencompliance – während der Atmung gemessen – einen Normalwert von 200 ml/cm H_2O eingesetzt und dann nur 34 ml/cm H_2O gefunden, das ist meines

Erachtens sehr niedrig. Für die Ursache haben wir keine Erklärung, aber ein Faktor dürfte sein, daß solche Patienten über Stunden, Tage, Wochen und auch über Jahre immer ungefähr mit dem gleichen Atemvolumen beatmet werden. Nur ausnahmsweise wird die Lunge einmal mit einem größeren Volumen von z.B. 2 l gebläht. Ein anderer Faktor wäre, teleologisch gesehen, eine Erhöhung des elastischen Widerstandes, damit ein Emphysem vermieden wird. Aber mit dieser Erklärung können wir uns nicht zufriedengeben.

Hartung, Münster: Bei diesen Fragen der dynamischen Compliance kommen ja verschiedene Widerstände in Betracht. Wie weit haben Sie die Widerstände differenzieren können? Theoretisch wäre, da die Gerüstsubstanz der Lunge nicht vermehrt war, an zweierlei zu denken: erstens eine Steigerung der Oberflächenspannung — das würde sich als elastischer Widerstand bemerkbar machen —, zweitens eine Ventilationsverteilungsstörung bzw. erhöhte Strömungswiderstände.

Bühlmann, Zürich: Die bronchialen Strömungswiderstände waren bei diesen beiden Patienten nicht stark erhöht, was bei unveränderter Gerüstsubstanz eher für eine Erhöhung der Oberflächenspannung sprechen würde.

Baum, Wien: Ich möchte meine Anfrage an Herrn *Hossli* präzisieren. Ich stimme absolut mit Ihnen überein, daß die Lungencompliance, die Sie mit Hilfe des Ösophagusdruckes messen, im Normalbereich von 200 ml/cm H_2O liegt. Sie haben aber 34 ml/cm Wasser gemessen. Dieser Wert liegt nach unseren Erfahrungen — wenn Sie am Respirator messen — nicht allzu schlecht. Auch lungengesunde Patienten weisen als Gesamtcompliance am Respirator selten einen Wert von mehr als 50 bis 60 ml/cm Wasser auf.

Harms: Eine Anfrage von Herrn *Rotter* betrifft die fibrinolytische Aktivität, und zwar die spontane wie die durch Streptokinase aktivierte Fibrinolyse. Es ist sicher, daß die Fibrinolyse für den Nachweis der Mikrothrombose eine außerordentlich wichtige Rolle spielt. Es ist durch verschiedene Untersuchungen bei Lebenden gesichert, daß Mikrothromben, wie sie z.B. beim Schock entstehen, wieder aufgelöst werden können. Unsere Untersuchungen, die speziell der postmortalen Fibrinolyse galten (*Harms* 1971), haben darüber hinaus gezeigt, daß Mikrothromben auch nach dem Tode noch in größeren Mengen verschwinden können, denn bei ausgebliebener postmortaler Fibrinolyseaktivität findet der Pathologe hochsignifikant häufiger Mikrothromben als bei fibrinolytisch aktivem Leichenblut (*Harms* u. *Heilmann* 1971). Hierdurch ist auch eine Diskrepanz zwischen klinischer Diagnose einer Verbrauchskoagulopathie und gelegentlich negativen Befunden des Pathologen erklärt. Gesichert ist, daß Streptokinase die Auflösung intravital entstandener Thromben bedingen kann. Bei Schockpatienten konnte die Gruppe von *Lasch* in Gießen auch beim irreversiblen Schock noch durch Fibrinolyse einen gesicherten therapeutischen Erfolg erzielen (*Lasch* u. *Neuhof* 1969). Ob eine Fibrinolyseaktivierung die Auflösung von hyalinen Membranen bewirken kann — gleich ob Streptase lokal oder wie auch immer verabfolgt wird —, ist noch nicht überzeugend bewiesen. Inwiefern aber *spontane* lokale fibrinolytische Vorgänge, die ja in der Lunge möglich sind, zum Verschwinden der Membranen beitragen, ist quantitativ nicht bekannt. Die Möglichkeit dieses Vorgangs sieht man z.B. an den hyalinen Membranen des Neugeborenen. Wenn diese mehrere Tage überleben, findet man entweder keine oder nur organisierte Membranen. Unbekannt ist, warum im einen Fall eine Spontanlyse und im anderen (selteneren) Fall eine Organisation eintritt.

Giese: Herr *Weibel* hat angefragt, was über die Ultrastruktur der hyalinen Membranen, insbesondere über ihre Beziehungen zum Alveolarepithel, bekannt ist.

Bleyl: Zunächst zur Beziehung der pulmonalen hyalinen Membranen zum Alveolarepithel: Vornehmlich sind es die von Deckepithelen entblößten Stellen der Alveolarwand, die von einem filzartigen Geflecht aus unterschiedlich breiten, gitterartig vernetzten Fäden mit periodischer Querstreifung bedeckt sind. In den Maschen dieses Geflechtes lassen sich einigermaßen regelmäßig feinflockige Präzipitate von Plasmaproteinen nachweisen. Membranartig kondensierte Fibrin- und Plasmapräzipitate kommen aber auch über zugrundegehenden, jedoch noch mit der subepithelialen Basalmembran verhafteten Alveolarepithelien zur Darstellung oder schließen solche Epithelien in sich ein. Frau *Gieseking* (1971) hat schließlich unlängst darauf hingewiesen, daß die Fibrin- und Plasmapräzipitate nicht nur im Alveolarraum, sondern auch im Interstitium zwischen periendothelialer und subepithelialer Basalmembran elektronenmikroskopisch nachweisbar werden können. Aus diesem wechselvollen Verhalten der hyalinen Membranen gegenüber dem Alveolarepithel resultiert letztlich aber auch die außerordentlich heterologe Ultrastruktur der Membranen, die neben den intraalveolären Plasmaproteinen regelmäßig auch von der subepithelialen Basalmembran abgelöste nekrotische Epithele und kernlose Zytoplasmatrümmer mit feinzackiger dentikulärer Ausstülpung ihrer Oberfläche enthalten. In der Frühphase bestehen hyaline Membranen sogar nicht selten ausschließlich aus zugrundegehenden Alveolarepithelen und kondensierten Plasmaproteinen mit Fibrinmonomeren und -intermediären, ohne daß bereits hochpolymere Fibrinpräzipitate im Alveolarraum sichtbar würden.

Rotter: Ich möchte gerne die Kliniker einmal fragen, ob sie die spontane Fibrinolyse untersucht haben. Denn es könnte ja sein, daß die Prognose für die Kranken und der Erfolg der Beatmung wesentlich davon abhängen, ob bei den Patienten die spontane Fibrinolyse noch gut oder insuffizient ist und vielleicht zur Ursache dafür wird, daß die respiratorische Insuffizienz einsetzt. Gibt es solche Untersuchungen?

Bleyl: Ich kann vielleicht einige Befunde aus der Literatur zur experimentell induzierten Fettembolie beisteuern. *Saldeen* hat in einer Reihe von Arbeiten dargelegt, daß intravasale Mikrothromben in der Lunge während der ersten 24 Stunden nach experimenteller Auslösung einer Fettembolie außerordentlich rasch fibrinolytisch aufgelöst werden. Etwa 24 Stunden nach Auslösung der Fettembolie komme es jedoch zu einer spontanen Hemmung des fibrinolytischen Systems unter Anstieg von plasmatischen Inhibitoren der Plasminogenaktivierung, in deren Gefolge in der pulmonalen Strombahn zunehmend häufiger intravasale Mikrothromben nachweisbar würden. Erst im Gefolge dieses spontanen Anstiegs der Fibrinolyseinhibitoren komme es aber auch zur Ausbildung der charakteristischen pulmonalen Symptomatik mit intrapulmonalen Blutungen und Atelektasen. Da andererseits das Auftreten von Inhibitoren der Plasminogenaktivierung keineswegs als Spezifikum der Fettembolie, vielmehr ganz allgemein als Symptom der Verbrauchskoagulopathie gewertet werden muß, kann aus den Befunden von *Salden* verallgemeinernd gefolgert werden, daß die pulmonale Hypoperfusion als das pathophysiologisch wesentlichste Charakteristikum der respiratorischen Insuffizienz bei der sog. Schocklunge durch die Hemmung der intravasalen Fibrinolyse begünstigt und unter Umständen sogar perpetuiert wird. Nur so wird verständlich, daß die Zahl der pulmonalen Mikrothromben bei Obduktionsfällen, die den Schockbeginn und damit den Beginn der Verbrauchskoagulopathie um mehr als 24 Stunden überlebt haben, gegenüber Obduktionsfällen mit einer Überlebenszeit von weniger als 24 Stunden so enorm zunimmt (vgl. *Bleyl, Heilmann* u. *Adler* 1971).

Harms: Herr *Rotter,* Sie sprechen von den Fibrinkügelchen. Diese sind ein indirekter morphologischer Hinweis auf die stattgefundene Fibrinolysekativierung.

Untersuchungen von *Skjørten* haben gezeigt, daß bei einer aktivierten Fibrinolyse im Tierexperiment Kügelchen häufiger zu beobachten sind als bei ausgebliebener Fibrinolyseaktivierung (*Skjørten, Kierulf, Degré* 1970). Diese Kügelchen verhalten sich färberisch fibrinpositiv, elektronenmikroskopisch lassen sie weniger häufig eine Periodizität erkennen, sind aber immunhistochemisch fibrinpositiv, was dafür spricht, daß es sich um mangelhaft polymerisiertes Fibrin aus Fibrindegradationsprodukten handelt. Das wäre ein indirekter Hinweis auf die Häufigkeit der Fibrinolyse im Anschluß an eine generalisierte Aktivierung der Blutgerinnung.

Matthys, Ulm: Meine Frage ist an Herrn *Mittermayer* gerichtet. Wie viele seiner Sektionsfälle waren mit Antikoagulantien, wie viele ohne Antikoagulantien behandelt worden, und wie war der Verlauf des Gerinnungsstatus?

Mittermayer: Ihre Frage betrifft einen Gegenstand, der von Herrn *Böttcher* morgen in extenso behandelt wird. Deshalb möchte ich das nicht vorwegnehmen. Ich möchte nochmals sagen, daß mein Vortrag lediglich ein Sektor aus einer größeren Serie von hauptsächlich klinischen Untersuchungen war.

Exner, Konstanz: Herr *Bleyl,* wurde bewiesen, daß die Proteine, die Sie in den hyalinen Membranen sehen, Plasmaproteine sind?

Bleyl: Der Beweis dafür, daß zumindest ein Teil der Proteine in den pulmonalen hyalinen Membranen aus dem Plasma stammt, gelingt fluoreszenzoptisch mit Hilfe von fluorochrommarkierten Antikörpern. Durch Antigen-Antikörper-Reaktionen am Schnitt mit markierten Antikörpern gegen Plasmaproteine läßt sich nachweisen, daß in den pulmonalen hyalinen Membranen Fibrinogenderivate und Gammaglobuline vorliegen. Albumine werden dagegen in der Regel nicht in hyalinen Membranen okkludiert. Die Fibrinogenderivate in pulmonalen hyalinen Membranen zeigen überdies die nur für Fibrin charakteristische Periodizität von 210 Å.

Exner, Konstanz: Ich würde den Beweis mit Antikörpern bezweifeln, denn es könnten ja synthetische Produkte aus Alveolarepithelien sein. Sie würden den Beweis wahrscheinlich nur durch Markierung mit radioaktiven Substanzen führen können.

Bleyl: Überzeugende autoradiographische Untersuchungen liegen bislang nur für hyaline Membranen bei Sauerstoffintoxikation vor, nicht dagegen für hyaline Membranen beim Kreislaufschock. Als weiterer wesentlicher Beleg für die plasmatische Herkunft der Proteineinschlüsse in hyalinen Membranen darf jedoch der intensive Ausfall der histochemischen Nachweisreaktionen für Tryptophan in pulmonalen hyalinen Membranen gelten (*Bleyl* 1971). Die Gewebsproteine Kollagen und Elastin besitzen kein Tryptophan.

Cremer, Bonn: Meine Frage geht an Herrn *Mittermayer:* Sie zeigten in Ihren Bildern Lungenveränderungen, die m.E. relativ unspezifisch sind, insbesondere in ihrem Stadium III waren keine hyaline Membranen in den Alveolen bzw. Fibrinthromben in den Kapillaren zu sehen. Vielmehr sah man in den verbreiterten Alveolarsepten Histiozyten, Fibroblasten und Plasmazellen, also Veränderungen, die man als interstitielle Pneumonie deuten könnte. Wo sehen Sie in diesen Bildern typische morphologische Zeichen für einen Schock bzw. für eine Respiratorbehandlung?

Mittermayer: Die Schwierigkeit bei dem Problem, das Sie ansprechen, Herr *Cremer,* ist doch meines Erachtens der Startermechanismus, weshalb der Patient an den Respirator muß. Der Startermechanismus, im größten Teil der Fälle ein Schock, und die Veränderungen durch den Respirator selbst, mit seiner Wirkung auf die Lunge, die geschädigt ist, sind sehr schwer auseinanderzuhalten. Ich glaube, man sollte, was die Zirkulation anlangt, zwischen den ganz frühen Veränderungen und denen, die sich später einstellen, unterscheiden. Die ganz frühen zirkulatorischen Störungen — und hier gehen bereits die Meinungen auseinander — sind unserer Ansicht nach innerhalb der ersten Stunde, mit und ohne Beatmung, eine Verlegung der Lungenstrombahn durch Aggregate, hauptsächlich aus Granulozyten, aber auch Thrombozyten, die dann das folgende klinische Bild bestimmen. Ich weiß, daß einige Anästhesisten und Anatomen anderer Auffassung sind, vor allem, daß es Gruppen gibt, die der Meinung sind, daß Vasokonstriktion der erste Schritt sei.

Giese: Zu dieser Antwort habe ich eine weitere Frage: Wie oft ist nach Ihren oder nach klinischen Beobachtungen bei diesen Fällen eine Rechtsherzinsuffizienz in den ersten zwei Tagen die Todesursache? Wenn die Deutung von Herrn *Mittermayer* zutrifft, müßte sehr viel häufiger eine Rechtsinsuffizienz im Rahmen des Schocks als Todesursache angetroffen werden.

Mittermayer: Die Frage der Rechtsherzinsuffizienz ist am Sektionstisch ziemlich schwierig zu beantworten. Eines ist sicher, daß bei Versuchstieren, die einen Endotoxinschock erlitten haben, auffallend häufig Nekrosen im rechten Herzventrikel vorkommen können.

Steinbereithner, Wien: Ich glaube, diese Frage läßt sich auch aus klinischer Sicht kaum beantworten, denn der schwere Schockpatient, der beatmet wird, stirbt, wenn ich so sagen darf, „universell": Er stirbt am Hirnödem, er stirbt am Nierenversagen usw.; die Rechtsherzinsuffizienz, wenn sie überhaupt nachweisbar ist, ist in meinen Augen letztlich nur der Ausdruck des schweren prämortalen hypoxischen Zustandes.

Giese: Wir sind uns darin einig, daß Zirkulationsstörungen im Beginn jener Zustände eine Rolle spielen; bisher ist aber nicht ausreichend geklärt, ob sie auch für die Spätveränderungen der sog. Respiratorlunge verantwortlich sind oder ob sie nur den Anlaß zur Anwendung des Respirators bilden, ohne die weiteren Folgeerscheinungen direkt zu beeinflussen.

Otto, Dortmund: Herr *Mittermayer* hat das typische makroskopische Bild der voluminösen düsterroten Lunge demonstriert. Ich glaube, jeder kennt das, der solche Fälle obduziert hat. Ist bei dieser Lunge immer der Nachweis von Mikrothromben möglich und obligat, so daß man sie an den Anfang des Geschehens stellen kann? Nach meiner Erfahrung würde ich sagen: nein. Es gibt dieses Bild auch ohne Mikrothromben. Mir scheint dieses Problem wesentlich, denn der Anästhesist hätte ja sonst therapeutische Möglichkeiten in der Hand, man bräuchte dem Patienten nur entsprechend Antikoagulantien zu geben. Ich würde gern hören, ob Sie bei diesen Fällen immer Mikrothromben nachgewiesen haben.

Mittermayer: Der Mikrothrombennachweis gelingt bei Patienten, die einen Schock durchgemacht haben, sehr häufig, wenn man die Lunge eingehend untersucht. Er mißlingt ab und zu aus Gründen, die die Herren *Hill, Harms* und *Bleyl* dargestellt haben: infolge der Fibrinolyse. Es kann aber auch umgekehrt sein, daß wir hyaline Thromben finden, ohne daß die Kliniker eine Verbrauchskoagulopathie nachgewiesen haben. Entweder sind die klinischen Untersuchungen, die sehr aufwendig sind, nicht oder nicht ausreichend durchgeführt worden, oder die Schwankungen im Gerinnungssystem sind solchermaßen, daß man nicht zum entscheidenden Zeitpunkt bestimmt hat. Ich glaube, daß die Frage, ob die Thromben im Endstadium vorliegen oder nicht, keine so große Bedeutung hat wie die Frage, ob diese Thromben in den allerfrühesten Stadien des Schocks vorliegen, ich würde sagen, in den ersten 5 oder 8 Stunden. Bei diesen früh verstorbenen Schockpatienten war der Nachweis von Thromben in der Mikrozirkulation stets zu erbringen.

Otto, Dortmund: Ich glaube, daß es Fälle gibt, die keinen Schock hatten, keine Mikrothromben und dennoch das gleiche Bild der voluminösen düsterroten Lunge, und wenn Sie diese Lunge in Großflächenschnitten aufarbeiten, sehen Sie, daß das Bild der Alveolarkapillarektasie oder wie Sie es nennen wollen, unter Umständen nur in den ventilierten Patienten nachweisbar ist. Man sieht, daß die Lungenbasis, die im Einzelfall aus irgendeinem Grund nicht beatmet werden konnte, von diesem Prozeß ausgespart ist. Ich glaube deshalb, daß die technischen Bedingungen der Beatmung für das Zustandekommen des charakteristischen anatomischen Bildes genauso von Bedeutung sind, vielleicht von wesentlicher Bedeutung als die Veränderungen, die primär zur Beatmung Anlaß gaben.

Giese: Die Frage der Zirkulationsstörung steht sicherlich im Mittelpunkt, das anatomische Endbild ist das gleiche, sowohl das, was Sie, Herr *Otto*, beschrieben haben als auch das, was Herr *Mittermayer* dargelegt hat. Ich frage nur, ob es spezifisch ist für diesen Krankheitsprozeß. Das wird von Herrn *Otto* bestritten. Wenn es solche Lungen auch ohne „Schock"geschehen gibt, dann stellt sich die weitere Frage, wie weit man die Grenzen des Schockbegriffs zieht. —
Wir wollen dann zu den Ventilationsstörungen übergehen. Hierbei spielen die Weite des Alveolarraums, zweitens sein Inhalt und drittens die Beschaffenheit der Bronchiolen eine Rolle. Bei der Ventilationsstörung hat die Weite des Alveolarraumes, also der Grad der Atelektase, eine Bedeutung. An Herrn *Mittermayer* zunächst die Frage: Wie steht es in diesen Fällen mit der Lungenbelüftung? Ist eine einheitlich feste Lunge, oder sind verschiedene Grade von Belüftungen festzustellen? Sind bestimmte Lungenabschnitte vermehrt belüftet? Wir würden danach auch an den Röntgenologen die Frage stellen, wie sich in dessen Sicht die Lungenbelüftung verhält.

Mittermayer: Wenn ich die Frühstadien von den Endstadien abgrenzen soll, dann würde ich sagen, daß in den meisten Endstadien die Frage sehr schwer zu beurteilen ist. Diese Lunge, die ich projiziert habe, ist fast nicht mehr belüftet. In den Anfangsstadien ist sehr auffällig, daß Atelektasen auftreten, die von den Amerikanern bekanntlich schon vor mehreren Jahren beschrieben worden sind, daß Blutstauungen und Atelektasen häufig miteinander einhergehen und daß Atelektasen häufig dort auftreten, wo eine Verlegung der Lungenstrombahn durch Thromben vorliegt. Wie die Wertigkeit der Atelektasen für den klinischen Verlauf einzuschätzen ist, kann ich nicht sagen.

Birzle: Aus röntgenologischer Sicht kann ich bestätigen, daß ganz sicher bei diesen Zuständen Atelektasen auftreten; die Art der Atelektasen, ob sie einen Lappen betreffen oder einen kleineren Bezirk, ist sicher von der Grundkrankheit abhängig, deretwegen es zu einem solchen Zustand kommt.

Steinbereithner: Ich möchte gern auf die Äußerungen von Herrn *Birzle* eingehen. Würden Sie bitte die Spezifität der Atelektasen näher erläutern. Ich glaube, in unserem Krankengut — bisher zumindest — keinen Anhalt in dieser Richtung gefunden zu haben, wenn man von einigen ganz bestimmten Ausnahmen absieht.

Birzle: Ich habe das absichtlich nicht gesagt, weil ich nicht zuviel von meinem Vortrag vorwegnehmen wollte. Darin werde ich solche Atelektasen zeigen. Es ist sicher ein Unterschied, ob man z.B. ein Röntgenbild eines Tetanuskranken oder eines Patienten vor sich hat, der im traumatischen oder septischen Schock derartige Lungenveränderungen zeigt.

Falke, Hamburg: Ich möchte hinzufügen, daß es bei all diesen Patienten nach Schock, die beatmet werden müssen, zu einer Erniedrigung der funktionellen Residualkapazität kommt. Das paßt also zu Ihren pathologischen Beobachtungen, bei denen Sie Atelektasen gesehen haben. Diese Erniedrigung der funktionellen Residualkapazität steht in Korrelation zur Erniedrigung der arteriellen Sauerstoffdruckwerte oder — anders ausgedrückt — einer Erhöhung des Rechts-links-Shunts in der Lunge.

Cremer, Bonn: Ich möchte auf eine Trias hinweisen, die u.E. außerordentlich charakteristisch ist: Die *Ektasie* der mit *pulmonalen hyalinen Membranen* ausgekleideten Bronchioli respiratorii sowie die *fehlenden Fibrinniederschläge* auf der *Pleura.* Wir sahen in allen Untersuchungen, daß die Fibrinniederschläge nur in die Alveolarlichtungen hinein erfolgen, nicht jedoch auf die unmittelbar darübergelegene Pleura; wie sahen ferner keine Fibrinniederschläge auf Perikard, Peritoneum, Arachnoidea bzw. auf der Synovialmembran, die ja, ebenso wie die Pleura, einem Unterdruck ausgesetzt ist. Es handelt sich u.E. bei diesen elektiven Fibrinaustritten auf die Alveolaroberfläche um eine gerichtete Permeabilitätsstörung. Diese möchten wir gemeinsam mit den charakteristischen Bronchiolektasien als eine adrenerge (betarezeptorengesteuerte?) Reaktion betrachten.

Die Bronchiolektasien könnten darüberhinaus auch die Veränderungen der Compliance bzw. einen Teil der anderen — klinisch gefundenen — respiratorischen Störungen erklären.

Hartung, Münster: Dieses Bild mit den sogenannten Bronchiolektasien halten wir typisch für eine Lunge, deren Oberflächenfaktor oder Antiatelektasefaktor, wie man es nennen will, gestört ist. Die Gebiete mit den kleinsten Krümmungsradien, in denen die höchsten Oberflächenspannungen auftreten — das ist das eigentliche Alveolargebiet — kommen zum Kollaps. Da die Lunge ja in einem Thorax eingebaut ist, muß an einer anderen Stelle ein Raum gewonnen werden, das sind die Bronchiolen. Wir können das bei der Hyaline-Membranen-Lunge der Neugeborenen in ganz ähnlicher Weise sehen. Bei der zweiten Frage nach der Initiation dieses ganzen Syndroms muß man daran denken, daß die Zirkulationsstörungen außer Hämodynamik und Diffusionskapazität auch die Versorgung mit Antiatelektasefaktor beeinträchtigen, so daß eine Ventilationsstörung ebenso von der zirkulatorischen Seite her ausgelöst werden könnte. Wir sehen auch unterschiedliche Formen von Atelektasen: zunächst einmal die mehr allgemein hypoventilierte Lunge, dann die spätere Phase großräumiger Atelektasen mit Shift des Blutes aus den atelektatischen in die noch belüfteten Abschnitte, von denen Herr *Otto* gesprochen hat, und drittens die gemischte Lunge mit der starken ventilatorischen Verteilungsstörung, bei der ein Lobulus überbläht ist und die benachbarten Lobulusgruppen atelektatisch sein können. Wieweit man überblähte und bronchiolektatische Abschnitte bei der Obduktion noch findet, ist natürlich auch davon abhängig, ob die Bronchiolen — teilweise zumindest — verlegt sind, so daß die Luft beim Kollaps nach Eröffnung des Thorax in den Alveolen bleibt.

Giese: Die Frage des Alveolarkollapses spielt eine sehr große Rolle. Wenn ich an die gezeigten Bilder denke — eines der letzten wies ein interstitielles Infiltrat auf — so war das nur ein starker Kollaps fast aller Alveolen bei weiten Alveolargängen, das täuscht dann eine Infiltration vor. Vor dieser Täuschung muß man sich in der Deutung hüten, aber das ist ein spezielles pathologisch-histologisches Problem.

Die Minderung des Antiatelektasefaktors ist sicherlich ein entscheidender Vorgang in diesem Bereich, und ich meine, daß wir uns jetzt mit den Produktionsstätten des Antiatelektasefaktors beschäftigen sollten, d.h. mit dem Verhalten des Alveolarepithels. Bekanntlich wird der Antiatelektasefaktor von den Pneumozyten II, den großen granulierten Pneumozyten, gebildet, die in allen histologischen Schnitten, die wir sahen, mehr oder minder deutlich verändert waren. Zwei Veränderungen waren in den Bildern zu sehen: einmal vermehrt abgelöste Zellen im Alveolarraum, zweitens Schwellung der Zellen und teilweise kubische Transformation des Epithels. Können wir hierzu von Herrn *Mittermayer* noch Näheres erfahren? Haben Sie in Ihren Untersuchungen systematisch das Verhalten der Alveolarepithelien in den verschiedenen Phasen der Schocklunge untersucht, d.h. finden Sie früh Nekrosen, finden Sie später entblößte Alveolarwände, finden Sie noch später Regeneration? Diese drei Phasen müßten ja in dem Zeitraum, während dem Sie untersuchen, irgendwann erkennbar gewesen sein. Sind Ihnen solche Bilder in Erinnerung?

Mittermayer: Ich habe versucht, in unsere Frühfälle eine gewisse Ordnung hineinzubringen; es ist mir aber nicht gelungen. Auf der anderen Seite ist es so, daß man zu einem schlüssigen Ergebnis auf diesem Gebiet nur durch Elektronenmikroskopie kommen wird, wie es im Tierexperiment bereits gemacht wurde. Aber selbst hier gibt es unterschiedliche Auffassungen darüber, ob der Pneumozyt I. Ordnung, der Pneumozyt II. Ordnung oder das Gefäßendothel primär betroffen ist. Ich glaube, diese Frage ist vollständig offen.

Giese: Man muß daran denken, daß diese Schädigungen der Alveolarzellen auf zwei Wegen erfolgen können: einmal bei der Respiratorlunge durch die Sauerstoffkonzentration, die ja toxische Ausmaße annehmen kann, und zweitens durch eine Schädigung infolge erhöhter Gefäßpermeabilität, also das Ödem, das unter Umständen die Alveolarzellen von ihrer Unterlage ablöst und in die Alveolarräume einschwemmt. Noch eine kurze Bemerkung zu den Zellen im Alveolarraum: Es können die abgelösten Alveolarzellen sein, es können aber auch extravadierte Zellen sein — Monozellen des Blutes — die, wenn sie ausgewandert sind, praktisch von abgelösten Pneumozyten II kaum zu unterscheiden sind. Bezüglich der Alveolarzellen hat Herr *Weibel* besonders Erfahrung, vielleicht kann er dazu sprechen.

Weibel, Bern: Ich werde morgen in meinem Referat über die Sauerstofftoxizität genauer darauf eingehen. Vor zwei Jahren haben wir mit *Kapanci* u. Mitarb. Affenlungen in bezug auf die Sauerstofftoxizität untersucht. Die Affenlungen zeigen ein ungefähr gleiches Verhalten wie die menschliche Lunge. Es findet sich zunächst ein Verlust von Alveolarepithelzellen I und dann eine Regeneration dieses Epithels aus kubischen Zellen, die sehr ähnlich aussehen wie Alveolarepithelzellen II und wie diese osmiophile lamellierte Körperchen enthalten. Es entwickelt sich zum Teil sogar eine Hyperplasie dieser Körperchen, die als Vorstufen des Antiatelektasefaktors anzusehen sind. Anschließend kommt es offenbar sekundär wieder zu einer Umwandlung des Epitheltyps II in Typ I, also in die flachen Zellen. *Kapanci* hat kürzlich eine sehr schöne Serie von menschlichen Lungen elektronenmikroskopisch untersuchen können, alles Repiratorlungen, die mit hohen Sauerstoffdrücken beatmet worden waren. Es zeigte sich genau das gleiche Bild: Es sind Typ-II-Epithelzellen, die nach einer Zerstörung der Typ-I-Zellen einen kubischen Epithelverband regenerieren. Ein weiterer Punkt: Wir haben kürzlich in autoradiographischen Studien zwei Fragen, die hier von Bedeutung sind, untersucht. Einmal wurde mit Palmitatmarkierung noch einmal zu bestätigen versucht, ob Dipalmitoyllezithin tatsächlich zuerst in den Alveolarepithelzellen II und nicht in den Clara-Zellen auftritt. Das scheint zu stimmen. Zweitens haben wir in einer Wachstumsstudie an Ratten zeigen können, daß es bei einer Thymidinmarkierung offenbar zu keiner Markierung von Typ-I-Zellen kommt, sondern daß die ganze Proliferation des Alveolarepithels von den kubischen Typ-II-Zellen ausgeht. Der Mitoseindex ist bei den Typ-II-Zellen groß genug, um die zahlenmäßige Vermehrung beider Epithelzellen zu erklären. Dies weist darauf hin, daß die Typ-I-Zellen eine Art Endform darstellen und jegliche Proliferate eines neuen Epithels vermutlich von den Typ-II-Zellen seinen Ausgang nimmt.

Giese: Wir können also festhalten, daß es eine Alveolarzellschädigung gibt, daß die empfindlichsten Zellen die Zellen vom Typ I sind und daß die Produktion vom Antiatelektasefaktor gestört sein kann und im Experiment durch zu hohe Sauerstoffgaben gestört wird. Eine Sauerstoffintoxikation kann eine solche Schädigung verursachen, die später als Atelektase in der Schocklunge in Erscheinung tritt. Das ist eine mögliche, aber noch keine sichere Erklärung. Die zweite Frage, die sich mit dem Alveolarraum befaßt, lautet, was in der Respiratorlunge nach der akuten Phase also, nach den ersten 3 bis 4 Tagen geschieht. Wir haben gehört, daß es zu einer Organisation des Inhaltes kommt. Der Inhalt wird zum Teil von den hyalinen Membranen und zum Teil von einem fibrinreichen Exsudat, das organisiert wird, gebildet. Hier erscheint es mir bemerkenswert, daß die Organisation im Stillen verläuft und der Kliniker sie nicht bemerkt, daß sie irreparabel ist und deshalb ihren Anfängen besonders stark gewehrt werden muß. Die Art der Organisation ist im einzelnen beschrieben worden, sie geht den üblichen Weg der Vaskularisation von der Alveolarwand bzw. von der Bronchiolenwand aus. Die Frage der Organisation ist ein Zeitproblem und ein Quantitätsproblem. Je länger ein eiweißreiches Exsudat, je mehr hyaline Membranen im Alveolarraum verharren, um so unausweichlicher wird der irreparable Endzustand. Eine wirksame Therapie müßte also frühzeitig einsetzen. Was innerhalb der ersten vier Tage an der verdichteten Lunge nicht an Aufhellung erreicht wird, ist später vermutlich auch nicht mehr zu erreichen. Das sind meine Erfahrungen, die vielleicht für die Therapeuten von Interesse sein könnten.

Rotter, Frankfurt: Mein Eindruck ist der, daß die Organisation der hyalinen Membranen, die zur Entstehung irreversibler Narben führt, außerordentlich selten ist. Meistens werden sie offenbar enzymatisch aufgelöst, ohne daß Granulationen entstehen.

Giese: Darf ich mit aller Vorsicht und aller Zurückhaltung, die den Pathologen in dieser Frage zukommt, sagen: Ich bekomme viele Lungen von verschiedenen Seiten zur Untersuchung zugeschickt. Von den meisten Stellen bekomme ich Lungen, bei denen immer Organisationen vorkommen, bei anderen sieht man dieses nie. Ich habe den sehr starken Verdacht, daß die Technik der Respiration dabei eine Rolle spielt, daß nämlich ein schädigendes Agens Sauerstoff an bestimmten Orten in zu großer Menge den Lungen zugeführt wird und dadurch diese Schäden gesetzt werden. Die Erfahrung zeigt weiter, daß bei diesen Lungen, die offenbar starken Intoxikationen ausgesetzt sind, die bleibende Infiltration sich sehr rasch bildet, so daß man Lappeninfiltrationen schon innerhalb der ersten Woche wie bei der Lobärpneumonie sehen kann. Das alles spricht dafür, daß außer dem Schock, außer den bleibenden Zirkulationsstörungen, außer der Atelektase nun ein weiterer Faktor hinzukommt, und das ist eben die Intoxikation durch den Sauerstoff.

Birzle: Zur Frage der Sauerstoffwirkung muß ich aus röntgenologischer Sicht folgendes bemerken. Wir sehen bei Patienten im Schock sehr häufig erhebliche Veränderungen, bevor überhaupt eine Beatmung eingesetzt hat, und wir sehen anderweitig eine Rückbildung solcher röntgenologischen Veränderungen unter der Beatmung mit größerer oder kleinerer Sauerstoffkonzentration. Das spricht aus meiner Sicht mehr gegen eine toxische Wirkung des Sauerstoffs.

Giese: Für die spätere Diskussion darf ich hier vielleicht auf ein Kriterium hinweisen. Wenn wir ein gewöhnliches traumatisches Ödem in der Lunge haben, gibt es keine Organisation, es resorbiert sich, es enthält kein Fibrin. Haben wir eine toxische Wandschädigung vor uns, dann tritt ein fibrinreiches Exsudat auf, das organisiert wird. Bei der Diskussion der Reversibilität der Lungenverdichtungen wird man sich wahrscheinlich am Eiweißgehalt des Alveolartranssudats bzw. -exsudats ausrichten müssen. Das Transsudat verschwindet innerhalb von Minuten wieder, und das Exsudat ist eben nur auf kompliziertem Wege auflösbar; wenn es nicht auflösbar ist, wird es organisiert.

Zur Frage der Diffusionsstörungen: In den Bildern wurde überzeugend dargestellt, daß bei allen Lungen in der akuten Schockphase ein beträchtliches interstitielles Ödem da ist, das zu einer starken Verbreiterung der Alveolarwand und, bei Persistenz, fast regelmäßig zur Proliferation der Zellen in der Alveolarwand führt. Wir bekamen andererseits von den Klinikern Respiratorlungen dargestellt, bei denen über Jahre hinaus dieses Ereignis nicht eintritt. Die Frage lautet auch hier wieder: Welche Umstände führen in einem Fall einer Respiratorlunge zu einer interstitiellen Infiltration und einem persistierenden interstitiellen Ödem, und in anderen Fällen nicht. Gibt es Möglichkeiten der Beantwortung?

Bühlmann, Zürich: Es ist nur eine Vermutung, aber die Fälle, die bis jetzt gezeigt wurden, die über Jahre von Herrn *Dönhardt,* Herrn *Dangel* und von uns erfolgreich beatmet wurden, ohne daß in vivo nachweisbare Lungenveränderungen aufgetreten wären, hatten von Beginn an normale Lungen bei einer zentralen Atemstörung. Man sollte das bei der Diskussion der „Beatmungslunge" nie vergessen. Das gilt auch für dieses heute etwas hochgespielte Problem der intravasalen Gerinnung. Die intravasale Gerinnung gehört zum Schock, nicht unbedingt zur Beatmung. Wir sehen genau dasselbe ohne Respirator.

Giese: Damit kehrt die Diskussion wieder an den Ausgangspunkt zurück, und die Frage, die am Anfang gestellt wurde: Was ist reine Schockfolge und was ist Beigabe oder Zugabe der Respiratorbeatmung, wird durch diese letzten Bemerkungen von Herrn *Bühlmann* wieder auf eine reale Basis zurückgeführt. So wichtig die initialen Veränderungen sind — Herr *Mittermayer* hat ja ausdrücklich betont, daß er sich mit den initialen Veränderungen befaßt hat — so wenig sagen sie über die Spätzustände nach Behebung des Schockes aus. Man kann nach den gezeigten Veränderungen sagen: Wenn die erste Schockphase überwunden und der Alveolarraum frei geblieben ist, tritt eine Störung der Lungenstruktur nicht ein. Das einzige, was sich in den langzeitbeatmeten Lungen entwickelt, ist die noch ungeklärte verminderte Volumendehnbarkeit, über deren Ursache wir von der Morphologie her nichts aussagen können. —

Ich hoffe, daß die pathologische Anatomie wenigstens einen Teil der Basis für die weitere Diskussion der klinischen Probleme geliefert hat.

Literatur

Harms, D.: Postmortale Fibrinolye beim Menschen. Fischer, Stuttgart 1971
Harms, D., E. Hellmann: Über die Bedeutung der postmortalen Fibrinolyse für den Nachweis einer peripheren Mikrothrombose. Klin. Wschr. 49 (1971) 648
Gieseking: Verh. dtsch. Ges. Path. 55 (1971) 22-38
Kapauer u. Mitarb.: Lab. Invest. 20 (1969) 101
Lasch, H. G., H. Neuhof: Die Fibrinolysebehandlung des Schocks. In: Therapeutische und experimentelle Fibrinolyse, hrsg. von H. Hiemeyer. Schattauer, Stuttgart 1969 (S. 355)
Saldeen: Thrombos. Diathes. haemorrh. 22 (1969) 360-371
Saldeen; J. Trauma 10 (1970) 287-298
Skjørten, F., P. B. Kierulf, M. Degré: Formation of hyaline microthrombi in the mouse. Evidence for dependence of the fibrinolytic system. Acta path. microbiol. scand. A 78 (1970) 351

II

Bronchopulmonale Infektion als Komplikation der Langzeitbeatmung

Von K. Steinbereithner, J. Krenn, R. Schertler, V. Vecsei und E. Bauer

Das Problem der bronchopulmonalen Infektion bei Dauerbeatmeten klingt in der gesamten Literatur zu Beatmungsfragen immer wieder an; viele Arbeitsgruppen sind auch bemüht, ihre Ergebnisse in dieser Richtung kritisch zu analysieren; systematische Untersuchungen über die Bedeutung des Infektionsmoments für Prognose und Ablauf von Lungenveränderungen liegen u.W. in der Literatur jedoch nicht vor.

Wir müssen daher versuchen, dem uns gestellten Auftrag dadurch gerecht zu werden, daß wir aus der Analyse des Krankengutes einer nunmehr länger als acht Jahre arbeitenden gemischten Intensivtherapiestation gewisse Aussagen zu gewinnen trachten. Schon jetzt muß jedoch gesagt werden, daß die Deutung der Ergebnisse schwierig ist und eine schlüssige Antwort – wie wir glauben – nicht in allen Fällen möglich sein wird. Es sei ferner betont, daß die Frage der *Infektion kaum isoliert* behandelt werden kann, da sie eng mit anderen pathogenetischen Faktoren der sog. „Beatmungslunge" verknüpft ist und – wenn überhaupt – eine Abschätzung der Bedeutung des Infektionsfaktors nur im Zusammenhang mit einer Unzahl anderer Momente möglich erscheint.

Im Interesse eines einigermaßen logischen Aufbaues unserer Ausführungen halten wir eine schrittweise Untersuchung verschiedener Aspekte des Problems am ehesten für zielführend.

Ausgewertetes Krankengut

Wie Tab. 1 ausweist, wurde versucht, den in den beiden letzten Jahren behandelten Fällen die Ergebnisse eines gleich langen Behandlungszeitraumes der Jahre 1966/68 gegenüberzustellen, wobei allerdings eine gewisse Inkongruenz hinsichtlich Fallzahlen und Beatmungsfrequenz in Kauf genommen werden mußte.

Tabelle 1. Übersicht des ausgewerteten Krankengutes

Zeitraum	Gesamtzahl der Fälle	Zahl der Beatmungsfälle	davon gestorben
September 1966–August 1968	354	136 (38,4%)	82 (60,3%)
September 1969–August 1971	404	181 (44,8%)	75 (41,4%)

Beatmungsmortalität

Aus den vorgelegten Zahlen läßt sich zwar eine *deutliche Besserung der Sterblichkeit* ablesen, doch wäre es denkbar, daß die erhöhte Beatmungsfrequenz nicht ohne Einfluß auf die Mortalität blieb (vermehrte „prophylaktische Beatmung"?). — Als Basis eines „gezielten" Vergleiches wären nun verschiedene Einteilungskriterien denkbar, z.B. nach Alters- oder pulmonalen Statusklassen bei Einweisung (*Amaha u. Mitarb.*); uns erschien es jedoch sinnvoller, eine Aufgliederung nach *Schweregraden* der Lungenveränderungen, wie sie Tab. 2 wiedergibt, vorzunehmen.

Tabelle 2. Stadien der pathologisch-anatomischen Lungenveränderungen

I	Schwer:	Konfluierende Pneumonitis, evtl. abszedierend, oder mit hyalinen Membranen. Zusätzlich evtl. massive Fetteinschwemmung bzw. Pulmonalembolie
II	Mittelschwer:	gleich wie I. in geringerer Ausprägung. Zusätzlich evtl. größere Atelektasebezirke
III	Gering:	Basale Atelektasen Vereinzelte Herde
IV	Keine	

Zur Relevanz der Stadieneinteilung

Die Gliederung nach Art und Ausmaß der Lungenveränderungen stützt sich bei den Verstorbenen auf das Obduktionsergebnis, wobei allerdings feingewebliche Untersuchungen nur bei einem Teil der Fälle vorgenommen wurden, was aber für unsere Fragestellung nicht von Belang sein dürfte. — Um die Aussagekraft der bei Überlebenden erhobenen Röntgenbefunde beurteilen zu können, wurden bei allen Verstorbenen prämortaler Röntgen- und pathologisch-anatomischer Befund verglichen. Wie Tab. 3 erkennen läßt, besteht speziell in den schweren Stadien *ausgezeichnete* Übereinstimmung; einzelne Inkongruenzen betreffen vorwiegend das Ausmaß bzw. die Art der Veränderung (Stadium I als II beurteilt und umgekehrt); echte *Fehlbeurteilungen,* wie bei den Stadien III und IV (vermehrt negative Befunde bei Stadium III), waren jedoch *nicht zu beobachten.*

Im Interesse einer korrekten Interpretation wurden nun für die Auswertung klinischer Resultate die Stadien I und II bzw. III und IV (in letzte Gruppe fallen die beiden nicht obduzierten Todesfälle) gruppenweise zusammengefaßt.

Tabelle 3. Kongruenz zwischen Röntgen- und pathol.-anat. Befund

Stadien	übereinstimmend	inkongruent
I	49	11
II	40	11
III	10	16
IV	14	4

Verhalten der Schweregrade bei den verglichenen Kollektiven

In Tab. 4 wurde das gesamte Krankengut nach Schweregraden, Beatmungsdauer und Häufigkeit des Überlebens aufgeschlüsselt.

Legt man die unter „Relevanz der Stadieneinteilung" diskutierten Einteilungskriterien zugrunde, so läßt sich erkennen, daß die *Schweregradverteilung* in beiden Kollektiven praktisch *identisch* ist, ein *Wandel* der klinischen und pathologisch-anatomischen Ausprägung von Lungenveränderungen also anscheinend *nicht* stattgefunden hat. Andererseits ist eine wesentliche *Erhöhung der Überlebensrate* feststellbar. Dies trifft auch für Fälle mit prolongierter Beatmung zu, bei denen eine gesteigerte Exposition gegenüber Infektionserregern angenommen werden muß.

Tabelle 4. Einfluß der Behandlungserfahrung („Lernprozeß'') auf die Beatmungsmortalität

Stadien	1966/68				1969/71			
	Zahl	+	überlebt	überlebt %	Zahl	+	überlebt	überlebt %
Gesamtes Krankengut								
I	136	82	54	39,7	181	75	106	58,6
II	28	27	1	3,5	39	33	6	15,4
I+II	44	31	13	39,5	50	20	30	60,0
	72	58	14	19,4	89	53	36	40,4
	(53,0%)							
Beatmungsdauer >3 d								
I	88	54	34	38,6	125	48	77	61,5
II	19	18	1	5,3	29	23	6	20,7
I+II	33	20	13	39,4	35	15	30	85,5
	52	38	14	26,8	74	38	36	48,6
Beatmungsdauer >7 d								
I	47	30	17	36,2	61	29	32	52,5
II	14	13	1	7,1	20	15	5	25,0
I+II	22	12	10	45,5	24	8	16	66,0
	36	25	11	30,5	44	23	21	47,7
Stadien III-IV	64	24	40	62,2	92	22	70	76,2
	(47,0%)				(50,8%)			
>3 d	36	16	30	83,2	51	10	41	80,0
>7 d	11	5	6	54,2	17	6	11	64,8

Die *Ursachen* der Verbesserung der Resultate (die wir etwas schematisch mit „Einfluß der Behandlungserfahrung" umschrieben haben) wären nun im folgenden — speziell unter dem Gesichtswinkel des Infektionsmomentes — *gezielt zu* untersuchen.

Einfluß des Beatmungsweges

Eine Differenzierung der Ergebnisse nach dem Beatmungsweg erscheint aus zwei Gründen sinnvoll:

a) Es wäre denkbar, daß die Tracheostomie einen floriden Infektionsherd darstellt (wie dies etwa *Moore* u. Mitarb.; *Kanz* u. Mitarb. annehmen), der zu deszendierender Lungenaffektion führt.

b) Ebenso könnte aus wiederholten nasotrachealen Intubationsmanövern während Langzeitintubation eine Propagierung von Keimen aus dem Nasen-Rachen-Raum in die tiefen Luftwege resultieren.

Ein Vergleich der eigenen Ergebnisse (Tab. 5) läßt für die Periode 1966/68 keine Unterschiede erkennen; die geringfügige Abnahme der Mortalität Langzeitintubierter in den Jahren 1959/71 erlaubt u.E. keine bindenden Schlüsse, da in diesem Zeitraum Fälle mit postoperativer respiratorischer Insuffizienz, Vergiftungen usw. bis zu einer Beatmungsdauer von sieben Tagen ausschließlich über einem nasalen Tubus beatmet wurden, woraus sich angesichts der niedrigen Mortalität in diesen Gruppen die aufscheinenden Differenzen zwanglos erklären lassen (zur Frage der gezielten Prüfung einer Keimbesiedlung der tiefen Luftwege nach Intubation vergleiche weiter unten).

Tabelle 5. Beatmungsmortalität bei Tracheostomierten bzw. unter Langzeitintubation

Behandlungs-zeitraum	Tracheo-stomierte	davon gestorben		Langzeit-intubation	davon gestorben	
1966/58	69	42	(60,9%)	67	40	(59,7%)
1969/71	55	25	(45,5%)	126	50	(39,7%)

Wenn wir uns nun spezifischen Infektionsproblemen zuwenden, so ist prinzipiell eine Unterscheidung angebracht zwischen:

a) einer eventuellen *Infektion über* den *Respirationstrakt,*

b) einer *Infektion* der Lunge auf *hämatogenem Wege* bzw. durch Übergreifen von der *Nachbarschaft.*

Zur Frage der Infektion über den Respirationstrakt

Keimbesiedlung — Infektion

Was das *Frühstadium* der Beatmung angeht, so wird der untere Respirationstrakt in der Regel frei von Keimen befunden, gleichgültig ob Bronchialabstriche *broncho-skopisch (Potter* u. Mitarb.) oder durch Sekretgewinnung mit *sterilem Saugglas* (eigene Technik) erhalten werden. Die *Fähigkeit* zur *Zerstörung* eingedrungener Bakterien ist bei Fehlen schwerer primärer Lungenveränderungen anscheinend außerordentlich *groß (Green; Collins).* Demgemäß ergaben auch eigene Untersuchungen, daß nach nasaler Intubation primär steril befundene Bronchien anfänglich auch steril bleiben und eine Keimbesiedlung der unteren Luftwege frühestens ab dem 3. bis 5. Tage erfolgt. Eine Infektpropagation durch nasale Intubation (siehe oben) darf also zuverlässig verneint werden.

Was nun die *spätere Besiedlung* der Luftwege angeht, so haben bakteriologische Vergleichsuntersuchungen (gemeinsam mit *Breitfellner)* von simultan gewonnenen Bronchial- und Trachealabstrichen (insgesamt 88 gepaarte Befunde) ergeben, daß in rund 23% der Fälle nichtidentische Befunde zu beobachten sind. Hierbei wird bei den Überlebenden der Bronchialbaum entweder bis zu einem Zeitraum von 3-7 Tagen steril befunden, oder es findet sich durch einige Zeit eine stark wechselnde Bronchialflora; ab dem 10.-14. Tag sieht man jedoch meist ein monotones, weitgehend identisches Keimbild in Trachea und Bronchialbaum. Aus diesen Befunden kann mit einiger Vorsicht der Schluß gezogen werden, daß nach einer Periode intakter Lungenkeimclearance eine gleichmäßige Besiedlung der tiefen Luftwege — fast ausschließlich mit gramnegativen Keimen — stattfindet.

Bei den Verstorbenen ist — von vier Ausnahmen abgesehen — der Bronchialbefund *stets* mit jenen der Trachea identisch, was die Annahme nahelegt, daß ab einem bestimmten Grad der Lungenschädigung der pulmonale Klärmechanismus zum Erliegen kommt. Begünstigende Faktoren, die als gesichert gelten können, sind nach *Green:* Überwässerung, Hypoxie sowie Azidose jeder Genese inklusive Urämie. — Inwieweit versagende Clearance und pulmonale Infektion gleichzusetzen sind, sei später noch diskutiert.

Keimspektrum

In Tab. 6 sind die Ergebnisse der bakteriologischen Überwachung aus den Jahren 1966/69 (die bereits andernorts von *Breitfellner* u. Mitarb. mitgeteilt wurden) Befunden des Zeitraumes 1969/71 gegenübergestellt.

Tabelle 6. Keimbesiedlung von Beatmungsfällen in Prozenten (Tracheal- bzw. Bronchialabstriche)

	Gestorbene		
	1966/69 (n=588)	1969/71 (n=156)	Stad. I 1969/71 (n=54)
Escherichia-Coli-Gruppe Proteus-Gruppe Pseudopyocanea-Gruppe Klebsiella	83,6	76,8	79,8
Grampositive Kokken	8,5	13,0	5,6
Sproßpilze	1,3	10,1	7,4

Es ergibt sich, daß beide untersuchten Gruppen in etwa 80% eine Besiedlung mit gramnegativen Keimen der Koli-, Proteus-Pyozyaneusgruppe aufweisen. — Betrachtet man vergleichsweise die Verstorbenen mit Lungenveränderungen des Stadiums I, so ergibt sich hier kein Unterschied. Dies läßt den Schluß zu, daß eine *infektiöse*

Schädigung der Lunge, soweit sie für die schweren Lungenveränderungen verantwortlich zu machen wäre, fast *ausschließlich* durch *gramnegative Erreger* erfolgt. Diese Ansicht wird durch die Tatsache bestätigt, daß bei jenen Fällen, die eine Abszedierung in der Lunge aufwiesen (s. Tab. 7), in den Abstrichen ausschließlich gramnegative Keime zu finden waren. Grampositive Kokken (speziell Staphylokokken, die bei *Kanz* in rund 26% aller Trachealabstriche vorkommen), spielen in unserem Krankengut keine klinisch ins Gewicht fallende Rolle. — Gleiches gilt für Sproßpilze, die bei 88 Untersuchungen nur 6mal endobronchial aufschienen, während das Tracheostoma 16mal befallen war. Klinische Relevanz kommt der Besiedlung mit Pilzen anscheinend nicht zu; es konnte in keinem Falle eine pilzbedingte pulmonale Affektion beobachtet werden.

Zur Herkunft der Keime

Nach den von uns erhobenen Befunden muß mit an Sicherheit grenzender Wahrscheinlichkeit angenommen werden, daß es sich um *stationseigene* Erreger handelt, nicht aber um aus der Flora des Patienten stammende, ursprünglich nur parasitäre Keime. Diese Meinung wird u.a. dadurch gestützt, daß nach den Ergebnissen der oben erwähnten Untersuchung des Keimbefalls nach Intubation (zehn Fälle) die in 70% im Nasen-Rachen-Raum gefundenen grampositiven Erreger nicht ein einziges Mal den Tubenbereich überschritten, vielmehr stets eine sekundäre Bronchialbesiedlung durch gramnegative Keime nachzuweisen war.

Was die *Virulenz* dieser gramnegativen Flora angeht, so muß diese eher gering veranschlagt werden, da im Berichtszeitraum an der Station rund 30 Nierentransplantationen vielfach ohne Antibiotikaschutz betreut wurden, wobei (trotz massiver Immunosuppression) in keinem Fall eine exogene Infektion auftrat.

Antibiotikaproblem

Alle hier mitgeteilten Fälle wurden routinemäßig mit hohen Dosen Penicillin, kombiniert mit halbsynthetischen Penicillinen, behandelt, wobei 1966/68 im späteren Verlauf vereinzelt auch Colistin (das sich gegen Pseudomonas pyocyanea als praktisch wirkungslos erwies) zur Anwendung gelangte. — 1969/71 wurde bei entsprechenden Hinweisen des Antibiogramms oder Auftreten von allergischen Manifestationen auf Cephalotin und Gentamycin übergegangen. Breitbandantibiotika, deren ungünstige Wirkung speziell *Moore* u. Mitarb. aufgrund ihrer Erfahrungen betonen, wurden nicht verwendet; mit der Anwendung von Carbenicillin zur Bekämpfung von Pseudomonasinfektionen (*Pines* u. Mitarb.) haben wir keine eigenen Erfahrungen.

Wenn nun kurz zur Frage der *Sinnhaftigkeit* des Einsatzes von Antibiotika Stellung genommen werden soll, so läßt sich unser Standpunkt etwa folgendermaßen umreißen:

1. Grundsätzlich sollten nur *bakterizide* Antibiotika Verwendung finden (*Lutz u. Wysocki*), da dadurch eine weitgehende Ausschaltung grampositiver Keime erreicht werden kann.

2. Ein häufiger *Wechsel* des Antibiotikums erscheint *wenig sinnvoll* (vgl. auch *Moore* u. Mitarb.), da Keimfreiheit der Luftwege keinesfalls erreicht werden kann.

3. Da die eigenen Fälle ausnahmslos prophylaktisch Antibiotika erhielten, kann zur Frage, wie sich die Verhältnisse *ohne Antibiotikaabschirmung* gestalten würden, keine sichere Aussage gemacht werden. Aufgrund von Erfahrungen bei nichtbeatmeten Fällen ohne Antibiotikaschutz muß allerdings befürchtet werden, daß es dann viel häufiger zu (evtl. foudroyanten) Staphylokokkeninfektionen käme.

4. Das beobachtete *Keimspektrum* ist zweifellos als Ergebnis *konsequenter Chemotherapie* zu interpretieren, da unter gleichartiger Behandlung die Verkeimung der Schwesterstation an der II. Chirurgischen Univ.-Klinik (*Lackner* u. Mitarb.) praktisch identisch ist.

5. Die Entwicklung schwerer Infektionen bei tödlichen Verläufen kann durch Antibiotika nicht verhindert werden.

Zur Klinik der Lungeninfektion

Nach unseren Erfahrungen läßt sich die Entwicklung einer Lungeninfektion klinisch höchstens vermuten, aber nicht sichern. Gleiches gilt für die röntgenologische Verlaufskontrolle, sieht man von großen Einschmelzungsherden ab. Gerade bei schweren Lungenveränderungen gestaltet sich die Deutung der Befunde vielfach außerordentlich schwierig.

Noch weniger scheint es möglich, eine Differenzierung nach Art der Keime durchzuführen. Obwohl einige Autoren (*Fetzer* u. Mitarb.; *Collins* u. Mitarb.) besonders auf die Spezifität der Pseudomonas-Pneumonie hinweisen, läßt sich in unserem Krankengut (einschließlich der Verstorbenen, die allerdings nicht gezielt in dieser Richtung untersucht wurden) keinerlei Hinweis in dieser Richtung gewinnen.

Infektion auf hämatogenem u.a. Wege

Ein Übergreifen der Infektion aus der Nachbarschaft auf die Lunge kann hier außer Betracht bleiben. Wie mehrere eigene Beobachtungen zeigen, kommt es bei Fällen mit Pleuraempyem, eitriger Mediastinitis usw. praktisch immer zur Kontamination der Lunge.

Wie ist nun die Rolle eitriger Prozesse anderer Lokalisation einzuschätzen? — Wie aus Tab. 7 hervorgeht, waren bei den Verstorbenen des Stadiums I und II in rund 1/5 der Fälle Abszeßeinschmelzungen im Lungenbereich nachweisbar. In etwa glei-

Tabelle 7. Aufgliederung der Obduktionsergebnisse

	1966/68	%	1969/71	%
Gesamtzahl	82	–	75	–
davon Stadium I + II	58	70,6	53	70,8
Zusatzbefunde bei diesen Fällen:				
Lungentrauma	6	10,2	11	20,7
Massentransfusion	4	6,9	10	18,8
Fett in der Lunge	5	8,8	12	22,7
Lungenembolien	9	15,5	6	11,3
Sepsis	12	20,7	13	24,5
entzündliche abdom. Prozesse	9	15,5	12	22,7
Nierenversagen	13	22,3	14	26,7
schwere entzündl. Trachealschäden	–	–	1	(1,9)
Abszedierung in der Lunge	9	15,5	12	22,7
Lungenbefund als entscheidende Todesursache	14	24,2	21	39,6

cher Häufigkeit fanden sich akute eitrige Prozesse im Bauchraum bzw. generalisierte septische Absiedelungen im Gesamtorganismus. Fälle von Urosepsis, septische Katheterthrombosen bzw. schwere entzündliche Trachealschäden, wie sie von anderen Autoren beschrieben werden (*Bühlmann u. Wyler; Moore* u. Mitarb. u.a.), erscheinen in unserem Material nicht.

Aus den Daten der Aufgliederung nach Tab. 7, die eben besprochen wurden, ergeben sich nun zwei Fragen:

1. Gehen Keimbesiedlung, Infektion und Abszedierung im Lungenbereich von den Luftwegen aus und erfolgt die septische Allgemeininfektion sekundär aus der Lunge, oder stellen die pulmonalen Einschmelzungsherde ausschließlich metastatische Absiedelungen dar? Eine schlüssige Antwort läßt sich angesichts des Mangels an Wissen um die Immunologie des Schwerkranken (Wirt-Keim-Beziehung, vgl. *Moore* u. Mitarb.) kaum geben, wir meinen aber, daß prinzipiell beide Möglichkeiten denkbar sind.

2. Wie erklärt sich die Tatsache, daß bei allgemein sinkender Mortalität im Zeitraum 1969/71 Sepsis- und Abszedierungsfrequenz nicht abnehmen, sondern eine eher steigende Tendenz aufweisen? Da angesichts der konsequenten Schulung des Personals und im Lichte der verbesserten Behandlungsergebnisse schwere Sterilitätslücken sicher auszuschließen sind, muß angenommen werden, daß andere Faktoren, die eine eventuelle Pulmonalinfektion begünstigen, hier mit im Spiele sind. Ein ursächlicher Faktor könnte im Grundleiden zu suchen sein.

Die Rolle des Grundleidens

In Tab. 8 wird versucht, einen Zusammenhang zwischen Schwere der Lungenveränderungen und Grundleiden (Einweisungsdiagnose) herzustellen, wobei in erster Linie die Stadien I und II interessieren. Ohne auf Details einzugehen (die Besprechung dieser Fragen ist anderen Referaten vorbehalten), scheint der Schluß berechtigt, daß *jede* schwere Erkrankung zu massiven Schäden im Lungenbereich führen kann, wobei eventuell die *pathogenetisch wirksamen Einzelfaktoren* variieren. Welche Umstände, die eine solche Entwicklung begünstigen, kommen hier in Frage?

Tabelle 8. Grundleideneinfluß auf die Lungenveränderungen

	Zahl der Fälle	davon gestorben	Grad der Lungenveränderung			
			I	II	III	IV
Schädel-Hirn-Trauma	61	22	12	4	4	2
Polytrauma	24	12	8	1	–	3
resp. Insuffizienz pulmonaler Genese	28	21	15	3	2	1
perakutes Abdomen	15	13	2	7	4	–
Vergiftung	35	9	1	4	4	–
Myasthenie	14	3	2	–	–	1
Tetanus	19	10	4	5	1	–

Pathogenetische Faktoren der Lungenschädigung

In Tab. 9 wurde versucht, eine *Zusammenfassung* aller heute anerkanntermaßen für die Pathologie der sog. „Beatmungslunge" kausal maßgeblichen Momente zu erarbeiten und diese ihrer *klinischen Wertigkeit* entsprechend zu *reihen*. Wir müssen es uns versagen, auf Einzelheiten einzugehen, und dürfen auf die in der Tabelle zitierten Publikationen und die dort verarbeitete Literatur verweisen. Hinsichtlich der speziellen Rolle des Endotoxinschocks für Lungenfunktion und -pathologie seien die Arbeiten von *Lasch, Müller-Berghaus, Bleyl* u.a. sowie die Ergebnisse der Freiburger Arbeitsgruppe (*Mittermayer* u. Mitarb.) besonders hervorgehoben.

Tabelle 9. Pathogenetische Faktoren der Lungenschädigung (nach Moore u. Mitarb., Collins, Mittermayer u. Mitarb. u.a. — eigene Erfahrungen)

1. Aspiration (evtl. schleichend)
2. Lungentrauma
3. Massentransfusion (Mikroembolie — „homologes Blutsyndrom")
4. Flüssigkeitsüberschuß (positive Bilanz über längere Zeit)
5. Verlegung der Lungenendstrombahn
   Blut (s.o.)
   Fett (Embolie, endogene Mobilisation)
   Schock (Hypoperfusion, Aggregate)
   Verbrauchskoagulopathie
   Thromben (Mikro- und Makroembolie)
6. Sepsis, akute eitrige Prozesse
7. Präexistente Lungenschäden
8. Nierenversagen
9. Trachealschäden (lokale Infektion)
10. Bakterielle Besiedelung bzw. Überwucherung unter Antibiotika
11. O_2-Schädigung (?)

Analysiert man im Lichte dieser Zusammenstellung die Befunde der Tab. 7, so ist ersichtlich, daß im Obduktionsgut 1969/71 eine deutliche Zunahme pathogenetisch bedeutsamer Befunde (Fettembolie, Massentransfusion, Nierenversagen usw.) zu verzeichnen ist.

Stellenwert der Infektion

Wie aus Tab. 9 abzulesen ist, rangiert in unserer Aufstellung die bakterielle Infektion über die Luftwege an vorletzter Stelle. Wie läßt sich diese Ansicht nun mit den Ergebnissen der Obduktionen (Tab. 7) in Einklang bringen? Unsere Meinung zu diesem Problem ist etwa folgende:

Sieht man von bereits bestehenden Infektionen als Begleitbefund chronischer Lungenerkrankungen, Aspiration septischen Materials bzw. groben Sterilitätsfehlern ab, spielt die bronchopulmonale Infektion auch bei Vorliegen ernster Lungenveränderungen primär *kaum eine wesentliche Rolle*. Die schwere Schädigung der Lunge durch eine Fülle anderer Faktoren führt aber dazu, daß die pulmonale Abwehrkraft wesentlich beeinträchtigt wird, so daß es *sekundär* (nach Zusammenbruch der Abwehr) evtl. zur Keiminvasion aus den inzwischen meist mit gramnegativen Erregern besiedelten Luftwegen kommt. Die Möglichkeit einer von der Lunge ausgehenden Septikämie kann nicht ausgeschlossen werden. Wesentlich häufiger dürfte es allerdings zur sekundären Lungenbesiedlung — ausgehend von septischen Prozessen anderer Lokalisation — kommen, wobei der endotoxinbedingte Lungenschaden sicher begünstigend wirkt. So scheint es erklärlich, daß eine Zunahme anderer pathogenetischer Momente (Lungentrauma, Fettembolie usw.) im eigenen Krankengut von einer höheren Frequenz infektiöser Lungenveränderungen bzw. septischer Allgemeininfektion begleitet ist (vgl. Tab. 7).

Eine endgültige Klärung der zuletzt diskutierten Fragen scheint nur nach systematischen Untersuchungen, eventuell mit Obduktion unter sterilen Kautelen, möglich. Eigene Ansätze in dieser Richtung brachten bisher keine verwertbaren Ergebnisse.

Ob eine *massive Lungeninfektion* im Rahmen des Syndroms der „Beatmungslunge" *überlebt* werden kann, läßt sich aus unserem Material nicht beantworten. Wir neigen aufgrund von Erfahrungen in den letzten Jahren dazu, diese Frage — für Einzelfälle — zu bejahen.

Prophylaktische Aspekte

Versuchen wir abschließend die Möglichkeiten einer Verbesserung von Beatmungsergebnissen kurz zu umreißen, wie dies in Tab. 10 — notwendigerweise etwas schematisierend — geschieht, so sollte — abgesehen von steter Überwachung der Stationsdisziplin — das Schwergewicht der Bemühungen auf zwei Momente gerichtet sein (Tab. 10):

Tabelle 10. Mögliche Ursachen der Verbesserung von Beatmungsergebnissen

1. „Lernprozeß" (Kucher u. Mitarb. 1969) und konsequente Schulung
2. Gezieltere Indikation
   Frühbeatmung
   Volumengesteuerte Respiratoren bei schweren Fällen
3. Verbesserte Technik;
   „eingenähte" Tracheostomie
   Tuben mit „Niederdruckcuff"
   Bessere Befeuchtung (?)
4. Reduzierte exogene Infektion (therapiebedingt?)
   (Luftwege, Blase, Infusionskatheter)
5. Forcierte Entwässerung (speziell bei positiver Wasserbilanz)
   Spironolactone bei Na-Retention
6. Heparinbehandlung (frühzeitig)

1. Eindämmung der Infektion an potentiellen Eintrittspforten, speziell im Trachealbereich.

2. Gezielte, frühzeitige Bekämpfung aller jener Faktoren, die zu einer Verschlechterung der Lungenfunktion und damit eventuell zum sekundären Angehen von Infektionen in der Lunge führen können.

Zusammenfassung

Da im Schrifttum systematische Untersuchungen über die Rolle der Infektion für die Prognose und den Ablauf schwerer Lungenveränderungen bei Langzeitbeatmung fehlen, wird das Krankengut der eigenen Intensivbehandlungsstation (aus zwei Behandlungsperioden) zur Grundlage einer kritischen Analyse verwendet. Ein Einfluß des Beatmungsweges (Tracheostomie-Langzeitintubation) ist nicht nachzuweisen. Das in beiden Behandlungskollektiven ermittelte Keimspektrum ist weitgehend homogen (ca. 80% gramnegative Keime). Als Herkunftsort der Erreger kommt praktisch nur das Stationsmilieu in Frage, wobei ein Einfluß der routinemäßig geübten Antibiotikaprophylaxe nicht zu verkennen ist. Nach kurzen Darlegungen der im eigenen Arbeitsbereich maßgebenden Grundsätze der Anwendung von Antibiotika wird festgestellt, daß die Entwicklung schwerer Infektionen durch Antibiotika nicht verhindert werden kann.

Die Klinik der Lungeninfektion ist unspezifisch. Neben einer Infektion über den Luftweg kommt es zweifellos in vielen Fällen zu einer hämatogenen Keiminvasion.

Von Ausnahmen abgesehen (bereits bestehende Infektion, Sterilitätsfehler usw.), bedarf es für das Angehen einer pulmonalen Infektion bestimmter Voraussetzungen, wobei u.a. das Grundleiden eine wichtige Rolle spielt. Von wesentlich größerer Bedeutung sind jedoch bestimmte lungenschädigende Faktoren wie Trauma, Fettembolie, Schock und Massentransfusion, Nierenversagen usw. Eine Zunahme derartiger Faktoren im eigenen Krankengut führte trotz Senkung der Allgemeinmortalität zu einer deutlichen Zunahme lokaler und allgemeiner infektiöser Manifestationen.

Eine weitere Verbesserung von Beatmungsergebnissen kann am ehesten erwartet werden, wenn das Schwergewicht der Bemühungen auf die gezielte rechtzeitige Bekämpfung lungenschädigender Faktoren gerichtet ist; zusätzlich behält das Moment einer Verhütung oder Eindämmung von Infektionen im Bereich aller potentiellen Eintrittspforten nach wie vor große Bedeutung.

Literatur

Amaha, K., S. W. Weitzner, M. H. Harmel: Long-term ventilator treatment for patients with respiratory failure after major abdominal surgery. Acta anaesth. scand. Suppl. 23 (1966) 732-740
Bleyl, U.: Pathologie des endotoxischen Schocks. In: Intensivtherapie beim septischen Schock, hrsg. von F. W. Ahnefeld, M. Halmágyi. Springer, Berlin 1970 (S. 15-44)
Breitfellner, G., J. Krenn, P. Zeitelberger: Bakteriologische Probleme bei tracheostomierten Patienten. Kongreßber. II. Tagg. Österr. Ges. Chir. Wien, 20.-23. Mai 1970, Bd. I (S. 429-437)
Bühlmann, A., M. Wyler: Pathophysiologie der Langzeitbeatmung. In: Langzeitbeatmung, hrsg. von Ch. Lehmann. Springer, Berlin 1968 (S. 1-8)
Collins, J. A.: The causes of progressive pulmonary insufficiency in surgical patients. J. surg. Res. 9 (1969) 685-704
Fetzer, A. E., A. S. Werner, J. W. C. Hagstrom: Pathologic features of pseudomonal pneumonia. Amer. Rev. resp. Dis. 96 (1967) 1121-1130

Green, G. M.: Pulmonary clearance of infectious agents. Ann. Rev. Med. 19 (1968) 315
Kanz, E.: Die Problematik der Intensivbehandlung aus der Sicht des Krankenhaushygienikers. In: Planung, Organisation und Einrichtung von Intensivbehandlungseinheiten am Krankenhaus, hrsg. von H. W. Opderbecke. Spinger, Berlin 1969 (S. 45-52)
Kucher, R., H. Eisterer, J. Krenn, K. Steinbereithner: Beatmungsprobleme (im Druck)
Lackner, F., G. Breitfellner, R. Kucher: Vorläufige Ergebnisse gezielter bakteriologischer Überwachung im Alltag einer Intensivpflegeeinheit. Proc. 4. Fortb.-Kurs. Klin. Anaesth. Wien, 14.-18. Juni 1969 (S. 15-29)
Lasch, H. G.: Endotoxinschock. In: Intensivtherapie beim septischen Schock, hrsg. von F. W. Ahnefeld, M. Halmágyi. Springer, Berlin 1970 (S. 1-7)
Lutz, H., S. Wysocki: Die medikamentöse Zusatztherapie sowie pflegerische und bakteriologische Probleme. In: Die Ateminsuffizienz

und ihre klinische Behandlung, hrsg. von O. H. Just, H. Stoeckel. Thieme, Stuttgart 1967 (S. 167-175)

Mittermayer, C., W. Vogel, H. Burchardi, H. Birzle, K. Wiemers, W. Sandritter: Pulmonale Mikrothrombosierung als Ursache der respiratorischen Insuffizienz bei Verbrauchskoagulopathie (Schocklunge). Dtsch. med. Wschr. 95 (1970) 1999-2022

Moore, F. D., J. H. Lyons, E. C. Pierce, A. P. Morgan, P. A. Drinker, J. D. Mac Arthur, G. J. Dammin: Post-traumatic pulmonary insufficiency. Saunders, Philadelphia 1969 (Kap. 2, 6, 8)

Müller-Berghaus, G.: Pathogenese der humoralen Änderungen beim Endotoxinschock. In: Intensivtherapie beim septischen Schock, hrsg. von F. W. Ahnefeld, M. Halmágyi. Springer, Berlin 1970 (S. 8-14)

Pines, A., H. Raafat, G. M. Siddiqui, J. S. B. Greenfield: Treatment of severe pseudomonas infections of the bronchi. Brit. med. J. 1970/I, 663-665

Potter, R. T., F. Rotman, F. Fernandez, T. M. McNeil, J. M. Chamberlain: The bacteriology of the lower respiratory tract. Amer. Rev. resp. Dis. 97 (1968) 1051-1061

Diskussionsbeitrag

Von W. May

Wir haben hier in Freiburg in Zusammenarbeit zwischen dem Hygieneinstitut und der Anästhesieabteilung der Kliniken von Ende 1967 bis Anfang 1970 ca. 700 Trachealabstriche, die von 160 Beatmungspatienten stammten, bakteriologisch untersucht. Außerdem wurden ca. 800 bakteriologische Stichproben aus der Umgebung der Patienten entnommen.

Pseudomonas aeruginosa (früher auch als Bacterium pyocyaneum bezeichnet) diente uns bei der durchgeführten epidemiologischen Studie wegen der Häufigkeit seiner Isolierung und weil uns die Möglichkeit der serologischen Typisierung zur Verfügung stand als Referenzkeim.

Bei der Erstuntersuchung konnte man bei 36% der Patienten schon Pseudomonasbakterien nachweisen.

In den Fällen, bei denen mindestens zwei Trachealabstrichproben untersucht wurden, waren 80% der Patienten pseudomonaspositiv. Es verbleiben also nur 20% der mindestens zweimal Untersuchten, bei denen keine Pseudomonasbakterien aus der Trachea isoliert werden konnten.

Innerhalb einer ausgesuchten Patientengruppe mit Polyfrakturen und Schockzuständen und letalem Verlauf waren bei 14% keine Pseudomonasbakterien, Klebsiellen oder Kolibakterien nachweisbar. Der durchschnittliche Aufenthalt betrug dann jedoch nur eine Woche.

Durch die Serotypisierung erhielten wir Informationen über
1. die Größe des vorkommenden Serotypenspektrums,
2. die Frequenz der verschiedenen Serotypen.

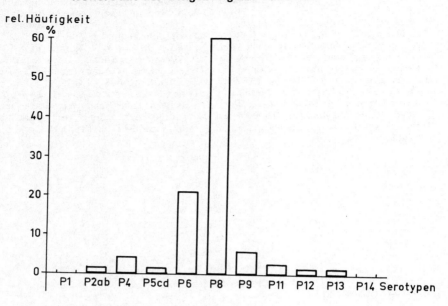

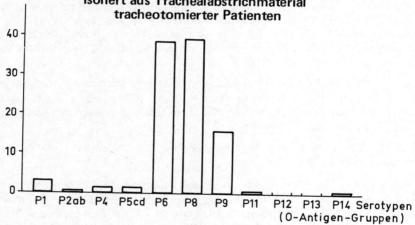

Abb. 1. Agglutinationsergebnisse (O-Antigen-Serotypen nach *Habs* 1957) der Pseudomonas-aeruginosa-Stämme, die bei den Umgebungsuntersuchungen gefunden wurden, sind den serologischen Befunden der Stämme gegenübergestellt, die von den Patienten aus Trachealabstrichmaterial isoliert worden sind. Auf der Abszisse sind die O-Antigen-Gruppen eingetragen, auf der Ordinate der Anteil der verschiedenen Sterotypen in %

In Abb. 1 sind die Agglutinationsergebnisse der Pseudomonasstämme, die bei den Umgebungsuntersuchungen gefunden wurden, den serologischen Befunden der Patientenkeime gegenübergestellt.

Auf der Abszisse sind die Serogruppen nach der Habsschen Einteilung aufgetragen. Auf der Ordinate der prozentuale Anteil der verschiedenen Serotypen. Typ 8 und 6 dominieren deutlich. Nach der Patientenzahl aufgeschlüsselt, kommt ein dieser Typenverteilung im Wesentlichen entsprechendes Bild zustande.

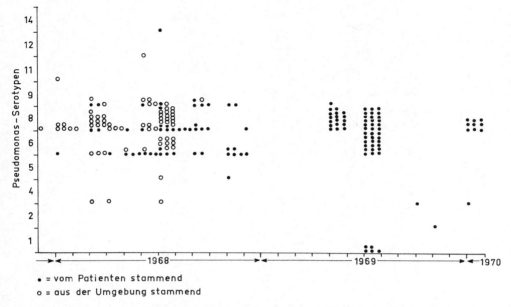

• = vom Patienten stammend
o = aus der Umgebung stammend

Abb. 2. 192 Agglutinationsergebnisse von Pseudomonas-aeruginosa-Isolierungen sind nach ihrem Isolierungsdatum dargestellt. Die offenen Zeichen stehen für Stämme, welche aus der Patientenumgebung innerhalb der Intensivpflegeeinheit stammen. Die geschlossenen Zeichen stehen für Isolierungen aus Trachealabstrichmaterial von den Patienten

Auf der Abb. 2 sind die vorkommenden Serotypen nach ihrem Isolierungsdatum eingetragen. Das auffallend zahlreiche Vorkommen der Typen 8 und 6 über die Gesamtbeobachtungszeit hinweg spricht für die häufige Hospitalinfektion, zumal nach orientierenden Untersuchungen zwischen verschiedenen Freiburger Kliniken Unterschiede in der Häufigkeit des Vorkommens der Serotypen bestehen. Beispielsweise ist der hier so häufige Typ 8 in der Freiburger Kinderklinik selten (*C. Sander*, mündl. Mitteilung). Anderseits kann die gelegentliche Neueinschleppung von Pseudomonaskeimen angenommen werden. In diesem Sinne ist das vereinzelte Vorkommen seltener Serotypen, die in der Umgebung nie nachgewiesen werden konnten, zu deuten.

Bakteriologisch interessant war, daß wir nie zwei oder mehrere Serotypen bei einem Patienten finden konnten. Auch ein Wechsel der Typen beim Einzelpatienten fand bei unseren Untersuchungen nicht statt (Abb. 3).

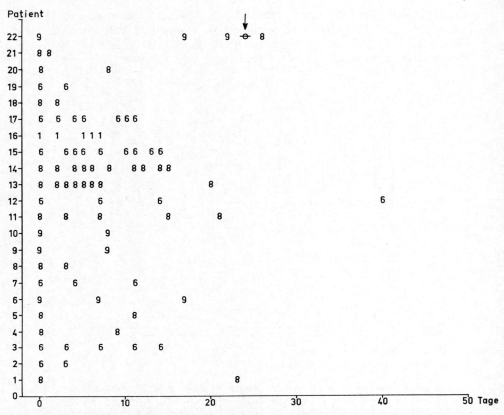

Abb. 3. Serotypische Befunde von 81 Pseudomonas-aeruginosa-Isolierungen, die von insgesamt 22 Patienten stammen, bei denen mehr als eine Isolierung möglich war, sind nach ihrem Isolierungsdatum dargestellt. Die horizontalen Zahlreihen zeigen die serotypischen Befunde von einem *einzelnen* Patienten mit ihren Zeitintervallen. Die Zahlen geben die Serotypen wieder (Einteilung nach *Habs*). Nur einmal konnte ein serotypischer Infektionswechsel nachgewiesen werden (Patient 22), jedoch nach pseudomonasnegativem Intervall

Zusammenfassung

Unsere Ergebnisse unterstreichen erneut die von Krankenhaushygienikern für Beatmungsstationen geforderten Maßnahmen (*Kanz* 1970).

Doch ging aus den verschiedenen Ausführungen zu diesem Thema schon deutlich hervor, daß das bakteriologische Problem nur einen Teil der Gesamtproblematik der Langzeitbeatmung darstellt.

Literatur

Habs, I.: Untersuchungen über die O-Antigene von Pseudomonas aeruginosa. Z. Hyg. Infekt.-Kr. 144 (1957) 218

Diskussionsbeitrag

Von K. H. Weis

Meine Ausführungen beziehen sich auf eigene Erfahrungen, die an 237 beatmeten Patienten der Jahre 1968-1970 gewonnen wurden. Von diesen 237 Kranken wurden 94 fünf Tage und länger beatmet. Es überlebten hiervon 40 Patienten oder 43%. Von den 54 Verstorbenen wurden 26 obduziert, somit kann nur über diese eine eindeutige Aussage hinsichtlich der Todesursache gemacht werden. Den 40 überlebenden Patienten (durchschnittlich 18 Beatmungstage) steht eine Gruppe von neun gestorbenen (13 Beatmungstage) gegenüber, bei denen der Pathologe als entscheidende Todesursache eine Bronchopneumonie feststellte (Abb. 1).

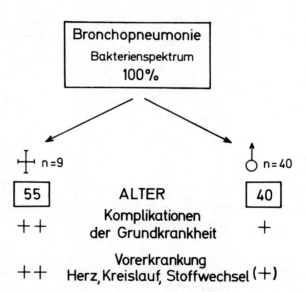

Abb. 1. Zusammenhänge der Bronchopneumonie mit Alter und Ausmaß von Grundkrankheit und Vorerkrankung

Durch die weitere Analyse mußten wir erkennen, daß kein einziger unserer Beatmungspatienten ohne Bronchopneumonie wechselnden Ausmaßes die Respiratortherapie durchlief. Der Schweregrad der Bronchopneumonie anhand der Röntgenbilder und der klinischen Befunde ließ allerdings keinen Unterschied zwischen den beiden Kollektiven erkennen. Ebenso verteilte sich das Bakterienspektrum hinsichtlich der Art der Erreger unterschiedslos auf sämtliche Patienten, überlebende wie verstorbene. Am häufigsten wurden neben Staphylokokken gramnegative Keime nachgewiesen: Pseudomonas aeruginosa, Klebsiella, Escherichia coli und Proteus. Die Blutgasanalysen der Letalgruppe ergaben neben den Befunden einer völlig dekompensierten respiratorischen Azidose mit Hypoxämie auch Werte einer kompensierten respiratorischen Azidose mit mäßigen Hypoxämiebefunden, wie sie auch in der Gruppe der Überlebenden gefunden wurden.

Es zeigt sich aber ein klarer Unterschied in der Altersverteilung von durchschnittlich 55 gegen 40 Jahre, dann ein solcher im Ausmaß der Komplikationen der Grundkrankheit, die den Patienten in die respiratorische Insuffizienz brachte und, was besonders zu berücksichtigen ist, im Ausmaß der Vorerkrankungen des Herzens, hier besonders eine Hypertrophie des Herzmuskels und die Koronarsklerose, Vorerkrankungen des Kreislaufes, speziell der Arteriosklerose und des Stoffwechsels, insbesondere des Diabetes.

Die Bronchopneumonie muß somit in jedem Fall als ernstzunehmende Komplikation gewertet werden. Sie wird für alle diejenigen Patienten gefährlich, die neben ihrer Grundkrankheit eine Vorerkrankung, ganz besonders des Herzens, mitbringen. Unter den verstorbenen Patienten im 7. und 8. Dezennium war die Bronchopneumonie oft wenig ausgeprägt, die Herz-Kreislauf-Erkrankung klinisch jedoch deutlich manifest. Als bedrohliche Anzeichen sind zu bewerten: Schwankungen des Blutdruckes bei Normovolämie und vor allen Dingen Störungen des Herzrhythmus. Bei den jüngeren Patienten unter der Gruppe der verstorbenen waren die Komplikationen der Grundkrankheit häufig stärker ausgeprägt, aber auch die Bronchopneumonie. Als Fazit bleibt das altbekannte Grundproblem: bessere Pneumonieprophylaxe, bessere Therapie der entstandenen Bronchopneumonie.

Röntgenologische Lungenveränderungen unter Dauerbeatmung

Von H. Birzle und W. Vogel

Mit der Entwicklung der Intensivtherapie haben die Anforderungen an die Röntgendiagnostik auf diesem Gebiet stetig zugenommen. Nach großen Operationen oder schweren Traumen sollen sich anbahnende pulmonale Komplikationen durch Routinekontrollen frühzeitig erkannt werden. Die röntgenologische Verlaufsbeobachtung ergibt zusammen mit den klinischen Befunden ein Urteil über eine Besserung oder Verschlechterung des Zustandes, unter Umständen auch eine Aussage über die Wirkung therapeutischer Maßnahmen.

Spezielle Fragestellungen nach ganz bestimmten pulmonalen Komplikationen können manchmal durch das Röntgenbild sicher beantwortet werden, weil den organischen Veränderungen charakteristische pathologische Röntgensymptome zuzuordnen sind.

Die Röntgendiagnostik pulmonaler Veränderungen bei Patienten unter Dauerbeatmung bringt jedoch gewisse Probleme mit sich, die nicht unbeachtet bleiben dürfen. Ich möchte nur eines davon hervorheben: Eine exakte Standardisierung der

Einstellung und Belichtung ist nicht möglich. Deswegen ist die Deutung und Vergleichbarkeit transportabel angefertigter Röntgenaufnahmen des Thorax schwieriger als bei üblicher Technik und bedarf einer besonderen Erfahrung.

Atelektasen zeigen oft eine charakteristische Erscheinungsform. Man findet sie am häufigsten und auch meistens rezidivierend bei Tetanuskranken, aber auch in anderen Fällen, zum Beispiel posttraumatisch.

An entzündlichen Lungeninfiltrationen sind solche bronchopneumonischer Art fast immer vorhanden. Sie lassen sich jedoch erst von einer bestimmten Ausdehnung an röntgenologisch nachweisen. Die Aspirationspneumonie ist an umschriebenen grobfleckigen und konfluierenden Verschattungen zu erkennen. In beiden Lungen verstreute, grobfleckige oder rundliche Verschattungen lassen entzündliche Infiltrationen septischer Art vermuten (Abb. 1). Als seltener Befund muß die akute Miliartuberkulose erwähnt werden, weil sie von dem später zu behandelndem interstitiellen Lungenödem kaum zu unterscheiden ist.

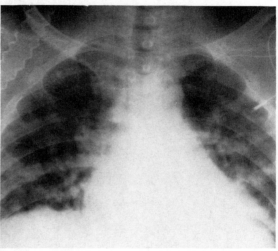

Abb. 1. Septische Lungenherde bei 36jährigem Mann mit Pseudomonassepsis

Embolische Lungenveränderungen können sehr unterschiedliche Röntgensymptome verursachen. Am häufigsten manifestiert sich eine Lungenembolie als streifiger oder bandförmiger Schatten in den unteren Lungenpartien, oft mit perifokalem Ödem und mit Pleurabeteiligung. Die klassische Form der Lungenembolie als keilförmige Verschattung mit zum Hilus gerichteten Spitze sieht man selten (Abb. 2). Die große Lungenembolie mit Obturation einer Lungenarterie führt meistens zur totalen Verschattung der betreffenden Lungenseite, vorwiegend durch Atelektase.

Das röntgenologische Bild der Fettembolie ist ebenso schwer zu fassen wie das klinische. Die massive Fettembolie kann diffuse, klein- und grobfleckige Lungenverschattungen verursachen (Abb. 3).

Eine ätiologisch sehr unterschiedliche, aber hinsichtlich der röntgenologischen Erscheinungsform manchmal sehr ähnliche Gruppe bilden die zirkulatorischen Lungenveränderungen.

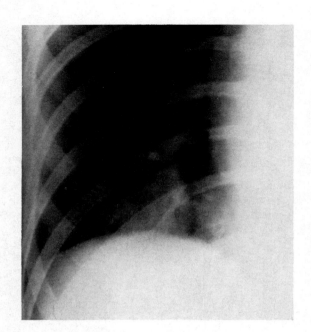

Abb. 2. Klassische Form eines Lungeninfarktes elf Tage nach Mitralkommissurotomie

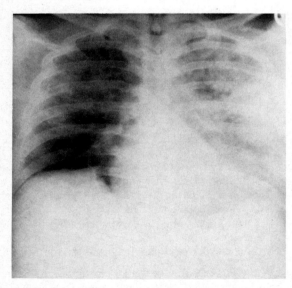

Abb. 3. Massive Fettembolie bei 29jährigem Mann mit Fraktur eines Oberschenkels und beider Unterschenkel

Für die röntgenologische Differentialdiagnostik dieser Fälle ist eine Aufnahmeserie besonders wertvoll. Das kardiale Lungenödem bzw. die kardiale Lungenstauung läßt sich ziemlich sicher bestimmen, wenn auf einer vorhergehenden Aufnahme Herzschatten und Hilusgefäßschatten noch normal groß waren.

Ein renales Lungenödem kann nur dann mit einiger Sicherheit definiert werden, wenn seine Entwicklung anhand einer Verlaufsserie beobachtet werden konnte (Abb. 4).

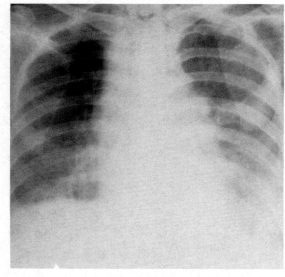

Abb. 4. Renales Lungenödem bei Nierenversagen im Zusammenhang mit Amyloidose. 40jährige Frau

Eine besonders beachtenswerte zirkulatorische Veränderung ist zweifellos das interstitielle Lungenödem im Schock. Ich bezeichne hier bewußt den Schock als verbindendes pathogenetisches Merkmal, denn die Krankheitsursachen, die zu dieser röntgenologisch gleichartig erscheinenden Veränderung führen, sind unterschiedlich.

Wir beobachten ein interstitielles Lungenödem häufig nach schweren Traumen, besonders nach Thoraxtraumen. Hierbei sieht man eine oft schon am Unfalltag beginnende, in den nächsten Tagen zunehmende Eintrübung beider Lungen. Diese

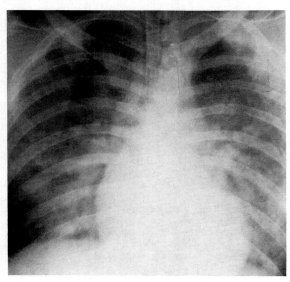

Abb. 5. Entwicklung eines interstitiellen Lungenödems nach schwerem Trauma bei 23jährigem Mann. Einen Tag nach dem Unfall ausgedehnte diffus-wolkige Lungenverschattung entsprechend einem interstitiellen Lungenödem

im Röntgenbild durch diffuse oder mehr wolkige Verschattung kenntliche Veränderung ist durch Autopsiebefunde als interstitielles Lungenödem gesichert (Abb. 5 und 6).

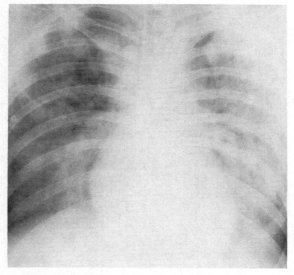

Abb. 6. Gleicher Patient wie Abb. 5. Zwei Tage nach dem Unfall Zunahme des Befundes. Exitus letalis

Röntgenologisch völlig gleichartige Veränderungen lassen sich im Schock durch Blutverlust nachweisen. Dabei zeigt sich eine auffallende Übereinstimmung zwischen den Werten der Blutgasanalysen und dem Ausmaß der röntgenologisch nachweisbaren Lungenverschattungen (Abb. 7-9).

Auch im septischen Schock stellt das interstitielle Lungenödem eine äußerst gefährliche Komplikation dar (Abb. 10).

Schließlich sind die bei Intoxikationen, insbesondere bei Schlafmittelvergiftungen, schon seit langer Zeit bekannten Lungenverschattungen nicht nur durch bronchopneumonische Infiltrationen verursacht, vielmehr läßt sich durch röntgenologische

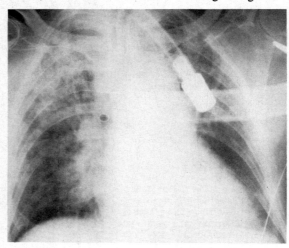

Abb. 7. Noch mäßig ausgedehntes interstitielles Lungenödem nach Gastrointestinalblutung bei 72jährigem Mann. Trotz Sauerstoffzugabe unter Spontanatmung ungenügende Sauerstoffsättigung

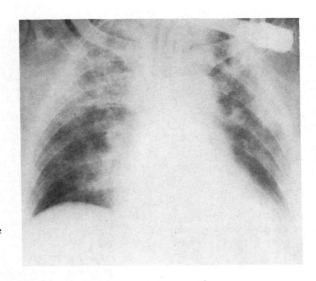

Abb. 8. Drei Tage später Zunahme des interstitiellen Lungenödems. Blutgaswerte trotz Beatmung am Bird-Respirator nicht gebessert

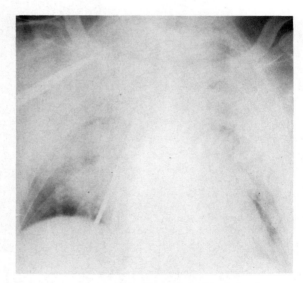

Abb. 9. Weitere zwei Tage später erhebliche Zunahme des interstitiellen Lungenödems. Trotz Beatmung am Engström-Respirator mit reinem Sauerstoff weitere Verschlechterung der Blutgaswerte. Exitus letalis

Verlaufsbeobachtung ein interstitielles Lungenödem feststellen. Wenn dieses auch gerade hier durch bronchopneumonische Infiltrationen oder Aspirationspneumonie überlagert ist, so steht doch die durch das interstitielle Ödem bedingte, diffuse und wolkige Trübung der Lungenfelder röntgenologisch ganz im Vordergrund (Abb. 11).

Die Röntgenaufnahmen von Patienten mit interstitiellem Lungenödem im Schock, gleichgültig aus welcher Ursache, zeigen gewisse Unterschiede. In einem Fall findet man eine mehr schleierartig diffuse Trübung der Lungenfelder, im anderen mehr wolkige Verschattungen. Oft ist eine Lungenseite mehr betroffen als die andere. Bei längeren Verlaufsserien beobachtet man auch einen Übergang der diffusen oder wolkigen Trübung in eine retikulär-feinfleckige Verschattung.

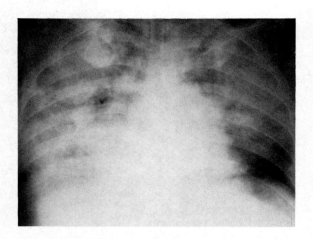

Abb. 10. Interstitielles Lungenödem im septischen Schock. 48-jähriger Mann mit Peritonitis

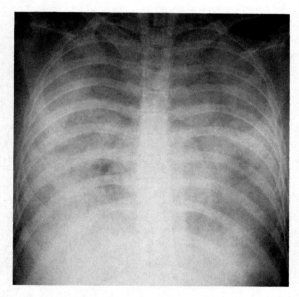

Abb. 11. 25 jährige Frau mit Bromkarbamidintoxikation. Interstitielles Lungenödem mit fast totaler diffuser Verschattung beider Lungen

Diese Unterschiede berechtigen zu der Frage, ob es verschiedene Stadien und verschiedene Erscheinungsformen dieses interstitiellen Lungenödems gibt.

Ob die manchmal unmittelbar nach einem schweren Trauma zu beobachtende Verbreiterung der Lungengefäße das Vorstadium bzw. Frühstadium eines interstitiellen Lungenödems darstellt, wäre noch näher zu untersuchen (Abb. 12 u. 13).

Zwischen dem röntgenologisch diffus oder wolkig und dem retikulär in Erscheinung tretendem Lungenödem ist ein Unterschied sehr wahrscheinlich. Das diffuse oder wolkige Stadium kann sich in ein retikuläres Stadium weiterentwickeln (Abb. 14). Während beim diffusen und wolkigen Stadium des interstitiellen Lungenödems Rückbildungen gesehen werden, verliefen bisher alle von uns beobach-

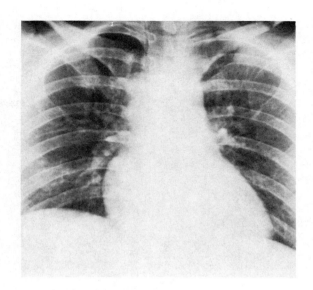

Abb. 12. Lungenaufnahme einer 29jährigen Frau im traumatischen Schock. Verstärkte Zeichnung der Lungengefäße

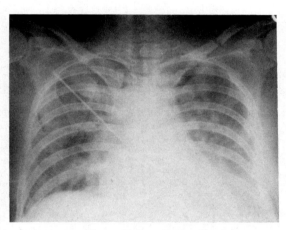

Abb. 13. Gleiche Patientin wie in Abb. 12. Ein Tag nach dem Trauma ausgeprägtes interstitielles Lungenödem

teten Fälle mit retikulärem Stadium tödlich. Aber auch alle von mir aufgeführten Fälle mit schwerem diffusem oder wolkigem interstitiellem Lungenödem nach Trauma oder Blutung, bei Sepsis oder Intoxikation endeten tödlich. In allen diesen Fällen war eine ausgeprägte Verbrauchskoagulopathie festgestellt worden. Bei der in der Abb. 12 gezeigten Patientin mit dem Frühstadium eines interstitiellen Lungenödems konnte offenbar der sonst deletäre pathologische Prozeß durch rechtzeitige Behandlung unterbrochen werden; sie überlebte die Komplikation.

Die unterschiedliche Verteilung der diffusen oder wolkigen Lungenverschattungen auf die eine oder andere Lungenpartie entspricht hingegen sehr wahrscheinlich einfach einer unterschiedlichen Erscheinungsform. Diese kann durch bevorzugte Ödembildung in bestimmten Lungenpartien oder durch Aussparung bestimmter Lungenabschnitte infolge eines vikariierenden Emphysems bedingt sein. Dafür spricht die Beobachtung, daß ein solches interstitielles Lungenödem manchmal bevorzugt einseitig beginnt, aber dann doch auf beide Lungen übergreift.

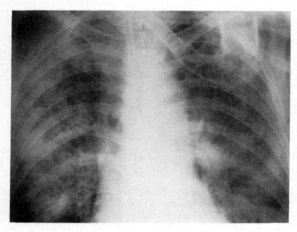

Abb. 14. Retikuläres Stadium eines interstitiellen Lungenödems im Schock. 63jähriger Mann

Literatur

Beltz, L., K. W. Fritz: Das Lungenödem beim akuten und chronischen Nierenversagen. Fortschr. Röntgenstr. 111 (1969) 204-220

Berrigan, Th. J., E. W. Carsky, E. R. Heitzmann: Fat embolism; roentgenographic pathologic correlation in three cases. Amer. J. Roentgenol. 96 (1966) 967-971

Birzle, H., O. Meroth, R. Zix: Die sogenannte transportable Thoraxaufnahme und ihre Bedeutung in der Intensivtherapie. Z. prakt. Anästh. Wiederbeleb. 6 (1971) 7-12

Folath, F., F. Burkart, R. Friedrich: Zur Beurteilung des Thoraxbildes bei akuter Lungenembolie. Schweiz. med. Wschr. 98 (1968) 1589-1592

Herrnheiser, G.: Zur Röntgendiagnostik des Lungenödems. Fortschr. Röntgenstr. 89 (1958) 125-135

Joffe, N.: Roentgenologic aspects of primary pseudomonas aeruginosa pneumonia in mechanically ventilated patients. Amer. J. Roentgenol. 107 (1969) 305-312

Kinney, J. M.: Störungen der Lungenfunktion und Veränderung des Stoffwechsels im Schock. In: Schock, Stoffwechselveränderungen und Therapie, hrsg. von E. Zimmermann. Schattauer, Stuttgart 1971

McLean, A. P. H., J. H. Duff, L. D. McLean: Lung lesions associated with septic shock. J. Trauma 8 (1968) 891-898

Mills, M.: Pulmonary effects of nonthoracic trauma; the clinical syndrome. J. Trauma 8 (1968) 651-655

Mittermayer, C., W. Vogel, H. Burchardi, H. Birzle, K. Wiemers, W. Sandritter: Pulmonale Mikrothrombosierung als Ursache der respiratorischen Insuffizienz bei Verbrauchskoagulopathie (Schocklunge). Dtsch. med. Wschr. 95 (1970) 1999-2002

Pfeiffer, K.: Verlaufsbeobachtungen bei Fluid Lung. Fortschr. Röntgenstr., Suppl. 1967 A (S. 81-84)

Stender, H. St., W. Schermuly: Das interstitielle Lungenödem im Röntgenbild. Fortschr. Röntgenstr. 95 (1961) 461-471

Theopold, H.: Röntgenologische Beobachtungen über das Lungenbild bei Schlafmittelvergiftungen. Diss., Freiburg 1944

Diskussion

Walther, Mainz: Eine Frage an Herrn *Steinbereithner:* Welche O_2-Konzentrationen wurden zur Beatmung verwendet?

Steinbereithner, Wien: Im Prinzip streben wir arterielle Sauerstoffdrücke um 140-150 Torr an. Im Verlauf seiner Erkrankung passiert der lungengeschädigte Patient verschiedene Stadien, wie Sie den Ausführungen von Herrn *Birzle* entnehmen konnten. Man muß hier wohl vom individuellen Befund ausgehen.

Walther, Mainz: Ich habe die Frage aufgegriffen, weil Sie zum Schluß die Sauerstoffvergiftung erwähnten; deshalb interessierte mich, in welchen Bereichen die Sauerstoffpartialdrücke lagen. Ein pO_2 von 150 mm Hg im arteriellen Blut liegt an sich schon im Beginn des Toxischen. So wird das Wachstum von Hela-Zellen unter normobaren Bedingungen schon bei 30% O_2 gehemmt (*Rueckert* 1960).

Cremer, Bonn: Ich möchte darauf hinweisen, daß wir bei der Obduktion unserer dauerbeatmeten Patienten häufig rein leukozytäre, d.h. fibrinarme Pneumonien sehen. Wir deuten das als Anergie des Patienten. Offenbar sind nicht nur die Keimart, sondern auch die Reaktionslage des Patienten von Bedeutung.

Molz, Zürich: Haben Sie Virusinfektionen gesehen? Ich denke, aufgrund eigener Beobachtungen, besonders an die Zytomegalie, die beim Transfusionssyndrom eine Rolle spielt.

Steinbereithner, Wien: Wir verfügen über keine Untersuchungen in dieser Richtung, zumindest wurde Zytomegalie bei keinem dieser Fälle nachgewiesen.

Herzog, Basel: Mich hat die unterschiedliche Keimbesiedelung in der Tiefe des Bronchialbaumes und der Trachea sehr interessiert. Wenn der Flimmerstrom nicht unterbrochen ist, müßten die Keime auch oben wiedergefunden werden.

Steinbereithner: Für uns lautete die Frage in erster Linie: Wandern die Keime von oben nach unten? Es kommt allerdings vor, daß in der Tiefe Keime gefunden werden, die in der Trachea nicht nachweisbar sind. Wir besitzen dafür keine Erklärung.

Brückner, Berlin: Die röntgenologische Diagnostik von respiratorischen Komplikationen wird meist durch die Qualität der Bettaufnahmen erschwert, und ich möchte mit dieser Bemerkung an die Röntgenologen den Appell richten, die Apparate und die Ausbildung der medizinisch-technischen Assistentinnen zu verbessern. Warum protokollieren die Röntgenologen so selten die technischen Bedingungen, unter denen ein Röntgenbild bei einer respiratorischen Insuffizienz gemacht wurde? Wenn Sie die KV-Zahlen und die Belichtungszeiten dokumentieren, könnten Sie den Kliniker darauf hinweisen, wenn bei einer Beatmungslunge eine verstärkte Durchlässigkeit oder eine Zunahme des Wassergehaltes der Lunge aufgetreten ist.

Birzle: Wir protokollieren die technischen Daten auf der Aufnahme selbst. Trotzdem können die Bedingungen bei der nächsten Aufnahme andere sein, und was die Deutung dieser Bilder betrifft, so ist eine gemeinsame Besprechung vorteilhaft, damit der Röntgenologe auch die klinischen Daten kennt. Häufig werden wir aber von den klinischen Kollegen auf die Probe gestellt, ohne die klinischen Daten zu kennen. Meistens gelangen wir dann aber zum gleichen Ergebnis.

Hartung, Münster: Sie sprachen von zwei röntgenologischen Erscheinungsformen des interstitiellen Ödems, nämlich einer diffus-wolkigen und einer retikulären. Bei der retikulären würden wir Ihnen sofort zustimmen, aber ist die wolkige Komponente nicht doch eine intraalveoläre?

Birzle: Man kann röntgenologisch nicht mit Sicherheit sagen, ob ein solches Ödem rein interstitiell ist oder ob eine alveoläre Komponente dabei ist. In den Fällen, die ich gezeigt habe, lag klinisch kein Anhalt für ein intraalveoläres Lungenödem vor.

Literatur

Rueckert, R. R., G. C. Mueller: Effect of oxygen tension on Hela cell growth. Cancer Res. 20 (1960) 944

Ventilation und Atemmechanik bei Langzeitbeatmung

Von H. Herzog, R. Keller, K. H. Bauer und J. Locher

Einleitung

Die spontane Lungenatmung des Menschen ist auch bei vollständiger körperlicher Ruhe, trotz Regulation durch Hering-Breuersche-Reflexe, humorale und reflektorische Chemoregulation bekanntlich weit davon entfernt, ein gleichmäßiger Vorgang zu sein. Flache Atemzüge wechseln infolge bewußter und unbewußter psychischer und neurovegetaiver Übersteuerung mit tieferen und werden in regelmäßigen Abständen durch seufzerartige, die ganze Lunge weitgehend entfaltende Inspirationen abgelöst. Auch der gleichmäßige Grundrhythmus der Atmung wird durch analoge Einflüsse andauernd gestört, und besonders im Wachzustand wechseln schnell aufeinanderfolgende Atemzüge in unregelmäßiger Folge mit Atemzügen, welche durch größere Intervalle getrennt sind.

Im Gegensatz dazu erzeugt apparative Ventilation einen vollständig gleichmäßigen rhythmischen Austausch identischer Atemzugsvolumina.

Nun haben aber neuere Untersuchungen ergeben, daß ein solch gleichmäßiger Atmungstyp zu einer Kanalisierung der Ventilation in Lungengebiete führt, welche bereits beim spontan atmenden Individuum bevorzugt durchlüftet werden, und daß dafür andere Portionen des Lungengewebes infolge entsprechend geringerer Ventilation atelektatisch zu werden beginnen.

Damit wird die Verteilung der Belüftung des gesamten Lungengewebes — mag sie auch global adäquat bemessen sein — ungleichmäßig. Gleichmäßige Durchblutung vorausgesetzt, schafft die ungleichmäßige Lungenventilation jedoch einerseits Alveolengruppen, welche im Verhältnis zu ihrer Durchblutung überbelüftet, andererseits jedoch Alveolenkomplexe, welche entsprechend zu knapp oder gar nicht mehr ventiliert sind. Der eine Effekt vergrößert bekanntlich den funktionellen Totraum und kann CO_2-Retention zur Folge haben. Der andere Effekt, lokale alveoläre Hypoventilation, disponiert zu Atelektase und erzeugt durch alveolären Shunt Hypoxämie. Wohl ist eine gewisse Ungleichmäßigkeit des Verhältnisses zwischen Ventilation und Durchblutung auch in spontan atmenden, gesunden Lungen vorhanden. Beim Übergang zu künstlicher Beatmung und um so mehr, wenn erkrankte Lungen beatmet werden müssen, werden ungleichmäßige Ventilations-Perfusions-Verhältnisse jedoch zum determinierenden Faktor für Erfolg oder Mißerfolg der Respiratorbehandlung.

Einflüsse der Grundkrankheit und des Respirators

Die Faktoren, welche den Erfolg der Langzeitbeatmung gefährden, lassen sich somit zwanglos in zwei Gruppen einordnen, nämlich in Faktoren, welche von der

Tabelle 1. Genese der respiratorischen Insuffizienz

A. Hypoventilation
  1. Depression oder Schädigung des Atemzentrums
     Narkotika, Barbiturate, Tranquillizer, Anästhetika. Zerebraler Insult, Hirntrauma, unkontrollierte hochdosierte O_2-Applikation.
  2. Neuromuskuläre Störungen
     Poliomyelitis, Guillain-Barré-Syndrom, MS, Myasthenia gravis, Botulismus, Tetanus, Hirn-Rückenmark-Trauma, Curare, Cholinesterasehemmer, Streptomycesantibiotika.
  3. Obstruktive Affektionen des Atmungsapparates
     Emphysem, chronische Bronchitis, Asthma
  4. Restriktive Affektionen des Atmungsapparates
     Herabgesetzte Lungendehnbarkeit
         Interstitielle Fibrose, Pleuraerguß- und Pleuraschwarte, Pneumothorax
     Herabgesetzte Thoraxdehnbarkeit
         Kyphoskoliose, Rippenfrakturen, Thoraxoperationen, Morbus Bechterew, spinale Arthritis
     Herabgesetzte Zwerchfellaktion
         Bauchchirurgie, Aszites, Peritonitis, schwere Obesitas

B. Veränderung des Ventilations-Perfusions-Verhältnisses und venöse Beimischung
     Emphysem, chronische Bronchitis, Bronchiolitis, Pneumonie, Thromboembolie, Postperfusionssyndrom, Atelektase bei Bronchialstenose oder Lungenstauung

C. Störung der Diffusion und des Gasaustausches
  1. Lungenfibrose
     Sarkoidose, Hamman-Rich-Syndrom
     Pneumokoniosen
  2. Lungenödem
  3. Obliterierende Lungengefäßkrankheiten
  4. Verlust von funktionierendem Lungengewebe
     Pneumonektomie, Tumor

bronchopulmonalen Affektion ausgehen, die der respiratorischen Insuffizienz zugrunde liegt, und in Faktoren, welche den physikalischen Eigenschaften des Beatmungsgerätes entsprechen.

Einflüsse der Grundkrankheit

Sämtliche Erkrankungen der Atmungsorgane, die von respiratorischer Insuffizienz begleitet sind, können bekanntlich in drei große Kategorien eingeteilt werden, welche unter sich allerdings vielfache Gemeinsamkeiten und Überschneidungen zeigen, nämlich in die neuromuskulären Störungen des Atmungsantriebes bei zunächst gesunden Lungen, die vorwiegend obstruktiven und die vorwiegend restriktiven Affektionen von Lungen und Thorax. Atemantriebsstörungen jeglicher Genese bieten in unkompliziertem Zustand für die apparative Beatmung keine nennenswerten Schwierigkeiten, weil dabei die Lungen normale mechanische Eigenschaften aufweisen und, wie wir anschließend zeigen werden, bei adäquater Beatmungstechnik auch über viele Jahre hinaus beibehalten. Müssen dagegen obstruktiv — oder restriktiv — kranke Lungen beatmet werden, so kommen die Faktoren der erhöhten Resistance bei den obstruktiven und der verminderten Compliance bei den restriktiven Lungenaffektionen mit ins Spiel. Da sowohl bronchiale Obstruktion wie pulmonale und thorakale Restriktion innerhalb des Atmungsapparates niemals gleichmäßig verteilt sind, entstehen somit die Voraussetzungen für ein ungleichmäßiges Durchblutungs-Belüftungs-Verhältnis, dessen Rückwirkungen auf die Lungenstruktur und auf den pulmonalen Gasaustausch einleitend dargelegt wurden.

Einfluß der physikalischen Eigenschaften des Beatmungsgerätes

Einfluß von inspiratorischem Flow und Druck auf Ventilation und Resistance

Unter den Einflüssen, die von den physikalischen Eigenschaften des Beatmungsgerätes herkommen, ist wohl die Größe des inspiratorischen Gasflusses am wichtigsten. Nach dem Gesetz von Hagen-Poiseuille ist der Flow durch enge Röhren bei laminärer Strömung dem sie erzeugenden Druck direkt proportional. Wird

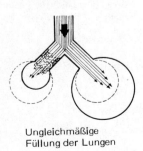

Abb. 1. Der Einfluß des inspiratorischen Gasflusses auf Laminarität bzw. Turbulenz der Strömung, Bronchialwiderstand und Energieaufwand für dessen Überwindung sowie auf den Grad der Gleichmäßigkeit der Lungenbelüftung bei obstruktiven Affektionen der Luftwege (aus Sheldon, G. P.: Medicine [Baltimore] 43 [1963] 197)

Hoher Flow: Strömung vorwiegend turbulent ($P\text{-}\dot{V}^2$)

Niedriger Flow: Strömung vorwiegend laminar ($P\text{-}\dot{V}$)

Ungleichmäßige Füllung der Lungen

Gleichmäßige Füllung der Lungen

die Strömung dagegen turbulent, so ist der Gasfluß der Quadratwurzel des Druckes proportional, da die bronchiale Resistance gegenüber ihrem Wert bei laminärer Strömung 4mal größer wird (Abb. 1). Die Voraussetzungen für die Entstehung lokaler Turbulenz in den Luftwegen sind vor allem bei obstruktiven Lungenkrankheiten gegeben, insbesondere dann, wenn der inspiratorische Gasfluß durch Beatmungsgeräte beschleunigt wird. Bei der Beatmung gesunder Lungen nimmt die globale Ventilation mit steigendem inspiratorischem Flow über einen weiten Bereich andauernd zu. Dagegen durchläuft das Atemminutenvolumen im Falle diffuser Bronchialobstruktion bei zunehmendem Flow ein Maximum, um bei weiterer Steigerung der Stromstärke wieder massiv abzufallen (Abb. 2). Soll die Ventilation wie beim Gesunden trotz

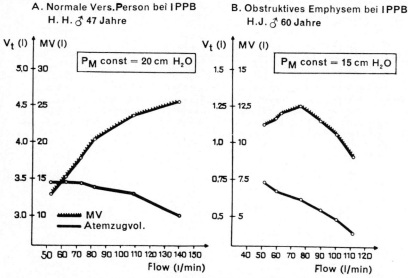

Abb. 2. Abhängigkeit von Atemminutenvolumen (oben) und Atemzugsvolumen (unten) von der Stromstärke des inspiratorischen Gasflusses beim Gesunden (links) und bei obstruktiver Lungenkrankheit (rechts), (P_M = Inspirationsdruck). Aus: *Herzog, H., R. Keller* 1967

steigendem Flow weiter zunehmen, dann muß der Inspirationsdruck drastisch erhöht werden, um den durch Turbulenz sprunghaft ansteigenden Bronchialwiderstand zu überwinden. Tatsächlich kann durch Erhöhung des Druckes der Punkt, an dem die Ventilation beim Obstruktiven wieder zu fallen beginnt, in den Bereich höherer Flußwerte hinaufgeschoben werden (Abb. 3). Allerdings spielt sich die Lungenventilation bei der Anwendung höherer Inspirationsdrücke im Bereiche größerer intrathorakaler Gasvolumina ab, woraus eine allgemeine Weiterstellung der Luftwege und eine Abnahme der Resistance resultiert (Abb. 4).

Einfluß von inspiratorischem Flow und Druck auf die Gasverteilung

Ebenso eng mit dem Phänomen der Turbulenz verbunden ist die Beeinflussung der Belüftungsverteilung durch die inspiratorische Stromstärke. Lokale Zunahme der Resistance durch Turbulentwerden der Strömung bei hohem Flow an unzähligen Stellen der Peripherie obstruktiv erkrankter Luftwege steigert die ohnehin schon ungleichmäßige Ventilation noch mehr (vgl. Abb. 1). Dadurch wird das

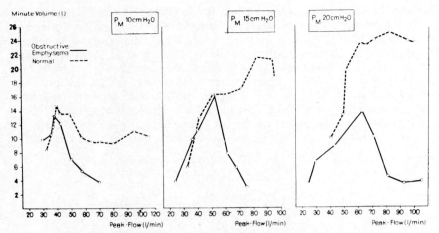

Abb. 3. Abhängigkeit des Atemminutenvolumens von der Stromstärke des inspiratorischen Gasflusses und vom Inspirationsdruck. Beim Patienten mit obstruktiver Lungenkrankheit (ausgezogene Kurve) kann der Punkt, an dem das maximal erreichbare Atemminutenvolumen wieder zu fallen beginnt, durch Erhöhung des Inspirationsdruckes in den Bereich höherer Flußwerte verschoben werden (aus Herzog, H.: Ann. N.Y. Acad. Sci. 121 [1965] 751)

Abb. 4. Beziehung des intrathorakalen Gasvolumens zum bronchialen Strömungswiderstand: Je weiter die Atemruhelage in inspiratorischer Richtung verschoben ist, um so niedriger sind die Werte für den bronchialen Strömungswiderstand. Wegen der hyperbolen Form der Kurve ist die Differenz des Bronchialwiderstandes bei Volumenverschiebungen im unteren Bereich des totalen Lungenvolumens wesentlich größer als in dessen oberen Bereich (aus Keller, R., H. Herzog: Beitr. Klin. Tuberk. 139 [1969] 100)

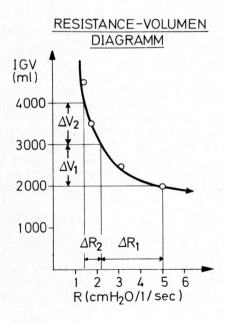

Ventilations-Perfusions-Verhältnis ungleichmäßiger. Dieses Phänomen kann regelmäßig am Abfall der arteriellen Sauerstoffspannung, am Anstieg der CO_2-Spannung und an der Zunahme des funktionellen Totraums während der Beatmung bronchitisch erkrankter Patienten beobachtet werden, wenn unter Konstanthaltung von Inspirationsdruck, Minutenvolumen und Sauerstoffgehalt der Atmungsluft der inspiratorische Flow zu hoch bemessen wird (Tab. 2). Unabhängig vom inspiratorischen Flow ist die ungleichmäßige Ventilation erkrankter Lungen nur insoweit, als sie auf eine ungleichmäßig verteilte Verminderung der pulmonalen Compliance zurückgeht, ein Faktor, der eine vergleichsweise weniger wichtige Rolle spielt.

Tabelle 2. Einfluß der inspiratorischen Stromstärke auf die Lungenventilation und deren Verteilung bei kontrollierter Beatmung mit druckgesteuertem Respirator (Bird Mark VIII) bei einem Patienten mit durch disseminierte Pneumonie komplizierter chronisch-obstruktiver Bronchitis

(L.H. m. 41j.: chron. Bronchitis, disseminierte Pneumonie)

Minutenvolumen konst.	16.4 l/min			
$P_{insp.\ max.}$ konst.	28.0 cmH$_2$O			
Sauerstoffkonzentration	21%			
Flow$_{max}$ (l/min)		40	70	100
art. pO_2 (mmHg)		42	36	25
art. pCO_2 (mmHg)		22	25	29
Volumen (l/Atemzug)		1.37	0.91	0.55
V_D/V_T		0.54	0.60	0.66

Einfluß des Widerstandes des Verbindungssystems zwischen Patient und Respirator

Für die Bemessung eines adäquaten Inspirationsdruckes und für die Beurteilung der Widerstandsverhältnisse lange beatmeter intubierter Patienten ist schließlich die Resistance des Verbindungssystems zum Beatmungsgerät, vor allem der Trachealkanüle, in Rechnung zu ziehen. Die in Abb. 5 aufgeführten Strömungswiderstände für die gebräuchlichen naso- und orotrachealen Tuben sowie Tracheostomiekanülen wurden durchweg bei einem Flow von 500 ml pro Sekunde bestimmt, was dem Mittelwert des inspiratorischen Gasflusses entspricht, der üblicherweise bei druckgesteuerten Beatmungsgeräten beobachtet wird.

Methoden zur Bestimmung des Funktionszustandes der Patientenlunge während der Langzeitbeatmung

Diese einleitenden Bemerkungen mögen genügen, um darzutun, daß Methoden benötigt werden, die es gestatten, bei langdauernder apparativer Beatmung den funktionellen Zustand der Patientenlunge zu überprüfen, um so Zwischenfällen vorzubeugen oder um beim Auftreten von Schwierigkeiten zu entscheiden, ob sie einer fehlerhaften Beatmungstechnik oder aber einer Veränderung der zugrundeliegenden Erkrankung des Atmungsapparates zur Last zu legen sind. Die Kontrolle des Beatmungszustandes über die arteriellen Blutgasspannungen ist überall üblich und soll deshalb nicht weiter erwähnt werden. Hingegen werden atemmechanische Me-

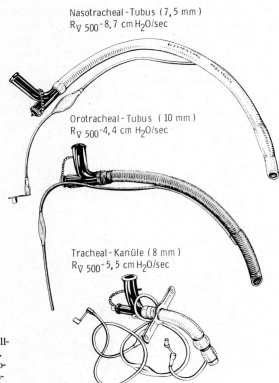

Abb. 5. Strömungswiderstand allgemein gebräuchlicher naso- bzw. orotrachealer Tuben und Tracheostomiekanülen bei einem konstanten Flow von 500 ml/sec

thoden zur Ermittlung von Resistance und Compliance während der apparativen Beatmung noch wenig angewendet und sollen zusammen mit szintigraphischen Verfahren zur Einschätzung der Ventilations- und Perfusionsverteilung im folgenden näher besprochen werden.

Beurteilung der mechanischen Eigenschaften von Lungen und Thorax während der Beatmung

Ein wichtiger Parameter für die Beurteilung des mechanischen Lungenzustandes ist die Lungendehnbarkeit, deren Veränderungen während der Beatmungsperiode durch den Vergleich zwischen Inspirationsdruck und resultierendem Atemzugvolumen leicht verfolgt werden können. Abb. 6 zeigt eine solche Complianceveränderung, indem bei konstantem Einatmungsdruck von 15 cm H_2O zu Beginn einer antiobstruktiven Therapie bei einem ateminsuffizienten Bronchitiker mit Antibiotika, broncholytisch und sekretolytisch wirkenden Mitteln und regelmäßiger Sekretaspiration ein Atemzugvolumen von 0,8 Litern, nach 32 Stunden jedoch bereits ein solches von 1,3 Liter erreicht wurde. Selbstverständlich handelt es sich bei dem Vergleich zwischen Munddruck und Atemzugvolumen nur um eine approximative Schätzung der Lungendehnbarkeit, die auch als „effektive Compliance" bezeichnet wird.

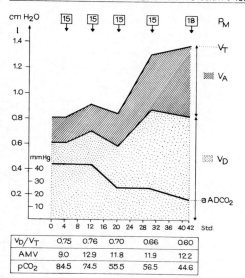

Abb. 6. Kontrolle des Respirationszustandes bei der kontrollierten Beatmung eines Ateminsuffizienten mit chronischer obstruktiver Emphysembronchitis anhand der arteriellen CO_2-Spannung (pCO_2) und ihrer Differenz zum alveolären CO_2-Druck (aADCO_2) des Atemzug- (V_T) und Atemminutenvolumens (AMV), der alveolären (V_A) und der Totraumventilation (V_D), des Totraumquotienten (V_D/V_T) sowie des Inspirationsdruckes (P_M). Zu beachten ist vor allem die Zunahme des Atemzugvolumens bei konstantem Inspirationsdruck unter antiobstruktiver Therapie, was auf eine Zunahme der Lungendehnbarkeit hinweist (sog. „effektive Compliance" (V_T/P_M). (aus Herzog, H.: Indikationen und praktische Durchführung der Beatmung. In: Die interne Wachstation, hrsg. von L. Lendle, M. Schwab. Urban & Schwarzenberg, München 1970)

V_D/V_T	0.75	0.76	0.70	0.66	0.60
AMV	9.0	12.9	11.8	11.9	12.2
pCO_2	84.5	74.5	55.5	56.5	44.6

Für eine sachgerechte Messung der Compliance muß dagegen der Thoraxdruck über eine Ösophagussonde gemessen oder aber als Relaxationsdruck nach beendeter Inspiration am entspannten Kranken bestimmt und mit dem Atemzugvolumen verglichen werden, ein bei uns gebräuchliches Verfahren, das gleichzeitig eine befriedigende Ermittlung der zugehörigen Resistance erlaubt. Der Patient wird zunächst durch eine intravenöse Injektion von 5-10 mg Diazepam muskulär entspannt. Am Ende einer Inspiration wird im Augenblick, in dem die Luftzufuhr vom Respirator zum Patienten abbricht, was am beginnenden Abfall des registrierten Munddruckes, dem Aufhören einer weiteren Volumenzunahme und am plötzlichen Zurückspringen der Flowkurve auf den Nullwert zu erkennen ist, das Ausatmungsventil des Respirators plötzlich verschlossen (Abb. 7). Dadurch fällt der Munddruck, hier mit P_m bezeichnet, um einen bestimmten Betrag auf den Relaxationsdruck P_c zurück und verbleibt auf diesem Niveau, bis das Ausatmungsventil erneut für einen kurzen Moment freigegeben wird. Dieses Procedere wird im Verlaufe mehrerer aufeinanderfolgender Atemzüge mit verschieden hohem Inspirationsdruck und entsprechend verschieden großen Atemzugs- bzw. Lungenvolumina wiederholt, ein Vorgang, dessen Resultate in Abb. 7 zur Veranschaulichung in eine einzige Inspirationsphase eingetragen wurden.

Die so gewonnenen Kurven werden hierauf in folgender Weise ausgewertet:

Der Relaxationsdruck entspricht dem Druck, den die Lungen- und Thoraxretraktion bei ausreichend langem Verschluß des Ausatmungsventils im Bronchialsystem erzeugen. Er entspricht dem Druck, der bei der Einatmung zur Überwindung der Lungen- und Thoraxspannung aufgewendet werden muß. Wird das zugehörige Atemzugvolumen durch diesen Druck dividiert, so erhält man die thorakopulmonale oder die totale Compliance ($C = \frac{V_t}{P_c}$), deren Größe erwartungsgemäß innerhalb des Atemzugvolumens konstant bleibt.

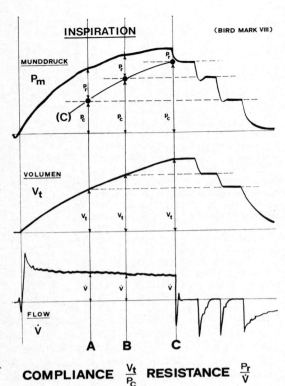

Abb. 7. Ermittlung von thorakopulmonaler Compliance und inspiratorischer Resistance am intubierten und beatmeten Kranken nach wiederholter Registrierung von Flow, Volumen und Relaxationsdruck bzw. verschieden hohem Munddruck

Die Differenz des Relaxationsdruckes P_c zum Inspirationsdruck P_m, hier mit P_r bezeichnet, entspricht andererseits dem Druck, der für die Überwindung des bronchialen Strömungswiderstandes während der Einatmung notwendig ist. Wird dieser Druck (P_r) − er entspricht dem Alveolardruck − durch den zugehörigen inspiratorischen Flow dividiert, so erhält man die inspiratorische Resistance (R = $\frac{P_r}{\dot{V}}$), deren Größe, wie zu erwarten, bei konstantem Flow mit steigendem Lungenvolumen kleiner wird.

Praktische Meßresultate für Compliance und Resistance sowie für das szintigraphisch bestimmte Belüftungs-Durchblutungs-Verhältnis während Langzeitbeatmung respiratorisch insuffizienter Patienten

Abschließend sollen die praktischen Resultate dieser Meßtechnik zusammen mit Ergebnissen einer szintigraphischen Bestimmung des $\dot{V}/\dot{Q}$-Verhältnisses bei langbeatmeten Patienten unserer Atmungseinheit kurz dargestellt werden. Nach dem Lungenzustand lassen sich diese sieben Patienten zwanglos in drei Gruppen einteilen, nämlich in 1. Patienten mit primär gesunden Lungen, jedoch mit neuromuskulären Störungen des Atemantriebs, 2. Patienten mit primär restriktiv-pneumonisch erkrankten Lungen und 3. Patienten mit primär obstruktiv-emphysematisch affizierten Lungen.

Beatmung von Patienten mit primär gesunden Lungen bei neuromuskulärer Störung des Atmungsantriebs

Normale Mittelwerte für totale Compliance, Totraumventilation und alveolararterielle Sauerstoffspannungsdifferenz und Resistance von Patienten während Langzeitbeatmung sind noch wenig bekannt. Deshalb gewinnen die entsprechenden Resultate bei einer ersten Gruppe von drei lungengesunden Patienten, die wegen neuromuskulären Ausfalles des Atmungsantriebs beatmet werden mußten, besonderes Interesse.

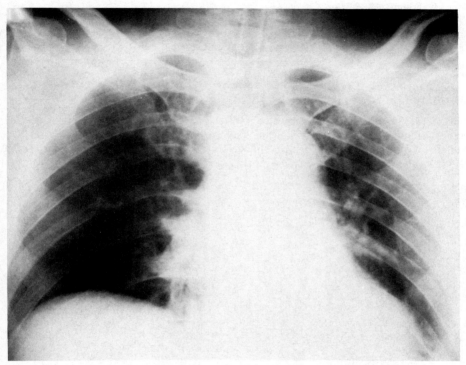

Abb. 8. Patient S. P., 55 J.: Thoraxröntgenbild (liegend) nach zwei Tagen kontrollierter Beatmung wegen Atemlähmung durch progressive Polyradikulitis

Pat. S. P., m., 55 J.: Atemlähmung bei Polyradikulitis; gesunde Lungen:
Die Atmung eines 55jährigen Patienten (Abb. 8) wurde im Verlauf einer progressiven Polyradikulitis durch Atemmuskellähmung insuffizient. Das im Liegen aufgenommene Thoraxröntgenbild ergibt keinen faßbaren pathologischen Befund, Auskultation und Perkussion waren unauffällig.

Bei der Einschätzung der Meßwerte für Compliance, Resistance, funktionellen Totraum und pulmonalen Shunt (Tab. 3) ist zunächst große Vorsicht am Platz, da die bekannten Normalwerte, wie sie für spontan atmende Exploranden gelten, unter den Bedingungen der apparativen Beatmung wegen der veränderten Druck- und Strömungsverhältnisse, welche Turbulenz, gesteigerte Lungenblähung und ungleichmäßige Verteilung fördern, keine Anwendung finden können. Wir

Tabelle 3. Patient S. P., m., 55 J. (gleicher Patient wie Abb. 8): Prüfung der Atemmechanik und der Ventilation während der Beatmung: Die Werte für Compliance und Resistance dürfen als normal gelten, da Lungen und Thorax dieses Kranken als physikalisch und radiologisch gesund zu bezeichnen sind

Polyradikulitis
2 Tage IPPB (80% O_2)

Volumen (V_t) ml	780	1120	1620	$\bar{V}_t$	1230
Compliance (C_{L+Th}) ml/cmH_2O	71	73	61	$\bar{C}$	68
Resistance (R insp) cmH_2O/l /sec	4,4	4,6	2,0	$\bar{R}$	3.8
Volumen/min (V_t) 9400 ml Frequenz (f) 11				V_D/V_T	0.44
pO_2 450 mmHg pCO_2 31,0 mmHg pH 7,51				AaDO_2	79

fanden für die totale Compliance einen Wert um 70 ml pro cm Wasser und die Resistance betrug nach Abzug des Trachealkanülenwiderstandes gegen 4 cm Wasser/l/sec. Für den Totraumquotienten wurde ein Wert von 0,44 und für den alveolo-arteriellen O_2-Spannungsunterschied ein solcher von gegen 80 mm Hg gemessen.

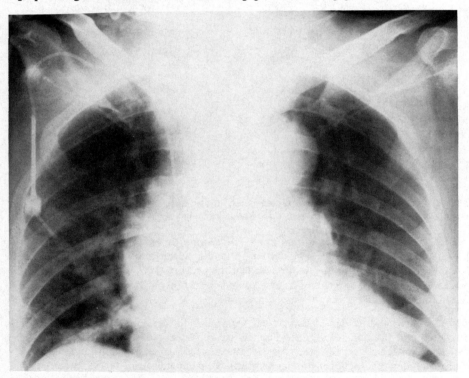

Abb. 9. Patient N. C., m., 62 J.: Thoraxröntgenbild (liegend) nach 45 Tagen kontrollierter Beatmung wegen zentraler Atemlähmung infolge eines apoplektischen Insultes

Pat. N. C., m. 62 J.: Atemlähmung bei apoplektischem Insult; gesunde Lunge:
Man mag einwenden, daß zwei Beatmungstage für die Entstehung von apparativ bedingten Lungenschäden eine zu kurze Zeitspanne darstellen. Indessen beträgt die Beatmungsperiode bei einem zweiten, 62jährigen lungengesunden Patienten (Abb. 9, S. 89), der im Verlaufe eines apoplektischen Insultes eine Atemlähmung erlitt, doch schon 45 Tage (Tab. 4). Die funktionellen Mittelwerte sind jedoch mit denen des vorher demonstrierten Kranken (Tab. 3) durchaus vergleichbar.

Tabelle 4. Patient N. C., m., 62 J. (gleicher Patient wie Abb. 9): Prüfung der Atemmechanik und der Ventilation während der Beatmung

Zentrale Atemlähmung, apoplektischer Insult
45 Tage IPPB (50% O_2)

Volumen (V_t) ml	300	900	1400	$\bar{V}_t$	870
Compliance (C_{L+Th}) ml/cmH_2O	85	81	83	$\bar{C}$	83
Resistance (R insp) cmH_2O/l /sec	2,6	1,5	1,0	$\bar{R}$	1.7
Volumen/min (V_t) 7200 ml Frequenz (f) 10				V_D/V_T	0.41
pO_2 210 mmHg pCO_2 42,7 mmHg pH 7,45				$AaDO_2$	97

Es scheint also, daß auch eine Beatmungsperiode von 1½ Monaten weder an den atemmechanischen Eigenschaften einer initial gesunden Lunge noch an der Verteilung von Luft und Blut Veränderungen hervorruft, welche über die Funktionsstörungen hinausgehen, wie sie durch die apparative Beatmung an sich erzeugt werden.

Pat. P. R., m., 38 J.: Atemlähmung bei Poliomyelitis; gesunde Lungen:
Ein heute 38 Jahre alter Patient, dessen Lungen radiologisch (Abb. 10) und bei physikalischer Untersuchung unauffällig sind, mußte 21jährig, also vor 17 Jahren, wegen poliomyelitischer Atmungsparalyse tracheotomiert und bis heute apparativ beatmet werden. Mit Ausnahme der Zungen-Schlund-Sprech- und Kaumuskulatur ist der Patient seit dem Zeitpunkt der poliomyelitischen Lähmung unfähig, irgendeine Muskelgruppe seines Körpers zu innervieren, und deshalb vollständig auf fremde Hilfe angewiesen. Dank einer ausgeklügelten Elektronik ist er trotzdem imstande, mit seiner Umwelt in erstaunlichem Maße zu kommunizieren. Die totale Atrophie seiner Atmungsmuskulatur bot indessen für die Ermittlung der atemmechanischen Kontrollwerte besonders günstige Voraussetzungen und machte eine medikamentöse Entspannung überflüssig.

Die Mittelwerte der atemmechanischen Größen (Tab. 5) liegen indessen im gleichen Bereich, wie er bei den beiden vorherigen lungengesunden Exploranden beobachtet wurde. Sehr klar läßt sich auch hier systematische Abnahme der Resistance mit zunehmendem Atemzug- bzw. Lungenvolumen erkennen. Der etwas erhöhte Totraumquotient läßt immerhin den Verdacht auf radiologisch unerkennbare Lungenatelektasen aufkommen. Hingegen schließt der für apparative Beatmung niedrige

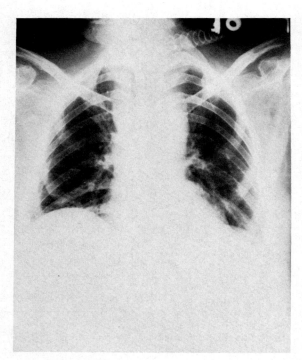

Abb. 10a). Patient P. R., m., 38 J.: Thoraxröntgenbild (liegend) nach 17 Jahren kontrollierter Beatmung wegen Atemlähmung bei Poliomyelitis

Poliomyelitis
17 Jahre IPPB (21 % O_2)

Volumen (V_t) ml	580	1000	1340	$\bar{V}_t$	970
Compliance (C_{L+Th}) ml/cmH_2O	60	62,5	67	$\bar{C}$	63
Resistance (R insp) cmH_2O/l /sec	5,4	4,0	2,4	$\bar{R}$	3,9
Volumen/min (V_t) 9700 ml Frequenz (f) 24				V_D/V_T	0,56
pO_2 90 mmHg pCO_2 32,8 mmHg pH 7,44				$AaDO_2$	25

Tabelle 5. Patient P. R., m., 38 J.: Prüfung der Atemmechanik und der Ventilation während der Beatmung

Wert der $AaDO_2$ zusammen mit der für Luftatmung hochnormalen O_2-Spannung im arteriellen Blut eine ins Gewicht fallende Ungleichmäßigkeit der pulmonalen Perfusionsverteilung im Sinne alveolärer Shuntblutbildung weitgehend aus, ein Befund, der die radiologisch-physikalische Diagnose einer trotz 17jähriger ununterbrochener Beatmung völlig gesunden Lunge stark unterstützt.

Im gleichen Sinne sprechen die Inhalations- und Perfusionsszintigramme, welche während fortdauernder Beatmung nach Umschaltung auf ein Xenon-133-Luftge-

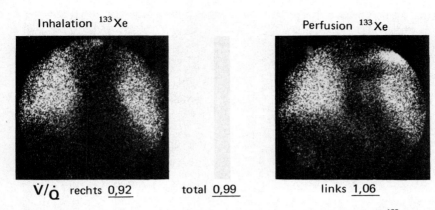

Abb. 10b). Patient P. R., m. 38 J.: Inhalations- und Perfusionsszintigramm mit ^{133}Xe zur Ermittlung des Ventilations-Perfusions-Verhältnisses beider Einzellungen und seines Mittelwertes

misch bzw. nach intravenöser Injektion von Xenon in physiologischer Kochsalzlösung mit der Anger-Kamera registriert wurden (Abb. 10b). Tatsächlich weicht der Mittelwert für das totale Belüftungs-Durchblutungs-Verhältnis von der allgemein akzeptierten Norm nur wenig ab.

Beatmung von Patienten mit primär restriktiv-pneumonisch erkrankten Lungen

Bei allen drei Vertretern einer zweiten Gruppe von Patienten löste eine pneumonisch-atelektatische Lungenerkrankung die zur Langzeitbeatmung führende respiratorische Insuffizienz aus. Pneumonien und Atelektasen verkleinern die Compliance durch Blockierung von Lungengewebe, befördern die Bildung von Shuntblut und behindern durch Entzündungssekret die freie Strömung in den Luftwegen. Es ist somit zu erwarten, daß die nachfolgend demonstrierten Funktionswerte von den bei Lungengesunden bestimmten entsprechend abweichen werden.

Pat. Z. K., m., 59 J.: Amyotrophische Lateralsklerose: Aspirationspneumonien („Beatmungslunge"): Der Patient (Abb. 11a) leidet seit vielen Jahren an einer langsam progredienten amyotrophischen Lateralsklerose, die ihn durch zunehmenden Muskelschwund allmählich zum Invaliden machte. Grund zur Tracheotomie und Beatmung war eine beidseitige, links basal auskultatorisch besonders ausgesprochene Aspirationspneumonie, welche über eine rasch zunehmende, schwere Hypoxämie das Leben des Patienten akut bedrohte.

Auch ohne das Röntgenbild dieses Patienten zu kennen, müßte man nach 18 Beatmungstagen aufgrund der Funktionsdaten (Tab. 6) auf eine mangelhafte Rückbildung der Pneumonien schließen. Die Compliance ist erniedrigt, die $AaDO_2$ stark vergrößert, was einem massiven Shunt entspricht und die trotz adäquater Beatmung mit einem hochprozentigen Sauerstoffgemisch reduzierte arterielle O_2-Spannung erklärt. Die erhöhten Werte für Resistance und Totraumquotienten sind wohl Ausdruck einer ungleichmäßigen Bronchialobstruktion im Rahmen der multilokulären entzündlichen Lungeninfiltration.

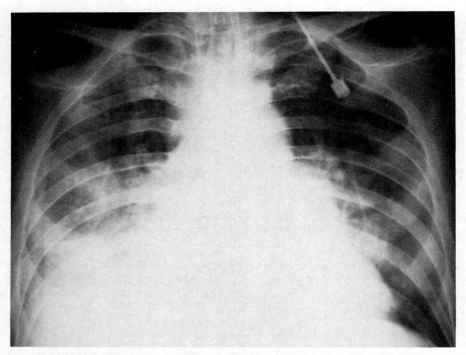

Abb. 11a). Patient Z. K., m., 59 J.: Thoraxröntgenbild (liegend) nach 18 Tagen kontrollierter Beatmung wegen doppelseitiger Aspirationspneumonie bei amyotrophischer Lateralsklerose

Amyotrophische Lateralsklerose ("Beatmungslunge")
18 Tage IPPB (60% O_2) Aspirationspneumonie

Tabelle 6. Patient Z. K., m., 59 J.: Prüfung der Atemmechanik und der Ventilation während der Beatmung

Volumen (V_t) ml	440	600	710	$\bar{V}_t$	570
Compliance (C_{L+Th}) ml/cmH_2O	21	22	24	$\bar{C}$	22
Resistance (R insp) cmH_2O/l/sec	15	12	10	$\bar{R}$	12,5
Volumen/min (V_t) 9600 ml Frequenz (f) 15				V_D/V_T	0,58
pO_2 68.5 mmHg pCO_2 40,3 mmHg pH 7,45				$AaDO_2$	311

Die Unterschiede im Belüftungs-Durchblutungs-Verhältnis der einzelnen Lungenteile, wie sie im kombinierten Szintigramm mit Xenon bzw. Technetium besonders links auffallen, liefern leider einen weiteren Beweis dafür, daß es vorerst nicht gelungen ist, der pneumonischen Lungenerkrankungen Herr zu werden (Abb. 11b).

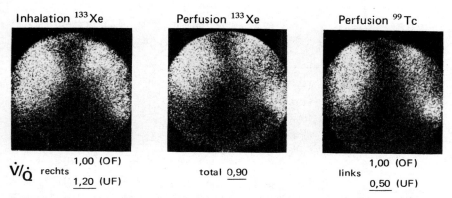

$\dot{V}/\dot{Q}$ rechts	1,00 (OF)	total 0,90	links	1,00 (OF)
	1,20 (UF)			0,50 (UF)

Abb. 11b). Patient Z. K., m. 59 J.: Inhalations- und Perfusionsszintigramm mit Xe^{133} zur Ermittlung des Ventilations-Perfusions-Verhältnisses der oberen (OF) bzw. unteren Hälfte (UF) beider Einzellungen und seines Mittelwertes („total"). Das Xe^{133}-Perfusionsszintigramm wurde in diesem Fall durch ein Szintigramm nach intravenöser Injektion von mit Tc 99m markiertem makroaggregiertem Albumin kontrolliert

Pat. H. E., m., 70 J.: Diffuse Bronchopneumonien mit globaler respiratorischer Insuffizienz („Beatmungslunge"):

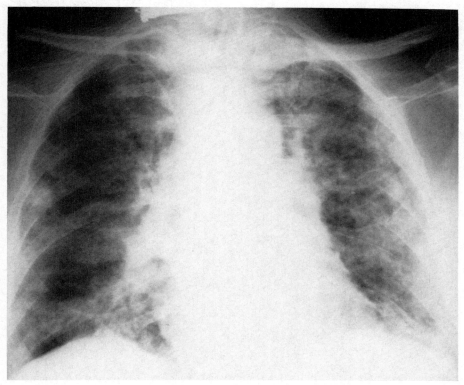

Abb. 12a). Patient H. E., m., 70 J.: Thoraxröntgenbild (liegend) nach sieben Tagen kontrollierter Beatmung wegen globaler respiratorischer Insuffizienz infolge diffuser Bronchopneumonien nach wiederholter Blutaspiration bei hämorrhagischer Gastritis

Tabelle 7. Patient H. E., m., 70 J.: Prüfung der Atemmechanik und der Ventilation während der Beatmung

Bronchopneumonie ("Beatmungslunge")
7 Tage IPPB (80 %) O_2)

Volumen (V_t) ml	240	640	800	$\bar{V}_t$	570
Compliance (C_{L+Th}) ml/cmH_2O	19	25	23	$\bar{C}$	23
Resistance (R insp) cmH_2O/l /sec	23	18	10	$\bar{R}$	17
Volumen/min (V_t) 8800 ml Frequenz (f) 13				V_D/V_T	0.61
pO_2 182 mmHg pCO_2 46.8 mmHg pH 7.43				$AaDO_2$	330

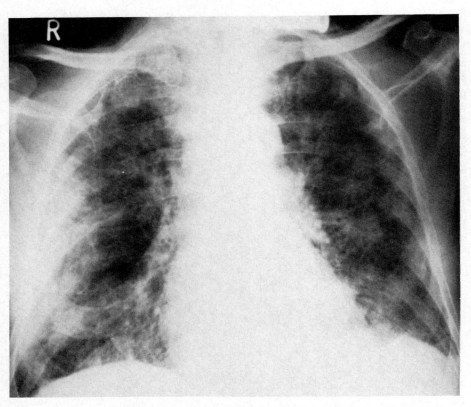

Abb. 12b). Patient H. E., m., 70 J.: Thoraxröntgenbild (Kontrolle liegend) am 17. Beatmungstag. Zunahme der diffusen Bronchopneumonie trotz intensiver antipneumonischer Behandlung mit Antibiotika, Intubation, Beatmung, Physiotherapie

Ganz analoge Verhältnisse liegen bei einem 70jährigen Patienten vor, welcher auf eine an sich erfolgreiche Koxarthroseoperation mit hämorrhagischer Gastritis reagierte und mit schwerer globaler respiratorischer Insuffizienz bei Pneumonie infolge mehrfacher Blutaspiration (Abb. 12a, S. 94) hospitalisiert, intubiert, später tracheotomiert und beatmet werden mußte.

Die Funktionswerte während der Beatmung mit stark reduzierter Compliance, erhöhter Resistance, gesteigertem Totraumquotienten und massivem Shunt bieten das für Pneumonie gewohnte Bild (Tab. 7, S. 95). Wie aus einer Kontrollaufnahme vom 17. Beatmungstag zu ersehen ist (Abb. 12b, S. 95), gelang es auch hier im weiteren Verlaufe der Beatmung nicht, die Pneumonien zur Ausheilung zu bringen. Der Patient ist eine Woche später verstorben. Das Sektionspräparat der Lungen ergab neben einer mukopurulenten Bronchitis eine diffuse karnifizierende Pneumonie mit z.T. membranösem Charakter, die z.T. den Kriterien einer „Beatmungslunge" entsprachen. Indessen ist der therapeutische Mißerfolg in diesem Fall wohl mit Sicherheit auf den Fehlschlag der Pneumiebehandlung und nicht auf schädliche Einflüsse seitens der apparativen Ventilation zurückzuführen.

Pat. E. K., m., 50 J.: Phrenikusparese und Atelektase der rechten Lunge durch Ösophaguskarzinom: Eine Phrenikusparese mit beginnender Atelektase (Abb. 13) und massivem Blutshunt der rechten Lunge bei penetrierendem Speiseröhrentumor lag der massiven Hypoxämie dieses Patienten zugrunde. Wie seine Funktionswerte zeigen, konnte der arterielle Sauerstoffmangel auch durch Tracheotomie, regel-

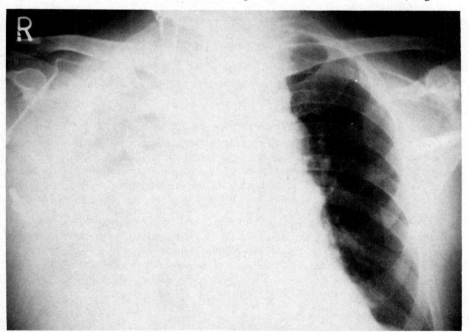

Abb. 13. Patient E. K., m., 50 J.: Thoraxröntgenbild (liegend) nach zehn Tagen kontrollierter Beatmung wegen Phrenikusparese mit Atelektase der rechten Lunge bei penetrierendem Ösophaguskarzinom

mäßige Sekretaspiration und Beatmung mit reinem Sauerstoff nur eben gerade auskorrigiert werden. Geringe Compliance und massiv vergrößerte $AaDO_2$ sind der Ausdruck des atelektatisch-pneumonischen Prozesses in der rechten Lunge. Der Bronchialwiderstand ist nur mäßig erhöht, was darauf hinweist, daß die Tumorstenose des rechten Hauptbronchus den Entzündungsprozeß in sich abschließt, so daß die noch belüftete linke Lunge atemmechanisch relativ intakt geblieben ist (Tab. 8). In der Tat konnte diese Vermutung nach dem Tode des Patienten durch septischen Schock und Anurie anläßlich der Obduktion bestätigt werden.

Phrenikus-Parese und Atelektase rechts
10 Tage IPPB (100% O_2)

Tabelle 8. Patient E.K., m., 50 J.: Prüfung der Atemmechanik und der Ventilation während der Beatmung

Volumen (V_t) ml	360	640	720	$\bar{V}_t$	570
Compliance (C_{L+Th}) ml/cmH$_2$O	30	34	34	$\bar{C}$	33
Resistance (R insp) cmH$_2$O/l/sec	7,0	8,5	7,9	$\bar{R}$	7,8
Volumen/min (V_t) 9300 ml		Frequenz (f) 16		V_D/V_T	0.52
pO_2 90 mmHg	pCO_2	30 mmHg	pH 7,52	$AaDO_2$	580

Beatmung von Patienten mit primär obstruktiv-emphysematisch veränderten Lungen

Aus der dritten Patientengruppe werden schließlich zwei Kranke demonstriert, welche wegen Atmungsversagen bei primärer obstruktiver Erkrankung der Luftwege beatmet werden mußten.

Pat. P. A., m., 57 J.: Silikose III. chronische Bronchitis:
Die Lungenfunktionsreserven eines 57jährigen Mineurs waren durch fortgeschrittene Silikose und obstruktive Bronchitis mit Emphysem ohne Zweifel schon stark eingeschränkt, bevor ein Spontanpneumothorax links eine akute respiratorische Insuffizienz herbeiführte. Durch sofortige Intubation und Beatmung wurde die Zeit gewonnen, durch Pleuradrainage die kollabierte Lunge wieder auszudehen (Abb. 14).

Im Vordergrund der pathologischen Funktionswerte (Tab. 9) stehen neben hoher Resistance und niedriger Compliance vor allem ein massiv vergrößerter Totraum und vermehrte pulmonale Shunts. Während die atemmechanischen Größen wohl weitgehend auf das Grundleiden, Silikose und Bronchialobstruktion, zurückgehen, dürfte die Beatmung als solche an der Vergrößerung des funktionellen Totraums und der Shunts einen gewissen Anteil haben.

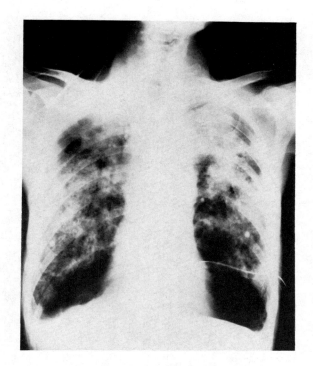

Abb. 14. Patient P. A., m., 57 J.: Thoraxröntgenbild (liegend) nach vier Tagen kontrollierter Beatmung wegen globaler respiratorischer Insuffizienz infolge Spontanpneumothorax links bei Silikose III. Pneumothoraxbehandlung durch Bülau-Drainage

Silikose III, chronische Bronchitis
4 Tage IPPB (80 % O_2)

Volumen (V_t) ml	255	400	570	$\bar{V}_t$	430
Compliance (C_{L+Th}) ml/cmH$_2$O	25	23	23	$\bar{C}$	24
Resistance (R insp) cmH$_2$O/l /sec	37	26	16	$\bar{R}$	25
Volumen/min (V_t) 9000 ml Frequenz (f) 22				V_D/V_T	0.71
pO_2 260 mmHg pCO_2 54,0 mmHg pH 7,34				$AaDO_2$	246

Tabelle 9. Patient P. A., m., 57 J.: Prüfung der Atemmechanik und der Ventilation während der Beatmung

Patient R. R., m., 50 J.: Obstruktives Lungenemphysem, Lungenstauung bei Linksherzinsuffizienz:

Die respiratorische Insuffizienz eines 50jährigen Emphysembronchitikers (Abb. 15) hat sich im Verlaufe vieler Jahre etabliert. Im Rahmen eines infektiösen Schubes kam es zu schwerer Hypoxämie und Hyperkapnie, so daß er intubiert und beatmet werden mußte.

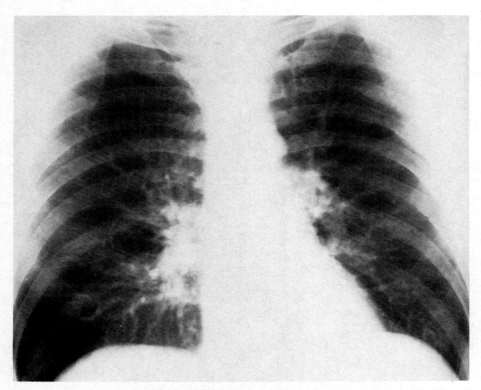

Abb. 15. Patient R. R., m., 50 J.: Thoraxröntgenbild (liegend) nach fünf Tagen kontrollierter Beatmung wegen globaler respiratorischer Insuffizienz bzw. infektiösem Schub im Rahmen eines obstruktiven Lungenemphysems kombiniert mit Linksherzinsuffizienz und Lungenstauung

Auch hier zeigen die funktionellen Daten während der Beatmung eine geringe Lungendehnbarkeit und eine Erhöhung des Bronchialwiderstandes, ergänzt durch stark gesteigerten funktionellen Totraum und vermehrte pulmonale Shunts (Tab. 10).

Tabelle 10. Patient R. R., m., 50 J.: Prüfung der Atemmechanik und der Ventilation während der Beatmung

Obstruktives Lungenemphysem, Lungenstauung
5 Tage IPPB (80% O_2)

Volumen (V_t) ml	470	930	1100	$\bar{V}_t$	800
Compliance (C_{L+Th}) ml/cmH$_2$O	28	33	33	$\bar{C}$	31
Resistance (R insp) cmH$_2$O/l /sec	21	11	7	$\bar{R}$	14
Volumen/min (V_t) 9700 ml Frequenz (f) 14				V_D/V_T	0.78
pO_2 280 mmHg pCO_2 74,2 mmHg pH 7,29				$AaDO_2$	206

Auch bei diesem Kranken dürfte die Veränderung der atemmechanischen Parameter der Grundkrankheit zur Last zu legen sein, wobei die verminderte Compliance durch die Lungenstauung mitbestimmt wird und die Resistance der bronchitischen Lungenerkrankung entspricht. An Totraumventilation und pulmonalen Shunts ist die apparative Beatmung wohl sicher ursächlich beteiligt. Das Ausmaß dieser Beteiligung wäre indessen nur durch den Vergleich der Funktionswerte zwischen Spontanatmung und apparativer Beatmung näher zu bestimmen.

Zusammenfassung

Unsere bisherigen Beobachtungen bei Langzeitbeatmung zeigen, daß durch Steigerung der inhomogenen Lungenbelüftung der Totraumquotient mit großer Regelmäßigkeit als vergrößert gefunden wird. Diese Zunahme ist bei primär gesunden Lungen gering, bei restriktiv-pneumonischen Affektionen größer und bei chronisch-obstruktiven Lungenkrankheiten am stärksten ausgesprochen.

Die bei Langzeitbeatmung gemessenen abnormen Werte für Shunts und Resistance sowie die Veränderungen der Compliance sind zum größeren Teil der Grundkrankheit zur Last zu legen und werden durch die apparative Beatmung nur wenig beeinflußt.

Lungenveränderungen, wie sie unter der Bezeichnung „Beatmungslunge" bekannt sind, werden bei primär gesunden Lungen nur sehr selten beobachtet.

Die Therapie der respiratorischen Insuffizienz durch Langzeitbeatmung bleibt vorerst ein schwieriges Problem, das den ganzen Einsatz aller Beteiligten, nicht zuletzt des Patienten, erfordert. Weiterer Forschung bleibt es vorbehalten, Mittel und Wege zu finden, um auch das Schicksal von Patienten mit primär kranken Lungen, die lange beatmet werden müssen, in bessere Bahnen zu lenken.

Literatur

Barach, A. L., P. Swenson: Effect of breathing gases under positive pressure on lumens of small and medium sized bronchi. Arch. intern. Med. 63 (1939) 946-948

Bendixen, H. H., J. Hedley-Whyte, M. B. Laver: Impaired oxygenation in surgical patients during general anesthesia with controlled ventilation. A concept of atelectasis. New Engl. J. Med. 269 (1963) 991-996

Bendixen, H. H., B. Bulwinkel, J. Hedley-Whyte, M. B. Laver: Atelectasis and shunting during the spontaneous ventilation in anesthetized patients. Anesthesiology 25 (1964) 297-301

Bendixen, H. H., L. D. Egbert, J. Hedley-Whyte, M. B. Laver, H. Pontoppidan: Respiratory Care. Mosby, St. Louis 1965

Bosomworth, P. P., F. C. Spencer: Pronlonged mechanical ventilation. Amer. Surg. 31 (1965) 377-381

Campbell, E. J. M., J. F. Nunn, B. P. Beckett: A comparison of artificial and spontaneous respiration with particular reference to ventilation-blood flow relationships. Brit. J. Anaesth. 30 (1958) 166-175

Heironimus, T. W.: Mechanical artificial ventilation. Thomas, Springfield 1971

Herzog, H.: Pressure-cycled ventilators. Ann. N. Y. Acad. Sci. 121 (1965) 751-765

Herzog, H.: Indikationen und praktische Durchführung der Beatmung. In: Die interne Wachstation, hrsg. von L. Lendle, M. Schwab. Urban & Schwarzenberg, München 1970

Herzog, H., R. Keller: Druckgesteuerte Respiratoren. In: Die Ateminsuffizienz und ihre klinische Behandlung, hrsg. von O. H. Just, H. Stoeckel. Thieme, Stuttgart 1967

Keller, R., H. Herzog: Erweiterte Funktionsdiagnostik obstruktiver Erkrankungen der Atemwege mit der Ganzkörperplethysmographie. Beitr. Klin. Tuberk. 139 (1969) 100-114

Sheldon, G. P.: Pressure breathing in chronic obstructive lung disease. Medicine (Baltimore) 42 (1963) 197-227

West, J. B.: Regional differences in gas exchange in the lung of erect man. J. appl. Physiol. 17 (1962) 893-898

Verteilungsstörungen bei Langzeitbeatmung

Von H. Burchardi

Die Verteilung der Ventilation unter apparativer Beatmung ist immer noch Gegenstand von Meinungsverschiedenheiten (3, 4, 13, 14, 15, 20). Da objektive Messungen am beatmeten Patienten schwierig zu gewinnen sind, wurden die meisten aussagekräftigen Untersuchungen an beatmeten, idealisierten Lungenmodellen gewonnen (1, 2, 15, 17, 20).

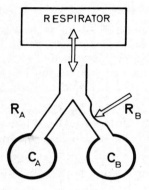

Abb. 1. Prinzipdarstellung eines Lungenmodells: Zwei Gasflaschen als Modellalveolen mit gleicher konstanter Compliance C_A und C_B. Variierbarer Widerstand R_B in einer Zuleitung

LUNGENMODELL

Das Prinzip ist bekannt (Abb. 1):
Zwei untereinander verbundene Gasflaschen repräsentieren zwei Alveolareinheiten mit konstanter Compliance (C) und variierbarem Widerstand (R) in den Zuleitungen. Unterschiedliche Widerstände bei gleichbleibender Compliance bedeuten unterschiedliche Zeitkonstanten τ, die ja die Produkte von $R \cdot C$ sind. Unterschiedliche Zeitkonstanten der beiden Alveolareinheiten führen zu ungleicher und phasenverschobener Belüftung. Damit wird die Situation einer ventilatorischen Verteilungsstörung simuliert.

Den Einfluß der Beatmungscharakteristika auf solche ventilatorische Verteilungsstörungen untersuchten die Stockholmer Arbeitsgruppe um *Herzog* und *Norlander* (15, 20) und die Wiener Arbeitsgruppe um *Benzer* (1, 2) anhand des sog. volumengesteuerten Respirators Engström und einiger druck/flow-gesteuerter Geräte (Bird-, Bennett-Assistor). Sie kamen zu dem Ergebnis, daß durch das Engström-typische inspiratorische Druckplateau die Ventilation bei Lungeneinheiten ungleicher Zeitkonstanten homogener ist, als es mit den druckgesteuerten Geräten erreicht werden kann: Das Druckplateau gewährleiste nämlich eine gleichmäßigere Umverteilung der Luft in der Inspirationsphase.

Demgegenüber steht aber die Tatsache, daß hohe inspiratorische Strömungsgeschwindigkeiten zur Überwindung von Atemwegwiderständen wegen der Entstehung turbulenter Strömungen ungünstig sind. Daß dieses berücksichtigt werden muß, können wir am Lungenmodell zeigen (Abb. 2):

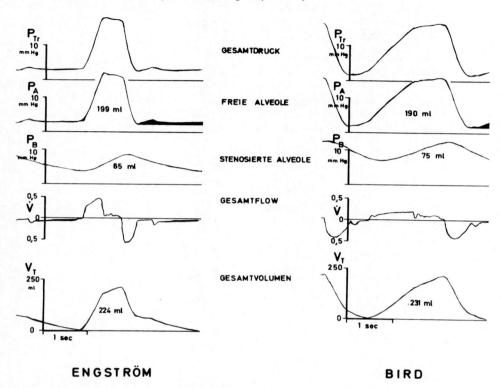

Abb. 2. Druckfunktionsanalyse im Modellversuch.
Starke Stenose vor Alveole B. Beatmung mit Engström- und Bird-Respirator. Bei praktisch gleich großem Gesamthubvolumen (V_T) wird die stenosierte Alveole B unter Engström-Beatmung nur mit 65 ml ventiliert, während sie unter Bird-Beatmung 75 ml erhält: Geringere Inhomogenität der Ventilationsverteilung unter Bird-Beatmung mit niedrigem inspiratorischem Flow

P_{Tr} = Druck an dem Gesamtsystem
P_A = Druck in Alveole A (ohne Stenose)
P_B = Druck in Alveole B (Zuleitungsstenose)
$\dot{V}$ = Flow am Gesamtsystem
V_T = Hubvolumen am Gesamtsystem

Durch Verlangsamung des inspiratorischen Flows bei druckgesteuerter Beatmung ist die Verteilung der Ventilation unter gleichen Stenosebedingungen sogar gleichmäßiger als bei der Engström-Beatmung. Damit läßt sich im Modellversuch die angebliche Überlegenheit des Engström-Respirators bei Verteilungsstörungen nicht bestätigen.
Die Situation am Patienten ist jedoch weitaus komplexer als im idealisierenden Modellversuch:

Wir dürfen annehmen, daß eine Lunge bei inhomogener ventilatorischer Verteilung aus zahlreichen Lungeneinheiten mit unterschiedlichen Zeitkonstanten besteht. Wir haben also ein multiples Kompartimentsystem vor uns. Die Ventilationsverteilung eines solchen Systems kann nach einem Verfahren analysiert werden, das von *Gomez* (10, 11, 12) und *Nakamura* (19) eingeführt und ausgebaut wurde. Das Verfahren beruht auf einer mathematischen Analyse von Heliumclearance-Kurven, also von Fremdgasauswaschvorgängen.

Hierzu einige erklärende Worte:
Die Clearance oder Abatmung eines Gases aus einer Lunge ist u.a. abhängig von dem Ausmaß der Inhomogenität der Ventilationsverteilung über die einzelnen Lungeneinheiten. Bei völlig homogener Verteilung der Ventilation über alle Lungeneinheiten, im Idealfall, sind die Zeitkonstanten aller Einheiten gleich. Der Auswaschvorgang eines Fremdgases folgt dann einer einzigen Exponentialfunktion.

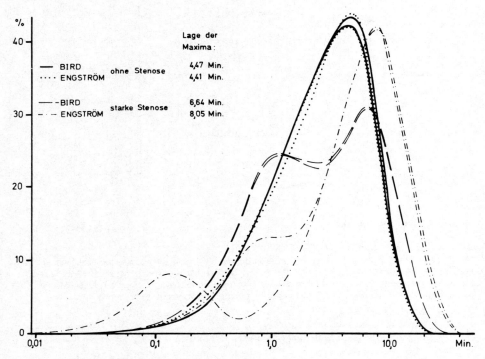

Abb. 3. Heliumclearance im Modellversuch.
Häufigkeitsverteilung (Dichtefunktion) der Clearancezeitkonstante unter Bird- und Engström-Beatmung im stenosefreien System und bei starker Stenose (je 2 Einzelversuche für jede Bedingung).
Im stenosefreien System ventilieren Bird- und Engström-Respirator gleich homogen (deckungsgleiche Kurven).
Bei Stenosierung einer Zuleitung (2 Kompartimente) Verbreiterung und Zweigipfligkeit der Kurven. Dabei ist die Verzögerung des langsamen Kompartiments unter Engström-Beatmung noch ausgeprägter (Verspätung der Maxima); die Verteilung ist also noch inhomogener als unter Bird-Beatmung.
Clearancezeitkonstante in Minuten (logarithmische Transformation).
Häufigkeit (Dichtefunktion) in % (numerisch)

Haben die Lungeneinheiten unterschiedliche Zeitkonstanten, so werden diese Kompartimente ungleich und phasenverschoben ventiliert, die Verteilung der Belüftung ist inhomogen. Der Auswaschvorgang folgt damit nicht mehr einer einzigen Exponentialfunktion, sondern ist die Summenfunktion mehrerer Exponentialterme.

Unter der Annahme einer großen Anzahl kontinuierlich verteilter einzelner Zeitkonstanten läßt sich die Häufigkeitsverteilung dieser einzelnen Clearancezeitkonstanten durch inverse Laplace-Transformation näherungsweise berechnen.

Dieses Analysenverfahren der Auswaschvorgänge liefert bereits am Lungenmodell noch deutlichere Ergebnisse als die Druck-Flow-Analysen (Abb. 3).

Die Verteilung unter druckgesteuerter Bird-Beatmung ist bei Stenosen gleichmäßiger als unter der Engström-Beatmung, sofern der inspiratorische Flow am druckgesteuerten Gerät niedrig gehalten wird.

Mit dieser He-Clearance-Methode haben wir nun die Ventilationsverteilung bei langzeitbeatmeten Patienten mit schwer gestörter Lungenfunktion analysiert und die Unterschiede zwischen der volumengesteuerten und der druckgesteuerten Beatmungsform gesucht. Beatmungsfrequenz und Beatmungsvolumen wurden bei beiden Beatmungsformen stets gleich groß gehalten. Niedriger inspiratorischer Flow am Bird-Respirator.

Die Ergebnisse aus den Modellversuchen lassen sich am Patienten im wesentlichen bestätigen:

Auch hier sind die Verteilungsstörungen unter druckgesteuerter Beatmung in der Regel geringer als unter Engström-Beatmung. Die Effektivität des Auswaschvorgangs läßt sich dabei anschaulicher mit dem Wert der 95%-Clearance beschreiben, d. i. die Anzahl der Atemzüge, die erforderlich sind, um 95% des Fremdgases zu eliminieren.

Abb. 4 zeigt, daß bei sechs von sieben Versuchen die 95%-Clearance unter Engström-Beatmung signifikant später liegt als unter der druckgesteuerten Bird-Beatmung mit niedrigem inspiratorischem Flow. Das bedeutet, daß bei der Engström-Beatmung vermehrt Kompartimente mit verzögerter Zeitkonstante, also mit langsamerer Clearance, auftreten; die Ventilationsverteilung ist also inhomogener.

Zusammenfassung und Schlußfolgerung

1. Bei obstruktiven Lungenfunktionsstörungen mit inhomogener Ventilationsverteilung ist für die apparative Beatmung ein niedriger inspiratorischer Flow wünschenswert. Dieser bewirkt an Stenosen einen niedrigen Atemwegwiderstand und führt zu einer homogeneren Verteilung.

2. Ein Beatmungstypus mit niedrigem inspiratorischen Flow und damit längerer Inspirationsdauer wird durch die druckgesteuerten Respiratoren ermöglicht. Er ist der Beatmungsform des volumengesteuerten Engström-Respirators — mit hohem inspiratorischen Flow und inspiratorischem Druckplateau — bei Obstruktion nicht nur ebenbürtig, sondern sogar überlegen.

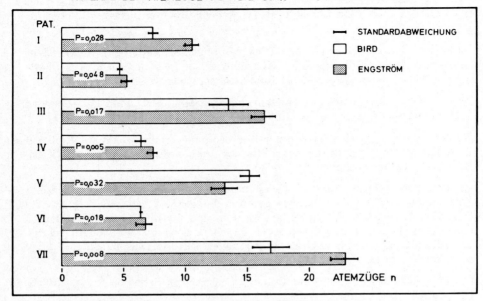

Abb. 4. Ventilationsverteilung an beatmeten Patienten. Heliumclearance.
Bird- und Engström-Beatmung an sieben Patienten unter jeweils gleichen Bedingungen.
Die Anzahl der Atemzüge, die für eine 95%-Clearance des He erforderlich ist, ist unter Engström-Beatmung bei sechs von sieben Versuchen signifikant größer: homogenere Ventilationsverteilung unter Bird-Beatmung (P = Irrtumswahrscheinlichkeit)

3. Entscheidend für eine gleichmäßigere Ventilationsverteilung ist neben dem niedrigen inspiratorischen Flow eine Zunahme des intrathorakalen Mitteldrucks und damit eine Erhöhung der Beatmungsmittellage, eine Zunahme des funktionellen Residualvolumens.

4. Die Bedeutung des intrathorakalen Mitteldrucks und des funktionellen Residualvolumens für die Ventilationsverteilung zeigt sich auch bei der Beatmung mit positiven endexspiratorischen Drücken (PEEP). Hierbei wird nicht nur die pulmonale Kurzschlußdurchblutung durch Beeinflussung der Perfusion herabgesetzt (*Pontoppidan* u. Mitarb. 8, 16). Es kommt wahrscheinlich auch zu einer homogeneren Verteilung der Ventilation (9, 18). Über Indikation und Erfolg dieser Beatmungsform werden uns sicher Herr *Sluiter* u. Mitarb. Näheres berichten.

5. Die Zunahme des intrathorakalen Mitteldrucks beeinträchtigt in der Regel die Lungenperfusion und damit das Herzzeitvolumen mehr oder weniger stark (5, 6, 7, 21). So nahm das HZV bei der druckgesteuerten Beatmung in vier von sieben Versuchen ab; der Cardiac Index sank aber nur in einem dieser Fälle unter einen Wert von 3,0 l/min · m². Bei einem Patienten mit primär niedrigem Cardiac Index (1,94 l/min · m²) stieg er unter Bird-Beatmung sogar an (auf 2,34 l/min · m²).

Es wird dabei aber deutlich, daß bei der Wahl optimaler Beatmungsbedingungen zwei konträre Gesichtspunkte gegeneinander abgewogen werden müssen: Einerseits das Interesse an einer möglichst homogenen Ventilationsverteilung, andererseits die Notwendigkeit eines funktionsgerechten Kreislaufs.

Literatur

1 *Baum, M., H. Benzer, R. Kucher, J. Lempert, O. Mayrhofer, W. Tölle:* Respiratorbeatmung bei intrapulmonaler Luftverteilungsstörung. Z. prakt. Anästh. Wiederbeleb. 4 (1969) 325-338
2 *Benzer, H., R. Kucher, O. Mayrhofer, M. Baum:* Kontrollverfahren bei Respiratorbeatmung. Möglichkeiten einer pneumotachographischen Funktionsanalyse von Respiratoren und Überwachung der künstlichen Beatmung. Anaesthesist 18 (1969) 169-180
3 *Bergman, N. A.:* Effects of varying respiratory wave-forms on gas exchange. Anesthesiology 28 (1967) 390-395
4 *Bergman, N. A.:* Effects of varying respiratory wave-forms on distribution of inspired gas during artificial ventilation. Amer. Rev. resp. Dis. 100 (1969) 518-525
5 *Cournand, A., H. L. Motley, L. Werkö:* Mechanism underlying cardiac output change during intermittent positive pressure breathing. Fed. Proc. 6 (1947) 92
6 *Cournand, A., H. L. Motley, L. Werkö, D. W. Richards:* Physiological studies on the effects of intermittent positive pressure breathing on cardiac ouput in man. Amer. J. Physiol. 152 (1948) 162-174
7 *Dudziak, R., P. Satter, K. Foerster:* Die Auswirkung der Beatmung mit einem volumen- und einem druckgesteuerten Respirator auf den Kreislauf und den Gasaustausch. In: Die Ateminsuffizienz und ihre klinische Behandlung, hrsg. von O. H. Just, H. Stoeckel. Thieme, Stuttgart 1967
8 *Falke, K.:* Wirkungsweise und klinische Anwendung der Beatmung mit positivem endexspiratorischem Druck. Z. prakt. Anästh. Wiederbeleb. 6 (1971) 286-293
9 *Frumin, M. J., N. A. Bergman, D. A. Holaday, H. Rackow, E. Salanitre:* Alveolararterial O_2 differences during artificial respiration in man. J. app. Physiol. 14 (1959) 694-700
10 *Gomez, D. M.:* A mathematical treatment of the distribution of tidal volume throughout the lung. Proc. nat. Acad. Sci. 49 (1963) 312-319
11 *Gomez, D. M.:* A physico-mathematical study of lung function in normal subjects and in patients with obstructive pulmonary diseases. Med. thorac. 22 (1965) 275-294
12 *Gomez, D. M., W. A. Briscoe, G. Cumming:* Continuous distribution of specific tidal volume throughout the lung. J. appl. Physiol. 19 (1964) 683-692
13 *Herzog, H.:* Pressure-cycled ventilators. Ann. N.Y. Acad. Sci. 121 (1965) 751-765
14 *Herzog, H., R. Keller:* Druckgesteuerte Respiratoren. In: Die Ateminsuffizienz und ihre klinische Behandlung, hrsg. von O. H. Just, H. Stoeckel. Thieme, Stuttgart 1967
15 *Herzog, P., O. P. Norlander:* Distribution of alveolar volumes with different types of positive pressure gas-flow patterns. Opusc. med. 13 (1968) 3-18
16 *Kumar, A., K. J. Falke, B. Geffin, C. F. Aldredge, M. B. Laver, E. Lowenstein, H. Pontoppidan:* Continuous positive-pressure ventilation in acute respiratory failure. New Engl. J. Med. 283 (1970) 1430-1436
17 *Lyager, S.:* Influence of flow pattern on the distribution of respiratory air during intermittent positive-pressure ventilation. Acta anaesth. scand. 12 (1968) 191-211
18 *McIntyre, R. W., A. K. Laws, P. R. Ramachandran:* Positive expiratory pressure plateau: improved gas exchange during mechanical ventilation. Canad. Anaesth. Soc. J. 16 (1969) 477-493
19 *Nakamura, T., T. Takishima, T. Okubo, T. Sasaki, H. Takahashi:* Distribution function of the clearance time constant in lungs. J. appl. Physiol. 21 (1966) 227-232
20 *Norlander, O. P., C. G. Engström:* Volume-controlled respirators. Ann. N.Y. Acad. Sci. 121 (1965) 766-780
21 *Schorer, R.:* Auswirkungen der Atemmechanik auf den Kreislauf, Springer, Berlin 1965

Störungen der Lungendurchblutung und des Ventilations-Perfusions-Verhältnisses unter spezieller Berücksichtigung von Herzpatienten

Von M. Laver

Bei einem Patienten, der mit einer schweren Ateminsuffizienz auf unsere Station kommt, haben wir es mit zwei Problemen zu tun: Mit der Verteilung der Ventilation und der Verteilung der Perfusion der Lunge. Im akuten Zustand geht es weniger um die Ausscheidung der Kohlensäure als um die Beseitigung der Hypoxämie. Man muß den Patienten so behandeln, daß der Sauerstoffmangel behoben wird. Ich möchte mich hierbei zuerst mit der Verteilung der Perfusion beschäftigen, weil sie schwieriger zu beeinflussen ist.

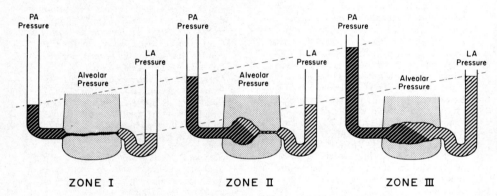

Abb. 1. Einfluß der Drücke in der Pulmonalarterie, im linken Vorhof und in den Luftwegen auf die Verteilung des Blutstroms in der Lunge, bei aufrechter Haltung. – Links ist im Modell dargestellt, daß der Druck in der Pulmonalarterie nicht ausreicht, um den alveolären (transmuralen) Druck zu überwinden – die Durchblutung ist gleich Null (Zone 1). Da die Ventilation weitergeht, die Perfusion aber fehlt, resultiert eine Totraumbelüftung (alveolärer Totraum). Wenn man die tiefer gelegenen Abschnitte betrachtet, gelangt man in eine Zone, wo der Pulmonalarteriendruck den alveolären Druck übersteigt, und den arteriellen Schenkel der Kapillaren eröffnet. Da der alveoläre Druck aber höher ist als der Druck im linken Vorhof, bleibt der venöse Schenkel noch verschlossen. Die Druckschwankungen in den Luftwegen und den Gefäßen, die durch den Atemzyklus und die Herzaktion bedingt sind, bewirken ein „Flattern" im ableitenden Kapillarschenkel und eine intermittierende Blutströmung (Zone II). – Zone III ist der unterste Abschnitt, wo der „linke Vorhofdruck" höher ist als der alveoläre Druck und das Blut ununterbrochen fließt (aus: Laver, M. B., P. Hallowell, A. Goldblatt: Anesthesiology 33 [1970] 161-192)

Abb. 1 zeigt das Modell einer Lunge im Stehen, an dem ich erläutern will, welche Faktoren die Perfusion beeinflussen; es sind dies

1. der Druck in der Pulmonalarterie
2. der intraalveoläre Druck und
3. der Druck im linken Vorhof.

Im aufrechten Stand haben wir oben einen Lungenabschnitt vor uns, in dem der Pulmonalisdruck zur Perfusion nicht ausreicht, weil der Alveolardruck dort höher ist als der Druck in den Pulmonalgefäßen, zumal der Druck im linken Vorhof in diesem Fall sehr niedrig ist. Wir haben also in der Lungenspitze den Zustand eines physiologischen Totraums, d.h., es wird ventiliert, aber nicht perfundiert.

Wenn wir tiefer hinunter gehen, kommen wir in eine Zone, in welcher der Pulmonalisdruck den Alveolardruck übersteigt. Man sieht, wie dieses kleine Gefäß eröffnet wird — aber die Endstrecke dieser Kapillare bleibt noch geschlossen, weil der Innendruck des Gefäßes hier bereits auf den Druck im linken Vorhof abfällt und der Alveolardruck weit höher ist. Wenn man nun die Schwankungen durch Herzschlag und Atmung hinzunimmt, sieht man auch im Modell ein Flattern in dem Sinne, daß das Gefäß sich periodisch öffnet und schließt.

Den Bezirk, der nur ventiliert, aber nicht perfundiert wird, hat *West* Zone I genannt. Zone II ist der mittlere Bereich, in dem das Flattern entsteht, nur eine teilweise Perfusion stattfindet und der Strömungswiderstand am größten ist.

Wenn man nun den unteren Teil der Lunge betrachtet, dann wird der Druck im linken Vorhof — auf diese Zone bezogen — auf einmal hoch genug, um auch den Endteil der Kapillaren offenzuhalten; es besteht dann eine konstante Perfusion dieser Alveolen.

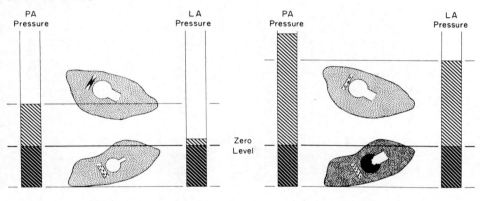

Abb. 2. Einfluß von Hypotension und Linksherzversagen auf die Druckverteilung in den Lungengefäßen. — Die Lungen sind in Seitenlage dargestellt, um die Auswirkung auf den Gasaustausch zu demonstrieren. Absinken des Pulmonalarteriendrucks bewirkt ein Versiegen des Blutstroms in der oberen (rechten) Lunge, während bei linksventrikulärer Herzinsuffizienz die Perfusion der oben liegenden (rechten) Lunge verbessert ist; andererseits kommt es in der unteren Lunge leicht zum Ödem, weil sie unter einem hohen „effektiven" linken Vorhofdruck steht. Unter „effektiv" wird die Summe aus dem (unmittelbar vor der Mitralklappe gemessenen) Druck im linken Vorhof („zero level") und dem (positiven oder negativen) hydrostatischen Druck der darauf einwirkenden venösen Blutsäule verstanden. Im linken Teil der Abbildung ist eine offene, ventilierte, aber nicht perfundierte Alveole dargestellt. Absinken des Pulmonalarteriendruckes führt zu einer Zunahme des physiologischen Totraums und zu einer Verschlechterung der CO_2-Abgabe. Im rechten Teil der Abbildung ist die untere Lunge ödematös mit kollabierten, aber perfundierten Alveolarbezirken. Da die Perfusion weitergeht, muß eine arterielle Hypoxämie entstehen (aus: *Laver, M. B., W. G. Austen:* "Lung Function: Physiologic Considerations Applicable to Surgery". In: Davis-Christopher Textbook of Surgery. 10. Aufl. hrsg. von *D. Sabiston, W. B. Saunders,* Philadelphia 1972).

Wenn bei einem Herzpatienten infolge einer Linksinsuffizienz der Druck im linken Vorhof steigt, dann wird dem Modell entsprechend auch der Pulmonalisdruck erhöht. Das bedeutet, daß der obere Teil der Lunge perfundiert und daß bei einer akuten Linksinsuffizienz der physiologische Totraum herabgesetzt wird.

Der unterste Lungenabschnitt erleidet aber bei diesem hohen Druck im linken Vorhof Schaden, und in diesem Teil wird sich ein Lungenödem entwickeln. – Umgekehrt wird die Lunge bei einer Hypotension mit fallendem Pulmonalisdruck weniger perfundiert, und der physiologische Totraum wird größer (Abb. 2).

Wenn ein Patient längere Zeit auf der Seite liegt (Abb. 3), bestehen für die untere Lunge andere Verhältnisse, weil der auf die untere Lunge einwirkende „Vorhofdruck" nicht der gleiche ist wie im Herzen selbst. Wenn der Kardiologe vom linken Vorhofdruck spricht, meint er den Druck, den er vor der Mitralklappe mißt, aber aus der Abbildung ist zu entnehmen, daß der venöse Druck in der untenliegenden Lunge wesentlich höher ist.

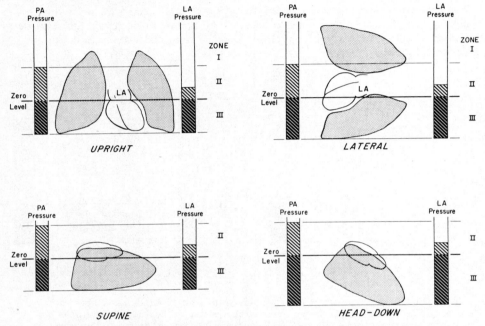

Abb. 3. Einfluß der Körperhaltung auf die Verteilung der Lungendurchblutung. – In Seitenlage gehört die ganze untenliegende (linke) Lunge zur Zone III. In Rückenlage befindet sich der größere Teil beider Lungenflügel in der Zone III.
Ein Lungenödem entwickelt sich vorzugsweise in der Zone III; in der Seitenlage wird zunächst die linke Seite betroffen, in Rücklage die dorsalen Abschnitte beider Lungen, von der Spitze bis zur Basis. Letzteres erklärt die Entstehung der sog. hypostatischen Pneumonie bei bettlägerigen alten Patienten. Am ungünstigsten ist die Kopf-tief-Lagerung nach Trendelenburg; berücksichtigt man ihre schädliche Wirkung auf die Lungenfunktion (der effektive Druck im linken Vorhof kann für die Lungenspitze 30 cm H_2O übersteigen!), so ist die Anwendung dieser Lagerung bei Schwerstkranken kaum zu rechtfertigen (aus *Laver, M. B., W. G. Austen:* "Lung Function: Physiologic Considerations Applicable to Surgery". In: The Davis-Christopher Textbook of Surgery, 10. Aufl., hrsg. von *D. Sabiston,* Saunders, Philadelphia 1972)

Abb. 4 verdeutlicht die Entstehung eines Lungenödems (*Staub* 1967). Zunächst kommt es zu einer Flüssigkeitsansammlung um die Pulmonalarterien und Bronchiolen (perivaskuläres Ödem), im Alveolarlumen sieht man anfangs nichts. Dann entsteht in der Peripherie der Alveole eine Flüssigkeitsansammlung, die zunimmt, bis

Abb. 4. Auswirkung eines Lungenödems auf die Alveolargröße.
Das Lungenödem wurde bei Versuchstieren durch exzessive Flüssigkeitsinfusion oder akutes Linksherzversagen ausgelöst, die Lunge wurde in vivo eingefroren und histologisch aufgearbeitet. Unabhängig von der Ursache des Ödems war die Flüssigkeit bemerkenswert konstant verteilt.
A und B: Zu Beginn sammelt sich die Flüssigkeit rings um den Komplex, der von Bronchiole und arteriellem Pulmonalgefäß gebildet wird, während in und unmittelbar bei den Alveolen keine Flüssigkeit zu sehen ist.
C: Bei zunehmendem Flüssigkeitsgehalt kommt es zu einer Verbreiterung der Alveolarwände, bedingt durch Vermehrung des interstitiellen Ödems, und zu einer geringen Abnahme des Alveolardurchmessers.
D: Das fortschreitende Ödem engt die Alveolen ein und bewirkt eine Instabilität der Druck-Volumen-Kurve. Jetzt sammelt sich auch in den Alveolen Flüssigkeit an, der Gasaustausch ist behindert, aber die Perfusion geht weiter. Ein eigentlicher Alveolenkollaps (mit Aneinanderlegen der Alveolarwände wie bei der nicht ausgedehnten, noch luftleeren Lunge des Neugeborenen) ist nicht zu beobachten (aus: Staub, N. C., H. Nagano, M. B. Pearce: J. appl. Physiol. 22 [1967] 227)

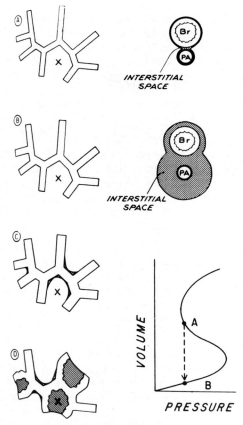

das Lumen ganz klein und damit instabil wird, so daß die Alveole plötzlich ganz mit Flüssigkeit gefüllt ist. Wie wir wissen, werden die von diesem Stadium des Lungenödems betroffenen Alveolen nicht mehr ventiliert, aber die Perfusion geht weiter.

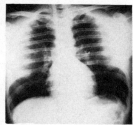 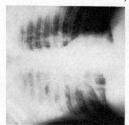 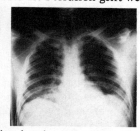

Abb. 5. Praktische Auswirkung der Seitenlagerung bei einer langdauernden Operation an einem Patienten mit Herzinsuffizienz. Links die präoperative Thoraxaufnahme. Das mittlere Bild wurde während des Lungenödems, eine Stunde nach Operationsende aufgenommen. Der Film wurde bei aufrechter Körperhaltung belichtet, ist hier aber in der gleichen Seitenlage abgebildet, die der Patient während der Operation eingenommen hatte. Das rechte Thoraxbild wurde 48 Stunden später aufgenommen, nachdem das Lungenödem sich wieder zurückgebildet hatte. – Die Stauung war in der untenliegenden (rechten) Lunge am stärksten ausgeprägt (aus Laver, M. B., W. G. Austen: "Lung function: Physiologic Considerations Applicable to Surgery". In Davis-Christopher Textbook of Surgery, 10. Aufl., hrsg. von D. Sabiston, W. B. Saunders, Philadelphia 1972)

Abb. 5 zeigt das Thoraxbild einer älteren Frau mit Linksinsuffizienz, die bei einer linksseitigen Hüftgelenksoperation 3½-4 Stunden auf der rechten Seite gelegen hatte; eine Stunde später bekam sie im Aufwachraum ein akutes Lungenödem. Auf dem Röntgenbild in Seitenlage sieht man sehr schön, wie sich das Ödem speziell in der rechten, untenliegenden Lunge entwickelt hat. Die untere Lunge stand bei dem ohnehin erhöhten linken Vorhofdruck unter einem besonders hohen venösen Druck, und deshalb trat das Ödem einseitig auf.

Wenn der Patient auf der Seite liegt und der Pulmonalisdruck fällt, wird ein großer Teil der oberen Lunge nicht perfundiert. Dadurch nimmt der physiologische Totraum zu, und die Größe dieses Totraums ist von der Höhe des Pulmonalisdruckes abhängig. Bei der Linksventrikelinsuffizienz in Abb. 5 ist der Druck im linken Vorhof und in den Pulmonalvenen erhöht, auch der Pulmonalisdruck ist angestiegen, die Patientin hat ein Lungenödem und ist hypoxämisch. Zur gleichen Zeit ist aber die CO_2-Ausscheidung verbessert, weil die obere Lunge jetzt besser perfundiert wird als in der Situation bei niedrigem Pulmonalisdruck.

Wenn ein Patient längere Zeit auf dem Rücken liegenbleibt, befindet sich der größte Teil der Lunge in der dritten Zone — und diese ist die wichtigste, weil hier die Gefahr eines Lungenödems besteht — besonders, wenn der Druck im linken Vorhof stark erhöht ist. Man muß diese Patienten also bei längerer Respiratorbehandlung ständig drehen, damit nicht ein- und derselbe Teil der Lunge längere Zeit dieser Situation ausgesetzt ist.

Gleiches gilt von der Trendelenburgschen Lagerung. Diese Situation tritt z.B. bei einer jungen Frau mit einer Mitralstenose während einer Hysterektomie auf. Aus operationstechnischen Gründen muß sie leider so gelagert werden, und nicht selten tritt während oder nach Schluß der Operation ein schweres Lungenödem auf. Man wundert sich, warum es bei einem Patienten, der nicht viele Infusionen erhielt und keine Hypertonie hatte, während der Operation plötzlich zu einem Lungenödem kommt. Auch das ist aus Abb. 5 zu ersehen; weil nämlich in Trendelenburgscher Lagerung beide Lungen unter einem hohen Vorhofdruck stehen, so daß sich ein Ödem ausbilden kann.

Bei einem Patienten mit einer lange bestehenden, schwersten Mitralstenose kommt ein anderer Prozeß hinzu. In den kleinen Gefäßen laufen chronische Veränderungen ab. Wir wissen schon von *Parker* und *Weiss* aus den 30er Jahren, daß diese Veränderungen hauptsächlich an der Lungenbasis entstehen. Bei diesen Patienten sieht man etwas Eigenartiges: Sie haben einen hohen Druck im linken Vorhof, einen hohen Pulmonalisdruck und einen hohen pulmovaskulären Widerstand. Dadurch wird der untere Teil der Lunge weniger perfundiert, aber vor einem Lungenödem nicht geschützt, dem er aufgrund des hohen Drucks im linken Vorhof ausgesetzt ist. Solche Patienten können nicht ausreichend spontan atmen, haben aber hohe pO_2-Werte, weil der obere Teil der Lunge unter besserer Perfusion steht. Obwohl diese Patienten ausgezeichnet mit Sauerstoff versorgt sind, sind sie bis zum Endstadium vom Ventilator abhängig. Aufgrund dieses hohen pO_2-Wertes kann man das Lungenödem bei diesen Patienten nicht aus den Blutgasen diagnostizieren, da die Verteilungsstörung durch die Gefäßveränderung bedingt ist.

Noch einige Bemerkungen über die Verteilung der Ventilation: Beim aufrechten Stand verhält sich die Lunge wie eine Spiralfeder, die der Schwerkraft ausgesetzt

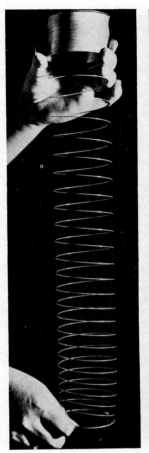 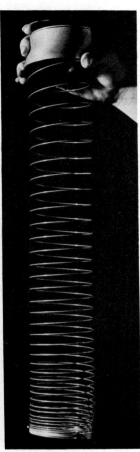

Abb. 6. Das Modell demonstriert die Verteilung der Alveolargröße in der endexspiratorischen Phase und nach maximaler Inspiration. Die Lunge verhält sich ähnlich wie eine Stahlfeder, auf die das Eigengewicht einwirkt. Die Ruhelage (= Endexspiration) ist links abgebildet. Der oberste Teil der Feder (der Lungenspitze entsprechend) ist gedehnt (die Alveolen sind hier am weitesten), während die unteren Spiralen sich fast noch berühren (d.h., an der Basis sind die Alveolen am kleinsten). Rechts ist der Effekt einer tiefen Inspiration gezeigt, durch Zug am unteren Ende der Feder. Man sieht, daß die Spiralen am unteren Ende der Feder am stärksten auseinandergezogen werden (d.h. an der Basis nimmt die Größe der Alveolen mehr zu als in der Lungenspitze (aus: Laver, M. B., W. G. Austen: "Lung function: Physiologic Considerations Applicable to Surgery". In: Davis-Christopher Textbook of Surgery, 10. Aufl., hrsg. von D. Sabiston, W. B. Saunders, Philadelphia 1972)

ist (Abb. 6). Wenn Sie die Feder am oberen Ende festhalten, wird der obere Teil durch das Eigengewicht stärker gedehnt, während der untere Teil zusammenbleibt. Wenn man diese Feder auseinanderzieht, wie man die Lunge bei der Einatmung dehnt, dann streckt sich der untere Teil der Feder, während der obere Teil nicht viel verändert wird.

In Abb. 7 ist die Volumen-Druck-Kurve einer Lunge dargestellt. Man achte bei Abb. 6 darauf, wie sich die Alveolen im oberen Teil der Lunge und im untersten Teil verhalten, wenn man bei der Einatmung den gleichen Druck auf die ganze Lunge ausübt. Weil der untere Teil der Lunge weniger ausgedehnt war, kann man mit diesem kleinen Druck ein ziemlich großes Volumen in die Basis der Lunge hineinbringen. Andererseits: Wenn der obere Teil der Lunge schon ausgedehnt ist, hat er eine viel niedrigere Compliance, und beim gleichen Druck wird weniger Luft in den oberen Teil der Lunge hineingehen. Dies ist hier beim aufrecht stehenden Menschen gezeigt, aber auch in Seitenlage sind die Vorgänge entsprechend. Wenn es sich um einen Lungenabschnitt handelt, der nur Residualluft enthält, etwa bei einer schweren Atelektase an der Basis, dann findet, wenn ein kleiner

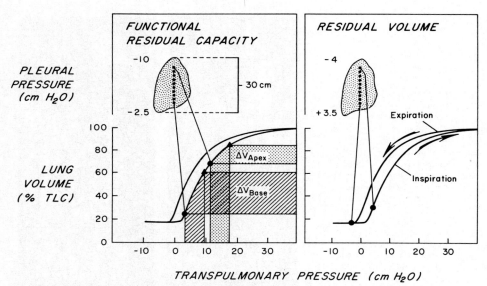

Abb. 7. Wirkung der Einatmung bei verschiedenem endexspiratorischem Volumen auf die lokalen Druck-Volumen-Verhältnisse.
In aufrechter Haltung nimmt der negative intrapleurale Druck bei der normalen Lunge von oben nach unten ab (d.h., er nähert sich dem atmosphärischen Druck). Folglich ist der transpulmonale Druck an der Basis niedriger als an der Lungenspitze (der Druck in den Luftwegen ist dem atmosphärischen Druck gleich, wenn die oberen Luftwege frei durchgängig sind und keine Strömung besteht). – Die beiden Druck-Volumen-Kurven in der Abbildung zeigen, wie das Lungenvolumen bei der Einatmung zu- und bei der Ausatmung abnimmt. Die Druck-Volumen-Kurven bei In- und Exspiration decken sich bekanntlich nicht – die Abweichung wird als Hysteresis bezeichnet. Dies ist hauptsächlich durch die Anwesenheit einer oberflächenaktiven Substanz (Surfactant) bedingt, die normalerweise die terminalen Luftwege auskleidet. Diese Schlußfolgerung wird aus der Tatsache abgeleitet, daß keine Hysteresis nachweisbar ist, wenn die Druck-Volumen-Kurve an einer flüssigkeitsgefüllten Lunge bestimmt wird. Der in der Lungenspitze und an der Basis verschiedene transpulmonale Druck bewirkt unterschiedliche Volumina der Alveolen (dargestellt durch die Punkte auf dem inspiratorischen Schenkel der Druck-Volumen-Kurve). Bei einer Inspiration aus der Ruhelage (= funktionelle Residualkapazität) ändert sich der transpulmonale Druck an der Spitze und der Lungenbasis um den gleichen Betrag. Da die Füllung der einzelnen Alveolen aber von verschiedenen Punkten der Druck-Volumen-Kurve ausgeht, dehnen sich die Alveolen an der Basis stärker aus als die in der Lungenspitze. Die Steilheit der Kurve (d.h. die Compliance) ist für die basalen Lungenabschnitte größer als für die Lungenspitze, so daß die eingeatmete Luft vorwiegend in die abhängigen Lungenabschnitte gelangt. Wenn das Volumen der Lunge reduziert ist oder die Inspiration vom Kollapsvolumen ausgeht, dann benötigen die basalen Alveolen eine initiale Zunahme des transpulmonalen Drucks, bevor sich ihr Volumen vermehrt. Zunächst geht dann mehr Luft in die Lungenspitze, und folglich ändert sich die Gasverteilung (aus Bates, D. V., P. T. Macklem, R. V. Christie: Respiratory Function in Disease, 2. Aufl., W. B. Saunders, Philadelphia 1971)

Druck ausgeübt wird, an der Basis der Lunge keine Volumenänderung statt – es wird nur der obere Teil der Lunge ventiliert.

Das kann bei Messungen mit radioaktivem Xenon sehr schön dargestellt werden (Abb. 8). Wenn man eine normale Lunge ventiliert, findet man den größten Teil des radioaktiven Gases beim aufrecht stehenden Menschen an der Lungenbasis und den kleineren Teil in den Oberlappen. Wenn man dagegen am endexspiratorischen Punkt mit einer Atelektase anfängt, wie es in Abb. 8 gezeigt ist, geht der größte Teil der Belüftung in den oberen Teil der Lunge. Man beachte aber Abb. 1:

Die Perfusion besteht immer gleich unter dem Einfluß der Schwerkraft — das bedeutet, daß der untere Teil der Lunge immer noch den größten Teil der Perfusion bekommt.

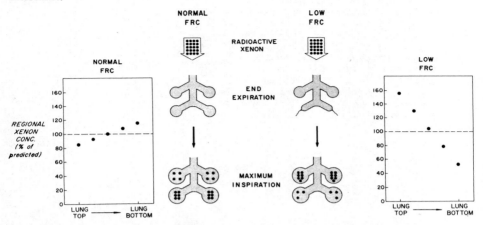

Abb. 8. Einfluß des regional verschiedenen endexspiratorischen Lungenvolumens auf die Verteilung der Einatmungsluft. Eine Portion radioaktiven Xenons wird zu Beginn der Einatmung zugegeben und die Verteilung der Radioaktivität mit Zählern gemessen, die in verschiedener Höhe außen am Brustkorb angebracht sind. Wenn die Einatmung von einer normalen Ruhelage (= funktionelle Residualkapazität) ausgeht, verteilt sich das Gas vorwiegend über die unteren Lungenanteile. Wenn diese Bezirke kollabieren, dann kehrt sich die Verteilung um, und der Hauptanteil der Einatmungsluft geht in die nicht abhängigen Lungenabschnitte. Da die unteren Lungenabschnitte besser durchblutet sind als die oberen, kommt es zu einem deutlichen Mißverhältnis zwischen Ventilation und Perfusion. Das Blut, das während der exspiratorischen Pause an den kollabierten Alveolen vorbeifließt, wird nicht oxygeniert und trägt zur Entstehung einer arteriellen Hypoxämie bei (aus Pontoppidan, H., M. B. Laver, B. Geffin: Acute Respiratory, Failure in the surgical patient. Advanc. Surg. 4 [1970] 163)

Ein zeitweiser Shunt entsteht, wenn während der Endexspiration Blut durch die Lungenbasis fließt, das nicht oxygeniert wird; während der Einatmung geht der größte Teil der Ventilation im oberen Teil der Lunge vor sich; das ist der Teil der Lunge, der auch den kleinsten Teil der Perfusion bekommt. Die gleiche Verteilung der Ventilation sieht man nach Einatmung von Xenon: Im Normalzustand zeigt der oberste Teil die geringste Radioaktivität und der unterste Lungenteil die größte (umgekehrt ist es, wenn die Einatmung bei einer Atelektase beginnt).

Mit dem endexspiratorischen Druck möchten wir diese Verteilung der Ventilation erhalten. Es ist sehr wichtig zu wissen, daß die ungleichmäßige Verteilung der Ventilation wie der Perfusion der normale Zustand ist, nur, wenn diese Ungleichmäßigkeit der Verteilung von Ventilation und Perfusion erhalten wird, kann ein normaler Gasaustausch gesichert werden. Beim Lungenödem, bei dem es bei der Exspiration zum Kollaps kommt, kann man durch einen endexspiratorischen Druck die Alveolen offenhalten, damit bei der nächsten Einatmung die normale Verteilung zwischen oberen und abhängigen Teilen der Lunge erhalten bleibt (Abb. 9).

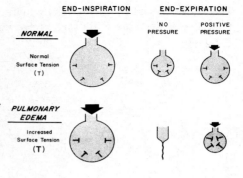

Abb. 9. Dehnung der Alveolen bei einem Atemzug, bei normaler und erhöhter Oberflächenspannung. Bei niedriger Oberflächenspannung T ist nur wenig Druck erforderlich, um die Alveole nach der Exspiration ausgespannt zu halten (obere Reihe, Mitte). Bei normaler Lunge entspricht dieser Druck dem intrapleuralen Druck. Wenn „Surfactant" fehlt und die Oberflächenspannung steigt, kollabieren die Alveolen in der endexspiratorische Phase (unten, Mitte). Die Laplacesche Gleichung (P = 2T/R) wird aber erfüllt (das soll heißen, daß R beim Normalwert bleibt), wenn man auch in der exspiratorischen Phase einen positiven Druck aufrechterhält (rechts unten)

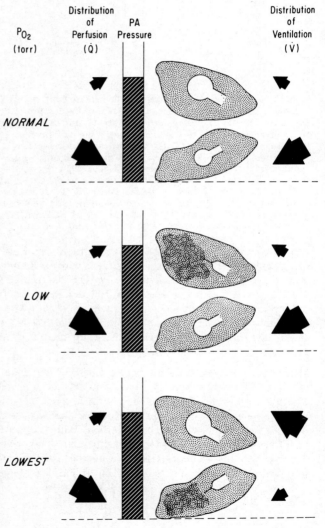

Abb. 10. Einfluß von Körperlage und Sitz der Atelektasen auf die arterielle Oxygenierung. Die Verteilung des Blutstroms wird durch eine akute Änderung der Ventilationsverteilung nur wenig alteriert. Normalerweise erhält die untenliegende Lunge den größeren Anteil am Blutstrom und an der Ventilation (oben). Wenn die obenliegende Lunge atelektatische Bezirke enthält, bleibt die Verteilung von Ventilation und Perfusion die gleiche, aber es tritt eine mäßige Hypoxie auf, abhängig vom Druck in der Pulmonalarterie und dem Anteil der oberen Lunge an der Gesamtperfusion (Mitte). Wenn die untere Lunge Atelektasen enthält, ist sie weniger dehnbar, so daß die obere Lunge bevorzugt ventiliert wird; die Verteilung der Perfusion bleibt aber unverändert, so daß eine schwere Hypoxämie resultiert (unten). Die Dicke der Pfeile gibt das Stromvolumen (für Blut wie für Gas) wieder (aus: Laver, M. B., W. G. Austen: "Lung function: Physiologic Considerations". Applicable to Surgery, In: Davis-Christopher Textbook of Surgery, 10. Aufl., hrsg. von D. Sabiston, W. B. Saunders, Philadelphia 1972)

Das gleiche sehen Sie bei einem einseitigen Krankheitsprozeß (Abb. 10): An der Perfusion können wir leider nichts ändern, sie steht nicht unter unserer Kontrolle. Bei intakten Gefäßen geht der größte Teil der Perfusion immer zum untersten Teil der Lunge. Auf der anderen Seite kommt es darauf an, wo sich dieser Prozeß abspielt und wie sich die Ventilation verteilt, wenn er einseitig ist. Abb. 10 zeigt eine normale Lunge, der größte Teil der Perfusion geht in die unteren Abschnitte, ebenfalls der größte Teil der Ventilation. Wenn ein einseitiger pneumonischer Prozeß besteht und der Patient auf der gesunden Seite liegt, sind recht gute Sauerstoffwerte zu erhalten, weil die gesunde Lunge den größten Teil der Perfusion und den größten Teil der Ventilation bekommt. Wird der Patient jedoch auf die kranke Seite gelagert, entsteht eine Verteilungsstörung, weil jetzt die Perfusion hauptsächlich in die anormale Lunge und die Ventilation in die normale Lunge geht. Aus diesem Grund erlebt man immer wieder, daß Patienten plötzlich zyanotisch werden, wenn man sie auf die Seite legt. Hier ein Beispiel aus einer Arbeit von Dr. *Falke* über einen Patienten mit einer Viruspneumonie, hauptsächlich in der linken Lunge. Abb. 11 zeigt die arteriellen O_2-Drücke des Patienten im Sitzen. Alle Werte wurden bei 100% Sauerstoffatmung gewonnen. Ohne endexspiratorischen Druck hat

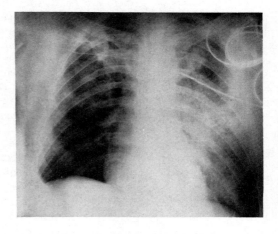

Abb. 11. Einfluß von positiv-endexspiratorischem Druck (PEEP) und Körperlage auf die arterielle Oxygenierung. Die röntgenologischen Veränderungen finden sich hauptsächlich in der linken Lunge; Atmung von reinem Sauerstoff. In Rückenlage, mit leicht angehobenem Kopfende war die arterielle O_2-Spannung ohne PEEP im kritischen Bereich und besserte sich nach Anwendung von 10 cm H_2O PEEP. In linker Seitenlage — mit der infiltrierten Lunge unten — verschlechterte sich die arterielle O_2-Spannung trotz PEEP. Es wurde kein Versuch unternommen, ohne PEEP zu beatmen, da eine lebensbedrohliche Hypoxämie zu befürchten war. In dieser Situation ging der Blutstrom vorwiegend in die untenliegende Lunge, während die obere Lunge stärker ventiliert wurde. Nachdem die infiltrierte Lunge nach oben gedreht war, erhielt die bessere Lunge die stärkere Ventilation und Perfusion, und die Oxygenierung wurde merklich besser, besonders wenn PEEP angewendet wurde; sie war bei dieser Konstellation so hoch, daß die O_2-Konzentration im Atemgas reduziert werden konnte (aus: Falke, K. J., u.a., Ventilation with end-expiratory pressure in acute lung disease. J. Clin. Invest. 51 (1972) 2315

POSITION		PaO_2 (TORR)	
		s̄ PEEP	c̄ PEEP
Supine		66	97
Left Infiltrate Dependent		?	76
Left Infiltrate Non-dependent		65	152

der Patient einen pO_2 von 66 Torr, mit exspiratorischem Druck einen pO_2 von 97 Torr. Sobald man den Patienten mit der kranken Lunge nach unten legte, fiel der pO_2 sogar mit endexspiratorischem Druck von 97 auf 76 Torr. Wir konnten auf den endexspiratorischen Druck nicht verzichten, weil sonst der Patient schwer hypoxämisch geworden wäre. Wenn man jetzt den Patienten mit der kranken Lunge nach oben legt, erhöht sich der pO_2 sofort; man kann sogar ohne endexspiratorischen Druck einen ziemlich guten pO_2 erzielen.

Bei einem Patienten mit einem unilateralen Prozeß ist immer die Lage, in der die Messungen durchgeführt werden, im Auge zu behalten; am besten lagert man Patienten, die mechanisch ventiliert werden, im akuten Stadium stets auf die gesunde Seite damit die gesunde Lunge den größten Teil der Ventilation und Perfusion erhält.

Zuletzt noch eine Bemerkung zum Herzzeitvolumen. Es wird seit langem und viel über den Einfluß des endexspiratorischen Drucks auf das Herzzeitvolumen diskutiert. Leider gehen alle diese Angaben und Diskussionen immer auf Untersuchungen zurück, die vor mehreren Jahren an gesunden Lungen durchgeführt wurden. Wenn man solche Ergebnisse am Patienten prüft, sieht man oft das Gegenteil.
Bei dem aus der Arbeit von *Falke* zitierten Patienten kommt es mit jeder Erhöhung des endexspiratorischen Drucks von 0 über 5 und 10 auf 15 cm H_2O zu einer Erhöhung des HZV. Wie kann man sich das erklären? Zunächst hat man gedacht, daß die Besserung der Hypoxämie die Ursache wäre, da der pO_2 in diesem Falle von 58 auf 78 Torr ansteigt. Mit weiterer Erhöhung des endexspiratorischen Drucks steigt aber auch das HZV weiter an, obwohl auch der mittlere Druck in den Atemwegen weiter zunimmt. Offenbar hat der Druck in den Atemwegen hier nicht die gleiche Auswirkung wie bei einer normalen Lunge, was wahrscheinlich mit dem Verhältnis von funktionellem Residualvolumen zum Gefäßwiderstand zusammenhängt (Abb. 12). Bei vielen Patienten mit akuter Ateminsuffizienz ist das Hauptproblem eine Rechtsinsuffizienz, nicht die Linksinsuffizienz. Obwohl der linke und der rechte Ventrikel synchron arbeiten und das gleiche Schlagvolumen haben, müssen sie es nicht unter dem selben Druck fördern. In der Abb. 12 ist zu

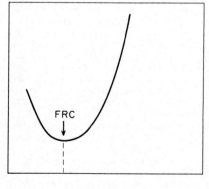

Abb. 12. Beziehung zwischen Lungenvolumen und pulmonalem Gefäßwiderstand (PVR) beim isolierten Organ. — Der geringste Strömungswiderstand findet sich in der normalen Exspirationsstellung (FRC). Mit Zunahme des Lungenvolumens wirkt sich der auf die alveolären Kapillaren übertragene Druck auf den Strömungswiderstand aus, und zwar stärker als der widerstandsmindernde Effekt, der durch die Erweiterung der *extra*alveolären Gefäße zustande kommt (s. Abb. 13). Unterhalb der FRC nimmt der Widerstand in den extraalveolären Gefäßen infolge des Alveolarkollapses zu, und der gesamte Gefäßwiderstand steigt (nach Thomas, L.-J. jr., A. Roos, Z. J. Griffo: J. appl. Physiol. 16 [1961] 457-462

sehen, daß bei einer kleinen funktionellen Residualkapazität der Strömungswiderstand steigt. Erhöht man bei diesem Patienten den endexspiratorischen Druck und die funktionelle Residualkapazität, kann dadurch der pulmonale vaskuläre Widerstand erniedrigt werden. Beim normalen Menschen geht man von einer normalen funktionellen Residualkapazität aus. Wenn man dann den endexspiratorischen Druck erhöht, wird der Widerstand höher, und das HZV fällt ab. Wie kann man sich diese Tatsache erklären? Wir wissen, daß es in der Lunge vom funktionellen, nicht vom anatomischen Standpunkt zwei Arten von Gefäßen gibt: die intraalveolären Kapillaren und die extraalveolären Gefäße. Es sind wahrscheinlich die extraalveolären Gefäße, die den größten Teil des Gefäßwiderstandes darstellen (Abb. 13).

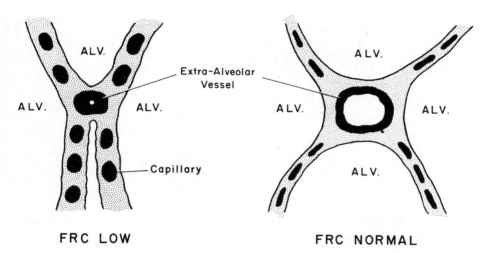

Abb. 13. Auswirkung der Lungendehnung auf die Weite der extraalveolären Gefäße. – Wenn die Lunge kollabiert, geht der Stützeffekt der Alveolen verloren, und das Lumen der extraalveolären Gefäße ist klein. Die Beziehung zwischen dem intraalveolären Druck P, der Oberflächenspannung T und dem Radius R wird durch die Laplacesche Gleichung ausgedrückt: $P = 2T:R$. Bei konstantem T kann also eine Vergrößerung des Radius mit einem geringeren Druck erzielt werden. Ein verminderter Druck auf die Oberfläche geht mit entsprechender Abnahme des interstitiellen Drucks einher, der transmurale Druckgradient in den Gefäßen steigt; daraus resultiert eine Zunahme des Gefäßdurchmessers. Wenn die Oberflächenspannung T hoch ist (wie das bei respiratorischer Insuffizienz oft der Fall ist), muß auch ein hoher Beatmungsdruck aufgewendet werden, um die Alveolen offenzuhalten. Der effektive Druck, der auf das Interstitium übertragen wird, ist stets eine Funktion von P und T. – Aus diesen Überlegungen ergeben sich zwei wichtige Folgerungen: 1. Kollaps oder Verkleinerung der Alveolen führt zu einer Verengung der extraalveolaren Gefäße und zu einer Steigerung des Gefäßwiderstandes. Die Durchblutung nimmt ab, hört aber nicht auf – aus diesem Grunde gehen Atelektasen mit Hypoxämie einher.
2. Eine Zunahme des transmuralen Druckgradienten fördert den Wasseraustritt aus dem intra- in den extravaskulären Raum – was bedeuten müßte (aber nicht bewiesen ist, daß ein interstitielles Ödem durch eine stärkere Blähung der Lunge begünstigt wird.

Bei einer kollabierten Lunge sind diese extraalveolären Gefäße ganz zusammengeschrumpft, und der Widerstand gegen den Blutdruck ist sehr hoch. Sobald man diese Abschnitte bläht, werden die extraalveolären Gefäße beim Auseinanderrücken der Alveolen erweitert. Aus diesem Grunde kann es bei einer Erhöhung der funktionellen Residualkapazität nicht nur zu einer Erniedrigung der Widerstandes kommen, sondern auch zu einer Erhöhung des HZV.

Literatur

Dolfuss, R. E., J. Milic-Emili, D. V. Bates: Regional ventilation of the lung studied with boluses of xenon. Resp. Physiol. 2 (1967) 234-246

Dollery, C. T., J. B. West: Regional uptake of radioactive oxygen, carbon monoxide and carbon dioxide in the lungs of patients with mitral stenosis. Circulat. Res. 8 (1960) 765-771

Milic-Emili, J., A. M. Henderson, M. B. Dolovich, D. Trop, K. Kaneko: Regional distribution of inspired gas in the lung. J. app. Physiol. 21 (1966) 749-579

Permutt, S., B. Bromberger–Barnea, H. N. Bane: Alveolar pressure, pulmonary venous pressure and the vascular water fall. Med. thorac. 19 (1962) 239-260

Staub, W.: J. app. Physiol. 1967

West, J. B.: Ventilation/blood flow and gas exchange, 2. Aufl. Davis, Philadelphia 1970

Vermeintliche Störungen der Verteilung von Ventilation und Perfusion unter Respiratorbeatmung

Von K. Standfuß und H. Kämmerer

Eine erhebliche Zunahme des funktionellen Totraums wird ganz allgemein als Folge einer Verteilungsstörung, kurz, als Ausdruck lokal beträchtlich differierender Distributionsverhältnisse von Ventilation und Perfusion betrachtet. Diese Ansicht ist falsch. Theoretische und 32 an uns selbst sowie an Hundelungen durchgeführte experimentelle Untersuchungen beweisen, daß unter zahlreichen Umständen, insbesondere unter Beatmung, die meßbaren Totraumvergrößerungen nichts anderes als der simple physikalische Ausdruck prinzipiell überschauberer Änderungen des Alveolarraums im Verhältnis zur Perfusion während des einzelnen Atemzyklus sind.

Die Beweisführung gelingt in folgender Weise:

1. Das Verhalten der alveolären CO_2-Spannung während des Atemzyklus läßt sich unter zwei wesentlichen Bedingungen mathematisch formulieren, nämlich

   a) für eine Ventilation im respiratorischen Gleichgewicht und

   b) für eine hypothetische Lunge, in welcher sich das überall einheitliche Ventilations-Perfusions-Verhältnis synchron ändert, d.h. für die ideale oder funktionell homogene Lunge.

2. Mit Hilfe experimenteller Messungen aller Parameter, die den alveolären CO_2-Druck in der funktionell homogenen Lunge bestimmen, lassen sich alveolärer bzw. funktioneller Totraum und $aADCO_2$ für diese Lungen, also den Fall vorausberechnen, daß keinerlei echte Verteilungsstörungen vorliegen.

3. Schließlich kann durch die einfache experimentelle Messung von Totraum und $aADCO_2$ zwischen aktuellen Ergebnissen und den Resultaten, die für die ideale Lunge gelten, unterschieden werden. Erst und nur dieser Vergleich erlaubt eine Aussage darüber, ob Verteilungsstörungen, d.h. lokale Differenzen im Ventilations-Perfusions-Verhältnis, im Einzelfall vorliegen.

Unsere Untersuchungen erbrachten u.a. zwei wichtige Resultate:

1. Totraum und $aADCO_2$ sind auch in der funktionell homogenen Lunge außerordentlich variabel. Ein alveolärer Totraum von z.B. 1000 ml muß keineswegs pathologisch sein.

2. Echte Verteilungsstörungen spielen, zumindest was die Behinderung der CO_2-Elimination betrifft, keine so wesentliche Rolle wie — bisher unbeachteten physiologischen Gesetzen folgende — vermeintliche Verteilungsstörungen, die an zwei Beispielen demonstriert werden sollen.

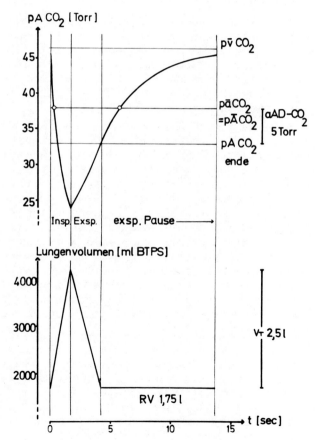

Abb. 1. Daten eines Selbstversuchs. Atemzyklus aus einem halbstündigen Steady state unter Ruhebedingungen und Spontanatmung (Herzminutenvolumen 7,0 l, zentralvenöser pCO_2 46,3 Torr)

Abb. 1 gibt Daten eines Selbstversuches wieder, und zwar für einen Atemzyklus aus einem halbstündigen Steady state unter Ruhebedingungen und Spontanatmung. Herzminutenvolumen 7,0 l, zentralnervöser pCO_2 46,3 Torr. Dargestellt sind zwei Größen als Funktion der Zeit, im unteren Teil der Abbildung das Lungenvolumen, im oberen der alveoläre pCO_2. Es ist zu erkennen, daß die In- und Exspiration von 2,5 l BTPS den kleinsten Teil des ganzen Atemzyklus beanspruchen. Die exspiratorische Pause nach Ausatmung bis zum Residualvolumen dauert dagegen etwa 10 Sekunden. Der $pACO_2$ ist aus gemessenen Größen unter der Annahme einer funktionell homogenen Lunge berechnet. Man sieht, daß der $pACO_2$ kurz nach Beginn der Einatmung innerhalb von knapp zwei Sekunden um mehr als 20 Torr abfällt, – freilich nicht so stark, wie einer reinen Dilution entsprechen würde, weil während der Inspiration natürlich vermehrt CO_2 vom Blut abgegeben wird.

Während der ca. dreisekündigen Exspiration steigt der alveoläre CO_2-Druck an, vor allem, weil die CO_2-Abgabe vom Blut in ein rasch abnehmendes Lungenvolumen erfolgt. Endexspiratorisch ($pACO_2$ende) wird aber nur eine CO_2-Spannung erreicht, die etwa 12 Torr unter dem präinspiratorischen Ausgangswert liegt, da bisher nur wenig Blut die Lunge passiert hat.

Etwa 2/3 des Blutes, das während des ganzen Atemzyklus die Lunge passiert, strömt während der exspiratorischen Pause durch ein nun konstantes kleines Lungenvolumen (das Ventilations-Perfusions-Verhältnis ist fast 10 Sekunden lang = Null!).
Dies führt zu einer weiteren steilen – exponentiell abnehmenden – Erhöhung des alveolären und damit kapillären pCO_2 und beeinflußt damit ganz wesentlich die Höhe des zeitlichen Mittelwertes, der in der idealen Lunge mit dem mittleren arteriellen CO_2-Druck identisch ist.

Es ergibt sich somit für einen solchen Atemtyp, der dem unter Beatmung mit großem Hub und niedriger Frequenz bei ausgeprägter Lungeninfiltration entspricht, schon dann eine große $aADCO_2$ und, wie einfach daraus zu berechnen, eine mächtige Zunahme des funktionellen Totraums (physiologic dead space), – hier von über 1000 ml –, wenn eine Verteilungsstörung gar nicht vorliegt. Der in diesem Experiment gemessene funktionelle Totraum stimmte übrigens mit dem für die ideale Lunge vorhergesagten Totraum völlig überein. Die einzig meßbare alveoläre CO_2-Spannung, nämlich die endexspiratorische, stellt einen „flüchtigen" Momentanwert dar; denn während und nach der Ausatmung kann sich, wie in dem Beispiel der Abb. 1, der $pACO_2$ außerordentlich schnell ändern. Die sogenannte $aADCO_2$ als Differenz zwischen einem Momentanwert ($pACO_2$ende) und dem Mittelwert ist schon aus physiologischen Gründen beim Gesunden nur zufällig und nicht in der Regel = Null. Das gilt damit genauso für den alveolären Totraum. Ein von Null abweichender Wert beweist jedenfalls nicht, daß lokale Differenzen in der Verteilung von Ventilation und Perfusion vorliegen, wie das hartnäckig behauptet wird.

Dies kann das zweite Beispiel überzeugend genug verdeutlichen. Die Abb. 2 zeigt, wie das erste Bild, die Lungenvolumenveränderungen und die für die funktionell homogene Lunge berechenbare Variation des alveolären pCO_2 während eines repräsentativen Atemzyklus aus einem längeren respiratorischen Gleichgewicht. Wie erkennbar, entspricht das V_T von etwa 2,5 l der Inspirationskapazität. Die Exspiration erfolgt erst nach einer längeren inspiratorischen Pause. Es zeigt sich nun als eine wesentliche Konsequenz eines solchen Atemtyps, daß auch hier die $aADCO_2$ von Null verschieden ist, 5 mm Hg. Sie wird aus physiologischen Gründen negativ, der endexspiratorische pCO_2 liegt weit über dem mittleren arteriellen pCO_2, weil

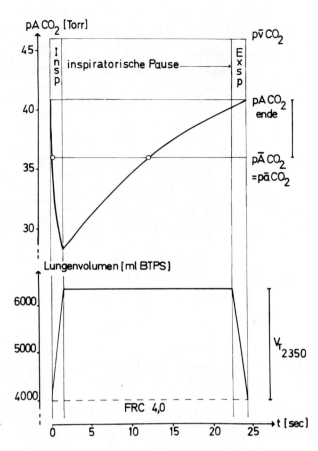

Abb. 2. Lungenvolumenveränderungen (unten) und die für die funktionell homogene Lunge berechenbare Variation des alveolären pCO_2 (oben) während eines repräsentativen Atemzyklus aus einem längeren respiratorischen Gleichgewicht

die Exspiration zum Zeitpunkt des Maximums der alveolären Kohlendioxidkonzentration erfolgt. Die Atemfrequenz ist noch geringer, die Länge des Atemzyklus noch größer als im ersten Beispiel, aus dem einfachen Grund, weil Ventilation infolge enormer Verbesserung der CO_2-Elimination gespart wird. Es errechnet sich ein negativer alveolärer Totraum. Die experimentelle Messung des alveolären Totraums und der $aADCO_2$ ergab auch in diesem Fall volle Übereinstimmung mit der Vorhersage für eine funktionell homogene Lunge, d.h. es wurden eine negative aAD und ein negativer Totraum registriert. Solche Resultate sind natürlich mit der Annahme lokaler Belüftungs- und Durchblutungsunterschiede ganz unvereinbar.

Zusammenfassung

Zusammenfassend ist festzustellen, daß die während des Atemzyklus stattfindenden Änderungen des Ventilations-Perfusions-Verhältnisses zu frequenten Änderungen der Partialdrücke der Atemgase führen. Diese Partialdruckschwankungen verursachen die gleichen Symptome und haben die gleichen Auswirkungen wie echte Verteilungsstörungen. Je größer die atemsynchronen CO_2- und O_2-Druckschwankungen sind, desto erheblicher ist die scheinbare Störung der Verteilung von Ventilation und Perfusion. Die Größe der Partialdruckschwankungen und das Ausmaß der durch sie bedingten Totraumvariabilität und wahrscheinlich der Hypoxämie sind bestimmt durch das Verhältnis aus den endinspiratorischen zu den präinspiratorischen Partialdrücken von O_2 und CO_2. Für dieses Verhältnis entscheidend sind die Lungenperfusion, regelmäßige in- und exspiratorische Atempausen und der Quotient aus Atemhub und endexspiratorischem Lungenvolumen.

Literatur

Kämmerer, H.: Dissertation, Köln 1970
Kämmerer, H., K. Standfuß, J. Stegemann: Forschungsberichte des Landes Nordrhein-Westfalen, Nr. 2098, 1970
Knelson, J. H., W. F. Howatt, G. R. Demuth: J. app. Physiol. 29 (1970) 328

Standfuss, K.: Pflügers Arch. ges. Physiol. 317 (1970) 198
Standfuss, K.: Habilitationsschrift, Köln 1971
Standfuss, K., H. Kämmerer: Anaesthesist 20 (1971) 50

Erhöhter intrapulmonaler Rechts-links-Shunt unter sauerstoffreicher Dauerbeatmung bei tiefem Herzminutenvolumen

Von G. Wolff, J. Hasse, B. Claudi, K. Riedl und E. Grädel

Jeder Kliniker fürchtet die Situation, in der trotz ausreichendem Atemminutenvolumen eine so ausgeprägte Zyanose besteht, daß sie selbst unter Überdruckbeatmung mit reinem Sauerstoff nicht verschwindet. Unabhängig von der pathologisch-anatomischen Ursache entsteht die Zyanose, indem das vom Systemkreislauf zur Lunge fließende Blut teilweise am Gasaustausch nicht teilnimmt und sich unarterialisiert dem oxygenierten Blut in den Lungenvenen beimischt, d.h., die Zyanose entsteht durch einen intrapulmonalen Rechts-links-Shunt (*Rahn* 1964).

In vielen Arbeiten wird zur quantitativen Beschreibung des funktionellen intrapulmonalen Rechts-links-Shunts die arterielle Sauerstoffspannung (p_aO_2) angegeben. Die Formel (1) zur Berechnung des intrapulmonalen Shunts zeigt aber, daß eine bestimmte arterielle Sauerstoffspannung je nach Hämoglobingehalt und zentralnervöser Sauerstoffsättigung bei sehr verschiedenem intrapulmonalem Shunt zustandekommen kann.

$$\frac{\dot{Q}_S}{\dot{Q}_T} = \frac{C_c - C_a}{C_c - C_{\bar{v}}} = \frac{(P_A - P_a) \cdot 0{,}0031}{(C_a - C_{\bar{v}}) + (P_A - P_a) \cdot 0{,}0031}$$

$$P_A = P_B - (P_{AH_2O} + p_aCO_2)$$
$$C_a = Hb \cdot 1{,}34 + P_a \cdot 0{,}0031$$
$$C_{\bar{v}} = \frac{Hb \cdot 1{,}34 \cdot S_{\bar{v}}}{100}$$

Symbole: $\dot{Q}_S$ = R-L-Shuntzeitvolumen
$\dot{Q}_T$ = totales Herzzeitvolumen
S = Sauerstoffsättigung (%)
C = Sauerstoffgehalt (ml/100 ml)
a = arteriell
A = alveolär
c = pulmonal-kapillär
$\bar{v}$ = gemischt venös
P_B = atmosphärischer Druck

Zur Illustration sind dazu einige Werte wiedergegeben (Tab. 1):

Tabelle 1. Intrapulmonaler Rechts-links-Shunt, illustrierende Werte

Q_S/Q_T (%)
==========

bei F_{IO_2} = 100%, P_{H_2O} = 47 mm Hg
p_aCO_2 = 40 mm Hg, P_B = 737 mm Hg

Hb g%	p_aO_2	$S_{\bar{v}}$ %		
		30	50	70
10	100	15,0	19,5	28,3
	200	12,2	16,0	23,1
	300	9,5	12,5	18,0
	400	6,8	8,9	12,9
	500	4,1	5,3	7,7
	600	–	–	2,6
14	100	11,3	15,0	22,4
	200	9,2	12,3	18,3
	300	7,2	9,5	14,3
	400	5,1	6,8	10,2
	500	3,7	4,1	6,1
	600	–	–	2,0
18	100	9,0	12,1	18,4
	200	7,4	9,9	15,1
	300	5,7	7,8	11,7
	400	4,1	5,5	8,4
	500	2,5	3,3	5,0
	600	–	–	–

Der Shunt ist deshalb durch Angabe der arteriellen Sauerstoffspannung nicht quantitativ definiert, selbst wenn die Konzentration des eingeatmeten Sauerstoffs angegeben wird, d.h., auch der alveoloarterielle Sauerstoffgradient ist nicht genügend. Im folgenden wird der Rechts-links-Shunt als Verhältnis des „geshunteten Herzminutenvolumens" ($\dot{Q}_S$) zu „totalem Herzminutenvolumen" ($\dot{Q}_T$) angegeben, d.h. als „$\dot{Q}_S/\dot{Q}_T$". Für die eigenen Untersuchungen wurde $\dot{Q}_S/\dot{Q}_T$ jeweils nach Beatmung mit 100% Sauerstoff während 20 Minuten bestimmt. Zur Analyse der gemischt-venösen Sauerstoffsättigung wurde ohne Ausnahme Blut aus der A. pulmonalis entnommen.

Das Ausmaß des intrapulmonalen Rechts-links-Shunts (*Berggren* 1942) hat große klinische Bedeutung. Verfolgt man den Verlauf von Patienten, deren Rechts-links-

Shunt mehr als 40% des Herzminutenvolumens ausmacht, so beträgt die Mortalität in dieser Gruppe mehr als 50% (*Lucas* 1968; *Wilson* 1969). Derartige Vergleiche von einmaligen Untersuchungen an verschiedenen Patientengruppen haben auch ergeben, daß der Rechts-links-Shunt bei schockierten Patienten höher ist als bei nichtschockierten. Es wurde daraus der Schluß gezogen, daß der Schock ursächlich zu einer Erhöhung des Rechts-links-Shunts führe. Doch erst wiederholte Messungen des Rechts-links-Shunts an ein und demselben Patienten erlauben, Veränderungen zu erfassen und damit Faktoren kennenzulernen, die diese Veränderungen bewirken.

So wurde bereits an verschiedenen Zentren untersucht, ob die inspiratorische Sauerstoffkonzentration (F_IO_2) den intrapulmonalen Rechts-links-Shunt beeinflusse. Diese Frage gewann für die Langzeitbeatmung an praktischem Interesse, als bekannt wurde, daß bei druckgesteuerten Beatmungsgeräten die inspiratorische Sauerstoffkonzentration in praxi meist über 70% beträgt (*Fairley* 1964; *Wolff* 1970) und damit die von den Herstellern angegebenen Werte weit übersteigt, so daß die Patienten oft unfreiwillig mit unnötig hohen Sauerstoffkonzentrationen beatmet werden. Die Befunde über den Einfluß der inspiratorischen Sauerstoffkonzentration sind jedoch vorläufig widersprüchlich. *Singer* (1970) konnte an Patienten, die nach Herzoperationen assistiert beatmet wurden, keinen Einfluß der inspiratorischen Sauerstoffkonzentration auf den intrapulmonalen Shunt feststellen. *Barber* (1970) fand an spontanatmenden dezerebrierten Patienten unter reinem Sauerstoff bereits nach 24 Stunden eine Zunahme des Rechts-links-Shunts auf mehr als 30%. In eigenen Untersuchungen (*Wolff* 1970, 1971a) (Abb. 1) stieg in den ersten 24 Stunden nach Herzoperationen unter Beatmung mit einer durchschnittlichen inspiratorischen Sauerstoffkonzentration von 83% der intrapulmonale Shunt auf 17%, bei einer inspiratorischen Sauerstoffkonzentration von 40% aber nur auf 9%. Diese widersprüchlichen Beobachtungen mußten annehmen lassen, daß der Einfluß der inspiratorischen Sauerstoffkonzentration auf den intrapulmonalen Shunt noch von weiteren Faktoren abhänge.

Mit wiederholten Messungen am selben Patienten wurde von verschiedenen Untersuchern auch festgestellt, daß ein Anstieg des Herzminutenvolumens mit einem Anstieg des intrapulmonalen Shunts verbunden ist. Dieser Zusammenhang war feststellbar, gleichgültig ob der Anstieg des Herzminutenvolumens durch Arbeit (*Lindel* 1965), durch Pharmaka, wie z.B. Isoproterenol (*Sanders* 1965), oder durch Acetylcholin (*Söderholm* 1962) verursacht wurde. Wir konnten diese Befunde durch Untersuchungen an Patienten nach Herzklappenoperationen ergänzen (Abb. 2) (*Wolff* 1971b), d.h. an Patienten, deren Herzminutenvolumen infolge der postoperativen Herzinsuffizienz erniedrigt und deren intrapulmonaler Shunt infolge der durchgemachten Thorakotomie erhöht war. Als (umgekehrt proportionales) Maß für das Herzminutenvolumen betrachteten wir die arteriovenöse Sauerstoffdifferenz. Bei unseren Patienten hatte jede akute Erniedrigung des Herzminutenvolumens infolge bedrohlicher Rhythmusstörung, akuter Hypovolämie oder akuter Herzinsuffizienz eine Erniedrigung des intrapulmonalen Shunts zur Folge, und nach Behebung des Zustandes mit „low flow" stieg der Rechts-links-Shunt wieder auf Ausgangswerte an. Diese Reaktion scheint keine Einstellzeit zu benötigen. Die Veränderung des intrapulmonalen Shunts hält nicht länger an, als es zur Ausbildung oder Behebung des Schockzustandes braucht, so daß eine Verdoppelung oder Halbierung des intrapulmonalen Shunts innerhalb derselben Stunde beobach-

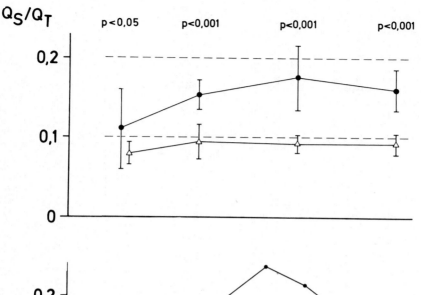

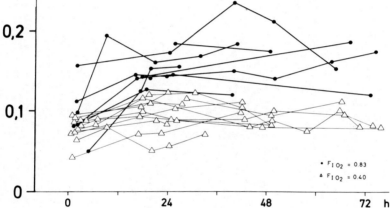

Abb. 1. Intrapulmonaler Rechts-links-Shunt ($\dot{Q}_S/\dot{Q}_T$) von 20 Patienten während der postoperativen Beatmung mit dem Bird-Respirator

Zeit 0 = Ende der Narkose

△ = Beatmung mit 40% Sauerstoff (Bird-Respirator mit einem Gasgemisch von 40% Sauerstoff betrieben)

● = Beatmung mit einer mittleren Sauerstoffkonzentration von 83% (Bird-Respirator mit 100% Sauerstoff betrieben, unter Einstellung des sog. „Air-mix"

Vor Bestimmung des intrapulmonalen Rechts–links-Shunts wurden alle Patienten während 20 Minuten mit 100% Sauerstoff beatmet.

Oben Mittelwerte und Standardabweichung für jeweils 24 Stunden mit Signifikanz des Unterschieds nach t-Test, unten Einzelwerte

tet werden kann. Es ist damit sehr unwahrscheinlich, daß sich für diese Veränderung ein pathologisch-anatomisches Substrat finden läßt.

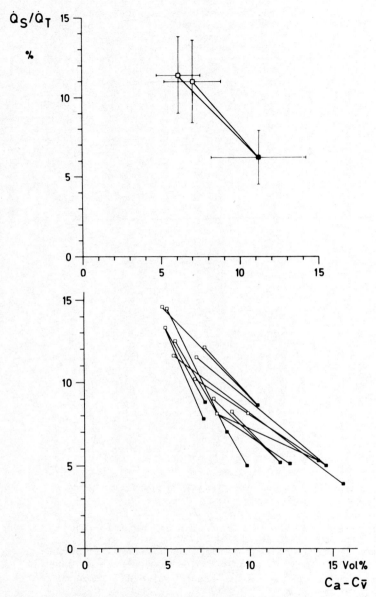

Abb. 2. Zusammenhang zwischen intrapulmonalem Rechts-links-Shunt ($\dot{Q}_S/\dot{Q}_T$) und der arteriovenösen Sauerstoffdifferenz ($C_a-C_{\bar{v}}$) als indirektes Maß für das Herzminutenvolumen bei acht Patienten vor oder nach einer akut aufgetretenen Phase mit „low flow" (□) und während der Phase mit „low flow" (■). Oben Mittelwerte mit Standardabweichung; unten Einzelmeßwerte; die vom selben Patienten stammenden Meßwerte sind miteinander verbunden

Angesichts dieser Befunde — nämlich der Abhängigkeit des postoperativen intrapulmonalen Shunts *einerseits* von der inspiratorischen Sauerstoffkonzentration und

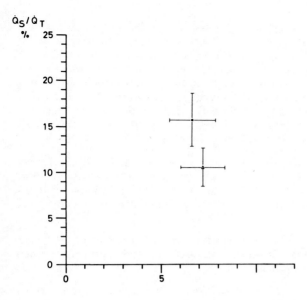

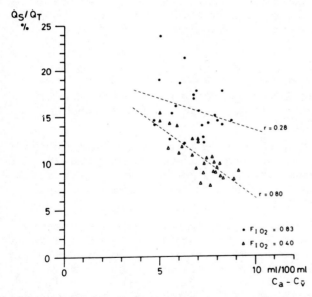

Abb. 3. Korrelation von intrapulmonalem Rechts-links-Shunt ($\dot{Q}_S/\dot{Q}_T$) zur arteriovenösen Sauerstoffdifferenz ($C_a - C_{\bar{v}}$) bei Patienten, welche mit durchschnittlich 83% Sauerstoff beatmet wurden (●), und Patienten, welche mit 40% Sauerstoff beatmet wurden (△). Oben Mittelwerte mit Standardabweichung, unten Einzelwerte mit Korrelationsgeraden.

Für die Gruppe der mit 40% Sauerstoff beatmeten Patienten findet sich eine eindeutige Korrelation (r = 0,8) zwischen Herzminutenvolumen, ausgedrückt in arteriovenöser Sauerstoffdifferenz, und intrapulmonalem Rechts-links-Shunt. Damit wird der Einfluß der inspiratorischen Sauerstoffkonzentration auf den intrapulmonalen Rechts-links-Shunt um so deutlicher, je kleiner das Herzminutenvolumen ist

andererseits vom Herzminutenvolumen — stellt sich die Frage, ob das Herzminutenvolumen *einer* der Faktoren ist, die den Einfluß der inspiratorischen Sauerstoffkonzentration auf den intrapulmonalen Shunt bestimmen. Wir haben deshalb den intrapulmonalen Shunt der mit hoher und der mit tiefer inspiratorischer Sauerstoffkonzentration beatmeten Patienten gegen die arteriovenöse Sauerstoffdifferenz korreliert. Um aus dieser Untersuchung schockierte Patienten auszuschließen, wurden nur Meßwerte berücksichtigt, deren arteriovenöse Sauerstoffdifferenz kleiner als 10 Volumenprozent war. Im Moment der Bestimmung waren alle Patienten mindestens 24 Stunden beatmet. Dabei zeigte sich (Abb. 3):

1. Die arteriovenöse Sauerstoffdifferenz der beiden Gruppen ist (signifikant) nicht verschieden (7 Vol%), d.h. die beiden Patientengruppen sind in bezug auf das Herzminutenvolumen vergleichbar. Der intrapulmonale Rechts-links-Shunt der mit 40% O_2 beatmeten Patienten beträgt 11%, der mit O_2-reichem Gas beatmeten aber 16% ($p < 0,001$).

2. Bei den mit hoher inspiratorischer Sauerstoffkonzentration beatmeten Patienten ist keine gesicherte Korrelation zwischen arteriovenöser Sauerstoffdifferenz und intrapulmonalem Shunt nachweisbar.

3. Bei den mit tiefer inspiratorischer Sauerstoffkonzentration beatmeten Patienten findet sich eine statistisch gut gesicherte Korrelation ($r = 0,8$) zwischen Rechts-links-Shunt und arteriovenöser Sauerstoffdifferenz, d.h., je niedriger das Herzminutenvolumen ist, desto niedriger ist auch der Rechts-links-Shunt.

Zusammenfassung

Zusammengefaßt führen diese Befunde zu folgenden Formulierungen:
Der intrapulmonale Shunt kann infolge Schock sehr schnell sinken. Die Veränderung ist reversibel und mit großer Wahrscheinlichkeit nicht mit morphologischen Veränderungen der Lungen vergesellschaftet.

Ein Schockzustand ist nicht die direkte Ursache eines erhöhten Rechts-links-Shunt. Wird trotz Schock ein erhöhter Rechts-links-Shunt gemessen, so müssen zusätzlich pathologisch-anatomische Veränderungen der Lungen vorliegen. Es scheint verständlich, daß die Kombination von Veränderungen sowohl der Lungen als auch des Kreislaufs mit einer besonders ungünstigen Prognose belastet ist.

An Patienten, die mit tiefer inspiratorischer Sauerstoffkonzentration beatmet werden, ist der Rechts-links-Shunt um so niedriger, je tiefer gleichzeitig ihr Herzminutenvolumen ist. Dieser Zusammenhang ist an Patienten, die mehr als 24 Stunden mit hoher inspiratorischer Sauerstoffkonzentration beatmet werden, nicht sicher nachweisbar. Damit ist die Bedeutung der inspiratorischen Sauerstoffkonzentration für den Rechts-links-Shunt um so geringer, je höher gleichzeitig das Herzminutenvolumen ist. Bei einem Herzminutenvolumen jedoch, das mit einer arteriovenösen Sauerstoffdifferenz von 7 Volumenprozent und mehr einhergeht, ist infolge hoher inspiratorischer Sauerstoffkonzentration mit einem relativ erhöhten intrapulmonalen Rechts-links-Shunt zu rechnen. Diese Verschlechterung der Lungenfunktion, die bei tiefem Herzminutenvolumen nach längerer Beatmung mit hoher inspiratorischer Sauerstoffkonzentration auftritt, könnte als funktionelles Frühsymptom einer Lungenschädigung durch Sauerstofftoxizität gedeutet werden.

Die Untersuchungen lassen uns an unserer Absicht festhalten, den Patienten nur die für volle Oxygenation des arteriellen Blutes gerade notwendige Sauerstoffkonzentration zuzuführen.

Literatur

Barber, R. E., J. Lee, W. K. Hamilton: Oxygen toxicity in man. New Engl. J. med. 283 (1970) 1478

Berggren, S. M.: Oxygen deficit of arterial blood caused by non-ventilating parts of lung. Acta physiol. scand. 4, Suppl. 2 (1942) 1

Lindell, S. E., B. Söderholm, H. Westling: Hemodynamic effects of histamine in mitral stenosis. Brit. Heart J. 26 (1964) 108

Lucas, C. E., M. Ross, R. F. Wilson: Physiologic shunting in the lungs in shock or trauma. Surg. Forum 19 (1968) 35

Sanders, C. A., J. W. Hartborne, H. Heitmann, M. B. Laver: Effect of vasopressor administration on blood gas exchange in mitral disease. Clin. Res. 8 (1965) 351 (abstract)

Singer, M. M., F. Wright, L. K. Stanley, B. B. Roe, W. K. Hamilton: Oxygen toxicity in man. New Engl. J. med. 283 (1970) 1473

Söderholm, B., L. Werkö, J. Widimsky: The effect of acetylcholine on pulmonary circulation and gas exchange in cases of mitral stenosis. Acta med. scand. 172 (1962) 95

Wilson, R. F., A. Kafi, Z. Asuncion, A. J. Walt: Clinical respiratory failure after shock or trauma. Arch. Surg. 98 (1969) 539

Wolff, G., E. Grädel, M. Rist, F. Burkart: Einfluß der inspiratorischen Sauerstoffkonzentration auf den intrapulmonalen Rechts-lins-Shunt. Thoraxchirurgie 18 (1970) 356

Wolff, G., E. Grädel, M. Rist, T. Schwab, B. Pavletic: The effect of inspired O_2 concentration on intrapulmonary right-to-left shunt during postoperative mechanical ventilation. Brit. J. Anaesth. 44 (1972) 350

Wolff, G., E. Grädel, B. Claudi, M. Rist, T. Schwab: Der Einfluß des akut erniedrigten Herzminutenvolumens auf den intrapulmonalen Rechts-links-Shunt. Schweiz. med. Wschr. 102 (1972) 198

Einfluß der künstlichen Beatmung auf Kreislauf und Blutgasaustausch

Von H. Pontoppidan[*]

Ich möchte einige Faktoren aufzeigen, welche die Reaktion des Patienten unter künstlicher Beatmung beeinflussen, und zwar im Hinblick auf den großen Kreislauf und das Verhalten der Pulmonalgefäße, vor allem aber den Einfluß der Beatmungskurve auf die Oxygenierung und das mechanische Verhalten der Lunge.
Wie Dr. *Laver* ausgeführt hat, wurden die früheren Untersuchungen über den Einfluß verschiedener Ventilationskurven und der Beatmung mit intermittierend-positivem Druck (IPPV) auf den Kreislauf bei akuten Fällen vorgenommen, einige an Normalpersonen, ohne in Rechnung zu stellen, daß bei Patienten mit chronischen Lungenerkrankungen eine Anpassung an den erhöhten intrapulmonalen Druck besteht.

---

[*] (Übersetzung: K. Wiemers)

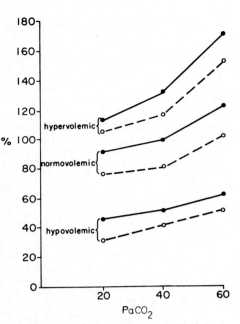

Abb. 1. Herzzeitvolumen und Atemminutenvolumen beim Hund
——— = 10 cm H_2O Spitzendruck, Verhältnis Inspiration : Exspiration = 1 : 2
- - - - = 30 cm H_2O Spitzendruck, Verhältnis Inspiration : Exspiration = 2 : 1
(aus Morgan, B. C., E. W. Crawford, W. G. Guntheroth: Anesthesiology 30 [1969] 297)

Diese Anpassung kommt in einer Arbeit von *Morgan* zum Ausdruck (Abb. 1): Wenn man Hunde mit einem Spitzendruck von 10 cm H_2O beatmet, wobei das Zeitverhältnis von Inspiration zu Exspiration 1 : 2 beträgt, und anschließend mit einem Spitzendruck von 30 cm, bei einem Inspirations-Exspirations-Verhältnis von 2 : 1 (einem ungünstigen Kurvenverlauf), dann nimmt beim normovolämischen Hund das Herzzeitvolumen (HZV) ab. Je größer das Atemminutenvolumen dabei gewählt wird, desto größer ist der Abfall des arteriellen Kohlensäuredrucks ($PaCO_2$) und die Kreislaufdepression. Wenn wir nur die Adaption, die wir beim Patienten antreffen (nämlich eine Vermehrung des Blutvolumens), künstlich herbeiführen, sieht man tatsächlich keine Kreislaufdepression, selbst wenn eine Ventilationskurve mit sehr ungünstigem Druckablauf gewählt wird.

Wovon hängt nun die Reaktion des Patienten auf den erhöhten intrathorakalen Druck ab? Offenbar vom Ausmaß der Druckerhöhung und deren Zeitdauer. Es ist auffallend, wie gut Patienten mit akuter respiratorischer Insuffizienz diesen erhöhten Beatmungsdruck tolerieren. So war es *Hedley-Whyte* u.a. bei ihren Versuchen an Patienten mit Pneumonie nicht möglich, das HZV zu vermindern, selbst wenn Atemzugvolumina bis zu 50 ml/kg gewählt wurden, sofern der Quotient Inspirationszeit : Exspirationszeit 1 : 2 oder 1 : 1 betrug. Eine wichtige Ausnahme stellten die Patienten mit Emphysem dar (Abb. 2). Sie zeigten bei Vergrößerung des Atemzugvolumens eine akute Abnahme des HZV, wobei die Herzfrequenz gleich blieb.

Diese Versuche von *Hedley-Whyte* zeigen noch etwas anderes: Obwohl bei konstanter Atemfrequenz pCO_2 stark herabgesetzt war, kam es nicht zu einer Verminderung des HZV. Dies bestätigt die klinische Erfahrung, daß man, sofern der Patient erst an die künstliche Beatmung adaptiert ist, die Drücke und Volumina der Beatmungskurve über eine weite Spanne variieren kann, ohne daß sich das

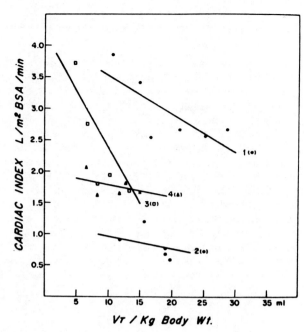

Abb. 2. Herzzeitvolumen und Atemminutenvolumen bei Patienten mit Emphysem (aus Hedley-Whyte, J., H. Pontoppidan, M. J. Morris: J. clin. Invest. 45 [1966] 1543)

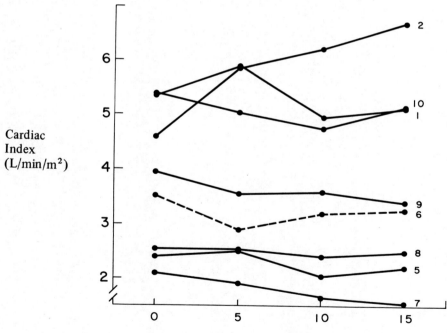

Abb. 3. Verhalten von Kreislauf und Gaswechsel bei Patienten mit respiratorischer Insuffizienz. Erhöhung des exspiratorischen Drucks von 0 auf 5, 10 und 15 cm H_2O. Jede Stufe wird 30 Min. beibehalten

HZV signifikant ändert, es sei denn, daß andere Faktoren störend in die Kreislaufregulation eingreifen.

Bisher haben wir nur über die mechanische Beatmung mit endexspiratorischem Abfall der Druckkurve auf 0 gesprochen. Neuerdings wird häufig ein positiv-endexspiratorischer Druck angewendet, ein Verfahren, das *Ashbaugh* u. Mitarb. in Denver vor einigen Jahren zuerst eingeführt haben. An unserer Beatmungsstation haben wir zahlreiche Patienten unter diesen Bedingungen beobachtet (die erste Arbeit stammt von *Falke* u. Mitarb.) und das Verhalten von Kreislauf und Gaswechsel untersucht. Abb. 3 zeigt, was geschieht, wenn man bei Patienten mit akuter respiratorischer Insuffizienz, Pneumonie, Herzversagen usw. den endexspiratorischen Druck von 0 (dem Kontrollwert) auf 5, 10 und 15 cm H_2O erhöht, wobei jede Stufe etwa 30 Min. lang beibehalten wird: In einigen Fällen sinkt das HZV ab, in anderen ändert sich nichts, und bei einem oder zwei Patienten steigt das HZV unter diesen hohen Drücken sogar an. Dr. *Laver* hat auseinandergesetzt, warum es unter diesen Bedingungen eher zu einem Anstieg als zu einem Absinken des HZV kommen kann. Offensichtlich kann man das Verhalten des großen Kreislaufs unter künstlicher Ventilation und die Reaktion auf hohe Beatmungsdrücke nicht voraussagen. Wollte man darüberhinaus Schlüsse ziehen, ob eine Änderung des HZV für den Patienten gut

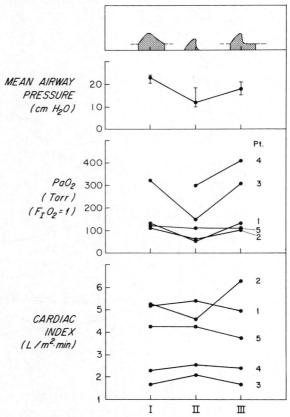

Abb. 4. Bei Anwendung eines respiratorischen Strömungswiderstandes ergeben sich keine signifikanten Unterschiede im HZV und keine merkliche Differenz in der Änderung der O_2-Spannung

oder schlecht ist, so müßte man wissen, welches HZV für dieses Individuum optimal ist, — und das wissen wir einfach nicht. Die Tatsache, daß das HZV ansteigt, wenn wir einen hohen endotrachealen Druck beseitigen, besagt noch nicht, daß das HZV während der Anwendung dieses hohen Beatmungsdruckes zu niedrig war. Vielmehr deutet dieses Verhalten darauf hin, daß der Patient sich an diesen hohen endotrachealen Druck durch eine Vermehrung des zirkulierenden Blutvolumens adaptiert hatte, das nun, nach Herabsetzung des endothorakalen Drucks, eine stärkere Füllung des rechten Herzens und einen unnötigen Anstieg des HZV bewirkt.

Es ist nicht wichtig, ob man (wie *Falke*) ein respiratorisches Druckplateau oder (wie *Kumar*) einen exspiratorischen Strömungswiderstand benutzt — obwohl der endotracheale Mitteldruck im einen Falle höher war, ergaben sich bei fünf untersuchten Patienten (Abb. 4) keine signifikanten Unterschiede im HZV und keine merkliche Differenz in der Änderung der arteriellen O_2-Spannung.

Faßt man die bisherigen Ergebnisse zusammen, so stehen die bescheidenen Daten von 27 Patienten zur Verfügung, die von *Falke, Kumar, McIntyre* u.a. untersucht wurden; man sieht, daß 5 cm Druckerhöhung im Durchschnitt und beim durchschnittlichen Patienten keine nennenswerte Änderung des HZV bewirken. Bei 10 cm sind die Unterschiede schon größer, aber bei 15 cm kommt es zu keiner weiteren Depression, sondern in manchen Fällen sogar zu einem Anstieg (Abb. 5).

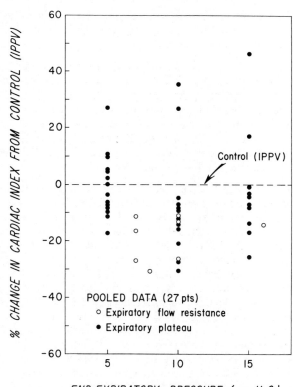

Abb. 5. Darstellung der endexspiratorischen Druckerhöhung um 5, 10 und 15 cm H_2O an 27 Patienten

Wann ist demnach eine Kreislaufdepression zu befürchten? Sicherlich nicht beim durchschnittlichen Patienten mit Pneumonie, wohl aber bei hypovolämischen Patienten. Wenn wir einen Patienten mit akuter respiratorischer Insuffizienz plötzlich auf eine niedrige Kohlensäurespannung hyperventilieren, kann das HZV stark absinken. Auch bei Patienten, deren autonome Regulation aufgrund einer neurologischen Erkrankung oder pharmakologisch blockiert ist, kann eine Kreislaufdepression auftreten (die man durch Infusion von Albumin oder Dextran verhüten kann), und schließlich bei kachektischen oder alten Patienten (Tab. 1).

Tabelle 1. Zu erwartende verstärkte Kreislaufdepression bei intermittierend-positivem Druck und positivem endexspiratorischem Druck

1. Hypovolämie
2. Akute Hyperventilation (kontrollierte Ventilation)
3. Pharmakologische Depression des autonomen Systems
    a) Ganglienblocker
    b) schwere akute spinale Vergiftung, tiefe Anästhesie
4. Neurologische Erkrankungen, die auf das autonome System übergreifen
    a) Wirbelsäulenverletzungen
    b) akute idiopathische Polyneuritis
5. Debilität und Alter

Von diesen Ausnahmen abgesehen, können wir die Kreislaufveränderungen nicht kritisch bewerten, solange wir den Optimalwert für das HZV des betreffenden Patienten nicht kennen.

Für den Pulmonalkreislauf liegen die Verhältnisse noch ungünstiger. Dr. *Laver* erwähnte schon, daß bei Anwendung verschiedener Beatmungskurven bzw. erhöhter Trachealdrücke Veränderungen auftreten können. *Grenvik* (Uppsala) hat Untersuchungen bei Patienten durchgeführt, bei denen sich der pulmonale Gefäßwiderstand beim Übergang von Spontanatmung zu IPPV nur dann änderte, wenn der Patient mit Luft beatmet wurde und hypoxämisch war. Bei diesen Patienten stieg also der pulmonale Gefäßwiderstand infolge der Hypoxie an, nicht aber infolge der künstlichen Beatmung. –

Es zeigt sich, daß bei den meisten Untersuchungen an den Pulmonalgefäßen Veränderungen angetroffen werden, die keineswegs akut aufgetreten sind. Wir waren auf Vermutungen angewiesen, bis wir in der Lage waren, den pulmonalen Gefäßwiderstand mittels des Verschlußdrucks zu messen. Dabei war uns der kürzlich entwickelte Ballonkatheter nach *Swan-Ganz* eine große Hilfe. Er wird sehr leicht in die Pulmonalarterie und deren kleinere Äste eingeschwemmt, und nachdem man den kleinen Ballon aufgeblasen hat, kann man den „Verschlußdruck" bzw. den Druck im linken Vorhof messen. Man braucht nur einen Druckmonitor, der anzeigt, wo die Katheterspitze liegt. Solche Katheter wurden bei zahlreichen Patienten in den USA und, wie ich annehme, auch in vielen europäischen Kliniken benutzt, sie bedeuten einen enormen Fortschritt bei der Behandlung von Patienten mit akuter respiratorischer Insuffizienz, bei denen man nicht sicher ist, ob es sich um ein kardial bedingtes Lungenödem handelt oder um ein Lungenödem aufgrund vaskulärer Veränderungen. Durch Messung des pulmonalen Verschlußdrucks kann man oft den Zustand klären und eine kausale Therapie einschlagen. –

Die zirkulatorischen Veränderungen stellen ein schwieriges Kapitel dar. Zu seiner Aufklärung ist noch viel Arbeit nötig, und es wäre voreilig, jetzt schon Schlüsse auf günstige oder ungünstige Auswirkungen der Beatmung auf den großen oder den kleinen Kreislauf zu ziehen.

Wenden wir uns nun dem Effekt der Beatmung auf die Oxygenierung zu! — Ich möchte vorweg darauf hinweisen, daß die Untersuchungen in der Regel vorgenommen wurden, während der Patient mit 100% Sauerstoff beatmet wurde. Ein PO_2 von 200 mm Hg (unter reiner O_2-Beatmung) besagt keineswegs, daß wir den Patienten unter derselben O_2-Konzentration belassen — vielmehr wurde er nur für die Untersuchung auf 100% O_2 gesetzt. Auf diese Weise messen wir nur den Rechts-links-Shunt, nicht aber den Effekt ungleicher Ventilationsverteilung bei diesem Patienten. Dies ist wichtig zum Verständnis der folgenden Abbildungen. —

Unter dem Einfluß *Cournand*s benutzte man kleine Atemzugvolumina, um keine Kreislaufdepression herbeizuführen. Auch *Radford* u.a., die Ventilationsnomogramme angegeben haben, tendierten zur Anwendung kleiner Atemzugvolumina. Als man diese auch bei Patienten mit Langzeitbeatmung anwendete, stelle sich — vor allem als man die arterielle O_2-Spannung zu bestimmen begann — heraus, daß man mit kleinen Atemzugvolumina zwar die CO_2-Ausscheidung, aber keine normale Lungenfunktion aufrechterhalten kann — besonders bei Patienten, die nicht spontan einen tiefen Atemzug oder Seufzer tun können. Die spontanen Seufzer sind bekanntlich wichtig zur Aufrechterhaltung einer normalen Lungenfunktion.

Hedley-Whyte u. Mitarb. (1965) untersuchten 20 Patienten mit normaler Lungenfunktion, die wegen multipler Sklerose für 24 Stunden mit verschiedenen Atemzugvolumina beatmet wurden. Nach diesen 24 Stunden war bei den Patienten mit kleinem Atemzugvolumen die alveolär-arterielle O_2-Druckdifferenz angestiegen (was auf den Alveolarkollaps hinweist), während bei großem Atemzugvolumen die $AaDO_2$ abfiel, wodurch eine Verbesserung der Lungenfunktion bzw. eine bessere Ausdehnung der Lunge bewiesen ist (Abb. 6).

Warum verwenden wir dann nicht Atemzugvolumina von beispielsweise 6-7 ml/kg, die keine wesentliche Veränderung der physiologischen Verhältnisse bewirken?

Der Grund ist, daß die Patienten kleine Atemzugvolumina schlecht tolerieren; sie klagen über Dyspnoe und Kurzatmigkeit und benötigen meist Sedativa, weil sie sonst gegen den Respirator atmen. Deshalb ist es in der ganzen Welt üblich, höhere Atemzugvolumina einzustellen — wir benutzen routinemäßig 11-14 ml/kg Sollgewicht. In Übereinstimmung mit verschiedenen Autoren schädigen diese Atemzugvolumina die Lunge nicht — zumindest nicht eine normale Lunge; vielleicht sind sie bei solchen Lungenerkrankungen schädlich, bei denen es zur Überdehnung von Alveolen kommt.

Trotz Anwendung dieser großen Atemzugvolumina entwickelt sich bei manchen Patienten eine respiratorische Insuffizienz, die nicht auf die übliche, gegen Infektion, Lungenödem oder Atelektasen gerichtete Behandlung anspricht. Die Patienten sterben an fortschreitender Hypoxämie, gleich welche Atemzugvolumina und Beatmungsdrücke angewendet werden. Bei solchen Patienten erweist sich oft eine Steigerung des endexspiratorischen Drucks als nützlich (**p**ositive **e**ndexspiratory **p**ressure = PEEP, oder CPPV für **c**ontinuous **p**ositive **p**ressure **v**entilation). Ich

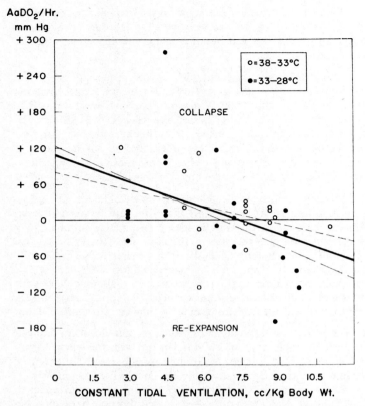

Abb. 6. Zusammenhang zwischen Größe des Atemzugvolumens und alveolär-arterieller Druckdifferenz bei normaler Lungenfunktion (aus Hedley-White, J., H. Pontoppidan, M. B. Laver: Anesthesiology 26 [1965] 595)

möchte hierzu einige weitere Daten von *Falke* u. Mitarb. zitieren. Vor allem möchte ich eine fundamentale Beziehung demonstrieren, die man bei allen Patienten mit akuter respiratorischer Insuffizienz findet, nämlich eine sehr gute Korrelation zwischen der funktionellen Residualkapazität (FRC in % des Normalwertes) und der arteriellen O_2-Spannung, die wiederum bei zeitweiser Beatmung mit 100% O_2 bestimmt wurde. Bei kleiner FRC ist auch PaO_2 niedrig, und ein PaO_2 von 100 mm Hg bei reiner Sauerstoffatmung beweist einen Shunt von 30% oder mehr, während bei hoher FRC auch PaO_2 zu hohen Werten tendiert (Abb. 7). Dies ist eine fundamentale Beziehung; eine niedrige FRC ist stets charakteristisch für eine akute respiratorische Insuffizienz. —

Wenn wir diese Beziehung zwischen PaO_2 und der FRC (d.h. dem Lungenvolumen bei Beendigung der Exspiration) als gegeben ansehen, dann müßte eine künstliche Steigerung dieses Volumens durch Anwendung von PEEP eine Verbesserung der arteriellen O_2-Spannung bewirken. In Abb. 8 sind unterschiedliche endexspiratorische Drücke (*McIntyre* benutzte 5 cm H_2O, *Kumar* etwa 12, *Falke* 5, 10 und 15) gegen die arterielle O_2-Spannung aufgetragen. Sie sehen, daß ein niedriger end-

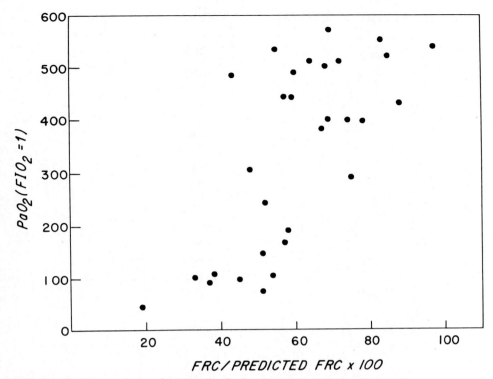

Abb. 7. Beziehung zwischen funktioneller Residualkapazität (FRC) und arterieller O_2-Spannung

exspiratorischer Druck eine geringe Zunahme der FRC und eine geringe Verbesserung der arteriellen O_2-Spannung bewirkt, während hohe Drücke zu einem erheblichen Anstieg von PaO_2 führen. Diese Beziehung findet man immer wieder bestätigt.

In Abb. 9 ist zu sehen, daß bei einer Steigerung des endexspiratorischen Drucks von 0 auf 5, 10 und 15 cm H_2O jedesmal die arterielle O_2-Spannung gleichzeitig mit der funktionellen Residualkapazität ansteigt.

Was ist der Mechanismus von PEEP? – Dr. *Laver* hat darüber gesprochen, und ich möchte daher nicht wieder darauf eingehen. Wahrscheinlich wird der Alveolarkollaps in der exspiratorischen Phase verhindert. Es gibt eine Reihe weiterer Möglichkeiten, die aber alle noch spekulativ sind.

Daß es sich wahrscheinlich um die Verhütung des Alveolarkollapses handelt, läßt sich an Abb. 10 von *Kumar* zeigen. Es handelt sich um Patienten mit akuter respiratorischer Insuffizienz, die bis zu diesem Augenblick mit CPPV oder PEEP beatmet wurden. Der Überdruck wurde plötzlich aufgehoben und die arterielle O_2-Spannung in Abständen von 1, 3, 6-7 und 15 Minuten gemessen. Mit dem Übergang zu IPPV fiel PaO_2 prompt ab und stieg erneut an, wenn wieder PEEP oder CPPV angewendet wurde. Das besagt zweierlei: Einmal kann es sich nicht um so-

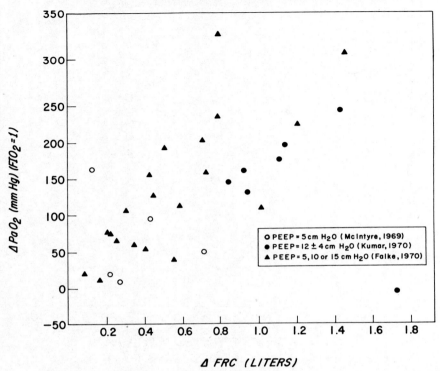

Abb. 8. Auswirkung verschiedener endexspiratorischer Drücke auf die arterielle O_2-Spannung und die FRC

genanntes „air trapping" handeln, weil dieses unter reiner O_2-Beatmung nicht innerhalb einer Minute zu Hypoxämie führen könnte, und zweitens, daß man bei klinischer Anwendung von PEEP niemals den positiv-endexspiratorischen Druck abrupt wegnehmen sollte. Die Folge wäre nämlich ein abrupter Abfall von PO_2 und vielleicht sogar ein akutes Lungenödem.

Ein positiv-endexspiratorischer Druck wirkt sich auch bei Spontanatmung aus. Tatsächlich konnten wir einige Patienten, die nicht ohne Respirator auskamen, weil sie hypoxämisch wurden, bei Spontanatmung ausreichend oxygenieren, wenn wir sie mit PEEP atmen ließen.

Wir stellen die Indikation für die Anwendung von PEEP bei einem PaO_2 unter 70 Torr — oder besser gesagt, wenn eine O_2-Konzentration von mehr als 50% in der Einatmungsluft nötig ist, um einen PaO_2 von 70 Torr aufrechtzuerhalten, und nachdem die anderen therapeutischen Mittel zur Bekämpfung der Infektion, des Lungenödems usw. erschöpft sind (Tab. 2). Bei Spontanatmung machen wir die Anwendung von endexspiratorisch-positivem Druck von der arteriellen CO_2-Spannung abhängig. Physiologisch ausgedrückt könnten wir sagen, daß PEEP indiziert ist, wenn die funktionelle Residualkapazität unter das Volumen absinkt,

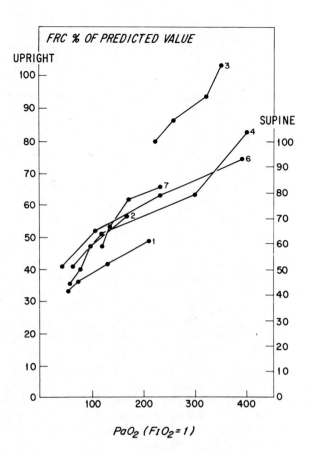

Abb. 9. Gleichzeitiges Ansteigen der arteriellen O_2-Spannung und der FRC bei Steigerung des endexspiratorischen Drucks

bei dem sich die kleinen Bronchiolen und Alveolen zu schließen beginnen. Wenn dies unter Beatmung eintritt, kann man durch Vermehrung der funktionellen Residualkapazität den Alveolarkollaps verhüten und die Luftwege offenhalten.

Tabelle 2. Indikationen für die Anwendung von positivem endexspiratorischem Druck (PEEP)

1. $PaO_2 < 70$ Torr mit $F_IO_2 > 0{,}5$ (Spontanatmung oder IPPV, in Abhängigkeit von der CO_2-Elimination)
2. Funktionelle Residualkapazität $<$ Schließvolumen
3. Alter, Anästhesie, Obesität
4. Krankheit, Ödem

Folgende Komplikationen muß man in Betracht ziehen (Tab. 3): Gelegentlich benötigt man Plasmaexpander, um ein genügendes HZV aufrechtzuerhalten. Der O_2-Transport bietet viele Probleme, und wir kennen auch nicht die optimale Größe des HZV für diese Patienten. Das chronisch-obstruktive Lungenemphysem ist ebenfalls eine Kontraindikation gegenüber einem hohen PEEP, weil die Lunge sich

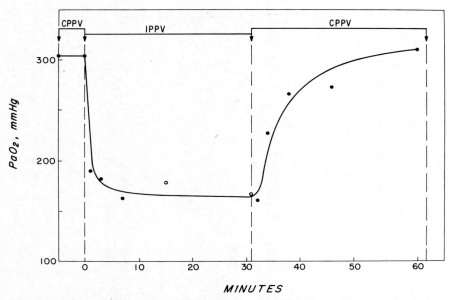

Abb. 10. Zusammenhänge zwischen positivem endexspiratorischem, kontinuierlich-positivem, intermittierend-positivem Druck und arterieller O_2-Spannung (aus Kumar, A., K. J. Falke, B. Greffin: New Engl. J. med. 283 [1970] 1430)

schlecht entleert und eine weitere Behinderung der Blutzirkulation eintritt, aber ein geringer PEEP von weniger als 5 cm mag nützlich sein. Das Risiko eines Pneumothorax, Haut- und Mediastinalemphysems ist erhöht — aber wir wissen nicht, mit welcher Häufigkeit es auftritt. Niemand verfügt über Zahlen und Vergleiche mit Patienten, die so schwer krank sind, daß sie ohne Anwendung von PEEP an Hypoxämie sterben würden.

Tabelle 3. Faktoren, die bei der Anwendung von PEEP > 5 cm H_2O zu berücksichtigen sind

1. Blutvolumen
2. O_2-Transport?
3. Höheres Pneumothoraxrisiko?
   a) subkutanes Emphysem
   b) mediastinales Emphysem
4. Lagerung (bei unilateralen Läsionen)

Bei manchen Patienten fällt der PaO_2 ab; man sollte deshalb PEEP nicht anwenden ohne vorherige sorgfältige Blutgaskontrolle. Abb. 11 zeigt einen typischen Fall, wo der PaO_2 absank, wenn der endotracheale Druck unter CPPV (was nichts anderes bedeutet als PEEP) anstieg. PaO_2 fiel also ab und stieg wieder an, wenn der alte Zustand wiederhergestellt wurde. Dabei kam es zu keiner Änderung des HZV oder der arteriovenösen O_2-Differenz. Den Grund hat Dr. *Laver* erläutert: Wahrscheinlich handelt es sich um eine ungünstige Umverteilung des Blutstroms in den

Pulmonalgefäßen, so daß tatsächlich mehr Blut durch die Shunts fließt als durch die Gebiete, die durch PEEP eröffnet wurden.

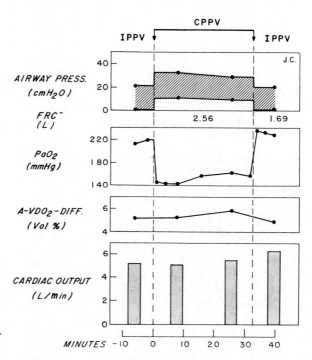

Abb. 11. Absinken von PaO_2 bei Ansteigen des endotrachealen Drucks unter CPPV

Schließlich soll man noch auf die Harnmenge und die Nierenfunktion achten. Bekanntlich kann IPPV die Nierenfunktion verschlechtern. Die Untersuchungen von *Kumar* (Abb. 12) zeigen, daß der Plasmaspiegel des antidiuretischen Hormons auf mehr als das Doppelte ansteigt, wenn man bei Patienten, die mit IPPV beatmet werden, zusätzlich PEEP anwendet. Die Harnmenge nimmt ab, und das HZV wird kleiner, aber erwartungsgemäß nimmt die O_2-Spannung zu. Es kommen noch andere, leichtere Komplikationen vor, die meist behandelt werden können; die einzig lebensbedrohliche ist ein Spannungspneumothorax mit einer großen bronchopleuralen Fistel. Bei Auftreten dieser Komplikation ist der Patient meist verloren, sofern nicht die Möglichkeit besteht, seinen Gasaustausch durch eine sogenannte Membranlunge künstlich zu unterstützen.

Zusammenfassung

Ziehen wir also die Schlußfolgerungen: Wir brauchen uns um den Kreislauf bei künstlicher Beatmung keine besondere Sorge zu machen — ausgenommen bei Patienten mit Emphysem. Wir kennen nicht das für diese Patienten optimale Herzzeitvolumen und können nicht voraussagen, wie sich Gefäßwiderstand und Blut-

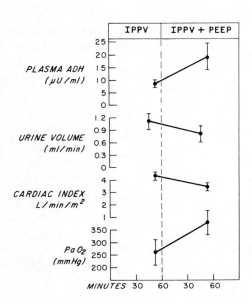

Abb. 12. Zusammenhänge zwischen Höhe des Plasmaspiegels von ADH, Nierenfunktion und HZV unter Anwendung von IPPV und PEEP

verteilung in der Lunge verhalten werden. Die Messung des zentralen Venendrucks hilft nicht viel weiter — er steigt gewöhnlich in den mittleren Druckbereichen ein wenig an, aber nicht so viel, wie man erwarten würde. Ich möchte noch einmal an die fundamentale Beziehung zwischen Lungenvolumen und Oxygenierung erinnern und daran, daß man durch Anwendung einer entsprechenden Beatmungskurve das Lungenvolumen manipulieren und eine optimale Ventilationsverteilung erzielen kann, wie das Dr. *Laver* in seinen Bildern gezeigt hat.

Literatur

1 *Ashbaugh, D. G., T. L. Petty, D. B. Bigelow:* Continuous positive pressure breathing (CPPB) in adult respiratory distress syndrome. J. thorac. cardiovasc. surg. 57 (1969) 31
2 *Cournand, A., H. L. Motley, L. Werko:* Physiological studies of the effects of intermittent positive pressure breathing on cardiac output in man. Am. J. Physiol. 152 (1948) 162
3 *Falke, K. J., H. Pontoppidan, A. Kumar, D. E. Leith, B. Greffin, M. B. Laver:* Ventilation with End-Exspiratory pressure in acute lung disease. J. Clin. Invest. 51 (1972) 2315
4 *Grenvik, Å.:* Respiratory, circulation and metabolic effects of respirator treatment. Acta anaesth. scand. Suppl. 19 (1966)
5 *Hedley-White, J., H. Pontoppidan, M. B. Laver:* Arterial oxygenation during hypothermia. Anesthesiology 26 (1965) 595
6 *Kumar, A., K. J. Falke, B. Greffin, C. F. Aldredge, M. B. Laver, E. Lowenstein, H. Pontoppidan:* Continuous positive pressure ventilation in acute respiratory failure. Effects on hemodynamic and lung function. New Engl. J. Med. 283 (1970) 1430
7 *McIntyre, R. W., A. K. Laws, P. R. Ramachandran:* Positive exspiratory pressure plateau: improved gas exchange during mechanical ventilation. Canad. Anaesth. soc. J. 16 (1969) 477
8 *Morgan, B. C., E. W. Crawford, W. G. Guntheroth:* The hemodynamic effects of changes on blood volume during intermittent positive-pressure ventilation. Anesthesiology 30 (1969) 297
9 *Radford, E. P., B. G. Ferris, B. C. Kniete:* Clinical use of nomogram to estimate proper ventilation during artificial respiration. New Engl. J. Med. 251 (1954) 877

Die Beeinflussung einzelner Parameter der Lungenfunktion durch verschiedene Formen der Beatmung mit IPPV

Von S. Lyager

Zuerst betrachten wir das Verhältnis von Totraum und Atemvolumen unter dem Einfluß verschiedener Gasströmungsarten während der Belüftung (Abb. 1), nämlich: beschleunigte oder akzelerierende Gasströmung mit oder ohne Strömungspause nach der Inspirationsphase im Vergleich zu konstanter Gasströmung.

Darauf beschäftigen wir uns mit der Beatmungsarbeit, gemessen unter den obengenannten Belüftungsformen, d.h. die Arbeit zur Überwindung des elastischen Widerstandes und die Arbeit zur Überwindung der viskösen Luft- und Gewebewiderstände, kurz visköse Arbeit genannt.

Schließlich werde ich versuchen, den Zusammenhang zu erläutern, der zwischen der viskösen Arbeit und der Verteilung der Beatmungsluft besteht.

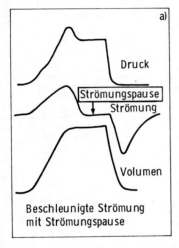
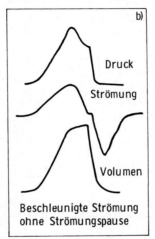
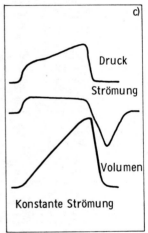

Abb. 1. Verschiedene Gasströmungsarten während der Belüftung
a) Beschleunigte Gasströmung mit Strömungspause
b) Beschleunigte Gasströmung ohne Strömungspause
c) Konstante Gasströmung

Die Untersuchungen wurden an künstlich beatmeten Hunden und Patienten ausgeführt. Der Quotient aus Totraum und Atemvolumen wurde mittels einer Ableitung der Bohrschen Formel (Abb. 2) berechnet.

Abb. 2. Ableitung der Bohrschen Formel (E = Exspiration)

$$V_D = \frac{P_{aCO_2} - P_{ECO_2}}{P_{aCO_2}} (V_T - V_{D_{app}})$$

Nach Einlegen eines intraarteriellen Katheters wird am gleichen Patienten die Wirkung aller drei Belüftungsformen studiert: beschleunigte Gasströmung mit Strömungspause, beschleunigte Gasströmung ohne Strömungspause und konstante Gasströmung. Die Beatmungsfrequenz und das Atemvolumen sind in allen Versuchen gleich groß. Die Dauer der Inspiration, der Exspiration und der postinspiratorischen Strömungspause ist kontrolliert mittels zwei Solenoidventilen; diese sind durch die Druckkurve des Respirators gesteuert. Der Patient wird mit jeder Belüftungsform während einer einstündigen Versuchsperiode beatmet. Darauf wird die Exspirationsluft während 5 Minuten in einen Douglas-Sack gesammelt und gleichzeitig eine arterielle Blutgasanalyse vorgenommen.

Normale Hunde, die mit akzelerierender Gasströmung ohne Strömungspause oder mit konstanter Gasströmung beatmet werden, haben einen höheren Quotienten Totraum/Atemvolumen als Hunde mit akzelerierender Gasströmung samt Strömungspause-Beatmung.

Bei den Patienten sieht das Resultat etwas anders aus. Der Quotient Totraum/Atemvolumen ist größer während der Beatmung mit beschleunigter Gasströmung ohne Strömungspause als während Beatmung mit konstanter Strömung (Tab. 1). Dieser Unterschied wird jedoch ausgeglichen, indem man im Anschluß an die beschleunigte Gasströmung eine Strömungspause einschaltet.

Tabelle 1. Quotient Totraum/Atemvolumen bei Hunden (n = 14) und Patienten (n = 7) während Beatmung mit verschiedenen Strömungsarten

	akzelerierte Strömung mit Pause	konstante Strömung	akzelerierte Strömung ohne Pause
Hunde	0,45 ± 0,06	0,51 ± 0,06	0,51 ± 0,08
Patienten	0,35 ± 0,03	0,36 ± 0,04	0,39 ± 0,02

Als nächstes wollen wir den Einfluß der akzelerierenden und konstanten Gasströmung auf die Beatmungsarbeit betrachten.

Elastic work of breathing
(JOULES)

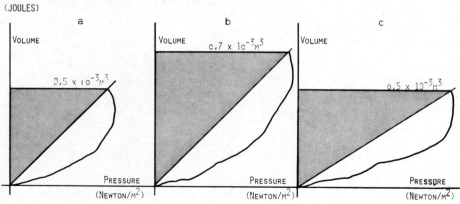

Abb. 3. Arbeit zur Überwindung des elastischen Widerstandes
a) Normale Verhältnisse, b) Erhöhtes Volumen, c) Erniedrigte Compliance

Auf dem Volumen-Druck-Diagramm der Abb. 3 stellen die gerasteten Flächen die elastische Arbeit dar. Wenn die Compliance fällt, steigt die elastische Arbeit, und wenn das Volumen zunimmt, steigt die elastische Arbeit ebenfalls.

Auf Abb. 4 stellen die gerasteten Flächen die Arbeit zur Überwindung der viskösen Widerstände dar. Wenn der Widerstand der Luftwege oder die Strömungsgeschwindigkeit steigt, steigt auch die visköse Arbeit.

Die elastische und die visköse Beatmungsarbeit werden durch einen Analogrechner ermittelt (Abb. 5). Die gegebenen Daten sind Druck und Strömung in der Trachea, die errechneten Daten: das Atemvolumen, die Arbeitsgeschwindigkeit, die gesamte Beatmungsarbeit und die elastische Arbeit. Durch Subtraktion der elastischen Arbeit von der Gesamtarbeit erhalten wir die visköse Arbeit.

Flow-resistive work of breathing
(JOULES)

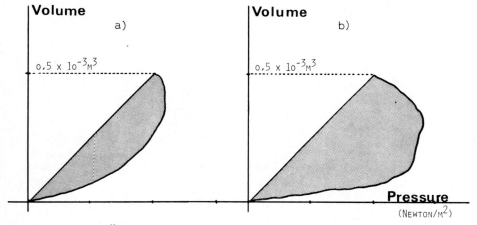

Abb. 4. Arbeit zur Überwindung des viskösen Widerstandes
a) Normale Verhältnisse
b) Erhöhter Strömungswiderstand der Luftwege

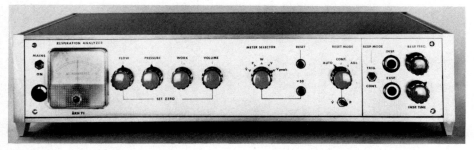

Abb. 5. Analogrechner

Wenn ein Lungenmodell oder ein Patient mit beispielsweise vier verschiedenen Volumen belüftet wird, können wir eine Kurve der entsprechenden Werte für elastische Arbeit und Atemvolumen aufzeichnen. Abb. 6 zeigt die Resultate eines Versuches mit dem Lungenmodell (die Compliance beträgt 0,036 l/cm Wassersäule). Die theoretischen Werte für die elastische Arbeit, die nötig sind, um mit Volumina verschiedener Größe zu beatmen, stimmen genau mit den Werten überein, die wir vom Computer erhalten haben, sowohl mit beschleunigter Gasströmung als auch mit konstanter Gasströmung.

Die Größe der elastischen Arbeit ist von Patient zu Patient verschieden, je nach dessen Lungenleiden. Als Vergleichswert findet man auf diesem Diagramm die Größe der elastischen Arbeit für ein Atemvolumen von einem halben Liter.

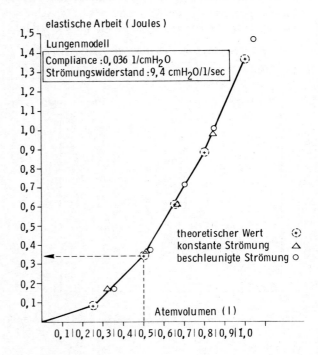

Abb. 6. Kurve der elastischen Arbeit als Funktion des Atemvolumens (Lungenmodell)

Bei Patienten (Tab. 2) finden wir die gleichen Resultate wie beim Lungenmodell. Die elastische Arbeit ist unabhängig von der Strömungsgeschwindigkeit und der Belüftungsform.

Tabelle 2. Elastische Atemarbeit (Joules)

Patient	Konstante Strömung	Beschleunigte Strömung
1	0,40	0,39
2	0,44	0,45
3	0,19	0,17
4	0,20	0,18

Insuffliertes Volumen: 0,5 l

Eine entsprechende Kurve (Abb. 7) für visköse Arbeit als Funktion der *mittleren* Strömungsgeschwindigkeit kann ermittelt werden, wenn das Lungenmodell oder der Patient mit *verschiedenen* Strömungsgeschwindigkeiten belüftet wird. Auch hier kann man die Größe für die zu leistende visköse Arbeit ablesen, die der Belüftung mit einer durchschnittlichen Strömungsgeschwindigkeit von einem halben Liter pro Sekunde entspricht. Dieser Wert dient als Vergleich zu den Größenwerten der Beatmungsarbeit unter verschiedenen inspiratorischen Atemströmen bei den betreffenden Patienten. Der Wert für die visköse Arbeit ist zweimal größer, wenn das Lungenmodell mit beschleunigter Gasströmung anstatt mit konstanter Gasströmung beatmet wird.

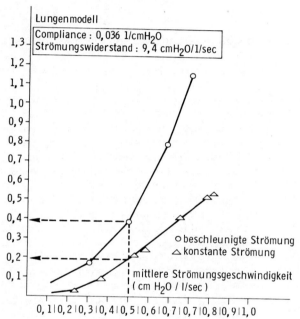

Abb. 7. Kurve für visköse Arbeit als Funktion der mittleren Strömungsgeschwindigkeit (Lungenmodell)

Tabelle 3. Arbeit zur Überwindung des viskösen Widerstandes (Soules)

Patient	konstante Strömung	beschleunigte Strömung
1	0,05	0,22
2	0,07	0,32
3	0,16	0,33
4	0,22	0,45

mittlere Strömungsgeschwindigkeit: 0,5 l/sec

Das gleiche gilt für die Patienten (Tab. 3). Der Wert für die visköse Arbeit ist größer mit beschleunigter Gasströmung als mit konstanter Gasströmung.

Ich denke, diese Resultate vermögen die Größenveränderungen des Totraumes bei den verschiedenen Strömungsarten der Belüftung zu erklären. Mit einer akzelerierenden Gasströmung entsteht ein sehr hoher Strömungswiderstand in obstruktiven Lungengebieten.

Damit wird die Verteilungsstörung der Ventilationsluft noch gesteigert. Diese Verteilungsstörung kann einerseits kompensiert werden durch das Einschalten einer strömungsfreien Pause nach der Inspirationsphase mit akzelerierender Gasströmung; andererseits kann sie fast gänzlich vermieden werden durch Anwendung von Belüftung mit konstanter Gasströmung.

Erfahrungen mit endexspiratorischem positivem Druck bei ARDAS

Von J. R. van Haeringen, E. J. Blokzijl, W. van Dijl, C. Hilvering, H. J. Sluiter

Im Jahre 1967 beschrieb *Ashbaugh* das von ihm bezeichnete „acute respiratory distress syndrome in adults", abgekürzt „ARDAS". Dieses Syndrom ist durch schwere Kurzatmigkeit mit Zyanose, schnelle Atmung mit inspiratorischen Einziehungen im Jugulum und den Zwischenrippenräumen, nicht zu korrigierende Hypoxämie mit hoher inspiratorischer Sauerstoffkonzentration und durch respiratorische Alkalose gekennzeichnet. Im Gegensatz dazu sind die auskultatorischen Befunde wenig eindrucksvoll, nämlich bisweilen etwas verschärftes oder bronchiales Atmungsgeräusch, fast nie Rasselgeräusche. In den meisten Fällen hatten die Patienten zuvor keine pulmonalen oder kardialen Beschwerden. Das Röntgenbild des Thorax zeigt diffus-fleckige, später konfluierende Schatten, bisweilen ein Luftbronchogramm. Der Ablauf endet in fast allen Fällen, in denen Beatmung mit der konventionellen positiven Druckbeatmung indiziert war, innerhalb von 48 Stunden tödlich. Schwere Hypoxämie, respiratorische und metabole Azidose bestimmen das klinische Bild während der letzten Stunden. Klinisch und pathologisch-anatomisch ähnelt das Bild der Hyaline-Membranen-Krankheit der Neugeborenen. Mikroskopische Befunde weisen kapilläre Stauung, fokale Atelektasen, interstitielles Ödem, intraalveoläre Hämorrhagien und hyaline Membranen auf.

Bei Erwachsenen kann dieses Syndrom durch viele Ursachen herbeigeführt werden, wobei es jedoch oft nicht gelingt, *eine* bestimmte Ursache aufzuweisen. In der Literatur findet man die folgenden Ursachen angegeben:

1. „Postperfusion lung",
2. posttraumatische pulmonale Insuffizienz, Lungenkontusion, „wet lung",
3. Fettembolie,
4. Verbrauchskoagulopathie verschiedener Art,
5. Schock,
6. Septikämie,
7. Einatmen von toxischen Gasen,
8. Verabreichung von Gasgemischen mit zu hoher Sauerstoffkonzentration während längerer Zeit,

9. Urämie,
10. Bestrahlungspneumonitis,
11. Aspiration, vor allem von Mageninhalt,
12. mechanischer Einfluß der Respiratorbeatmung?

Wie bereits gesagt, gelingt es fast nie, die ernste Hypoxämie mit Sauerstoff und intermittierender positiver Druckbeatmung zu korrigieren.

Im Beatmungszentrum Groningen haben wir seit dem Jahre 1955 mehr als 1500 Patienten mit schwerer respiratorischer Insuffizienz mit Respiratoren behandelt. Bei retrospektiver Beurteilung verloren wir auch einige Kranke, die dieses Syndrom zeigten. Ein Beispiel dafür ist der Fall einer 26jährigen Frau, bei der das Syndrom infolge einer Solutio placentae mit Verbrauchskoagulopathie entstand. Abb. 1 zeigt die Angaben über arterielle Sauerstoffspannung und Respiratorbehandlung. Nach der bei uns damals üblichen Behandlung wurde diese Patientin mit positivem und negativem (PNPB) Druck beatmet. Trotz Steigerung des inspiratorischen Druckes und der Sauerstoffkonzentration fiel die arterielle Sauerstoffspannung immer weiter ab. Bei der Obduktion wurde das klassische Bild der Hyaline-Membranen-Lunge gefunden.

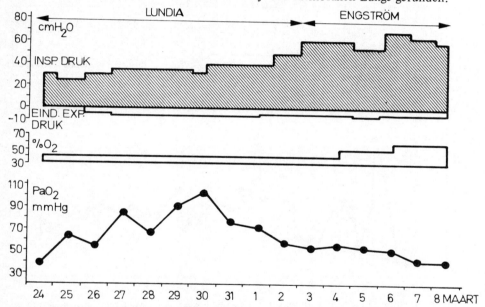

Abb. 1. 26jährige Frau, ARDAS infolge Solutio placentae und Verbrauchskoagulopathie (siehe Text). Insp. Druk: Inspirationsdruck, schraffiert – Eind exp. Druk: negativer exspiratorischer Druck – %O_2: inspiratorische Sauerstoffkonzentration – PaO_2: arterielle Sauerstoffspannung (mm Hg)

Seit der Veröffentlichung von *Ashbaugh* haben wir angefangen, diese Patienten mit endexspiratorischem positivem Druck zu beatmen. Da wir über keinen technisch geeigneten Respirator verfügten, mußten wir uns bei der Anwendung der Methode behelfen, indem wir dabei den Exspirationsschlauch mittels eines „Perspex"-Verbindungsteiles in eine Flasche, 10 cm unter Wasser, enden ließen. Später haben wir dieses Verfahren mittels des neuen Engström-Respirators ausgeführt. Auf diese Weise gelingt es fast immer, bei Patienten mit ARDAS ohne weitere Erhöhungen des inspiratorischen Druckes oder der Sauerstoffkonzentration die arterielle Sauerstoffspannung zu erhöhen oder sogar zu korrigieren.

Der Abb. 2 sind die Angaben über arterielle Sauerstoffspannung, Inspirationsdruck und inspiratorische Sauerstoffkonzentration zu entnehmen. Es handelt sich um eine 19jährige Frau mit Glomerulonephritis, bei der Störungen in der Heparindosierung während Hämodialyse zu einem hämorrhagischen Lungenödem geführt hatten. Mit konventioneller positiver Druckbeatmung war die schwere Hypoxämie (PaO_2: 30 mm Hg) nicht zu korrigieren. Wie die Abb. 2 zeigt, konnte die Wirkung des endexspiratorischen positiven Druckes mehrfach nachgewiesen werden, nämlich während des Einschaltens sowie am zweiten Tage während unseres zu frühen Versuches, den endexspiratorischen Druck abzuschalten und auch noch am dritten Tage, als wir, wie sich zeigte, noch immer zu früh versuchten, den Druck zu erniedrigen. Erst am vierten Tage konnte die inspiratorische Sauerstoffkonzentration erniedrigt werden; an den folgenden Tagen erwies sich der endexspiratorische positive Druck als überflüssig.

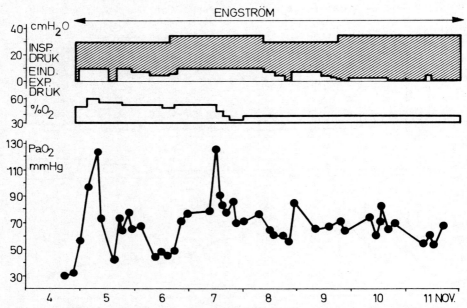

Abb. 2. 19jährige Frau, Glomerulonephritis, hämorrhagisches Lungenödem infolge Störungen der Heparindosierung während Hämodialyse. Insp. Druk: Inspirationsdruck, schraffiert — Eind exp. Druk: positiver endexspiratorischer Druck, weiß, ausgespart im schraffierten Teil — $\%O_2$: inspiratorische Sauerstoffkonzentration — PaO_2: arterielle Sauerstoffspannung (mm Hg)

Auf diese Weise haben wir zwölf Patienten mit ARDAS verschiedener Ursachen behandelt (Tab. 1). Bei neun Patienten wurde bezüglich der Sauerstoffspannung ein günstiger Erfolg erreicht; acht Kranke haben das Syndrom überstanden.

Während der Behandlung entstand bei sechs Patienten ein Pneumothorax und bei zwei eine ösophagotracheale Fistel. Vier von diesen sechs Patienten hatten eine schwere Brustkorb- und Lungenverletzung, so daß man unseres Erachtens nicht ohne weiteres sagen kann, daß dieser Pneumothorax die Folge der durchgeführten

Behandlung gewesen ist. Dem muß noch hinzugefügt werden, daß dieser hier beobachtete Pneumothorax sich in keiner Weise von den üblichen Pneumothoraxformen unterschied und bei gebräuchlicher Behandlung (Absaugung, Drainage) keine besonderen Probleme bot.

Es ist jedoch unbedingt notwendig, daß man über eine Absaugeinstallation mit ausreichender Kapazität verfügt. Einer der zwei Patienten mit ösophagotrachealen Fisteln ist gestorben, der andere überlebte.

Wir sind heute der Meinung, daß jedenfalls ein beträchtlicher Teil der Fälle von „Respiratorlungen", die früher letal verliefen, mit diesem neuen Verfahren gerettet werden kann.

Tabelle 1. Anwendung des endexspiratorischen positiven Druckes bei zwölf Patienten mit ARDAS verschiedener Ursache

"Ursache"					Erfolge			Komplikationen
				PaO_2*	Heilung des ARDAS	Überlebung**		
1.	♀	13 J.	Suizid (Barbiturat)	+	−	−		Pneumothorax
2.	♀	23 J.	Suizid (Parathion)	+	+	+		
3.	♀	19 J.	Glomerulonephritis	+	+	+		
4.	♀	17 J.	Brustkorb- und Lungenverletzung	+	+	+		Pneumothorax, ösophagotracheale Fistel
5.	♀	18 J.	Brustkorb- und Lungenverletzung	−	−	−		Pneumothorax, mediastinales Emphysem
6.	♀	40 J.	Suizid (Barbiturat)	+	+	−		Pneumothorax, ösophagotracheale Fistel
7.	♀	24 J.	Brustkorb- und Lungenverletzung	+	+	+		
8.	♂	66 J.	Brustkorb- und Lungenverletzung	−	−	−		Pneumothorax
9.	♂	7 J.	Brustkorb- und Lungenverletzung	+	+	+		Pneumothorax, mediastinales Emphysem
10.	♀	17 J.	septischer Schock	+	+	+		
11.	♂	20 J.	Brustkorb- und Lungenverletzung	+	+	+		
12.	♀	58 J.	septischer Schock	−	−	−		
			12	9	8	7	6	

* +: Anstieg
  −: Kein Anstieg
** +: Überleben
  −: Verstorben

Ein neues Verfahren der assistierten Exspiration:
Der assistierte exspiratorische Flow gegen einen Widerstand

Von M. Sabathié, G. Nevere, L. de Coninck, Y. Dutertre, J. C. Otteni, P. Hug

Die Einwände, die hin und wieder gegen die Anwendung eines negativen Druckes in der Exspirationsphase erhoben werden, beziehen sich möglicherweise nur auf Unterschiede im Druckverlauf, dessen genaue Beschreibung fast immer in den Arbeiten fehlt.

Seit mehreren Jahren praktizieren wir bereits zwei verschiedene Druckverläufe (Abb. 1):

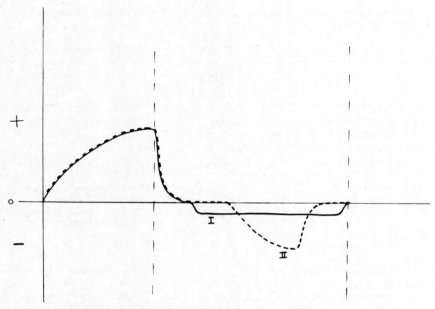

Abb. 1. Unterschiedliche Druckverläufe bei Beatmung mit negativem Exspirationsdruck (PNPB): Kurve I: Anhaltender, leicht negativer Druck bevorzugt für Patienten mit Neigung zum Air trapping. Kurve II: Steiler, starker Negativdruck begünstigt das Air trapping

1. einen kurz anhaltenden, aber tief negativen Druck, sofern es die Stabilität der Luftwege erlaubt (Abb. 1, Kurve II);
2. einen langdauernden, aber nur leicht negativen Druck, sofern die Luftwege schlaffer sind und Anlaß zu einem Trapping besteht (Abb. 1, Kurve 1).

Der negative exspiratorische Druck wird immer angewandt unter kontinuierlicher Kontrolle des intratrachealen Mitteldrucks, der das Hauptargument für eine solche assistierte Exspiration darstellt. Nur durch diese Kontrolle ist eine Vorstellung vom genauen Verhalten der elastischen Einheit Thorax – Lunge bei intermittierender Positiv-negativ-Druckbeatmung möglich.

Die Kontrolle des Mitteldruckes erlaubt uns, gerade die dritte Möglichkeit einer assistierten Exspiration, die wir hier beschreiben werden, je nach Bedarf zu regulieren.

Prinzip:

Es ist bekannt, daß gewisse chronisch ateminsuffiziente Patienten, die zu einem pulmonalen „Air trapping" neigen, von sich aus eine ihnen bequemere Ausatemform entwickeln, indem sie ihre Exspirationsluft durch die halbgeschlossenen Lippen gegen Widerstand aktiv abblasen. Durch diesen Widerstand erzeugen sie in der Ausatemphase einen leichten positiven Druck im Bronchialsystem. Dieser gewährleistet ein ausreichendes Lumen in den kollabierbaren Bronchien, so daß der Exspirationsflow erleichtert und ein Air trapping verhindert wird.

Ebenso weiß man seit *McIntyre,* daß bei den gleichen Patienten mit chronisch-respiratorischer Insuffizienz unter künstlicher Beatmung ein leichter positiver Restdruck während der passiven Exspiration günstig ist. Der exspiratorische Restdruck infolge eines Ausatemwiderstandes erleichtert wiederum die Gasströmung in den Atemwegen, indem er das Trapping verhindert.

Doch selbst bei Verbesserung der Gasströmung bleibt der Ausatemwiderstand ein Hindernis. Beim spontanatmenden Patienten wird dieses durch Verstärkung der aktiven muskulären Exspirationskraft überwunden. Dieser zusätzliche Antrieb fehlt bei der üblichen künstlichen Beatmung.

Um dieses Problem zu lösen, werden zwei Funktionsprinzipien kombiniert:

1. Ein exspiratorischer Widerstand, an dem ein leicht positiver Druck zur Vermeidung des Air trapping aufgebaut wird.
2. Eine treibene Kraft zum beschleunigten Transport der Exspirationsluft.

Diese treibende Kraft kann bei der Respiratorbeatmung nicht an der Patientenseite (d.h. innerhalb des Thoraxsystems) entstehen; sie muß von außen (d.h. vom Respirator) kommen. Ein als treibende Kraft verstärktes apparatives Druckgefälle in der Exspiration darf aber nicht zu stark werden, da es sonst seinerseits einen Trapping-Effekt verursacht. Dieses ist eine bekannte Folge steilabfallender negativer Exspirationsdrücke.

Abb. 2 stellt oben den Trapping-Effekt dar, der ohne zwischengeschalteten Widerstand durch zu schnellen und zu starken Negativdruck in einem schlaffen Bronchialsystem zustande kommt. Dieser negative Druck dringt bis in die Lunge vor. Der untere Teil der Abbildung zeigt dagegen die Wirkung eines regulierbaren Widerstands im Exspirationsteil eines geeigneten Respirators: Während an der linken Seite des Widerstandes am Respirator ein negativer Exspirationsdruck entsteht, bleibt der Druck in der Lunge bei korrekter Einstellung leicht positiv (siehe beide Manometer). Dadurch werden die Bronchien offengehalten, ein Kollaps der Luftwege wird vermieden. Das durch den negativen Exspirationsdruck gesteigerte Druckgefälle „assistiert" als treibende Kraft die Ausatmung durch den stenosierenden Widerstand.

Modellversuche

Zur genaueren Analyse dieses Verfahrens wurden Modellversuche durchgeführt:

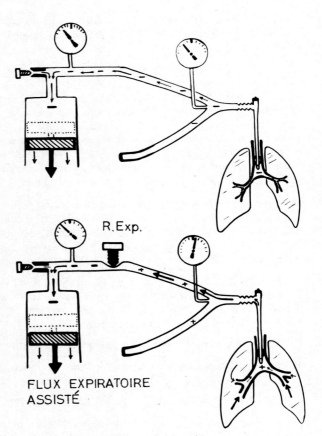

Abb. 2. Beeinflussung des negativen Exspirationsdruckes:

Oben: Ohne zwischengeschalteten Widerstand wird der negative Druck bis in das Bronchialsystem fortgeleitet.

Unten: Mit regulierbarem Widerstand (R Exsp.) im Exspirationsteil kann der Druck im Bronchialsystem noch im leicht positiven Bereich gehalten werden. Der negative Exspirationsdruck am Respirator erhöht aber das Druckgefälle am Widerstand („assistierter exspiratorischer Flow")

Das Lungenmodell ist in Abb. 3 dargestellt. In einem durchsichtigen Plexiglasbehälter von 25,2 l Fassungsvermögen mit niedriger Compliance ist ein Einliter-Beutel angebracht. Der Beutel wird vom Respirator beatmet über ein Y-Stück und über einen künstlichen „Bronchus", an dem ein Bronchialkollaps simuliert werden kann (Gummischläuche unterschiedlicher Festigkeit). Vor und hinter dem künstlichen Bronchus kann der Druck mit einem Druckaufnehmer (STATHAM-P-23 DB) gemessen werden. Wahlweise zwischen Beutel und Bronchus, sowie zwischen Bronchus und Behälterabschluß wird ein Pneumotachograph (*Fleisch*'sches Rohr, 3,17 l/sec/cm WS; Differentialdruckaufnehmer STATHAM-PM-5) zur Messung der Strömungsgeschwindigkeit eingesetzt. Der künstliche Bronchus wird mit einer Haltevorrichtung in seiner Position fixiert, so daß Druck- und Bewegungsartefakte ausgeschlossen sind. Ein Entlüftungsrohr am Plexiglasbehälter wird verschlossen, wenn der Beutel sein Ruhevolumen erreicht hat.

Im exspiratorischen Schenkel ist ein regulierbarer Widerstand angebracht. Zwischen diesem Widerstand und dem exspiratorischen Ausgang liegt wiederum ein Pneumotachograph und ein Druckaufnehmer gleicher Art.

So können sowohl Druck als auch Flow gleichzeitig an beiden Seiten des Widerstandes gemessen werden — im Lungensystem sowie an der exspiratorischen Seite des Respirators. Vier Elektromanometer (Typ MSP 3271) ermöglichen die simultane Registrierung der Parameter. Die Kurven werden paarweise auf Oszilloskopen kontrolliert.

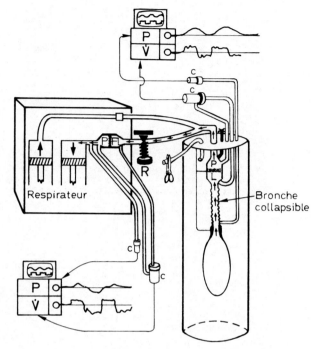

Abb. 3. Versuchsanordnung für die Modellversuche (Erläuterung s. Text). P = Druck; V̇ = Flow; R = exspiratorischer Widerstand; C = Druckaufnehmer

Ergebnisse

In den Modellversuchen läßt sich ein Kollaps des künstlichen Bronchus leicht erreichen, besonders durch Einfügung eines Widerstandes am Beutelhals. Dieser Kollaps wird natürlich durch Anwendung eines negativen Druckes weiter begünstigt. Beim Kollabieren des künstlichen Bronchus kommt es im Beutel zum „Air-trapping". Dieser Trapping-Effekt ist bei steilabfallendem Negativdruck wesentlich deutlicher.

In unseren Versuchen kann dieser Kollaps bereits durch den regulierbaren exspiratorischen Widerstand stets verhindert werden. Die Unterstützung des exspiratorischen Flows am Widerstand durch den Sog bringt dann weitere deutliche Veränderungen: Sobald der Trapping-Effekt beseitigt ist, entleert sich der Beutel regelmäßiger und anhaltender. Filmaufnahmen und die folgenden Kurven demonstrieren unsere Ergebnisse.

In Abb. 4 ist unten die Flow-Kurve ohne exspiratorischen Widerstand dargestellt: Während der passiven Exspiration ist der Flow zunächst recht groß, fällt aber infolge des Bronchialkollapses rasch ab; „Air-trapping" ist die Folge. Die obere Flow-Kurve demonstriert den Einfluß des durch Sog assistierten exspiratorischen Flow gegen Widerstand: Unter sonst gleichen Bedingungen nimmt das Ausatemvolumen zu.

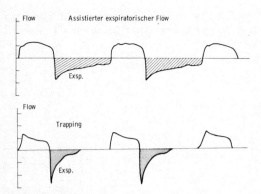

Abb. 4. Flowverlauf bei Beatmung mit negativem Exspirationsdruck:
Oben: Mit Widerstand im exspiratorischen Schenkel („assistierter exspiratorischer Druck")
Unten: Ohne exspiratorischem Widerstand ist die Ausatmung verkürzt (Air trapping) und das Exspirationsvolumen (schattierte Fläche) deutliche vermindert

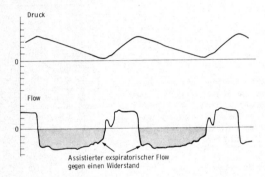

Abb. 5. Assistierter exspiratorischer Flow gegen Widerstand: Der negative Exspirationsdruck am Respirator erhöht nur das Druckgefälle am Widerstand; der Trachealdruck (obere Kurve) bleibt stets positiv, der Trachealflow (untere Kurve) ist nicht durch einen Bronchialkollaps behindert

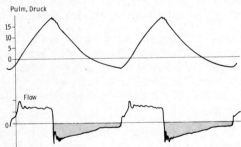

Abb. 6. Assistierter exspiratorischer Flow gegen Widerstand. Gegenüber Abb. 5 ist hier der exspiratorische Widerstand geringer eingestellt: Der Trachealdruck (obere Kurve) wird in der Ausatemphase leicht negativ; die Trachealflowkurve (unten) zeigt gegenüber Abb. 5 eine Verminderung des Exspirationsvolumens (schattierte Fläche)

Abb. 5 zeigt unten ein typisches Beispiel eines assistierten exspiratorischen Flow gegen Widerstand. An der Druckkurve oben wird deutlich, daß trotz des assistierenden Sogs der Druck in den Luftwegen positiv bleibt.

Wird bei assistiertem Flow der exspiratorische Widerstand reduziert, so verringert sich auch wiederum das exspiratorische Volumen (Abb. 6).

Abb. 7 demonstriert oben Druck- und Flow-Verlauf in der Modell-Lunge: Links kommt es ohne exspiratorischen Widerstand rasch zum Strömungsstillstand und zum Trapping. Rechts führt der assistierte exspiratorische Flow gegen Widerstand zur Verbesserung der Ausatmung. Solange der Druck in der Lunge infolge des Widerstandes positiv bleibt, wird ein Bronchialkollaps vermieden. In der unteren Hälfte der gleichen Abb. sind Druck- und Flow-Verlauf dargestellt, wie sie zwischen dem Ausatem-Widerstand und der exspiratorischen Sogpumpe gemessen werden (kleinere Skala!).

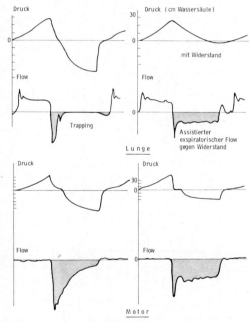

Abb. 7. Beatmung mit negativem exspiratorischem Druck (PNPB) *ohne* (linke Hälfte) und *mit* (rechte Hälfte) exspiratorischem Widerstand. Dargestellt werden Druck- und Flowverlauf in der Trachea der Modell-Lunge (obere Hälfte: „Lunge") und im Ausatemteil zwischen Respirator und Widerstand (untere Hälfte: „Motor"): Bei fehlendem Widerstand wird der ungünstige Effekt (Trapping) in den Druck- und Flowkurven der Trachea deutlich; bemerkenswert auch die Druck- und Flowdifferenzen zu beiden Seiten des Widerstandes (obere gegen untere Hälfte mit unterschiedlichem Maßstab!)

Die Bedeutung des exspiratorischen Widerstandes demonstriert die Flow-Kurve in Abb. 8: Rechts assistierte Exspiration mit anhaltendem, schwachem Sog aber ohne Widerstand; die assistierte Exspiration mit Widerstand (links) hat eine deutliche Zunahme des Exspirationsvolumens zur Folge. Auch unter ausschließlich positiver Druckbeatmung (IPPB) läßt sich am Lungenmodell ein Trapping-Effekt nachwei-

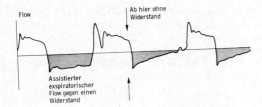

Abb. 8. Einfluß des exspiratorischen Widerstandes bei Positiv-negativ-Beatmung auf den Trachealflow: Ausatmung zunächst gegen Widerstand (links), danach deutliche Verminderung des Exspirationsvolumens (schattierte Fläche) bei Ausschaltung des Widerstandes (rechts)

sen (Abb. 9, links), der durch einen nur geringgradigen exspiratorischen Widerstand beseitigt werden kann (gleiche Abb., rechts).

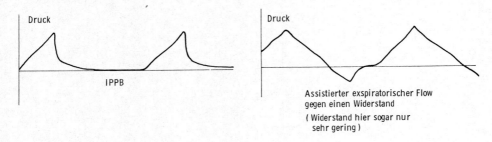

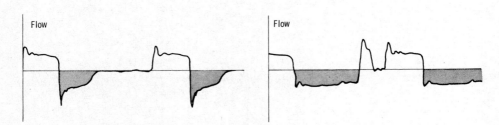

Abb. 9. Vergleich zwischen positiver Druckbeatmung (IPPB) ohne Widerstand (linke Hälfte) und assistiertem exspiratorischem Flow gegen Widerstand (rechte Hälfte): Druck- und Flowkurven in der Trachea demonstrieren unter IPPB ohne Widerstand einen Trapping-Effekt, der mit assistiertem exspiratorischem Flow bereits gegen einen sehr geringen Widerstand verhindert wird

Zusammenfassung

Unsere Ergebnisse müssen unvollständig sein; sie gelten nur für das getestete Versuchsmodell. Zahlreiche Untersuchungen zeigen, daß der Kollaps des künstlichen Bronchus durch einen leicht anzupassenden exspiratorischen Widerstand verhindert werden kann. Das Ausatemvolumen ist dann bei einem solchen exspiratorischen Widerstand größer als ohne diesen Widerstand. Diese passive Ausatmung gegen

Widerstand wird in der Regel durch die mit negativem Druck aktiv assistierte Exspiration noch weiter verbessert; der Trapping-Effekt wird beseitigt, und der Beutel wird ausgiebiger und anhaltender entleert.

Bei regelrechter Einstellung wird der Druck nur hinter dem Ausatemwiderstand, nicht aber vor diesem im Bronchialsystem negativ. Die Vorbehalte gegen eine negative Druckphase bei der kontrollierten Beatmung gelten daher für die Methode des assistierten exspiratorischen Flows gegen Widerstand nicht. Die hierdurch erzielte Verbesserung der Exspiration dürfte auch für die Beatmung von Patienten von Interesse sein.

Diffusionsstörungen

Von W. Schmidt und G. Thews

Der Gasaustausch in der menschlichen Lunge folgt den Gesetzmäßigkeiten der Diffusion, d.h.: O_2- bzw. CO_2-Moleküle werden nach Maßgabe der bestehenden Partialdruckgradienten von den Alveolen in das Kapillarblut bzw. in umgekehrter Richtung transportiert. Die Transportarbeit stammt aus der thermokinetischen Energie der Moleküle; aktive, stoffwechselabhängige Transportprozesse spielen dabei keine Rolle.

Kapillärer Gasaustausch

Abb. 1 zeigt die Medien, die durch Diffusion in der Lunge überwunden werden müssen. In der Diffusionsrichtung des Sauerstoffes sind nacheinander zu passieren:

1. eine monomolekulare Lipoproteinschicht, das sogenannte Surfactant,
2. eine dünne, das Alveolarepithel benetzende Flüssigkeitsschicht,
3. das Alveolarepithel,
4. ein interstitieller Raum zwischen dem Alveolar- und Kapillarepithel, der typisches Bindegewebe und Flüssigkeit enthält,
5. das Kapillarendothel,
6. das Blutplasma,
7. die Erythrozytenmembran,
8. das Innere des Erythrozyten.

Diese Diffusionsstrecke ist insgesamt etwa 1-2 μm lang. Die Hälfte davon entfällt etwa auf die sogenannte alveolokapilläre Membran, zu der man die Medien 1 bis 5 zusammenfaßt.

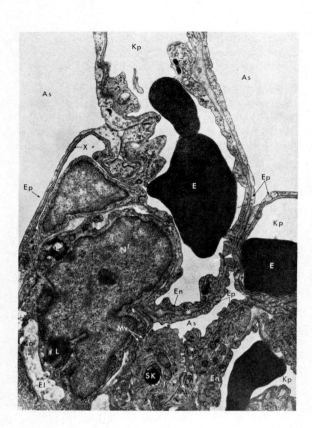

Abb. 1. Alveoläre und kapilläre Austauschmedien im elektronenoptischen Bild. As = Alveolarsaum, Ep = Alveolarepithel, Kp = Kapillare, En = Kapillarendothel, E = Erythrozyten, N = Zellkern, Ko = kollagene Fasern, El = elastische Fasern, Mv = Mikrovilli, Sk = Staubteilchen (aus Porter, K. R., M. A. Bonneville: Einführung in die Feinstruktur von Zellen und Geweben. Springer, Berlin 1965)

Die Geschwindigkeit, mit der die Diffusionsprozesse ablaufen, ist u.a. von den Eigenschaften der diffundierenden Gase und von denen der Diffusionsmedien abhängig. Als Maß für den Diffusionswiderstand dienen die Diffusionsleitfähigkeit K (Kroghscher Diffusionskoeffizient) sowie der Diffusionskoeffizient D, der zusätzlich von der Löslichkeit der Gase bestimmt wird. Für den Sauerstoff konnten diese Konstanten in den Diffusionsmedien der Lunge ermittelt werden (Tab. 1). Für CO_2 sind die Werte der Diffusionsleitfähigkeit etwa 23mal größer anzusetzen als für Sauerstoff.

Tabelle 1. O_2-Leitfähigkeit (Kroghscher Diffusionskoeffizient) K und O_2-Diffusionskoeffizient D für die Diffusionsmedien in der Lunge (37°C)

	$K \left[\dfrac{ml\ O_2}{cm \cdot min \cdot Atm} \right]$	$D \left[\dfrac{cm^2}{sec} \right]$	Literatur
Alveolarkapilläre Membran	$2,5 \cdot 10^{-5}$	$2,3 \cdot 10^{-5}$	Grote (1967)
Plasma	$3,6 \cdot 10^{-5}$	$2,5 \cdot 10^{-5}$	Gertz u. Loeschcke (1959)
Erythrozyt	$1,7 \cdot 10^{-5}$	$1,2 \cdot 10^{-5}$	Grote u. Thews (1962) korrigiert

Neben den Diffusionswiderständen haben die chemischen Prozesse im Erythrozyten einen Einfluß auf den zeitlichen Ablauf des Arterialisierungsvorganges in der Lungenkapillare. Sowohl die O_2-Anlagerung an das Hämoglobin als auch die Freisetzung des CO_2 aus seinen chemischen Bindungen benötigen gewisse Zeiten, die für den Gasaustausch mitbestimmend sind (vgl. *Thews* 1963; *Thews u. Vogel* 1969). Aus diesem Grund haben die Vorgänge im Erythrozyten in den letzten Jahren in zunehmendem Maße im Mittelpunkt der theoretischen und experimentellen Untersuchungen über die Austauschprozesse gestanden. Die Ergebnisse sowohl der mathematischen Analyse als auch der zahlreichen In-vitro-Experimente lassen sich etwa folgendermaßen zusammenfassen (vgl. *Thews* 1971): Während der Passage des Blutes durch die Lungenkapillare steigt der mittlere O_2-Druck im Erythrozyten nach einem exponentiellen Modus zunächst schnell, dann fortschreitend langsamer an. Nach einer Kontaktzeit von 0,2-0,3 Sek. hat sich endkapillär ein O_2-Druck eingestellt, der weniger als 1 mm Hg unter dem der Alveolarluft liegt (Abb. 2).

Unsere Kenntnisse über die Kinetik der CO_2-Abgabe sind noch wesentlich lückenhafter als über den zeitlichen Ablauf der O_2-Aufnahme. Es kann jedoch festgestellt werden, daß CO_2 wesentlich schneller als O_2 ausgetauscht wird. Vergleicht man die effektiven Diffusionskoeffizienten D_{O_2} und D_{CO_2}, in denen neben der physikalischen Löslichkeit auch die chemische Bindungsfähigkeit des Blutes berücksichtigt wird, so ergibt sich für CO_2 ein 6mal größerer Wert als für O_2 (s. *Thews* 1971). Das bedeutet, daß die Angleichung des CO_2-Druckes in der Lungenkapillare an den alveolären Wert mindestens 6mal schneller erfolgt als für O_2. Man darf also feststellen, daß eine Diffusionsstörung für CO_2 nicht möglich erscheint, wenn nicht gleichzeitig eine erhebliche Störung der O_2-Diffusion besteht. Eine Ausnahme von

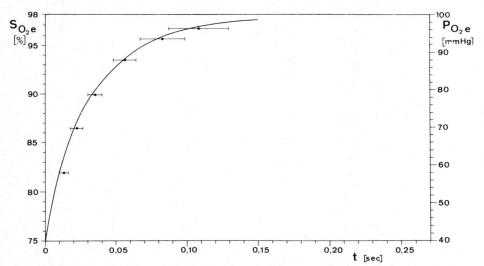

Abb. 2. Zeitlicher Verlauf der O_2-Sättigungszunahme des Hämoglobins bei plötzlicher Änderung der O_2- und CO_2-Partialdrücke (nach Frech u. Mitarb. 1968)

dieser Regel wäre nur möglich, wenn infolge einer Einschränkung der Karbonanhydrasefunktion die Freisetzung von CO_2 aus seinen chemischen Bindungen behindert ist (*Chinard* u. Mitarb. 1960; *Forster* 1964).

Diffusionskapazität

Diese Betrachtungen gelten für die einzelne Lungenkapillare. Wenn man nun nach den Diffusionsverhältnissen in der gesamten Lunge fragt, dann tritt erschwerend hinzu, daß die Größe der Gasaustauschfläche im Einzelfall nicht bekannt ist. Aus diesem Grund wurde von *Bohr* (1909) als Maß für die Beurteilung des Gasaustau-

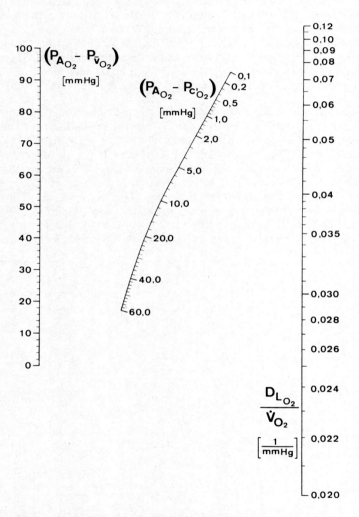

Abb. 3. Nomogramm für die Ermittlung der Diffusionskapazität D_L aus den Meßdaten. $P_{A_{O_2}}$ = alveolärer Druck, $P_{c'_{O_2}}$ = endkapillärer O_2-Druck, $P_{\bar{v}_{O_2}}$ = O_2-Druck des venösen Mischblutes, $\dot{V}_{O_2}$ = O_2-Aufnahme in ml/min

sches die sogenannte Diffusionskapazität eingeführt. Sie ist definiert als diejenige Gasmenge, die pro Minute und mm Hg mittlerer Partialdruckdifferenz zwischen Alveole und Lungenkapillarblut ausgetauscht wird. Für den Sauerstoff formuliert, würde die folgende Definitionsgleichung gelten:

$$D_{L_{O_2}} = \frac{\dot{V}_{O_2}}{P_{A_{O_2}} - \bar{P}_{C_{O_2}}} = \frac{\dot{V}_{O_2}}{\Delta \bar{P}_{O_2}}$$

worin $\dot{V}_{O_2}$ die O_2-Aufnahme, $P_{A_{O_2}}$ den alveolären O_2-Druck und $\bar{P}_{C_{O_2}}$ den über die Kapillarlänge gemittelten O_2-Druck im Erythrozyten bedeuten. Die Schwierigkeit liegt hier in der Bestimmung der kapillären Partialdrücke. Unter der Voraussetzung jedoch, daß die O_2-Drücke im venösen Mischblut am Ende der Lungenkapillare und in der Alveole bekannt sind, läßt sich die mittlere O_2-Druckdifferenz $\Delta \bar{P}_{O_2}$ aufgrund der Gesetzmäßigkeiten des Gasaustausches berechnen. Das ursprünglich hierfür von *Bohr* angegebene Integrationsverfahren geht nach unseren heutigen Kenntnissen von fehlerhaften Voraussetzungen aus. Den tatsächlichen Gegebenheiten wird ein neueres Verfahren besser gerecht, dessen Ergebnissen in Nomogrammform dargestellt sind (*Thews* 1968), so daß die O_2-Diffusionskapazität ohne besondere Rechnung aus den Meßwerten ermittelt werden kann (Abb. 3). Einen erheblichen Unsicherheitsfaktor bei der Bestimmung von $D_{L_{O_2}}$ stellt allerdings immer noch die Messung des endkapillären O_2-Drucks dar. Das häufig angewandte stationäre Verfahren geht von der Voraussetzung aus, daß unter hypoxischen Bedingungen der endkapilläre mit dem arteriellen O_2-Druck übereinstimmt (*Bartels* u. Mitarb. 1959; *Schmidt* u. Mitarb. 1971a). Wie wir zeigen konnten, ist dies jedoch wegen des stets vorliegenden Verteilungseinflusses keineswegs der Fall. D_{LO_2}

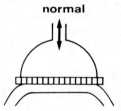

normal

Diffusionsstörungen (Abnahme von $D_L/\dot{Q}$)

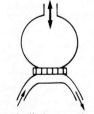
Einschränkung der
Austauschfläche

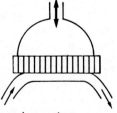
Zunahme des
Diffusionswiderstandes

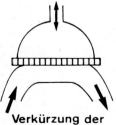
Verkürzung der
Kontaktzeit

Abb. 4. Schematische Darstellung der prinzipiellen Ursachen für eine Diffusionsstörung

wird auf diese Weise um etwa 15-35% zu klein bestimmt (*Schmidt* 1971). Daher ist dem nichtstationären Verfahren der Verteilungsanalyse (*Thews* u. Mitarb. 1971) bei der Ermittlung von D_{LO_2} der Vorzug zu geben. Nach unseren Ergebnissen liegt der Normalwert der O_2-Diffusionskapazität für den Gesunden in körperlicher Ruhe bei 31 ml/min. mm Hg (*Schmidt* u. Mitarb. 1971a).

Diffusionsstörungen

Wenn wir nun ganz allgemein nach den Ursachen für Diffusionsstörungen fragen, dann ist zunächst zu bemerken, daß der Austauscheffekt vom Verhältnis der Diffusionskapazität zur Lungenperfusion $D_L/\dot{Q}$ bestimmt wird. Jede Abnahme dieses Verhältnisses führt zu einem mangelhaften Angleich der kapillären Partialdrücke an die alveolären Werte und wird daher als Diffusionsstörung gekennzeichnet. Wie in Abb. 4 schematisch dargestellt, können folgende Veränderungen hierfür maßgebend sein:

1. eine Zunahme des Diffusionswiderstandes in der alveolokapillären Membran oder in der Lungenkapillare,
2. eine Einschränkung der Austauschfläche,
3. eine Verkürzung der Kontaktzeit zwischen Blut und Gasphase infolge einer relativen Überperfusion.

Dabei ist es durchaus möglich, daß unter pathologischen Bedingungen diese Ursachen miteinander kombiniert vorkommen. Eine Rarefizierung des Kapillarnetzes führt beispielsweise zu einer Einschränkung der Austauschfläche und gleichzeitig zu einer Perfusionszunahme in den verbleibenden Kapillaren. Werden außerdem weitlumige Stromkapillaren in verstärktem Maße perfundiert, so resultiert in diesen eine Zunahme des intrakapillären Diffusionswiderstandes. Trotz dieser möglichen Kombinationen ist es aus Gründen der Übersichtlichkeit zweckmäßig, die Ursachen für Diffusionsstörungen in der genannten Einteilung zu behandeln.

Zunahme des Diffusionswiderstandes

Der Diffusionswiderstand eines Gewebes ist von der Länge des Diffusionsweges und vom jeweiligen Diffusionskoeffizienten abhängig, dessen Größe in biologischen Medien jedoch nur wenig variiert (*Grote* 1968). Eine Vergrößerung des Diffusionsweges in der alveolokapillären Membran findet sich unabhängig von der Ätiologie bei allen Formen des Lungenödems. Dabei ist das Ausmaß des Ödems sowohl vom kapillären Filtrationsdruck als auch von der Permeabilitätseigenschaft der Zellmembranen abhängig. Kommt es beispielsweise bei einer Linksinsuffizienz des Herzens zu einer Zunahme des Filtrationsdrucks, so tritt zunächst Flüssigkeit in das Interstitium über. Sekundär kann dann infolge von Umstrukturierungen der Membranen die Permeabilität für großmolekulare Substanzen wie Proteine erhöht werden (*Chinard* 1966). Die Folge ist eine Zunahme der interstitiellen und intrazellulären Teilchenkonzentrationen und Flüssigkeitsvolumina. Bei einem solchen alveolären Ödem kann die Diffusionsstrecke u.U. um das Fünffache vergrößert sein. Die Lymphdrainage der Lunge über die „juxtaalveolären" Lymphkapillaren sorgt bei begrenztem und langsamen Austritt von Flüssigkeit und kapillarpermeablen Substanzen für deren Abtransport (*Lauweryns* 1970). Bei schneller Entstehung des Ödems sind allerdings die Lymphkapillaren trotz Dilatation nicht mehr in der Lage, das Flüssigkeitsgleichgewicht wiederherzustellen. Für unsere Frage des Gasaustausches bleibt festzustellen, daß überwiegend die Verlängerung des Diffusionsweges für den Grad der Austauschstörung maßgebend ist.

Eine weitere charakteristische Zunahme des alveolokapillären Diffusionswiderstandes finden wir bei der Lungenfibrose. In diesem Fall kann die Diffusionsstrecke von normalerweise 1 µm auf 10 µm im fibrotisch veränderten Gewebe vergrößert sein. Außerdem ist in diesem Fall mit einer leichten Abnahme der Diffusionskoeffizienten zu rechnen, quantitative Angaben hierüber liegen jedoch noch nicht vor. Insgesamt ist nach unseren Untersuchungen die O_2-Diffusionskapazität erheblich, nicht selten bis auf 20% des Normwertes, eingeschränkt (*Schmidt* 1971).

Einschränkung der Austauschfläche

Als zweite Ursache von Diffusionsstörungen ist die Abnahme der respiratorischen Oberfläche zu diskutieren. Beispiele hierfür wären der Zustand nach Lungenresektion, das substantielle Emphysem, Atelektase sowie pathologische Vergrößerungen des funktionellen Totraumes. Ebenso kann bei der Beatmung, u.a. mit Halothan und Chloroform, eine Veränderung der oberflächenaktiven Stoffe (*Woo* u. Mitarb. 1969) zu einer Abnahme der Alveolaroberfläche führen. In allen diesen Fällen ist die Störung durch eine Abnahme der O_2-Diffusionskapazität gekennzeichnet.

Verkürzung der Kontaktzeit

Die Zeit des Diffusionskontaktes zwischen Blut und Alveolarluft beträgt in körperlicher Ruhe normalerweise 0,2-0,3 Sek. (*Thews* 1963; *Frech* u. Mitarb. 1968). Diese Zeit ist nicht nur bei einer Zunahme des Herzzeitvolumens, sondern auch beim Vorliegen von Inhomogenitäten der Lungenperfusion in einzelnen Kapillargebieten verkürzt. Wir konnten bei obstruktiven Lungenerkrankungen in überperfundierten Kompartimenten Kontaktzeiten von nur 0,05 Sek. ermitteln (*Schmidt* u. Mitarb. 1971a). Die Folge ist ein unvollständiger Partialdruckangleich an die alveolären Werte trotz einer im Normbereich liegenden totalen Diffusionskapazität.

Inhomogenitäten des Gasaustausches

Neben den Verteilungsungleichmäßigkeiten des Ventilations-Perfusions-Verhältnisses $\dot{V}_A/\dot{Q}$ (Inhomogenitäten 1. Art) können auch ungleichmäßige Verteilungen des Diffusionskapazitäts-Perfusions-Verhältnisses $D_L/\dot{Q}$ (Inhomogenitäten 2. Art) einen Einfluß auf den Arterialisierungseffekt in der Lunge haben. Diese schon lange geäußerte Vermutung konnte mit Hilfe eines neuen Meßverfahrens von uns bestätigt werden (*Schmidt* u. Mitarb. 1971a). Dieses Verfahren liefert in einem Untersuchungsgang die Werte für $\dot{V}_A/\dot{Q}$ und $D_L/\dot{Q}$ für die verschiedenen funktionellen Kompartimente der Lunge. Mit Hilfe eines erweiterten Rahn-Fenn-Diagramms (Abb. 5) lassen sich dann die alveolären und endkapillären O_2- und CO_2-Drücke und damit auch die verteilungsbedingten AaD-Anteile ermitteln.

Bei der Analyse der Verteilungsstörungen zeigt sich, daß vor allem ihr Einfluß für die Minderung des Arterialisierungseffektes maßgebend ist. Dies gilt insbesondere auch für Hyperoxieatmung und hyperbare O_2-Beatmung. Trotz eines weitgehenden Partialdruckangleiches im einzelnen Alveolargebiet können dann erhebliche alveolar-arterielle Druckdifferenzen resultieren.

Dieser Tatbestand soll abschließend an zwei Beispielen erläutert werden. In Abb. 6 sind die Ergebnisse der Funktionsanalyse für einen Patienten mit ausgeprägter

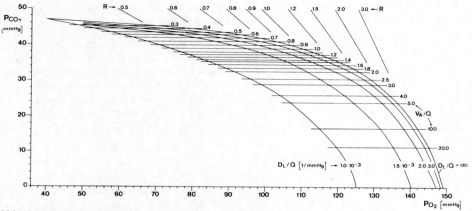

Abb. 5. Modifiziertes O_2-CO_2-Diagramm nach Rahn u. Fenn, das die Abhängigkeit der alveolären bzw. endkapillären Drücke (P_{O_2}, P_{CO_2}) vom Ventilations-Perfusions-Verhältnis $\dot{V}_A/\dot{Q}$ und vom O_2-Diffusionskapazitäts-Perfusions-Verhältnis $D_L/\dot{Q}$ darstellt

Abb. 6. Schematische Darstellung der Inhomogenitätseinflüsse von Ventilation, Perfusion und O_2-Diffusion. In einer Zwei-Kompartiment-Lunge sind die Meßwerte eines Kranken mit schwerem obstruktivem Emphysem am Ort, auf den sich die Messung bezieht, eingezeichnet. Der Übersicht wegen wurden die Dimensionen in den Alveolen, Kapillaren und im arteriellen Blut weggelassen. V_A = Alveolarvolumen [l], $\dot{V}_A$ = alveoläre Ventilation [l/min], P_{O_2} = Sauerstoffdruck und P_{CO_2} = Kohlendioxyddruck in Alveolen, Kapillaren bzw. arteriellem Blut [mm Hg], D_{LO_2} = O_2-Diffusionskapazität [ml/min · min Hg], $\dot{V}_{A tot}$ = gesamte alveoläre Ventilation, $\dot{Q}_{tot}$ = gesamte Kapillarperfusion, $\dot{Q}_{HZV}$ = Herzzeitvolumen, P_{IO_2} = inspiratorischer Sauerstoffpartialdruck, $P\bar{v}_{O_2}$, $P\bar{v}_{CO_2}$ = O_2- bzw. CO_2-Partialdruck im venösen Mischblut, $\dot{Q}_{sh}$ = Shuntperfusion [l/min], AaD_{O_2} = alveolär-arterielle O_2-Druckdifferenz, aAD_{CO_2} = arteriell-alveoläre CO_2-Druckdifferenz

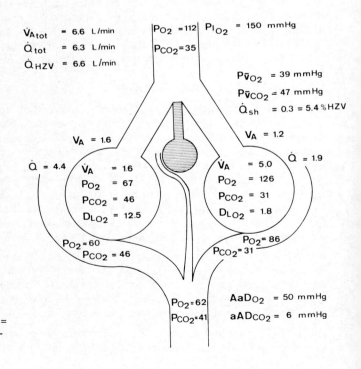

Emphysembronchitis unter Luftatmungsbedingungen schematisch in einem Zweikompartimentsystem dargestellt. Es liegen Verteilungsstörungen 1. und 2. Art bei gleichzeitiger Reduktion der gesamten Diffusionskapazität vor. Die Folge ist ein Anstieg der AaD_{O_2} auf 50 mm Hg und, trotz vollständigen CO_2-Ausgleichs in den einzelnen Kompartimenten, das Auftreten einer aAD_{CO_2} von über 6 mm Hg.

Im zweiten Beispiel (Abb. 7) sind die Verhältnisse dargestellt, wie sie sich bei weiterer Einschränkung der Diffusionskapazität und Zunahme der Shuntperfusion unter Hyperoxieatmung ($F_{I_{O_2}}$ = 35 Vol%) darstellen würden. Bemerkenswert ist in diesem Fall die Größe der auftretenden aAD_{CO_2} und die daraus resultierende Hyperkapnie.

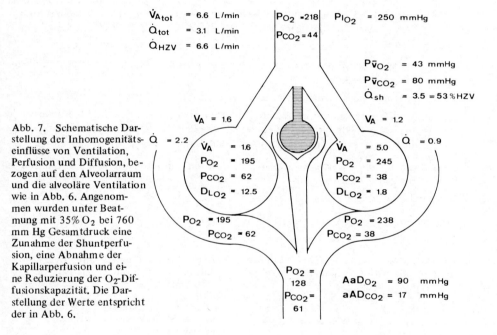

Abb. 7. Schematische Darstellung der Inhomogenitätseinflüsse von Ventilation, Perfusion und Diffusion, bezogen auf den Alveolarraum und die alveoläre Ventilation wie in Abb. 6. Angenommen wurden unter Beatmung mit 35% O_2 bei 760 mm Hg Gesamtdruck eine Zunahme der Shuntperfusion, eine Abnahme der Kapillarperfusion und eine Reduzierung der O_2-Diffusionskapazität. Die Darstellung der Werte entspricht der in Abb. 6.

Zusammenfassung

Der Gasaustausch in der Lunge erfolgt durch Diffusion. O_2- und CO_2-Moleküle werden nach Maßgabe der Partialdruckgradienten zwischen Alveolen und Kapillarblut ausgetauscht. Die gesamte Diffusionsstrecke beträgt 1-2 μm. Sie setzt sich zu etwa gleichen Teilen aus der alveolokapillären Membran und der intrakapillären und intraerythrozytären Diffusionsstrecke zusammen. Die Diffusionsgeschwindigkeit hängt ab von den Eigenschaften der Gase und denen der Diffusionsmedien. Für den O_2-Austausch sind die chemischen Prozesse der Hämoglobinbindung von gleicher Bedeutung wie die Diffusion durch die alveolokapilläre Membran. Die Diffusion von CO_2 erfolgt aufgrund seiner guten Löslichkeit in Flüssigkeiten wesentlich schneller als für O_2. Als Maß der Diffusionsgeschwindigkeit der gesamten Lunge dient die Diffusionskapazität D_L. Für den Gesunden konnte für D_L im Mittel ein Wert von 31 ml/min · mm Hg ermittelt werden. Diffusionsstörungen liegen vor, wenn das Diffusionskapazitäts-Perfusions-Verhältnis ($D_L/\dot{Q}$) unter den Normalwert absinkt. Ursächlich kommen hierfür in Frage:

1. Zunahme des Diffusionswiderstandes in der alveolokapillären Membran (Lungenödem, Lungenfibrosen),
2. Einschränkung der Gasaustauschfläche (Resektion, Emphysem, Atelektasen),
3. Abnahme der Kontaktzeit zwischen Blut und Gasphase unter den Normwert von 0,2-0,3 Sek. (Überperfusion einzelner Kapillargebiete bei Rarefizierung des Kapillarbettes oder bei Inhomogenitäten von $D_L/\dot{Q}$).

Mit Hilfe eines neuen Verfahrens lassen sich neben Inhomogenitäten von Ventilation und Perfusion auch diejenigen der Diffusion ermitteln. Der Einfluß der Inhomogenitäten wird an einem Beispiel verdeutlicht.

Literatur

Bartels, H., E. Bücherl, C. W. Hertz, G. Rodewald, M. Schwab: Lungenfunktionsprüfungen. Springer, Berlin 1959

Bohr, C.: Über die spezifische Tätigkeit der Lungen bei der respiratorischen Gasaufnahme. Scand. Arch. Physiol. 22 (1909) 221

Chinard, F. P.: The permeability characteristics of the pulmonary blood-gas barrier. In: Advances in Respiratory Physiology, hrsg. von C. G. Caro. Arnold, London 1966

Chinard, F. P., T. Enns, M. F. Nolan: Contribution of bicarbonate ion and of dissolved CO_2 to expired CO_2 in dogs. Amer. J. Physiol. 198 (1960) 78

Forster, R. E.: Diffusion of gases. In: Handbook of Physiological Respiration, Bd. I, hrsg. von W. O. Fenn, H. Rahn: American Physiological Society. Washington 1964 (S. 839)

Frech, W. E., D. Schultehinrichs, H. R. Vogel, G. Thews: Modelluntersuchungen zum Austausch der Atemgase. I. Die O_2-Aufnahmezeiten des Erythrozyten unter den Bedingungen des Lungenkapillarblutes. Pflügers Arch. ges. Physiol. 301 (1968) 291

Grote, J.: Der Einfluß der O_2-Affinität des Blutes auf die Sauerstoffversorgung der Organe. Habil.-Schrift, Mainz 1968

Lauweryns, J. M.: The juxta-alveolar lymphatics in the human adult lung. Amer. Rev. resp. Dis. 102 (1970) 877

Porter, K. R., M. A. Bonneville: Einführungen in die Feinstruktur von Zellen und Geweben. Springer, Berlin 1965

Rahn, H., O. W. Fenn: A graphical analysis of the respiratory gas exchange. American Physiological Society, Washington 1955

Schmidt, W.: Funktionsparameter des Gasaustausches in der Lunge bei Gesunden, Patienten mit restriktiven Lungenerkrankungen und Schwangeren. Habil.-Schrift, Mainz 1971

Schmidt, W., G. Thews, K. H. Schnabel: Results of distribution analysis of ventilation, perfusion, and O_2 diffusing capacity in the human lung. Investigations in healthy subjects and in patients with obstructive lung disease. Respiration 29 (1972) 1

Schmidt, W., K. H. Schnabel, G. Thews: Nomogramme für Funktionsgrößen des pulmonalen Gasaustausches. In: Nomogramme zum Säure-Basen-Status und Atemgastransport des Blutes, hrsg. von G. Thews. Springer, Berlin 1971b

Thews, G.: Die theoretischen Grundlagen der Sauerstoffaufnahme in der Lunge. Ergebn. Physiol. 53 (1963) 41

Thews, G.: Der respiratorische Gaswechsel und seine Teilfunktionen. In: Chronische Bronchitis, hrsg. von K. Ph. Bopp, F. H. Hertle. Schattauer, Stuttgart 1968

Thews, G.: Der Gasaustausch in der Lunge unter Berücksichtigung der Inhomogenitäten von Ventilation, Perfusion und Diffusion. In: Erlanger Physiologentagung 1971, Springer, Berlin 1972

Thews, G., H. R. Vogel: Lungenkreislauf und Austausch der Atemgase. Beitr. Klin. Erforsch. Tuberk. 141 (1969) 28

Thews, G., W. Schmidt, K. H. Schnabel: Analysis of distribution inhomogeneities of ventilation, perfusion, and O_2 diffusing capacity in the human lung. Respiration 28 (1971) 197

Woo, S., D. Berlin, J. Hedley-Whyte: Surfactant function and anesthetic agents. J. app. Physiol. 26 (1969) 571

Podiumsdiskussion über die Störungen der Ventilation, Perfusion und Diffusion unter Dauerbeatmung

Leiter: E. S. Bücherl

Bücherl: Herr *Laver* hat gesagt, wir sollten nicht zuviel über Theorie sprechen, sondern mehr das für die Praxis Wichtige herausstellen. Dem wollten wir weitgehend folgen, da das besonders Komplizierte nicht immer extreme klinische Bedeutung hat.

Zunächst aber noch einiges zu Herrn *Schmidt.* Haben die Erythrozyten vielleicht doch unter *pathologischen* Zuständen eine größere Bedeutung für den Gasaustausch im Sinne eines Diffusionshindernisses?

Schmidt: Bei normalem Hämoglobingehalt wird der Sauerstoffaustausch mit dem Erythrozyten nicht zum Engpaß; vor allem stellt die viel bestaunte Erythrozytenmembran nicht das früher vermutete Diffusionshindernis dar. Wenn man Untersuchungen an blanken Erythrozyten ohne Alveolarmembran durchführt, stellt man fest, daß allein die Aufsättigung des Hämoglobins viel Zeit beansprucht und daß der Diffusionswiderstand der alveolokapillären Membran beim Gesunden praktisch keine Rolle spielt. Wenn man sich vergegenwärtigt, daß die Erythrozyten in weiten Kapillaren eine dicke Schicht darstellen, dann braucht es eben lange Zeit, bis die Diffusionsstrecke in den Erythrozyten überbrückt ist. Sie haben ja auf der elektronenoptischen Abbildung gesehen, daß der Erythrozyt im Vergleich zur Membran einen sehr großen Komplex darstellt.

Bücherl: Trifft dies für den geschädigten Erythrozyten, z.B. beim extrakorporalen Kreislauf, auch zu?

Schmidt: Der Erythrozyt selbst ist für uns ohne besonderes Interesse — er ist entweder intakt, oder er existiert nur mehr als Hämoglobinlösung. Sein Hämoglobin wird aufgesättigt, soweit es nicht chemisch verändert ist. Anders steht es mit den Erythrozyten bei der Sichelzellanämie, hier kann es auch zu Diffusionsstörungen innerhalb des Erythrozyten kommen.

Bücherl: Können Sie vielleicht noch etwas zur Karboanhydrase sagen? Sie erwähnten, daß sie bei der Abgabe von CO_2 eine Rolle spielt.

Schmidt: Es ist Ihnen ja bekannt, daß man beim Emphysematiker mit Hyperkapnie Karboanhydrasehemmer gibt. Unter Karboanhydrasehemmung kommt es zu einem Absinken des pCO_2 im arteriellen Blut. Nun muß man bedenken, daß unter Karboanhydrasewirkung zwar das im Blut vorhandene CO_2 durch die Membran ausgetauscht werden kann, daß es dabei aber zu einer Gewebsazidose kommt, d.h., daß der pCO_2 im Gewebe (nicht im arteriellen Blut) ansteigt. Es ist also sicher nur ein momentaner Effekt, und wieweit durch Karboanhydrasehemmer schließlich eine Veränderung des CO_2-Austauschs zustande kommt, kann ich noch nicht quantitativ sagen.

Bücherl: Ich habe noch eine terminologische Frage. Sie haben unter Diffusionsstörungen eingereiht: verringerte Austauschfläche und verkürzte Kontaktzeit. Ist das nicht dasselbe?

Schmidt: Ja, es ist praktisch dasselbe, und gerade das wollte ich darstellen: Diese Diffusionsstörungen sind oft auf einen einfachen Nenner zu bringen. Bei Betrachtung der einzelnen Alveole und der einzelnen Kapillare ist die Verkürzung der Kontaktzeit das Wesentliche. Wenn in der ganzen Lunge sehr viele Alveolen nicht mehr belüftet und stärker perfundiert werden, kommt es zu einer Störung des Diffusionskapazitäts- Perfusions-Verhältnisses.

Bücherl: Das verstehe ich nicht. Sie sagen, die Diffusion ist normal trotz verringerter Austauschfläche — und dann sagen Sie, die Diffusion sei gestört; es kann doch nur eines von beiden sein!

Schmidt: Sie haben recht, die Diffusionsmedien müssen nicht pathologisch verändert sein — wir können es mit ganz normalen Membranen von etwa 1 μ Dicke zu tun haben. Die Diffusionsstörung, die wir feststellen, haben wir ja deshalb als eine Abnahme des Diffusionskapazitäts-Perfusions-Verhältnisses definiert. Dabei können am Ort des Gasaustausches normale anatomische Verhältnisse bestehen.

Bücherl: Was ist nun beim Emphysem gestört — die Diffusionskapazität oder deren Verhältnis zur Perfusion?

Schmidt: Beim Emphysematiker ist die Diffusionskapazität für die *gesamte* Lunge nur wenig eingeschränkt. Bei genauer Analyse finden wir aber den Großteil dieser Diffusionskapazität in einem Teil der Lunge mit ganz normaler alveolokapillärer Membran; auch im anderen Teil der Lunge muß die alveolokapilläre Membran nicht verändert sein, aber hier haben wir z.B. große Emphysemblasen mit ganz geringer Perfusion und einer starken Störung des Diffusionskapazitäts-Perfusions-Verhältnisses.

Bücherl: Herr *Beer* — Sie haben sich ja lange mit diesen Problemen beschäftigt und galten, wie ich mich aus früheren Jahren erinnere, als Papst des van Slyke — welche Bedeutung messen Sie der Bestimmung der Diffusionskapazität für die Klinik bei?

Beer: Vor 10-15 Jahren haben wir die Ansicht vertreten, daß die Diffusionsstörung klinisch keine Rolle mehr spielt, wenn wir den Sauerstoffgradienten erhöhen — also ca. 40% O_2 geben. Ich weiß nicht, ob Herr *Schmidt* damit noch übereinstimmt.

Schmidt: Das entspricht der Definition der Diffusionskapazität — wenn wir den Druckgradienten erhöhen, kann eine größere Gasmenge transportiert werden. Ich habe mich aber darzustellen bemüht, daß es trotzdem zu einer Vergrößerung der alveolararteriellen O_2-Spannungsdifferenz infolge einer Zunahme des Shunts kommen kann.

Bücherl: Können Sie uns abschließend noch sagen, wann Sie in der Klinik die Messung der Diffusionskapazität für wichtig halten würden und ob Ihre neue Methode so einfach ist, daß wir alle sie durchführen können?

Schmidt: Neue Methoden erscheinen zunächst schwierig, um bei Ihrer zweiten Frage anzufangen. Man kann diese Methode aber bei entsprechender Ausrüstung auch am beatmeten Patienten anwenden; es sind fortlaufende Messungen der Atemgase und der Blutgase notwendig; wir verwenden dazu Massenspektrometer. Man kann das zwar nicht an jedem Krankenhaus durchführen, aber wir haben einige hundert Patienten mit relativ geringem Aufwand untersucht.
Die andere Frage, ob die Diffusionskapazität für klinische Bedürfnisse eine Rolle spielt, möchte ich einschränken; wesentlich ist doch nur, was durch die Ventilation hinein- und was auf der arteriellen Seite herauskommt, denn die Versorgung des Gewebes ist nur abhängig vom arteriellen Sauerstoffdruck und nicht von dem, was innerhalb der Lunge geschieht. Wir müssen zu verstehen versuchen, daß es oft sinnlos ist, mehr und mehr zu beatmen, wenn nicht die Beatmung, sondern die Situation innerhalb der Lunge, die Perfusion, das eigentliche Problem darstellt.

Bücherl: Ich habe noch eine letzte Frage: In Ihren letzten beiden Bildern haben Sie auf der überperfundierten Lungenseite CO_2-Drücke von 46 bzw. 62 mm Hg gezeigt. Wir nehmen doch an, daß die Lunge leicht das Vier- bis Fünffache der Perfusion in Körperruhe oxygeniert und daß der CO_2-Druck dabei normal bleibt. Die Perfusion betrug 4,4 l/min, der CO_2-Druck 46 Torr — können Sie dazu etwas sagen?

Schmidt: Wir sind davon ausgegangen, daß im gemischt-venösen Blut ein CO_2-Partialdruck von 47 Torr besteht; bei entsprechender Ventilation wird dieser CO_2-Druck auch abgeatmet, da ja keine Diffusionsstörung besteht. In unserem Beispiel kommen wir aber zu sehr hohen alveolären Drücken, weil die Ventilation in diesem überperfundierten Gebiet vermindert ist; die Diffusion spielt hierbei keine Rolle.

Bücherl: Herr *Pontoppidan,* wir sind vom Anstieg des arteriellen Sauerstoffdrucks unter PEEP beeindruckt. Das einzige, was noch im Dunkeln liegt, ist das Verhalten der Hämodynamik. Ich war auf der einen Seite überrascht, bei Herrn *Laver* zu sehen, daß es dem Patienten hämodynamisch besser ging. Er hat einen Fall gezeigt, wo das HZV, trotz Erhöhung des endexspiratorischen Druckes von 0,15 auf 15 cm H_2O, angestiegen ist — Herr *Pontoppidan,* Sie waren da nicht ganz so optimistisch.

Pontoppidan: Es ist eine allgemeine Erfahrung, daß man die Auswirkung seiner Maßnahmen oft nicht voraussieht. Tatsächlich kann das Herzminutenvolumen bei einigen Patienten ansteigen — es gibt solche Fälle. Ich weiß dafür keine Erklärung, und Dr. *Laver*s Begründung ist eine Arbeitshypothese, sie unterstellt ein leistungsfähiges Myokard und ein ausreichendes oder sogar erhöhtes Blutvolumen. Wie Sie gesehen haben, nimmt das Herzzeitvolumen meistens ab, durchschnittlich um 15%, und es ist schwer zu sagen, was dies zu bedeuten hat. — Ich kann Ihnen keine bessere Antwort geben. Man muß den Patienten sorgfältig überwachen, und das beste Kriterium ist die Nierenfunktion. Wenn die Urinproduktion zurückgeht, kann dies ein zu niedriges HZV und eine schlechte Durchblutung der Niere anzeigen; wenn sie gut bleibt, ist wahrscheinlich auch die Durchblutung gut.

Laver: Ich wollte nur zeigen, daß man nicht voraussehen kann, wie der Patient reagieren wird. Die Reaktion war in diesem Fall sehr interessant — das bedeutet aber nicht, daß jeder Patient sich ebenso verhalten wird. Man spricht zuviel vom Abfall des HZV unter Beatmung, aber das ist nicht immer der Fall. Es gibt viele Patienten — das haben wir nach Herzoperationen und sogar nach Operationen an den Koronargefäßen beobachtet — bei denen das HZV unter Beatmung nicht abfällt.

Bücherl: Wie verhält sich dabei der Venendruck? Bleibt er konstant oder steigt er an? Ist aus dem Venendruck eine Auskunft zu erhalten?

Laver: Der Venendruck steigt bei der Ventilation mit positiv-endexspiratorischem Druck immer ein wenig an. Unsere Messungen bei schwerkranken Patienten zeigen, daß der Pulmonalisdruck höchstens um 1 mm Hg ansteigt, wenn man einen endexspiratorischen Druck von 10-20 cm H_2O einstellt. Das bedeutet, daß das rechte Herz durch diesen Druck nicht belastet wird. Früher hat man nicht immer in Betracht gezogen, daß der pulmonale Gefäßwiderstand sich umgekehrt verhält wie die funktionelle Residualkapazität.

Beer: Wie können Sie nun feststellen, ob Ihre endexspiratorische Druckerhöhung von Vorteil ist oder nicht? Sie haben gezeigt, daß der arterielle Sauerstoffdruck sehr schön hochgeht. Ebenso haben wir aber gesehen, daß bei einigen Patienten das Herzminutenvolumen abfällt. Was soll der Kliniker messen, wenn er diesen endexspiratorischen Druck anwenden will? Die arterielle Sauerstoffdruckmessung besagt allein noch nichts: Wenn das HZV abnimmt, bekommen wir auf der venösen Seite evtl. einen schlechteren Wert als zuvor.

Laver: Im großen und ganzen kann man bei diesen Patienten mit der Betrachtung der Blutgase und des Uringlases auskommen. Wenn man aufgrund einer schweren Hypoxämie einen endexspiratorischen Druck geben muß, dann sollte man ihn so hoch wählen, daß man eine anständige arterielle Sauerstoffspannung erhält und gleichzeitig mit der O_2-Konzentration im inspiratorischen Gemisch etwas zurückgehen kann, etwa von 100 oder 80% auf 60 oder 50%. Wenn der Blutdruck sich nicht ändert, aber die Urinmenge abnimmt, dann ist das ein Beweis dafür, daß das HZV heruntergegangen ist. Außerdem kann man eine Funktionsprüfung vornehmen, indem man dem Patienten eine kleine Dosis Lasix gibt; wenn der Patient eine niedrige Durchblutung der Nierenrinde hat, reagiert er auf das Diuretikum nicht — ein Beweis dafür, daß das HZV herabgesetzt ist.

Bücherl: Sie und auch Herr *Pontoppidan* sagten: Wenn Sie den CO_2-Druck etwas anheben, dann steigt das HZV an. Würden Sie dann vorschlagen, diese PEEP-Erhöhung unter leichter Hyperkapnie vorzunehmen, oder läßt sich damit kein wesentlicher Effekt erzielen?

Laver: Bei langdauernder Hyperkapnie bleibt das HZV leider nicht hoch.

Bücherl: Herr *Pontoppidan,* Sie haben als Kriterium einen arteriellen Sauerstoffdruck unter 70 Torr bei 50% O_2-Atmung genannt. Welche klinischen Kriterien halten Sie sonst noch für wichtig?

Pontoppidan: Die klinischen Kriterien hat Dr. *Swartely* für das Respiratory-distress-Syndrom des Erwachsenen herausgestellt. Meist handelt es sich um einen Patienten mit kleiner funktioneller Residualkapazität, die allerdings schwierig zu messen ist; gleichzeitig besteht eine niedrige Compliance. Diese Patienten sind schlecht zu beatmen, sie müssen sediert werden — aber die wichtigste Indikation ist die Hypoxämie. Wir wissem im Einzelfall nicht, ob Verlegungen der kleinen Luftwege bestehen, die zur Sekretverhaltung und zu Respirationsatelektasen führen. Das Spektrum der klinischen Kriterien ist sehr breit, und beinahe jeder Patient mit akuter respiratorischer Insuffizienz fällt unter die Kategorie „Hypoxie", welche den maßgeblichen Faktor darstellt. Natürlich bedeutet ein p_aO_2 unter 70 mm Hg über wenige Stunden noch keine Katastrophe — von Bedeutung ist eine Hypoxämie, die über lange Zeit ertragen werden muß.

Bücherl: Sie sagten, daß zuvor alle anderen Maßnahmen ausgeschöpft sein sollten.

Pontoppidan: Bekanntlich neigen Patienten mit akuter respiratorischer Insuffizienz zur Wasserretention; sie reagieren ungenügend auf Wasserzufuhr, und ein typisches Ereignis bei akuter respiratorischer Insuffizienz ist das Lungenödem. Je nach Ursache werden Flüssigkeitseinschränkung und Diuretika erfolgreich sein oder nicht. Wenn ein zu hoher Druck im linken Vorhof die Ursache ist, besteht die Therapie in Flüssigkeitsrestriktion und Diurese; wenn das Lungenödem aber durch abnorme Kapillardurchlässigkeit bedingt und der Druck im linken Vorhof niedrig ist, werden Flüssigkeitseinschränkung und Diuretika keine große Wirkung haben, immerhin kann man einen Versuch machen. Daneben muß man selbstverständlich Infektionen bekämpfen und Atelektasen, die auf die Standardbehandlung mit Blähung der Lunge und Physiotherapie ansprechen.

Bücherl: Eine Frage wäre noch sehr interessant: Herr *Pontoppidan* sagte, daß der chronisch beatmete Patient sich bei 7 ml Ventilation/kg/Körpergewicht/Min. trotz normalem arteriellen Sauerstoff- und CO_2-Druck dyspnoisch oder schlecht beatmet fühle. Wie kann man das erklären?

Pontoppidan: Es ist eine altbekannte Beobachtung, daß Poliomyelitispatienten immer hyperventiliert werden wollen. Auch Patienten mit Thoraxtraumen u.a. fühlen sich bei einem erniedrigten pCO_2 wohler. Das braucht aber nicht mit der Hypokapnie zusammenzuhängen; wenn wir nämlich einen künstlichen Totraum einschalten und den pCO_2 wieder auf den Normalwert bringen, fühlt der Patient sich immer noch wohl, solange das Atemzugvolumen groß bleibt. Vermutlich handelt es sich hier um einen Effekt der Dehnungsrezeptoren in der Lunge oder in der Brustwand, die aktiviert (bzw. bei einem niedrigeren Atemzugvolumen nicht genügend aktiviert) werden. Außerdem fehlt diesen Patienten die spontane Seufzeratmung — auch das mag hiermit zusammenhängen, aber Näheres ist darüber nicht bekannt.

Laver: Die Dyspnoe ist nicht unbedingt von den arteriellen Blutgasen abhängig. Manche Patienten atmen mit sehr niedrigem pO_2 und haben gar kein Gefühl der Dyspnoe; andere Patienten mit einer schweren Hyperkapnie haben ebenfalls keine Dyspnoe. Wenn man einem Patienten den Brustkorb festbindet, wird er infolge dieser mechanischen Veränderung ein Gefühl schwerer Dyspnoe haben, obwohl die arteriellen Blutgase normal bleiben.

Bücherl: Wahrscheinlich hat er eine höhere Atemarbeit zu verrichten. Aber der Patient, der beatmet wird, leistet ja in diesem Sinne keine Arbeit.

Laver: Leider ist die Dyspnoe nicht leicht erklärbar. Wir könnten hierüber ein ganzes Symposion abhalten. Eine der möglichen Ursachen ist die Atemarbeit. Eine andere sind die Längen- und Spannungsverhältnisse in der Muskulatur des Brustkorbs.

Bücherl: Zum Abschluß dieser PEEP-Diskussion möchte ich an die Ausführungen von Herrn *van Haeringen* anknüpfen, der ja gezeigt hat, daß bei 50% seiner Patienten der kritische Zustand nicht so gut überwunden wurde. Herr *Pontoppidan* hat ja auch über Komplikationen berichtet, ohne Zahlen anzugeben. Können Sie sich zur Häufigkeit dieser Störungen wie Fisteln, Pneumothorax und Emphysem äußern?

Pontoppidan: Komplikationen bei akuten pulmonalen Erkrankungen sind nichts Neues, wir sahen bei diesen Patienten schon immer Emphysem und Spannungspneumothorax, auch bevor wir PEEP angewendet haben. Die Häufigkeit solcher Komplikationen unter PEEP mag von der Höhe des angewandten Drucks abhängen, sie kann aber auch durch die Grundkrankheit bedingt sein. Die Patienten, bei denen – als schwerste Komplikation – ein Pneumothorax auftritt, sind meist auch diejenigen, die sonst an ihrer Hypoxämie gestorben wären. Machen Sie sich bezüglich der Anwendung von PEEP nicht zuviele Sorgen – es ist wirklich eine akademische Frage, ob man diese Komplikationen dem PEEP oder der Grundkrankheit zur Last legt – denn wenn man die Beatmung mit PEEP abbricht, wird der Patient sterben. Komplikationen sind häufig, und nach übereinstimmender Meinung sollte man PEEP nicht kritiklos anwenden, sondern nur bei einwandfreier Indikation.

Laver: Ich möchte Sie mit der neuen Terminologie in der Respiratortherapie bekannt machen. Leider muß ich das auf englisch tun:

PEEP = positive endexspiratory pressure
NEEP = negative endexspiratory pressure
ZEEP = zero endexspiratory pressure.

Bücherl: Nachdem wir über den endexspiratorischen Druck gesprochen haben, möchte ich jetzt Herrn *Nordström* über den endinspiratorischen Druck und die Hämodynamik in dieser Phase zu Wort kommen lassen.

Nordström: Um den Effekt der endinspiratorischen Pause näher zu studieren, wurde eine Reihe von Experimenten an Hunden vorgenommen, wobei man das Herzminutenvolumen mit einem elektromagnetischen Flußmesser sowie die Druckverhältnisse im Thorax und Herzen gemessen hat.

Man findet dabei, daß sich der Druck im rechten und linken Vorhof sowie in der A. pulmonalis gleichförmig mit dem Pleuradruck verändert (der Pleuradruck ist in Abb. 1 als Ösophagusdruck angegeben). Nach Gefäßdilatation mit Dibenzyline und bei langsamer Ventilationsfrequenz sieht man die gleichen Druckverhältnisse und kräftige Variationen des Herzminutenvolumens (Abb. 2).

Bei schnellerer Registrierung (Abb. 3) kann man feststellen, daß das Schlagvolumen der rechten Kammer sich vorübergehend verringert, nachdem der Druck im Thoraxraum angestiegen ist. Sofort nach dem Sinken des Thoraxdruckes steigt das Schlagvolumen wieder an. Durch eine Schlag-für-Schlag-Analyse des Zirkulationsverlaufes können weitere Informationen gewonnen werden.

Sarnoff u. Berglund (1954) haben den Zusammenhang zwischen dem Füllungsdruck des rechten Vorhofs und der Schlagarbeit der rechten Kammer gezeigt (Schlagarbeit = Schlagvolumen x $\bar{P}_{art.pulm.} - P_{r.art.}$). Innerhalb gewisser Grenzen scheint dieser Zusammenhang linear zu sein. Man kann also die Schlagarbeit als ein Maß für die Kraft verwenden, mit der das Venenblut den rechten Vorhof füllt.

Die Bedeutung der Änderung des Lungengefäßwiderstandes bei intermittierender Überdruckbeatmung ist umstritten. Die Abb. 4 zeigt, daß unter intermittierender Überdruckventilation Schlagvolumen, Schlagarbeit und Konduktanz (Konduktanz = $\frac{1}{\text{Widerstand}}$) gleichzeitig und im gleichen Verhältnis verändert werden.

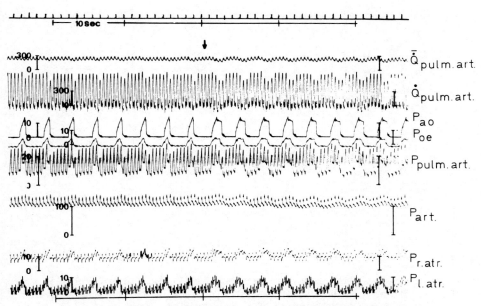

Abb. 1. Darstellung des Effekts der endinspiratorischen Pause (Experiment am Hund) Ventilationsfrequenz = 20 Min. – Insufflationszeit = 20% des Atemzyklus – Endinspiratorische Pause 0 und 20% des Atemzyklus (der Pfeil bezeichnet den Wechsel) – $\bar{Q}_{pulm.art}$ Durchschnittfluß in der A. pulmonalis ml/Min. – $\dot{Q}_{pulm.art}$ = Momentaner Fluß in der A. pulmonalis ml/Min. – Pao = Druck in den Respiratorschläuchen cm H_2O – Poe = Druck im Ösophagus cm H_2O – $P_{pulm.art}$ = Druck in der A. pulmonalis cm H_2O – $P_{art.}$ = Druck in der abdominalen Aorta mm Hg – Pr.atr = Druck im rechten Vorhof cm H_2O – Pl.atr = Druck im linken Vorhof cm H_2O

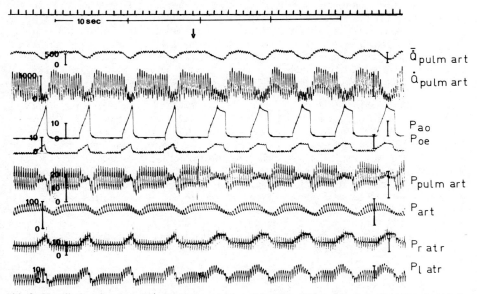

Abb. 2. Ventilationsfrequenz 10/min. Alpharezeptorenblockade (Dibenzyline), im übrigen wie Abb. 1

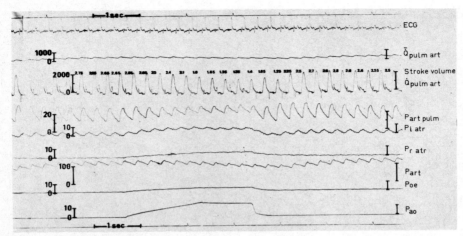

Abb. 3. Ventilationsfrequenz 10/min. Insufflationszeit 25% des Atemzyklus. Endinspiratorische Pause 20% des Atemzyklus, im übrigen wie Abb. 1

Es besteht somit ein Gleichgewicht zwischen dem Lungenblutfluß und der Lungengefäßkonduktanz. Dies hat zur Folge, daß der Druck in der A. pulmonalis und der Druckgradient des Lungenkreislaufes stabil gehalten werden, trotz schneller Änderungen des intrathorakalen Druckes und des Herzminutenvolumens. Dies dürfte dazu beitragen, daß sich die Verteilung des Blutes in den Lungen während verschiedener Phasen der intermittierenden Überdruckventilation stabilisiert.

Bühlmann, Zürich: Wir arbeiten mit dem PEEP seit ungefähr 1958 bei bestimmten Indikationen. Der Hauptvorteil ist, daß man bei interstitiellen Prozessen (Lungenödem usw.) mit einer deutlich geringeren inspiratorischen Sauerstoffkonzentration auskommt, auch dann, wenn es sich um wochenlange Beatmung handelt. Die Verminderung des Herzzeitvolumens ist unseres Erachtens nicht schwerwiegend; oft genug ist gar keine Einschränkung da, im Experiment finden wir nur eine minimale Reduktion. Sie sehen, die ganze Geschichte hat sich umgedreht; ursprünglich war die angelsächsische Nomenklatur für den inspiratorischen Druck da, intermittentpositive, „positive-negative-pressure" usw., jetzt geht es nur noch um den exspiratorischen Druck.

Herzog: Ich möchte die Ausführungen von Dr. *Bühlmann* unterstreichen. Auch wir arbeiten seit vielen Jahren mit PEEP, vor allem bei den in Basel sehr zahlreichen Lungenödemen bei Unglücksfällen in der chemischen Industrie. Dort ist es einsehbar, daß PEEP gut wirkt, weil durch den erhöhten Alveolardruck bei PEEP das Ödem offensichtlich aus dem Alveolarraum verdrängt wird. Erstaunt bin ich, von verschiedenen Rednern heute gehört zu haben, auch von Herrn *Pontoppidan* und Herrn *van Haeringen,* daß bei obstruktiven Lungenkrankheiten mit Bronchialkollaps von PEEP größere Gefahr droht als bei anderen Lungenaffektionen. An sich wäre doch zu erwarten, daß bei einem Bronchialsystem, das bei abnehmendem Lungenvolumen frühzeitig kollabiert, das Hochhalten eines positiven Bronchialdruckes während der Exspiration besonders günstig wirkt, weil dadurch die Atemlage in höhere Lungenvolumina verschoben und der Bronchialkollaps vermieden werden könnte.

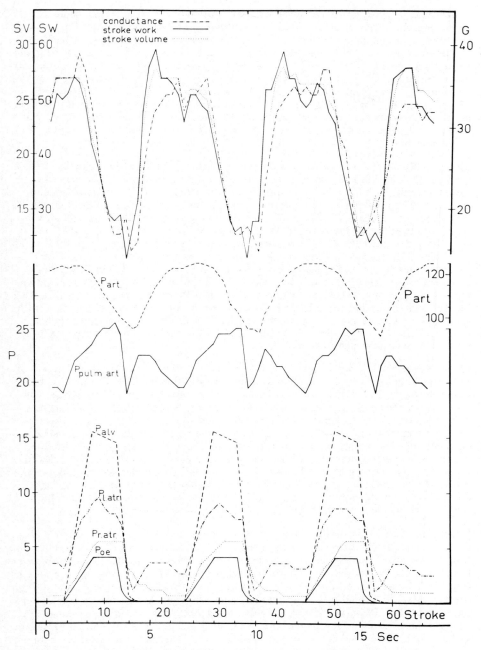

Abb. 4. ------- Konduktanz ml/sec/cm H_2O — ———— Schlagarbeit g/cm — ·········· Schlagvolumen ml — P_{alv} = Druck in den Alveolen cm H_2O, im übrigen wie Abb. 1 (siehe S. 174 und 176)

Pontoppidan: Diese Frage hat zwei Aspekte: Auf der einen Seite hat nach unserer Erfahrung ein Patient mit einer rein obstruktiven Ventilationsstörung selten eine Hypoxämie, wenn man ihn eine hohe O_2-Konzentration atmen läßt; es handelt sich hierbei ja nicht um einen Rechts-links-Shunt, sondern um eine ungleichmäßige Verteilung der Ventilation, die man mit einer O_2-Konzentration von 50% überspielen kann. Daher ist es hierbei selten indiziert, PEEP zur Korrektur einer Hypoxämie anzuwenden. Eine ganz andere Frage ist, ob man durch PEEP den exspiratorischen Flow korrigieren und eine schlechte alveoläre Ventilation verbessern kann. Ich glaube durchaus, daß man das Air trapping vermindern und die exspiratorischen Strömungsverhältnisse verbessern kann, aber auf diesen Aspekt von PEEP wollte ich nicht eingehen.

Hartung, Münster: Jetzt ist hauptsächlich der Effekt von PEEP auf die Bronchialweite diskutiert worden. Ich könnte mir aber Lungen vorstellen, in denen eine ventilatorische Verteilungsstörung aufgrund unterschiedlicher Oberflächenspannungen im Alveolarbereich besteht, und Sie würden auch in solchen Lungen durch ein allgemein erhöhtes Druckniveau eine gleichmäßigere Ventilation erzielen, unter Umständen sogar Alveolargebiete eröffnen, die kollabiert waren. Auf diese Weise würden Sie die Diffusionsfläche erheblich vergrößern. Andererseits könnte infolge erhöhten Druckniveaus wieder die Zirkulation gestört werden, weil sich der Alveolardruck auf den Kapillardruck auswirkt. So sind sie zwischen Skylla und Charybdis, und ich könnte mir vorstellen, daß Lungen mit solchen Dystelektasen (keinen kompletten Atelektasen) durch dieses PEEP-System gebessert werden. Daß das bei den Patienten mit schweren Obstruktionen, wie sie Herr *Herzog* hat, nicht funktioniert, liegt daran, daß in diesen Fällen das Gefäßbett schon erheblich eingeschränkt ist; daher werden die schlechten Effekte auf die Zirkulation den Gewinn an Ventilation glatt überwiegen.

Laver: Sie haben im Vortrag von Dr. *Pontoppidan* eine Abbildung aus der Arbeit von Dr. *Falke* gesehen, aus der hervorgeht, daß die dynamische Compliance bei einem gewissen endexspiratorischen Druck abfällt, obwohl der pO_2 ansteigt. Das bedeutet wahrscheinlich, daß man gewisse Teile der Lunge schon überdehnt. Bei Patienten mit akuter respiratorischer Insuffizienz, die bei Atmung von reinem Sauerstoff einen hohen O_2-Gradienten haben, überträgt sich dieser Druck aber nicht auf die Pulmonalarterie; der mittlere Pulmonalisdruck steigt höchstens um 1 mm Hg an, wenn man den endexspiratorischen Druck auf 10 cm H_2O erhöht. Auch das Herzzeitvolumen ändert sich nicht wesentlich. In der Regel findet man bei diesen Patienten eine Zunahme der funktionellen Residualkapazität und der Compliance. Bei Patienten mit chronisch-obstruktivem Lungenemphysem fehlt beides – es handelt sich hier um zwei ganz verschiedene Krankheitsbilder.

Lawin, Hamburg: Wir wenden den PEEP seit Frühjahr 1970 an. Dabei gab es Patienten, deren Kreislauf sich völlig angepaßt hat – darin stimme ich mit Ihnen überein. Es gab aber auch Patienten, bei denen sich zugleich eine Rechtsherzinsuffizienz ausgebildet hatte, und in dieser Situation waren wir stets am Ende unserer Möglichkeiten. Mit Hilfe des erhöhten endexspiratorischen Druckes gelang es zwar, den arteriellen pO_2 zu korrigieren, aber das war meist nur ein kosmetischer Effekt bei der bestehenden Herzinsuffizienz. Meine Frage lautet: Was ist in dieser Situation richtiger: den endexspiratorischen Druck herabzusetzen, um den venösen Druck zu senken, wobei eine Reduktion des arteriellen Sauerstoffdrucks in Kauf zu nehmen ist, oder PEEP weiter anwenden, um einen optimalen pO_{2a} zu gewährleisten?

Laver: Entscheidend ist, ob der Patient es sich leisten kann, hypoxisch zu bleiben. Für Patienten mit chronischen Mitralvitien und Gebirgsbewohner, die in Höhen über 3000 m leben, trifft dies zu. Bei dem Fall mit der Rechtsinsuffizienz, den Sie beschreiben, ist man natürlich an einem Punkt angelangt, an dem es primär darauf ankommt, die Hypoxie zu beheben. Manchmal muß man dazu extreme Maßnahmen ergreifen. Wenn man keine andere Wahl hat, als einen positiv-endexspiratorischen Druck auszuüben, und das HZV absinkt, bestehen zwei Möglichkeiten des Eingreifens: erstens, das Blutvolumen zu vermehren und damit den zentralvenösen Druck und den Druck im rechten Ventrikel zu erhöhen oder das Herz durch ein inotropes Medikament anzutreiben. Ich glaube, man sollte diese Pharmaka nicht erst im letzten Augenblick einsetzen; es wäre das gleiche, als wenn man den Patienten erst im Zustand des schwersten Lungenödems digitalisieren wollte. Ich würde diesen Patienten digitalisieren oder Isoproterenol geben, um die Wirkung des rechten Ventrikels zu verbessern.

Bücherl: Herr *Laver,* könnten Sie uns noch kurz etwas zu Ihrer Einteilung der Lunge in drei Zonen sagen — beruht das auf Messungen?

Laver: Diese Einteilung stammt nicht von mir, sie wurde vor einigen Jahren von *West* sowie *Permutt* beschrieben und beruht auf Messungen, die *West* an der isolierten Lunge ausgeführt hat. Sie wurde in den letzten Jahren durch Perfusionsmessungen mit Xenon an der intakten Lunge von der Arbeitsgruppe in Montreal (*Bates, Milic u. Emili* u.a.) bestätigt.

Bücherl: Gibt es auch entsprechende Messungen bei Patienten mit Mitralstenose? Sie haben uns an einem Röntgenbild erläutert, daß der Gefäßwiderstand in den kaudalen Lungenabschnitten hoch ist, so daß die Perfusion auf die oberen Bezirke der Lunge umgeleitet wird?

Laver: Ja, diese Arbeiten wurden vor mehreren Jahren von *Dollery u. West* ausgeführt. Sie zeigen, daß die beschriebenen Veränderungen des Ventilations-Perfusions-Verhältnisses hauptsächlich bei Patienten mit Mitralvitien und schwerer pulmonaler Hypertonie bestehen. Im allgemeinen sind die Veränderungen nicht so hochgradig wie bei unseren Patienten — das Röntgenbild, das Sie gesehen haben, entstand 24 Stunden nach Ersatz einer Mitralklappe, und der Patient war in einem sehr schlechten Kreislaufzustand.

Bücherl: Herr *Herzog,* ich habe noch eine Frage: Sie sagten, daß die Beatmungstechnik für das Problem der Ventilationsverteilung gegenüber der Grundkrankheit eine untergeordnete Rolle spielt. Auf der anderen Seite sagten Sie, die Turbulenz sei für die Beatmung ganz entscheidend. Es ist für mich schwer vorstellbar, daß bei einem Patienten, der wegen pathophysiologischer Lungenverhältnisse beatmet wird, der Respirator keine wesentliche Rolle spielen soll.

Herzog: Da müssen Sie mich mißverstanden haben. Gemeint war, daß eine normale Lunge mit physiologischen atemmechanischen Eigenschaften, bei der es nur am Atemantrieb fehlt, einen größeren inspiratorischen Flow verträgt, ohne daß Turbulenz auftritt, als eine kranke. Bei einer durch deformierende Bronchitis geschädigten Lunge ist die Turbulenz in stärkerem Maße latent vorhanden und leichter auslösbar als bei einer gesunden Lunge, so daß bei einem bestimmten Flow bereits Turbulenz auftritt, bei dem in einer gesunden Lunge noch laminäre Strömung vorhanden wäre. Die Konsequenz sind höhere Inspirationsdrücke zur Aufrechterhaltung des Atemzeitvolumens.

Bücherl: Ich verstehe jetzt, daß man für einen gesunden Patienten immer den jüngsten Anästhesisten einteilt — die Beatmungstechnik spielt dabei keine Rolle, der Patient toleriert alles — das ist eine gute Erkenntnis. —

Wenn man etwas abstrahiert, ist es relativ einfach, das alles unter einen Hut zu bringen: Wenn Sie wissen, auf welcher Seite der Patient krank ist, dann legen Sie ihn auf die richtige Seite und beatmen die gesunde Seite in der richtigen Weise. Wenn Sie wissen, daß man PEEP anwenden kann (und ich hoffe, daß es allen klar geworden ist), dann ist alles nicht mehr so schlimm!

Literatur

1 *Bates, D. V., K. Kamenko, J. A. Henderson:* Recent experimental and clinical experience in studies of regional lung function. Scand. J. Resp. Dis. Suppl. 62 (1966) 15
2 *Milic-Emili, J., J. A. Henderson, M. B. Dolovich:* Regional distribution of inspired gas in the lung. J. Appl. Physiol. 21 (1966) 749
3 *Permutt, S.:* Effect of interstitial pressure of the lung on pulmonary circulation. Med. Thorac. 22 (1965) 118
4 *Sarnoff, S. J., E. Berglund:* Ventricular Function. I. Starling's Law of the Heart studied by Means of Simultaneous Right and Left Ventricular Function Curves in the Dog. Circulation 9 (1954) 706-718
5 *West, J. B.:* Pulmonary function studies with radioactive gases. Ann. Rev. Med. 18 (1967) 459

III

Bedeutung des Antiatelektasefaktors für die Dauerbeatmung

Von H. Benzer und M. Baum

Darf ich mir zur Einleitung einige kritische Bemerkungen erlauben: Wenn Sie von mir erwarten, daß ich Ihnen eine Störung im Surfactantsystem der Lunge als gesicherten pathogenetischen Faktor für die pathogenetisch so ungeklärte sogenannte „Beatmungslunge" präsentieren kann, muß ich Sie enttäuschen. Es ist mir sehr daran gelegen, dem heute so strapazierten Schlagwort „Surfactantstörung" in dem so komplexen Geschehen einer Lungenveränderung im Rahmen einer Respiratorbeatmung sehr kritisch den derzeit gültigen Platz zuzuweisen. Denn es ist gefährlich und hemmt die weitere Forschungsarbeit sehr, wenn Schlagworte kritiklos für das, was in der pathogenetischen Kette noch fehlt, verantwortlich gemacht werden.

Der Antiatelektasefaktor ist, nach über 40 Jahren Forschung, keineswegs mehr ein sagenhafter Stoff, er ist eine integrierende Notwendigkeit für die Atemmechanik; das ist geklärt. Als pathogenetischer Faktor ist er wohl im Tierexperiment, in der menschlichen Lunge jedoch, zumindest aufgrund der heutigen Kenntnisse, nur selten gesichert (*Scarpelli* 11).

In der Abb. 1 wird die derzeit zu diskutierende Bedeutung des Surfactantsystems in der Pathogenese von Lungenveränderungen, die wir bei Patienten beobachten, die überdies beatmet werden, schematisch dargestellt.

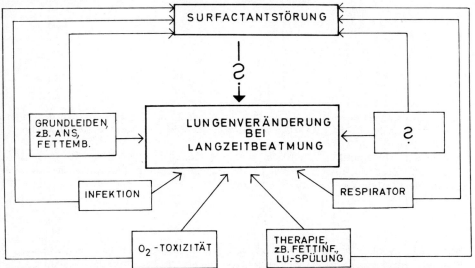

Abb. 1. Pathogenetische Faktoren, die zu Lungenveränderungen im Rahmen einer Langzeitbeatmung führen können; Stellung einer Surfactantstörung in diesem komplexen Geschehen

Aufgrund von Experimenten am Tier, *ganz vereinzelten* Beobachtungen am Patienten und aufgrund theoretischer Überlegungen ist die *Annahme berechtigt* – das Fragezeichnen in der Abb. 1 unterstreicht diese zögernde Formulierung –, daß quantitative wie qualitative Veränderungen am oberflächenaktiven Film für derartige Veränderungen in der Lunge mitverantwortlich sind.

Im besonderen sei darauf hingewiesen, daß in diesem komplexen Geschehen nicht nur die Respiratorbeatmung an sich, sondern jeder einzelne der vielen anderen pathogenetischen Faktoren, die zu den besagten Lungenveränderungen führen, das Surfactantsystem direkt schädigen können.

Um Ihnen nun eine einigermaßen verständliche Diskussionsgrundlage zu dieser Problematik geben zu können, muß ich die mir zur Verfügung stehende Zeit vorwiegend zur Besprechung der Bedeutung einer normalen wie gestörten Oberflächenspannung (OS) in der Lunge verwenden. Die Zusammenhänge Surfactantstörung – Respiratorbeatmung können dann, bei dem heutigen Stand einschlägiger Kenntnisse, rasch abgehandelt werden.

Die gekrümmte, flüssigkeitsbedeckte Alveolaroberfläche bildet gemeinsam mit der Alveolarluft eine Grenzschicht, in der Oberflächenspannungskräfte in Form von Wandspannungen wirksam werden (Abb. 2). Aus dieser Wandspannung resultiert

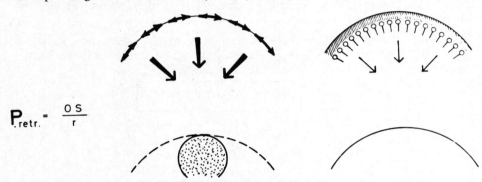

Abb. 2. Zusammenhänge zwischen Oberflächenspannung an der alveolären Grenzschicht, Radius und Retraktionsdruck. Links bei fehlendem Surfactant, rechts bei intaktem Oberflächenfilm

eine in den Mittelpunkt der Alveole weisende Kraft, der sogenannte Retraktionsdruck. Die Zusammenhänge zwischen Oberflächenspannung und Retraktionsdruck beschreibt in etwa die *Laplace*sche Formel:

$$P_{retr.} = \frac{OS}{r}$$

Würde die alveoläre Grenzschicht von irgendeiner biologischen Flüssigkeit (z.B. Plasma) bedeckt werden, ergäben sich aufgrund der hohen Oberflächenspannung solcher Flüssigkeiten extreme Retraktionsdrücke, solche Alveolen müßten kollabieren bzw. könnten nur mit unphysiologisch hohen transpulmonalen Drücken eröffnet oder stabilisiert werden. Aufgrund dieser Überlegungen hat schon von *Neergard* (9) im Jahre 1929 das Vorhandensein eines Stoffes in den Alveolen angenommen, der der Oberflächenspannung entgegenwirkt und sie reduziert. – Tatsächlich werden die Alveolen von einem Stoffkomplex — Surfactant genannt — ausgekleidet und stabilisert. Der Surfactant enthält Phospholipide, möglicherweise andere Lipide und Proteine.

Ein von *Weibel u. Gil* (13) entwickeltes spezielles Fixationsverfahren ermöglichte die elektronenmikroskopische Darstellung dieses Surfactantfilmes (Abb. 3).

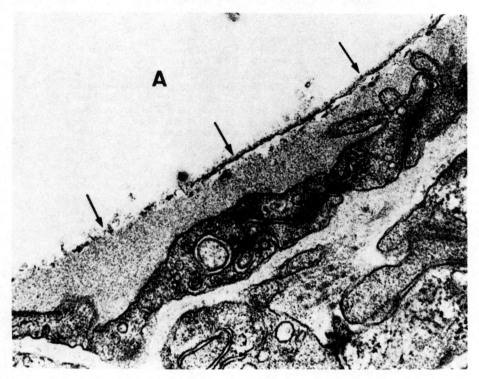

Abb. 3. Elektronenmikroskopische Darstellung des Surfactantfilmes (Pfeil); A = Alveole (aus Gil, J., U. Thurnheer: Respiration 28 (1972) 442

Als Bildungsort der Phospholipide werden die osmiophilen Lamellarkörperchen der Alveolarzellen vom Typ II angenommen. Die Abb. 4 zeigt eine elektronenmikroskopische Darstellung einer solchen Alveolarzelle, in der die besagten Lamellenkörperchen gut sichtbar sind (6).

Aufgrund funktioneller Vorstellungen muß dem dynamischen Verhalten des Surfactant bei Kompression bzw. Expansion der Oberfläche, was bei der Atmung durch die rhythmische Veränderung des Alveolarradius ständig vor sich gehen soll, eine besondere Bedeutung zukommen (Abb. 5).

Setzte der Surfactant lediglich die Oberflächenspannung generell herab, wäre der Retraktionsdruck während der Exspiration höher als während der Inspiration, da bei geringerem Radius und gleicher Oberflächenspannung ein höherer Retraktionsdruck auftritt.

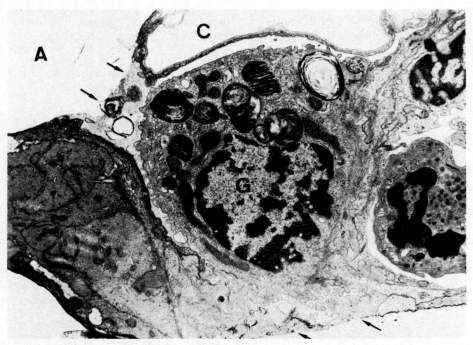

Abb. 4. Elektronenmikroskopische Darstellung einer Alveolarzelle vom Typ II (G)
A = Alveole, C = Kapillare (aus Gil, J., U. Thurnheer: Respiration 28 (1971) 445

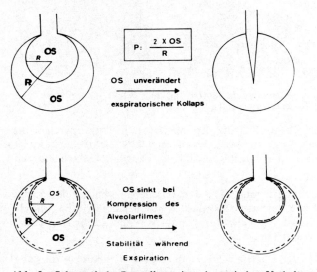

Abb. 5. Schematische Darstellung eines dynamischen Verhaltens des Oberflächenfilmes in den Alveolen bei atemrhythmischen Veränderungen des Alveolarradius. Oben pathologische Surfactantfunktion, unten normales Verhalten des Surfactant

Dadurch käme es trotz an sich reduzierter Oberflächenspannung zu einem endexspiratorischen Kollaps der Lunge.

Die spezielle Fähigkeit des Surfactant ist es nun, seine Oberflächenspannung dem Alveolarradius anpassen zu können. Der Stoff vermag bei Kompression seiner Oberfläche die Oberflächenspannung noch weiter zu reduzieren, und kann dadurch die Radiusveränderungen der Alveolen kompensieren und somit den Retraktionsdruck in Alveolen unterschiedlichen Durchmessers gleich groß halten.

Diese dynamischen Eigenschaften des Surfactant können in der Wilhelmy-Waage dargestellt werden. Dabei wird aus der Lunge gewonnener Surfactant in einem Trog auf einer willkürlich zu wählenden Hypophase gespraitet. Der vom Surfactant gebildete Oberflächenfilm wird mittels einer Barriere komprimiert und expandiert. Während dieser rhythmischen, dem Atemzyklus nachgeahmten, Kompression und Expansion wird die Oberflächenspannung gemessen (Abb. 6). Auf einem XY-Schreiber wird die Oberflächenspannung auf der Y-Achse und der Kompressionszustand des Oberflächenfilmes auf der X-Achse notiert. In der Abb. 6 sieht man das Verhalten eines intakten Oberflächenfilmes, der während seiner Kompression die Oberflächenspannung unter 10 dyn/cm zu reduzieren vermag. In diesem Beispiel wurde Lungenextrakt eines Patienten, der an einer Hirnblutung verstarb, untersucht.

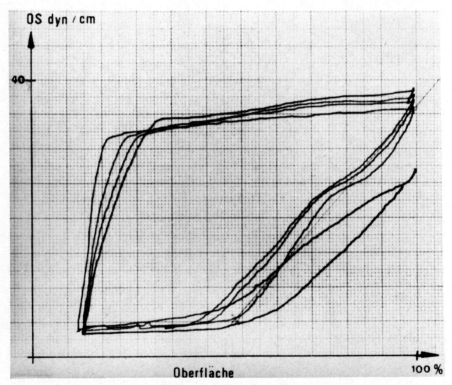

Abb. 6. Oberflächenspannungs-Oberflächenausdehnungsdiagramm bei normaler Surfactantfunktion; Lungenextrakt von gesunder menschlicher Lunge

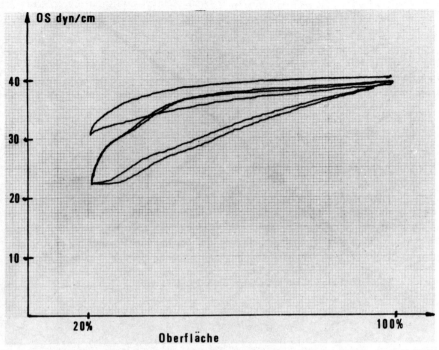

Abb. 7. Pathologisches Oberflächenspannungs-Oberflächenausdehnungsdiagramm. Extrakt aus dem bei der Obduktion gewonnenen Lungenwebe nach Fettembolie und Respiratorbeatmung

Der Verlauf der Kurve in Abb. 7 zeigt ein pathologisches Verhalten des Filmes, bei maximaler Kompression wird die Oberflächenspannung nur unwesentlich reduziert. Diese pathologische Kurve entstammt dem Lungenextrakt eines Patienten, der nach massiver Fettembolie und Beatmung über acht Tage verstarb. Die Konsequenzen intakter bzw. gestörter Oberflächenspannungsverhältnisse für die Atemmechanik können sehr eindeutig aus dem Druck-Volumen-Diagramm abgeleitet werden (Abb. 8). Das Druck-Volumen-Diagramm wird durch synchrone Messung des Druckes während einer stufenweisen Füllung bzw. Entleerung der Lunge, oder durch Registrierung von Atemschleifen bei verschiedener FRC ermittelt (2). Die Druck-Volumen-Verhältnisse bei normaler Surfactantfunktion sind vor allem durch die ausgeprägte Hysterese gekennzeichnet. Während der Entleerung der Lunge wird durch die Kompression des Oberflächenfilmes der Retraktionsdruck reduziert, so daß bei gleichem Druck mehr Volumen in der Lunge verbleibt (Atemschleifen gleicher FRC zeigen im Exspirationsschenkel eine bessere Compliance). Diese Eigenschaft kann auf das spezielle dynamische Verfahren des Surfactantsystems in der Lunge zurückgeführt werden. Die Kurve im rechten Bildabschnitt zeigt die Verhältnisse bei gestörter Surfactantfunktion nach experimenteller Fettembolie. Am gravierendsten ist neben der Verschlechterung der Compliance der Unterschied im Verlauf des exspiratorischen Schenkels, der sich bei verminderter Hysterese dem inspiratorischen Schenkel nähert. Die Atemschleifen gleicher FRC zeigen im Inspirations- und Exspirationsschenkel keine Unterschiede der Compliance.

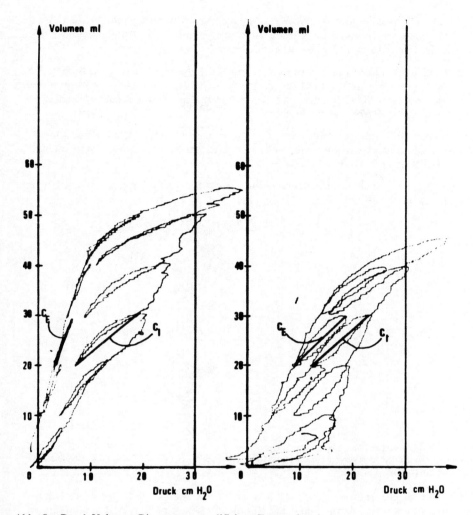

Abb. 8. Druck-Volumen-Diagramme, modifiziert (Pneumoloop).
Linker Bildabschnitt: Lunge bei normalen Oberflächenspannungsverhältnissen;
rechter Bildabschnitt: Dieselbe Lunge nach Fettembolie

Diese funktionell fundierte und durch andere Argumente zu erhärtende Vorstellung eines besonderen dynamischen Verhaltens des Surfactant, eine Vorstellung, welche überdies vielfach Grundlage für die Erklärung surfactantbedingter Lungenveränderungen darstellt, steht und fällt mit der Annahme, daß während des Atemzyklus sich die Alveolarradien ändern. *Diese Annahme ist derzeit nicht geklärt.*

Schon *Pattle* (10) äußerte die Vermutung, daß Alveolen Papiersäcke in verschiedenen Zerknitterungsstadien darstellen, und somit atemsynchrone Änderungen des Alveolarvolumens nicht mit Änderungen der Alveolaroberfläche einhergehen.

Aufgrund elektronenmikroskopischer Untersuchungen nimmt überdies *Gil* (7) an, daß der mittlere Krümmungsradius in Alveolen während der Aufzeichnung eines Druck-Volumen-Diagrammes konstant bleibt.

Funktionelle Beobachtungen und von *Storey* (12) durchgeführte morphometrische Untersuchungen an Gefrierschnitten zeigen jedoch, daß eine Steigerung des Lungenvolumens über die FRC hinaus, und damit zumindest während des *Sighings,* zu einer Änderung der Alveolarradien führt.

Unter welchen Voraussetzungen kann es nun zu einer Störung in diesem Oberflächenspannungssystem kommen, und was geschieht in der Lunge, wenn dieses System gestört ist?

Es besteht prinzipiell die Möglichkeit einer quantitativen oder qualitativen Störung des Surfactant (Abb. 9).

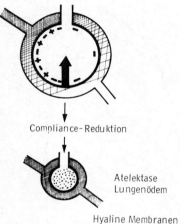

Compliance-Reduktion

Atelektase
Lungenödem

Hyaline Membranen

Abb. 9. Schematische Darstellung der Lungenmechanik bei qualitativer oder quantiativer Störung des Surfactant

Hypoxämie
(Shunt, Diffusionsstörung)
Azidose

Die Reaktion auf eine solche Störung wird immer ähnlich verlaufen: Die Oberflächenspannung und damit auch der Retraktionsdruck in den Alveolen steigt an, die Compliance wird reduziert, es entwickeln sich Atelektasen.

Infolge Erhöhung der extravasalen alveolären Retraktionskräfte steigt der Filtrationsdruck an, es kommt zur Transsudation und zur Entwicklung eines Lungenödems.

Also *Atelektasen* und *Lungenödem* sind die pathologisch-anatomischen Substrate einer gestörten Oberflächenspannung. Abb. 10 zeigt das histologische Bild solcher Atelektasen bei fehlendem Surfactant bei einem Atemnotsyndrom und nach Respiratorbehandlung.

Abb. 11 zeigt das Bild eines Lungenödems nach experimenteller Fettembolie und Beatmung.

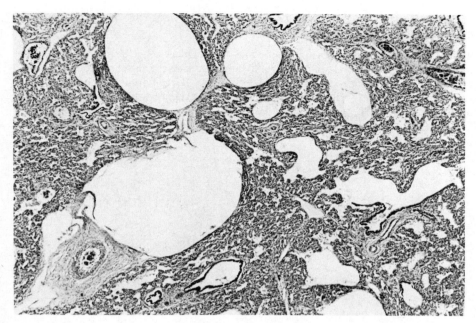

Abb. 10. Überblähte Bronchioli respiratorii in atelektatischen Lungenbezirken bei fehlendem Surfactant

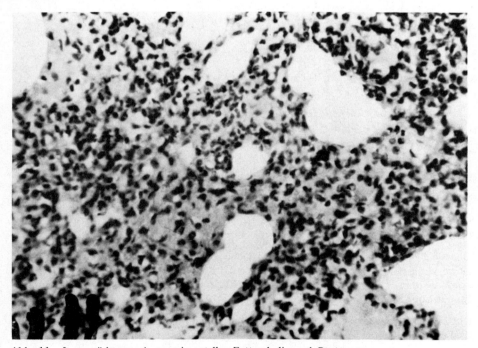

Abb. 11. Lungenödem nach experimenteller Fettembolie und Beatmung

Die klinischen Substrate sind *Reduktion der Compliance* sowie eine entsprechende *Störung im Gasaustausch*.

Abb. 12 zeigt eine pneumotachographische Untersuchung bei einem Patienten mit massiver Fettembolie während der Beatmung. Auffallend ist die deutlich eingeschränkte Compliance, so daß enorm gesteigerte Beatmungsdrücke notwendig werden. Der Nachweis eines Mangels an Surfactant konnte bei diesem Patienten im Lungenextrakt erbracht werden, das entsprechende Oberflächenspannungs-Oberflächenausdehnungsdiagramm wurde von mir bereits demonstriert (Abb. 7).

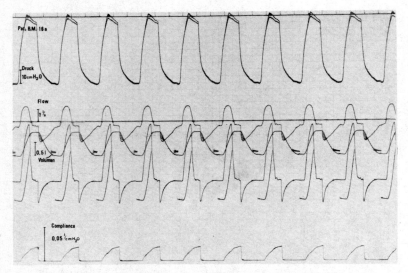

Abb. 12. Pneumotachographie bei massiver Fettembolie und Respiratorbeatmung

Anhand eines von *Scarpelli* (11) aufgestellten dynamischen Modells will ich nun abschließend die Möglichkeiten und die Bedeutung einer Schädigung des Surfactantsystems im Rahmen von Lungenveränderungen bei beatmeten Patienten zusammenfassend analysieren:

Phospholipidmoleküle bilden an der Grenzschicht den Oberflächenfilm (Abb. 13).

Gegenionen bilden Komplexe mit der hydrophilen Gruppe der Sufactantmoleküle, sie sind essentiell für die normale Funktion des Surfactantsystems.

In der Hypophase sind u.a. Elektrolyte, Lipide, Polysaccharide und Proteine.

Oberflächenmoleküle können den Oberflächenfilm in Richtung Gasphase und Hypophase verlassen, dort können diese zerstreut liegen, oder mizellenartig formiert gepoolt werden. Überdies besteht die Möglichkeit eines Abtransportes in Richtung Interstitium.

Die in den Alveolarzellen vom Typ II gebildeten Phospholipide erreichen den Oberflächenfilm über die Hypophase, wo sie möglicherweise zunächst gepoolt werden.

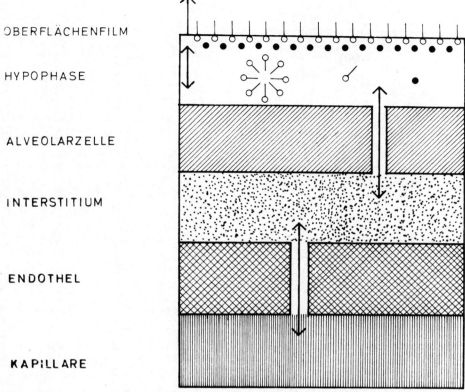

Abb. 13. Schematische Darstellung eines dynamischen Surfactantmodelles nach Scarpelli (aus Scarpelli, E. M.: The Surfactant System of the Lung. Lea & Febiger, Philadelphia 1968)

Die Viskosität der Hypophase dürfte für eine entsprechende Anordnung des Oberflächenfilmes entscheidend sein.

Flüssigkeitsbewegungen zwischen Hypophase, Interstitium und Plasma werden durch das Gleichgewicht verschiedener Kräfte wie Pleuradruck, hydrostatischer Druck in den Kapillaren, kolloidosmotischer Druck in Gewebe und Plasma sowie Oberflächenspannung reguliert.

Der Flow und das Volumen in den Kapillaren wird durch den Sogdruck der Oberflächenspannung beeinflußt.

Folgende Störungen im Surfactantsystem können nun im Rahmen des Gesamtkomplexes „Respiratorlunge" wirksam werden (Abb. 14):

1. Ein primärer Mangel an Surfactant liegt beim Atemnotsyndrom und bei sehr untergewichtigen Frühgeborenen vor. An einem Autopsiegut von Frühgeborenen (Abb. 15) konnten wir zeigen, daß einerseits mit steigendem Geburtsgewicht die

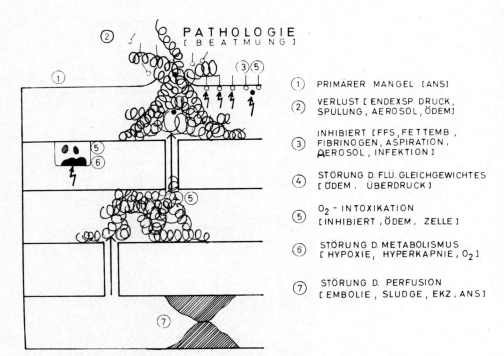

Abb. 14. Schematische Darstellung von Störungen im Surfactantsystem, die im Rahmen des Komplexes der sog. „Respiratorlunge" wirksam werden

Surfactantaktivität zunimmt, und daß beim Atemnotsyndrom durchweg eine schwere Schädigung des Surfactantsystems vorliegt (3). Beatmungsschwierigkeiten (Abb. 15) bei solchen Kindern sind u.a. auf die stark erhöhten Oberflächenspannungskräfte in der Lunge zurückzuführen

2. *Verluste an Surfactant* können nach ausgedehnten Lungenspülungen — zumindest im Tierexperiment — durch Aerosolverdünnung oder im Rahmen eines Lungenödems auftreten (11). Die langdauernde automatische Beatmung bei endexspiratorischen transpulmonalen Drücken um 0 cm H_2O oder weniger, führen bei sich stetig verkleinerndem Alveolarradius und Alveolarkollaps durch zunehmende Kompression des Alveolarfilmes zum Verlust an Surfactant in die Gasphase oder in Richtung über die Lymphe. Dieser Verlust leitet einen Circulus vitiosus mit progredienter Atelektasen- und Ödembildung ein. Anwendung eines erhöhten endexspiratorischen Druckes und/oder regelmäßiges Sighing kann dieser Tendenz entgegenwirken. Im Tierexperiment konnten wir dies eindeutig beweisen: Beatmung bei einem endexspiratorischen transpulmonalen Druck um 0 cm H_2O führt zu einer progredienten Verschlechterung der Oberflächenspannungsverhältnisse (Abb. 16); ein endexspiratorischer Druck von plus 5 cm H_2O verhindert immer eine solche fatale Entwicklung (Abb. 17) (4).

3. Surfactantmoleküle können durch andere Stoffe *inhibiert* werden. Etwa durch FFS, wenn diese im Rahmen einer Fettembolie oder Schocklunge in den Ober-

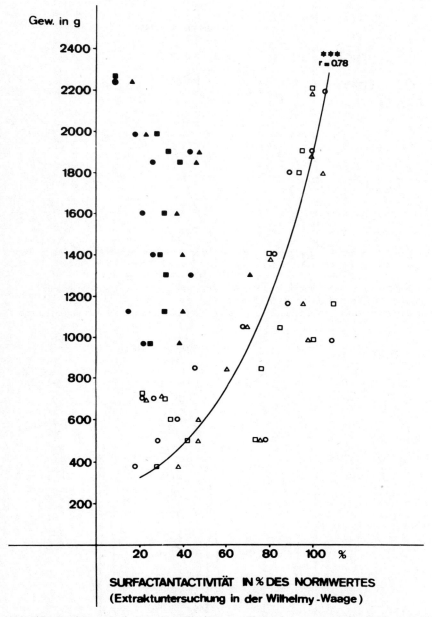

Abb. 15. Beziehung zwischen dem Gewicht von Frühgeborenen und der Surfactantaktivität (in Prozent des Normwertes), gemessen im Lungenextrakt mit der Wilhelmy-Waage. Helle Marken: Frühgeborene; dunkle Marken: Frühgeborene mit hyalinen Membranen

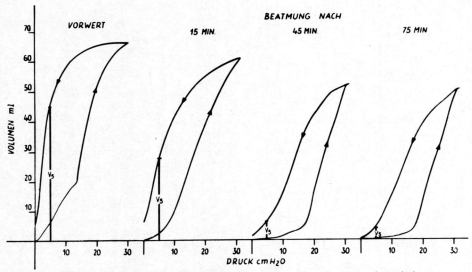

Abb. 16. Druck-Volumen-Diagramme bei Respiratorbeatmung mit endexspiratorischen transpulmonalen Drücken um 0 cm H_2O (Kaninchen).
Reduktion der Compliance und Zunahme der Oberflächenspannung in der beatmeten Lunge

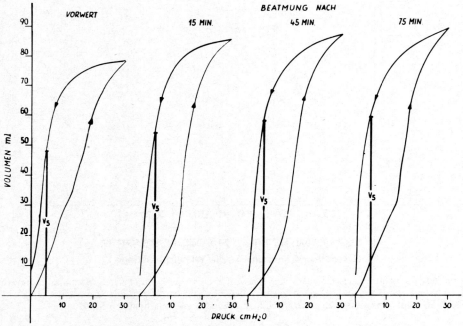

Abb. 17. Druck-Volumen-Diagramme bei Respiratorbeatmung mit endexspiratorischen Drücken um plus 5 cm H_2O (Kaninchen)

flächenfilm eintreten. Diesen Mechanismus konnten wir im Tierexperiment aufzeigen (1, 8). Schließlich können Fibrinogen − bei Transsudation in die Hypophase eintretend −, aspiriertes Material, besonders Fruchtwasser, wie auch bestimmte Aerosole inhibierend wirken.

4. Eine *Störung des Flüssigkeitsgleichgewichtes,* und hier vor allem das Lungenödem, beeinflussen die Oberflächenspannungseigenschaften. Die Ödemflüssigkeit ändert die Zusammensetzung und Viskosität der Hypophase, hebt den Oberflächenfilm ab oder zerreißt ihn und bedingt schließlich einen Verlust an Surfactant.

Im Tierexperiment konnten wir bei Lungenödem der verschiedensten Genese regelmäßig eine Störung der Oberflächenspannungseigenschaften in der Lunge nachweisen (8).

5. Die O_2-*Intoxikation* wird vor allem über den Weg des durch den O_2 ausgelösten Lungenödems, fraglich über eine direkte inhibierende Wirkung oder über eine Störung der Alveolarzelle die Surfactantfunktion irritieren (11).

6. Bei einer *Störung des Metabolismus* in der Alveolarzelle ist die Produktion an oberflächenaktivem Material gehemmt. Im Tierexperiment wurde bei Hypoxie Vakuolenbildung und Verminderung der Zahl an Einschlußkörperchen beobachtet, bei Atmung von 15% CO_2 in der Einatmungsluft stieg die Oberflächenspannung an, es traten hyaline Membranen auf; Einschlußkörperchen der Alveolarzellen vom Typ II verschwanden (11).

7. Eine *Störung der pulmonalen Durchblutung,* bedingt durch den erhöhten Alveolardruck bei Überdruckbeatmung, durch Embolie, Sludge oder bei EKZ kann zu einer Störung der Phospholipidsynthese führen. Im Tierexperiment wurden eine Abnahme der Totalphospholipide sowie ein Anstieg der Oberflächenspannung beobachtet (11).

Schließlich darf ich mit den Worten von *Scarpelli,* dem Kenner des Surfactantsystems in der Lunge, endigen:

„Fragen, Fragen − nichts als Fragen − es wird das Beste sein, sich in das Laboratorium zurückzuziehen!"

Zusammenfassung

Aufgrund von Experimenten am Tier, ganz vereinzelten Beobachtungen am Patienten und aufgrund theoretischer Überlegungen ist die Annahme berechtigt, daß quantitative wie qualitative Veränderungen am oberflächenaktiven Film für Lungenveränderungen, die im Rahmen einer Langzeitbeatmung beobachtet werden, mitverantwortlich sind. Ein großer Teil der vorliegenden Ausführungen dient der Besprechung normaler wie gestörter Oberflächenspannungsverhältnisse und deren Bedeutung für die Funktion der Lunge.

Anhand eines von *Scarpelli* aufgestellten dynamischen Modells werden die Möglichkeiten und die Bedeutung einer Schädigung des Surfactantsystems im Rahmen von Lungenveränderungen bei beatmeten Patienten analysiert.

Folgende Störungen im Surfactantsystem können nun im Rahmen des Gesamtkomplexes der sog. „Respiratorlunge" wirksam werden:

1. Primärer Mangel an Surfactant, z.B. Atemnotsyndrom des Frühgeborenen.
2. Verlust an Surfactant, z.B. nach Lungenspülungen, durch Aerosolverdünnung oder bei Respiratorbeatmung mit endexspiratorischen transpulmonalen Drükken um 0 cm H_2O oder darunter.
3. Inhibition von Surfactantmolekülen, z.B. durch FFS bei Fettembolie, durch aspiriertes Material oder Aerosole.
4. Störung des Flüssigkeitsgleichgewichtes, z.B. Lungenödem.
5. O_2-Intoxikation.
6. Störung des Metabolismus in den Alveolarzellen, z.B. bei Hypoxie oder Hyperkapnie.
7. Störung der pulmonalen Durchblutung.

Literatur

1 *Baum, M., H. Benzer, W. Haider, W. Lepier, W. Tölle:* Zur Genese der Atemstörung bei der Fettembolie
2 *Baum, M., H. Benzer, W. Lepier, W. Tölle:* Die Bedeutung der Hysterese für die künstliche Beatmung von Neugeborenen. Pneumonologie 144 (1971) 206-214
3 *Baum, M., H. Benzer, J. Lempert, H. Regele, W. Stühlinger, W. Tölle:* Oberflächenspannungseigenschaften der Lungen Neugeborener. Respiration 28 (1971) 409-428
4 *Benzer, H.:* Respiratorbeatmung und Oberflächenspannung in der Lunge. Springer, Berlin 1969
5 *Benzer, H.:* Die Oberflächenspannung in der Lunge und ihre Bedeutung für die Reanimation des Neugeborenen. Anaesthesist 20 (1971) 257-259
6 *Gil, J., U. Thurnheer:* Morphometric evaluation of ultrastructural changes in type II alveolar cells of rat lung produced by Bromhexine. Respiration 28 (1971) 438-456
7 *Gil, J.:* Persönliche Mitteilung.
8 *Haider, W., M. Baum, H. Benzer, W. Lepier, H. Müller:* Lungenveränderungen beim posttraumatischen Syndrom. 5. Internat. Fortbildungskurs, Wien 1971
9 *von Neergard, K.:* Neue Auffassungen über einen Grundbegriff der Atemmechanik. Z. ges. exp. Med. 66 (1929) 373
10 *Pattle, R. E.:* The lining layer of the lung alveoli. Brit. med. Bull. 19 (1963) 41-44
11 *Scarpelli, E. M.:* The surfactant system of the lung. LEA & Febiger, Philadelphia 1968
12 *Storey, W. F., N. C. Staub:* Ventilation of terminal air units. J. app. Physiol. 17 (1962) 391-397
13 *Weibel, E. R., J. Gil:* Electron microscopic demonstration of an extracellular duplex lining layer of alveoli. Resp. Physiol. 4 (1968) 42-57

Tierexperimentelle Untersuchungen über die Wirksamkeit verschiedener Flüssigkeiten zur endobronchialen Spülung

Von K. Peter, W. Rebel und R. Klose

Eine Aspiration in den Tracheobronchialbaum ist nicht immer zu verhindern, auch wenn alle anästhesiologischen Sicherungsmaßnahmen ausgeschöpft werden. Entscheidende Bedeutung in der Therapie kommt der Verdünnung und der Möglichkeit, das aspirierte Volumen abzusaugen, zu. Auf diese Weise kann das akute Aspirationssyndrom sowie insbesondere jedoch der postoperative Verlauf günstig beeinflußt werden. Von den zahlreichen zur Spülung empfohlenen Lösungen haben wir in experimentellen Untersuchungen an Hunden und Ratten Natriumbikarbonat 1,3%ig, isotonische Kochsalzlösung, Humanalbumin und Cortisonlösung in hoher Dosierung verwendet.

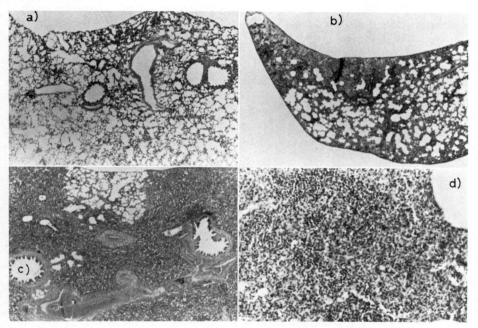

Abb. 1. In der oberen Reihe (b) und unten (c) und (d) Rattenlungen nach Aspiration von Mageninhalt mit einem pH von 1,8 ohne anschließende Spülung. Links oben (a) Kontrollschnitt einer Rattenlunge ohne Aspiration und ohne Spülung

Abb. 1 zeigt links oben (a) das normale Gewebsbild einer Rattenlunge. Nach Aspiration ohne Spülung kommt es bereits nach wenigen Stunden, wie die Abb. b, c und d zeigen, zur Ausbildung ausgedehnter konfluierender entzündlicher Infiltrate in allen Lungenabschnitten sowohl basal als auch im Spitzenbereich. Die *Respirationsfläche* ist außerordentlich stark eingeschränkt. Mit Spülung ist eine wesentlich geringere Ausbreitung der entzündlichen Veränderungen festzustellen, wie die Abb. 2 zeigt. Die Entzündungsherde sind *diffuser* angelegt, und auch makroskopisch imponiert eine *starke Belüftung der Lunge*.

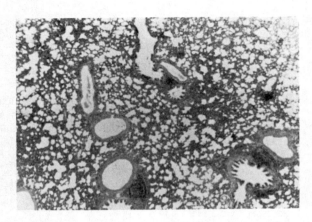

Abb. 2. Ratte nach Aspiration von Mageninhalt mit einem pH von 1,8 und anschließender Spülung mit isotonischer Kochsalzlösung

Eine Zusammenstellung unserer Ergebnisse mit den einzelnen Spüllösungen ergibt folgendes: Natriumbicarbonat als Spüllösung kann die Ausbildung von bronchopulmonalen Veränderungen nicht immer verhindern, Kochsalzlösung und auch Humanalbumin zeigen eine gute Wirksamkeit, wobei uns Humanalbumin etwas wirksamer als Kochsalzlösung erschien. Den stärksten Spüleffekt hatte eine Cortisonlösung, 500 mg/20 ml, der man aufgrund dieser Ergebnisse den Vorzug geben sollte.

Unabhängig vom verwendeten Spülmittel zeigen unsere experimentellen Untersuchungen jedoch, daß nach Aspiration auf jeden Fall kurzfristig eine Lungenspülung durchgeführt werden sollte.

Funktionelle und morphologische Lungenbefunde unter Dauerbeatmung

Von U. Finsterer und H. Finsterer

Unserer Studie liegen die histologischen Lungenbefunde von 50 Patienten zugrunde, die in der Zeit von Januar 1969 bis Juli 1971 auf der Beatmungsstation der Chirurgischen Universitätsklinik München maschinell beatmet werden mußten, jedoch trotz aller therapeutischer Bemühungen verstarben und im Pathologischen Institut der Universität München obduziert wurden. Es soll die Aufgabe dieser Untersuchung sein, histologische Veränderungen der Lunge, die für die Dauerbeatmung pathognomonisch sind, herauszustellen und diese zu einigen Veränderungen der Lungenfunktion in Beziehung zu setzen.

Bei der pathologisch-anatomischen Beurteilung hielten wir uns an andere, bereits vorhandene Einteilungen. Ihnen allen ist die Unterteilung der feingeweblichen

Lungenveränderungen nach Dauerbeatmung in eine akute oder exsudative Phase und eine chronische oder proliferative Phase gemeinsam (5, 10). Dabei nimmt *Regele* (8) eine weitere Unterteilung der exsudativen Phase in Abhängigkeit von dem Auftreten hyaliner Membranen vor. In Anlehnung daran teilten wir unsere Fälle anhand der histologischen Untersuchung drei verschiedenen Stadien zu.

Dabei bezeichneten wir Veränderungen im Sinne eines ausgeprägten intraalveolären und interstitiellen Ödems mit Desquamation der Alveolarzellen mit Stadium I. Diese Veränderungen sind unspezifisch und vieldeutig und keineswegs nur typisch für die Frühphase der Dauerbeatmung. Im Stadium II hielten wir neben den genannten Kriterien die Bildung von intraalveolären hyalinen Membranen sowie die Ausweitung der interstitiellen Lymphbahnen für typisch. Im Stadium III sahen wir zusätzlich zu den genannten Befunden eine deutliche mesenchymale Proliferation (Abb. 1). Das Gewicht beider Lungen wurde den Sektionsberichten entommen.

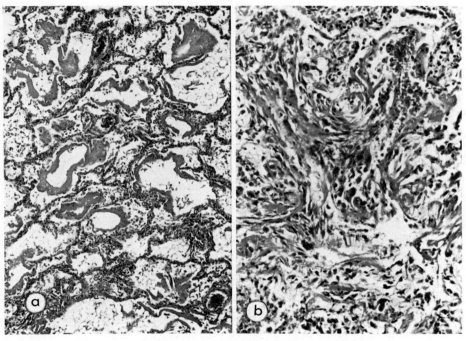

Abb. 1a. Lunge nach Dauerbeatmung, Stadium II: Intraalveoläres Ödem und Alveolarzelldesquamation. Dilatation der Alveolen mit hyalinen Membranen. Herdförmig in der unteren Bildhälfte links leukozytäres Exsudat. 250 x

Abb. 1b. Stadium III: Organisation der hyalinen Membranen und Einsprossen von lockerem Granulationsgewebe in die unbelüfteten Alveolen. 400 x

Aus den Beatmungsprotokollen der 50 untersuchten Patienten wurden folgende Daten errechnet:

1. Die gesamte alveoläre Ventilation, die sich aus dem am Respirator gemessenen Exspirationsvolumen, abzüglich des anatomischen Totraums des Patienten und des dynamischen Totraums des Respirators errechnete, und welche also noch den alveo-

lären Totraum beinhaltet. Zur Bestimmung des dynamischen Totraumvolumens des Respirators, das durch die Kompression des Beatmungsgases im Beatmungssystem zustande kommt, wurde von uns eigens ein entsprechendes Druck-Volumen-Diagramm für alle verwendeten Respiratoren erarbeitet.

2. Die Dehnbarkeit des Lungen-Thorax-Systems wurde errechnet als der Quotient von Einzelhub und maximalem inspiratorischem Beatmungsdruck.

Quantitative Aussagen über den Sauerstoffaustausch in der Lunge konnten nur bei einem kleinen Teil der Patienten gemacht werden, bei denen die alveoloarterielle Sauerstoffdruckdifferenz ($A-aD_{O_2}$) ermittelt wurde. Es handelt sich dabei um Kranke, die für einige Tage oder Stunden mit reinem Sauerstoff beatmet werden mußten und bei denen pO_2-Werte im arteriellen Blut gemessen wurden.

Bei den 50 untersuchten Patienten handelte es sich um 34 Männer und 16 Frauen. Ihr Alter schwankte zwischen 12 und 79 Jahren mit einem deutlichen Schwergewicht zwischen 50 und 70 Jahren.

Eine Übersicht über die Grundleiden, die zur Ateminsuffizienz führten, gibt Tab. 1.

Tabelle 1. Übersicht über die Grundleiden von 50 dauerbeatmeten Patienten

Grundleiden	Anzahl der Patienten
Tetanus	16
Zustand nach Mehrfachverletzung	8
Septische Zustände	6
Zustand nach Gefäßoperation	4
Ileus und Peritonitis	4
Bronchopneumonie	3
Zustand nach Aspiration	2
Zustand nach Reanimation	2
Postoperatives Lungenödem	2
Landrysche Paralyse	1
Myasthenia gravis	1
Vergiftung	1
Gesamt	50

Die auffällige Häufigkeit von Tetanusfällen und Mehrfachverletzungen in diesem Krankengut erklärt sich daraus, daß auf unserer Beatmungsstation, die maximal fünf Betten faßt, nur die schwersten Krankheitsfälle behandelt werden, während leichtere Fälle mit respiratorischer Insuffizienz auf anderen Wachstationen versorgt sind.

Die Beatmung erfolgte je zu etwa einem Drittel mit dem Bird-Respirator, dem Spiromaten 661 der Firma Dräger und dem Engström-Respirator. Es wurde ausschließlich intermittierend positive Druckbeatmung (IPPV) angewendet. Die durchschnittliche Beatmungsdauer aller Patienten betrug 14,3 Tage mit einer Schwankung zwischen 24 Stunden und 65 Tagen.

Von den 50 Patienten konnten nur zwei überwiegend mit Einatmungsgemischen, die weniger als 50% Sauerstoff enthielten, beatmet werden, während 38 Patienten überwiegend mit 50-80% Sauerstoff und zehn Patienten überwiegend mit 80-100% Sauerstoff ventiliert wurden.

Ergebnisse

Bei 47 der 50 untersuchten Fälle fanden wir histologische Veränderungen, die eine Zuordnung zu den eingangs erwähnten Stadien erlaubte. Einen Überblick über die Häufigkeit der einzelnen histologischen Befunde gibt Tab. 2. Wir fanden im Stadium I überwiegend Ödem und alveoläre Desquamation, während das Stadium II durch hyaline Membranen und Erweiterung der interstitiellen Lymphbahnen und Stadium III durch die mesenchymale Proliferation gekennzeichnet ist.

Tabelle 2. Häufigkeit der Veränderungen in den einzelnen histologischen Stadien

Histologisches Stadium	I	II	III
n =	5	19	23
Alveoläres Ödem	5	18	21
Alveoläre Desquamation	2	12	16
Interstitielles Ödem	2	8	12
Kapilläre Hyperämie	4	16	15
Atelektasen	1	8	4
Überblähte Alveolen	3	17	19
Hyaline Membranen	0	19	23
Erweiterte Lymphbahnen	0	7	9
Interstitielle Proliferation	0	0	23
Alveoläre Riesenzellen	0	0	17

Es fällt auf, daß interstitielles Ödem und Erweiterung der Lymphbahnen, die als sehr typische Befunde an den Lungen dauerbeatmeter Patienten gelten, in unserem Untersuchungsgut nur in etwa der Hälfte bzw. einem Drittel der Fälle vorlagen.

Was die Beziehung der histologischen Gruppen zur Dauer der Beatmung betrifft, so fanden wir Stadium I nach einer Beatmungsdauer zwischen 24 Stunden und 4 Tagen. Stadium II sahen wir nach 40 Stunden bis 12 Tagen mit einem deutlichen Puctum maximum am 4.-5. Tag. Veränderungen des Stadium III wurden erstmals nach 5 Tagen gesehen.

Nur in drei Fällen konnten histologisch keine typischen Veränderungen gefunden werden. Dabei handelte es sich um eine Patientin, die wegen eines Tetanus neun Tage lang mit reiner Luft beatmet worden war, als sie an einer foudroyant verlaufenden Arrosionsblutung aus dem Truncus bracheocephalicus verstarb. An der Lunge fand sich makroskopisch und mikroskopisch kein pathologischer Befund. Die beiden anderen Patienten verstarben erst 65 bzw. 107 Tage nach Beendigung der maschinellen Beatmung an Herzversagen. In beiden Fällen fanden wir eine mäßige, herdförmige, interstitielle Fibrose.

Läßt man diese drei Sonderfälle einmal außer Betracht, so ergaben sich bei den restlichen 47 Patienten für das Gewicht beider Lungen Werte zwischen 1000 und 3400 g bei einem Durchschnittswert von 2190 g (normale Werte sind 800 g für beide Lungen).

Bezüglich der Veränderungen der Lungenfunktion fanden wir, daß die zur Aufrechterhaltung eines annähernd normalen arteriellen pCO_2-Wertes erforderliche Ventilation der Lunge sich während der Dauerbeatmung im Mittel etwa verdoppelte (Durchschnittswert zu Beginn der Beatmung 7,9 l/min, am Ende 15,3 l/min, mittlerer Anstieg 92,5%). Bei 20 Patienten betrug die Zunahme bis zu 100%, bei weiteren 13 Patienten 100-200% und bei vier Patienten über 200%. Nur in zwei Fällen fand sich eine geringfügige Abnahme der Ventilation. Die Dehnbarkeit des Lungen-Thorax-Systems aller 47 Patienten, die zu Beginn der Beatmung mit durchschnittlich 0,0356 l/cm H_2O schon deutlich erniedrigt war (Normalwerte 0,07-0,1 l/cm H_2O), nahm bis zum Ende der Respiratorbehandlung noch um weitere 25% auf 0,0267 l/cm H_2O ab.

Bei 16 der 47 hier besprochenen Patienten war der tödliche Ausgang durch eine unaufhaltsam fortschreitende pulmonale Insuffizienz verursacht, bei der die arterielle Hypoxämie trotz Beatmung mit reinem Sauerstoff weit mehr ins Auge sprang als die Hyperkapnie. Die alveoloarterielle Sauerstoffdifferenz dieses Kollektivs bei reiner Sauerstoffbeatmung lag wenige Stunden vor dem Tode zwischen 540 und 600 mm Hg (Mittelwert 575 mm Hg).

Eine Übersicht über die Beziehungen der histologischen Stadien zu den durchschnittlichen Lungengewichten und den Veränderungen der Lungenfunktion zeigt Tab. 3. Daraus ist zu ersehen, daß die stärksten Änderungen der bestimmten Funktionsparamter im Stadium II zu finden sind, wobei möglicherweise die Quantität der hyalinen Membranen in Kombination mit dem Lungenödem eine Rolle spielt.

Tabelle 3. Beziehungen der histologischen Stadien zu den durchschnittlichen Lungengewichten und Veränderungen der Lungenfunktion

	Durchschnittliches Gewicht beider Lungen	Durchschnittliche Änderung der Ventilation	Durchschnittliche Änderung der Dehnbarkeit
Stadium I n = 5	1734 g	+ 19%	+ 8%
Stadium II n = 19	2214 g	+ 115%	− 36%
Stadium III n = 23	2221 g	+ 91%	− 25%

Bekanntlich finden sich Veränderungen der Lungenstruktur, wie sie für die Dauerbeatmung typisch sind, auch bei anderen Krankheitsbildern, wie bei Bestrahlungspneumonie, Schock, Zustand nach kardiopulmonalem Bypaß, aber auch bei Urämie. Bei 31 unserer Patienten bestand während der maschinellen Dauerbeatmung neben der Ateminsuffizienz auch eine Niereninsuffizienz, und wir haben anhand unseres Materials zu prüfen versucht, ob die Azotämie zur Verschlechterung der Lungenfunktion beiträgt.

Einen Vergleich der Lungengewichte und der Veränderungen der Lungenfunktion bei einem Kollektiv mit und ohne Urämie zeigt Tab. 4. Daraus kann mit gewissen Vorbehalten geschlossen werden, daß die Azotämie bei dauerbeatmeten Patienten zu keiner nennenswerten zusätzlichen Verschlechterung der Lungenfunktion führt. Auch im histologischen Bild fanden sich keine wesentlichen Unterschiede zwischen Patienten mit und ohne Urämie.

Tabelle 4. Durchschnittliche Lungengewichte und Veränderungen der Lungenfunktion bei Patienten mit und ohne Urämie

	Durchschnittliches Gewicht beider Lungen	Durchschnittliche Änderung der Ventilation	Durchschnittliche Änderung der Dehnbarkeit
Patienten mit Urämie n = 31	2162 g	+ 90%	− 28%
Patienten ohne Urämie n = 16	2249 g	+ 97%	− 17%

Diskussion

Besondere Bedeutung für die Entstehung der Lungenveränderungen bei Dauerbeatmung, insbesondere für die Ausbildung der pulmonalen hyalinen Membranen bei Erwachsenen, wird allgemein der Beatmung mit sauerstoffreichen Inspirationsgemischen beigemessen (2, 4, 5, 6, 9, 10). So mag auch das sehr häufige Vorkommen dieser histologischen Befunde in unserem Krankengut damit zu erklären sein, daß wir bei unseren schwerstkranken Patienten in vielen Fällen dazu gezwungen waren, mit sehr hohen Sauerstoffkonzentrationen zu beatmen. Zu diesen Überlegungen paßt auch, daß eine Patientin aus diesem Kollektiv, die oben bereits beschrieben wurde, nach neuntägiger Beatmung mit Luft einen völlig normalen histologischen Lungenbefund zeigte.

Viele Autoren betonen, daß Veränderungen der Lungenstruktur, wie sie typisch für Dauerbeatmung sind, auch nach Schockzuständen gefunden werden oder durch gleichzeitig bestehende Schockzustände mitgeprägt sein können (1, 3, 7). Wir fanden bei etwa der Hälfte unserer Fälle (48%) Mikrothrombosierungen in der Endstrombahn der Lunge oder der Niere, oder in beiden Organen, als Ausdruck eines abgelaufenen Schockgeschehens. Es dürfte jedoch im einzelnen sehr schwierig zu klären sein, in welchem Maße die Sauerstoffschädigung der Lunge durch gleichzeitig bestehende Schockzustände verstärkt wird.

Welche Residuen nach den hier beschriebenen Veränderungen der Lunge bei überlebenden Patienten zurückbleiben können und welche Auswirkungen etwaige Spätschäden der Dauerbeatmung auf die Lungenfunktion haben könnten, ist im Moment noch nicht klar. Der Übergang in eine Lungenfibrose wurde jedoch von mehreren Autoren beschrieben (7, 8, 9). So fanden auch wir bei zwei Patienten unseres Krankengutes, die erst 65 bzw. 107 Tage nach Beendigung der maschinellen Beatmung verstarben, eine mäßiggradige Verbreiterung der Alveolarsepten mit interstitieller Faservermehrung.

Abschließend läßt sich sagen, daß die funktionellen und morphologischen Veränderungen der Lunge nach Langzeitbeatmung von mehreren Faktoren abhängig sind. Aufgrund unserer Untersuchungen dürfte jedoch der Sauerstoffschädigung die wesentliche Rolle zukommen.

Zusammenfassung

Es wird über 50 Patienten berichtet, die nach Dauerbeatmung verstarben und deren Lungen histologisch untersucht wurden. Typische Veränderungen des Stadium I fanden sich bei fünf Patienten nach einer Beatmungsdauer zwischen zwölf Stunden und vier Tagen, Stadium II fand sich bei 19 Patienten nach 40 Stunden bis 12 Tagen und Stadium III bei 23 Patienten nach 5-65 Tagen. Das durchschnittliche Lungengewicht der Patienten mit typischen histologischen Veränderungen betrug 2190 g. Die Gesamtventilation der Lunge, die zur Aufrechterhaltung eines annähernd normalen pCO_2-Wertes im arteriellen Blut nötig war, hatte sich am Ende der Beatmung gegenüber dem Ausgangswert im Durchschnitt annähernd verdoppelt. Die durchschnittliche Abnahme der Dehnbarkeit des Lungen-Thorax-Systems betrug 25%. Bei 34% der Patienten war die pulmonale Insuffizienz die entscheidende Todesursache. Bei dieser Gruppe betrug die durchschnittliche A-aDO_2 575 mm Hg. Bei 66% der Patienten bestand zusätzlich eine Azotämie. Diese schien jedoch keine weitere Verschlechterung der Lungenfunktion zu bewirken. Auf die Bedeutung hoher Sauerstoffkonzentrationen im Beatmungsgemisch für die Entstehung der typischen histologischen Lungenveränderungen wird hingewiesen.

Literatur

1 *Bleyl, U., K. Heilmann, D. Adler:* Generalisierte plasmatische Hyperkoagulabilität und pulmonale hyaline Membranen beim Erwachsenen. Klin. Wschr. 49 (1971) 71-81
2 *Cederberg, A., S. Hellsten, G. Miörner:* Oxygen treatment and hyaline pulmonary membranes in adults. Acta path. microbiol. Scand. 64 (1965) 450-458
3 *Hill, K.:* Zur Pathomorphologie der posttraumatischen pulmonalen Insuffizienz. Anaesthesist 9 (1970) 332-340
4 *Hyde, R. W., A. J. Rawson:* Unintentional iatrogenic oxygen pneumonitis response to therapy. Ann. intern. Med. 71 (1969) 517-528
5 *Nash, G., J. B. Blennerhassett, H. Pontoppidan:* Pulmonary lesions associated with oxygen therapy and artifical ventilation. New Engl. J. Med. 276 (1967) 368-374
6 *Nash, G., J. A. Bowen, P. C. Langlinais:* "Respiratory lung": A misnomer. Arch. Path. 21 (1971) 234-240
7 *Orell, S. R.:* Lung pathology in respiratory distress following shock in the adult. Acta path. microbiol. scand. A 79 (1971) 65-76
8 *Regele, H.:* Veränderungen der menschlichen Lungen unter maschineller Beatmung. Beitr. path. Anat. 136 (1967) 165-179
9 *Soloway, H. B., Y. Castillo, A. M. Martin:* Adult hyaline membrane disease: relationship to oxygen therapy. Ann. Surg. 168 (1968) 937-945
10 *Thomas, A. N., A. D. Hall:* Mechanism of pulmonary injury after oxygen therapy. Amer. J. Surg. 120 (1970) 255-263

Einfluß diskontinuierlicher Langzeitbeatmung auf die Lungenfunktion bei akuter Hirnschädigung

Von A. Karimi-Nejad und H. Maschke

Die klinischen Verläufe sprechen dafür, daß die Lungenveränderungen, insbesondere bei voraufgehender Aspiration oder anderen Komplikationen, unter einer *kontinuierlichen* Langzeitbeatmung mit hohem Inspirationsdruck eher zunehmen.

Zur Objektivierung dieser klinischen Beobachtung wurden – um die Fehlermöglichkeiten durch anfänglich technische Schwierigkeiten (*Karimi-Nejad u. Frowein* 1970) auszuschließen – nur die Ergebnisse bei Langzeitbeatmeten der Neurochirurgischen Universitätsklinik in Köln von 1966 bis 1970 berücksichtigt.

Insgesamt wurde in dieser Zeit bei 594 Patienten mit *schweren* Hirnschädigungen und erheblichen Atemstörungen eine Beatmung durchgeführt. Nur in weniger als etwa 1/3 der Fälle konnte eine Erholung erzielt werden (Abb. 1).

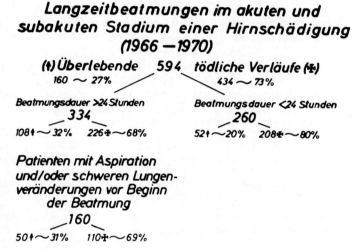

Abb. 1. Verläufe der Langzeitbeatmungen im akuten und subakuten Stadium einer Hirnschädigung

Bei 260 Patienten betrug die Beatmungsdauer weniger als 24 Stunden. Da es sich hierbei zum großen Teil um Unfallverletzte mit schwerster irreversibler Hirnschädigung handelte, lag auch die Mortalität entsprechend der primären Hirnschädigung mit 80% sehr hoch.

Bei 334 Patienten im akuten und subakuten Stadium einer Hirnschädigung erfolgte eine Langzeitbeatmung über 24 Stunden, im Durchschnitt 8,5 ± 7 Tage.

Neben der primären Hirnschädigung wiesen 160 Patienten bereits vor dem Beatmungsbeginn erhebliche Lungenveränderungen, hauptsächlich infolge einer voraufgehenden Aspiration oder Thoraxverletzung, auf. In den ersten Jahren wurde bei 69 dieser Patienten die Beatmung kontinuierlich durchgeführt, und zwar wegen der progredienten Lungenveränderungen zeitweise mit hohem Inspirationsdruck bis 40 cm H_2O.

Die Verläufe der *kontinuierlichen Langzeitbeatmung* bei diesen 69 Patienten — geordnet nach Altersgruppen und Dauer der Beatmung — sind in Abb. 2 aufgezeichnet. Es ist zu erkennen, daß nur bei einer sehr geringen Zahl der Kranken (10 Patienten = 15%) eine Erholung erzielt werden konnte. Nach den Sekionsbefunden waren entsprechend den klinischen und röntgenologischen Befunden als unmittelbare Todesursache in 79% der Fälle neben der Hirnschädigung die schweren Lungenveränderungen anzusehen.

Aufgrund dieser enttäuschenden Ergebnisse wurde im allgemeinen und speziell bei Patienten mit voraufgehenden Lungenveränderungen in der letzten Zeit die Beatmung nur *diskontinuierlich* in Abständen von ½ bis 1 Stunde durchgeführt, jedoch über Wochen fortgesetzt und zwischenzeitlich durch Maßnahmen zum Atemtraining ersetzt.

Abb. 3 läßt den Einfluß der *diskontinuierlichen Beatmung* auf den arteriellen Sauerstoffdruck bei 15 Patienten mit erheblichen atelektatischen Lungenveränderungen, vorwiegend durch voraufgehende Aspiration, in 21 Messungen nach der ersten eingeleiteten Beatmung erkennen. Der arterielle Sauerstoffdruck wurde vor, während und 10 Minuten nach einer 30minütigen assistierten Beatmung gemessen. Entsprechend den schweren Lungenveränderungen war der arterielle Sauerstoffdruck vor der Beatmung erheblich erniedrigt und betrug unter Raumluftatmung im Durchschnitt 51 ± 9 mm Hg. Unter der assistierten Beatmung — bei etwa 40% Sauerstoffkonzentration der Inspirationsluft — stieg der Sauerstoffdruck durch die schweren Verteilungsstörungen der Lunge nur geringgradig an und erreichte im Durchschnitt Werte von 105 ± 17 mm Hg. Offenbar infolge der Entfaltung der atelektatisch veränderten Lungenareale lag der arterielle O_2-Druck unter der Raumluftatmung auch 10 Minuten nach Absetzen des Assistors deutlich über dem Ausgangswert und betrug im Durchschnitt 63 ± 12 mm Hg.

Zum frühzeitigen und zwischenzeitlichen Atemtraining während einer diskontinuierlichen Langzeitbeatmung haben sich zwei Maßnahmen bewährt:

1. eine regelmäßige Aerosoltherapie mit dem Vasokonstriktor und Bronchodilatator Micronefrin und/oder Euphyllin;
2. insbesondere eine frühzeitige Behandlung mit sogen. künstlicher Totraumatmung (KTA), also CO_2-Rückatmung (*Schwarz u. Dale* 1956; *Giebel* 1962, 1969).

Hierdurch kommt es infolge der Atemvertiefung nicht nur zu einer Entfaltung der atelektatisch veränderten Alveolen, sondern offenbar auch zu einer deutlichen Besserung der Hirndurchblutung, wie die kontinuierlichen Gasdruckmessungen im Liquor zerebrospinalis und im jugularvenösen Hirnblut gezeigt haben.

Die kontinuierliche Atemgasdruck- und pH-Messung im Blut und im Liquor erfolgte durch eine extrakorporale Durchlaufmethode (*Karimi-Nejad* 1970).

In Abb. 4 ist die Sauerstoff- und Kohlensäuredruckänderung im arteriellen und hirnvenösen jugularen Blut bei einem Unfallverletzten mit akutem subduralen Hämatom an verschiedenen Tagen nach dem Trauma unter der KTA von 600 ml aufgezeichnet. Auffällig ist der relativ starke, kontinuierlich anhaltende Anstieg des O_2-Druckes im jugularen Blut. Der PO_2-Anstieg im jugularen Blut ist in den ersten Minuten sowie im weiteren Verlauf auch dann zu erkennen, wenn der arterielle Sauerstoffdruck noch nicht angestiegen (3. Tag) oder selbst wenn er im weiteren Verlauf erniedrigt ist (17. Tag).

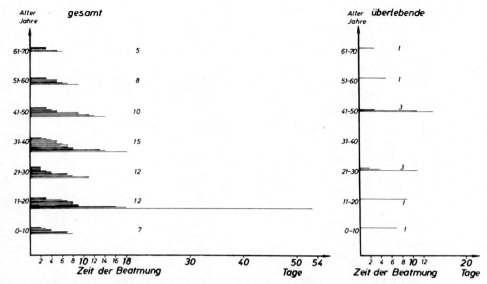

Abb. 2. Verläufe von 69 *kontinuierlichen Langzeitbeatmungen* nach akuter Hirnschädigung bei Patienten mit schweren Lungenveränderungen vor der Beatmung, geordnet nach Altersgruppen und Dauer der Beatmung

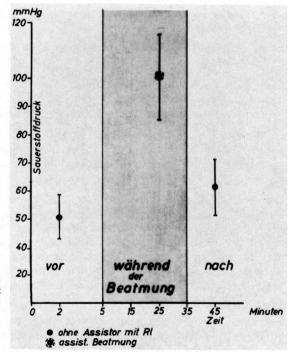

Abb. 3. Änderung des arteriellen Sauerstoffdruckes unter *diskontinuierlicher Beatmung* bei 15 Patienten mit schweren atelektatischen Lungenveränderungen; aufgezeichnet sind die Mittelwerte und Standardabweichungen

207

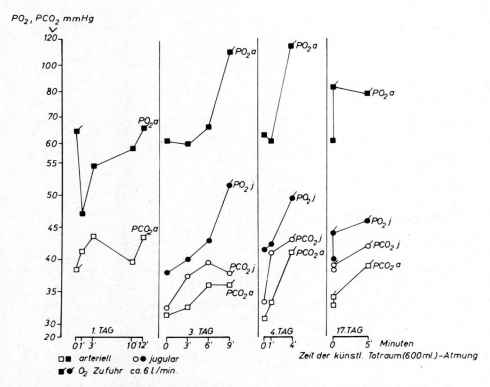

Abb. 4. Sauerstoff- und Kohlensäuredruckänderung im arteriellen und jugularvenösen Hirnblut unter künstlicher Totraumatmung

Den relativ hohen Anstieg des Sauerstoffdruckes im Liquor unter der künstlichen Totraumatmung erkennt man ebenfalls bei einer fortlaufenden Gasdruckmessung im rechten Seitenventrikel eines Patienten nach akuter Hirnschädigung (Abb. 5).

Die Gasanalysen im Liquor und im arteriellen Blut erfolgten simultan, jedoch im Liquor kontinuierlich und im Blut fraktioniert durch Stichproben. Die Meßwerte im arteriellen Blut wurden entsprechend dem Zeitpunkt der Blutentnahme aufgezeichnet.

Bei einer künstlichen Totraumatmung unter Sauerstoffzufuhr (CO_2-Sauerstoff-Gemisch) kam es wie im arteriellen Blut zu einem relativ raschen Anstieg des PCO_2 im Liquor mit Azidose. Die pH-Abnahme des Liquors führte zu der Zunahme der Ventilation mit dem PO_2-Anstieg im Blut und im Liquor. Obwohl der PO_2-Anstieg im arteriellen Blut unter der künstlichen Totraumatmung relativ gering war als unter der assistierten Beatmung, stieg aber der PO_2 im Liquor unter der künstlichen Totraumatmung eher stärker an, offenbar infolge der besseren Hirndurchblutung.

Abb. 6 zeigt im Vergleich zu den Ergebnissen der *kontinuierlichen* Langzeitbeatmung die Verläufe der *diskontinuierlichen Langzeitbeatmung* bei etwa gleichem Krankengut, also bei 91 Patienten mit bereits bestehenden schweren Lungenver-

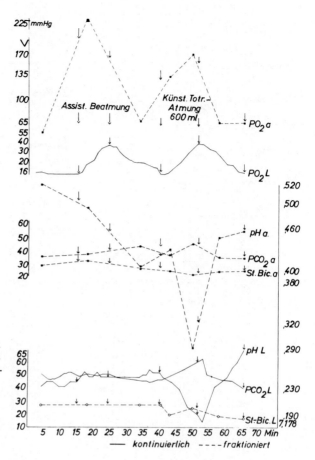

Abb. 5. Kontinuierliche Atemgasdruck- und pH-Messungen im rechten Seitenventrikel mit fraktionierten Messungen im arteriellen Blut bei einem Patienten nach akuter Hirnschädigung; beachte den relativ hohen PO_2-Anstieg im Liquor unter der künstlichen Totraumatmung

änderungen vor Beginn der Beatmung. Unter der diskontinuierlichen Langzeitbeatmung in Verbindung mit den frühzeitigen Maßnahmen zum Atemtraining konnte bei 40 Patienten (= etwa 44% der Fälle) eine Erholung erzielt werden.

Daß auch bei schwersten und unter der Beatmung zunehmenden Lungenveränderungen die diskontinuierliche Beatmung in Verbindung mit einer intensiven Aerosoltherapie und künstlicher Totraumatmung eher erfolgreich sein kann, zeigt der Verlauf der Sauerstoffdruckänderung bei einem Unfallverletzten mit 3wöchiger Bewußtlosigkeit und 5wöchiger Beatmung (Abb. 7). Schon am 10. Tag nach der Beatmung waren entsprechend dem niedrigen arteriellen Sauerstoffdruck von 55 mm Hg unter der Raumluft auch röntgenologisch erhebliche Veränderungen nachweisbar. Entsprechend der klinischen und röntgenologischen Verschlechterung des Zustandes war auch im weiteren Verlauf ein zunehmender Abfall des O_2-Druckes im Blut und im Liquor sowohl unter Spontanatmung als auch unter der assistierten Beatmung zu erkennen. Am 23. Tag nach der Beatmung erreichte der Sauerstoffdruck unter der spontanen Raumluftatmung einen sehr tiefen Wert von 22 mm Hg arteriell und 15 mm Hg jugularvenös. Trotz dieser niedrigen Sauerstoffdruckwerte wurde der Patient nur in Abständen von ½ bis 1 Stunde assistiert beatmet.

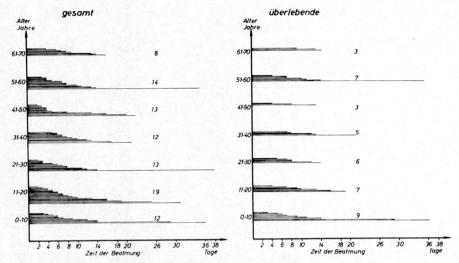

Abb. 6. Verläufe von 91 *diskontinuierlichen Langzeitbeatmungen* nach akuter Hirnschädigung bei Patienten mit schweren Lungenveränderungen vor der Beatmung, geordnet nach Altersgruppen und Dauer der Beatmung

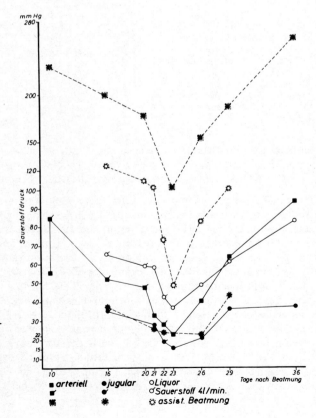

Abb. 7. Sauerstoffdruck im arteriellen, hirnvenösen Blut und im Liquor an verschiedenen Tagen nach der Beatmung bei einem Unfallverletzten mit erheblichen und unter der Beatmung zunehmenden Lungenveränderungen

Zwischenzeitlich erfolgte eine intensive Inhalationstherapie und wiederholte Behandlung mit künstlicher Totraumvergrößerung. Entsprechend der zunehmenden klinischen Besserung mit Rückbildung der röntgenologischen Veränderungen kam es auch im weiteren Verlauf zu einer Erhöhung der Sauerstoffdruckwerte im Blut und im Liquor.

Der relativ hohe Sauerstoffdruck im Liquor 3-5 Minuten nach Absetzen des Assistors — bei niedrigem PO_2 im arteriellen Blut — ist Folge des voraufgehenden und durch die Beatmung künstlich hochgehaltenen arteriellen PO_2. Die Sauerstoffdruckänderungen im Liquor verlaufen insbesondere bei einer Hypoxie zeitlich sehr verzögert (*Karimi-Nejad* 1970).

Zusammenfassung

Bei hirngeschädigten Patienten mit verzögertem Heilverlauf sind es in der Regel doch die pulmonalen Störungen, die den weiteren Krankheitsverlauf bestimmen. Die Verläufe der kontinuierlich und diskontinuierlich durchgeführten Langzeitbeatmungen in unserer Klinik (Abb. 8) lassen erkennen, daß offenbar durch die erwähnte *diskontinuierliche Langzeitbeatmung* in Verbindung mit Inhalationstherapie und Maßnahmen zum Atemtraining die respiratorischen Störungen im akuten und subakuten Stadium einer Hirnschädigung im allgemeinen und speziell bei Patienten mit voraufgehenden Lungenveränderungen besser beherrscht werden konnten.

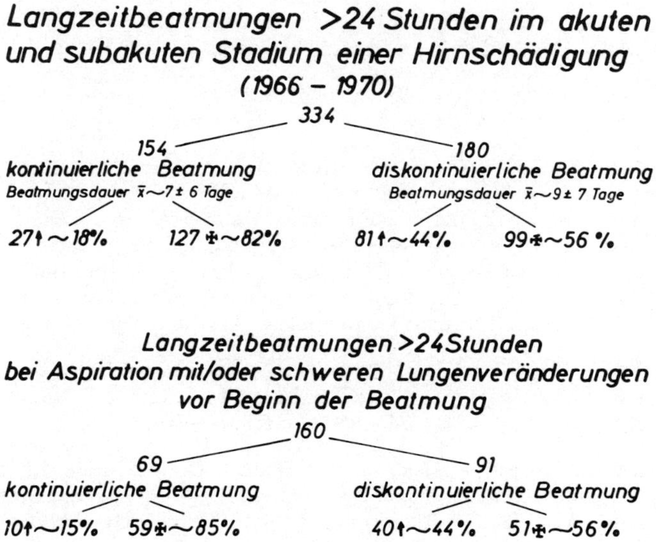

Langzeitbeatmungen >24 Stunden im akuten und subakuten Stadium einer Hirnschädigung
(1966 – 1970)

334

154 — 180
kontinuierliche Beatmung — diskontinuierliche Beatmung
Beatmungsdauer $\bar{x} \sim 7 \pm 6$ Tage — Beatmungsdauer $\bar{x} \sim 9 \pm 7$ Tage

27↑ ~18%   127✚ ~82%   81↑ ~44%   99✚ ~56%

Langzeitbeatmungen >24 Stunden bei Aspiration mit/oder schweren Lungenveränderungen vor Beginn der Beatmung

160

69 — 91
kontinuierliche Beatmung — diskontinuierliche Beatmung

10↑ ~15%   59✚ ~85%   40↑ ~44%   51✚ ~56%

Abb. 8. Verläufe der kontinuierlich und diskontinuierlich durchgeführten Langzeitbeatmung

Literatur

Giebel, O.: Der Einfluß künstlicher Totraumvergrößerung auf Ventilation und Blutgase. Langenbecks Arch. klin. Chir. 301 (1962) 543

Giebel, O.: Über das Verhalten von Ventilation, Gasaustausch und Kreislauf bei Patienten mit normalem und gestörtem Gasaustausch unter künstlicher Totraumvergrößerung. Springer, Berlin 1969

Karimi-Nejad, A.: Atemgasdruck- und Säure-Basenveränderungen im arteriellen und hirnvenösen jugularen Blut sowie im Liquor zerebrospinalis im akuten und subakuten Stadium einer Hirnschädigung und ihre therapeutischen Konsequenzen. Habil.-Schrift, Köln 1970

Karimi-Nejad, A., R. A. Frowein: Indikation und Fehler der assistierten Beatmung nach schweren Hirnschädigungen. In: Bushe, K.-A.: Fortschritte auf dem Gebiete der Neurochirurgie, hrsg. von K.-A. Bushe. Hippokrates, Stuttgart 1970

Schwarz, S. I., W. A. Dale: Addition of dead space to produce hyperventilation for prophylaxis of atelectasis. Surg. Forum 6 (1956) 282

Diskussion

Koch (Frankfurt/M): Ich möchte Herrn *Benzer* fragen, ob die therapeutische Anwendung von Surfactant (z.B. durch Ultraschallvernebelung von Dipalmitoyl-Lecithin) bei klinischen Indikationen Erfolg verspricht?

Benzer: Die Applikation solcher Substanzen durch Ultraschallvernebelung wurde bei Frühgeburten mit hyalinen Membranen versucht, aber bisher ohne Erfolg.

Giese (München): Wie die Alveolen sich wirklich verkleinern, ist ein noch ungeklärtes Problem — Sie erwähnten ja den Vergleich mit den Papiersäcken. Bei Kleinkindern mit Atemnotsyndrom haben wir die Alveolen in kollabiertem Zustand untersucht und gefunden, daß die Alveolarzellen vom Typ I sich aneinanderlegen und mäanderförmige Bänder bilden. Diese füllen die Hohlräume aus, so daß gar keine Alveolen mehr erkennbar sind. Die zusammengedrängten Alveolarzellen werden dann als interstitielles Infiltrat bezeichnet — das ist die übliche Deutung dieser Befunde.

Lawin: Sie hatten gesagt, daß eine Surfactantstörung durch erhöhten Sauerstoffanteil in der Inspirationsluft verursacht sein kann. Bei welchem Sauerstoffgehalt und nach welcher Zeit wird der Surfactant gestört?

Benzer: Es ist fraglich, ob der Sauerstoff tatsächlich am Surfactant angreift. Etwa die Hälfte der Untersucher hat nichts gefunden, die anderen haben bei Anwendung von 100% O_2 Veränderungen am Surfactantsystem beobachtet.

Peter (Mannheim): Ich wüßte gern, ob eine Wirkung der Spüllösung auf den Surfactant nachweisbar ist, und ob zwischen verschiedenen Spüllösungen Unterschiede bestehen.

Benzer: Es ist gleich, ob Sie Kochsalzlösung oder etwas anderes nehmen — wenn es zu einer Verdünnung des Surfactant kommt, dann ist auch die Oberflächenspannung gestört. Gefährlich wird es, wenn man Detergentien verwendet, deren Oberflächenspannung unter derjenigen des Surfactant liegt.

Lawin: Herr *Peter,* haben Sie Ihre Untersuchungen nur bei Tieren durchgeführt, oder auch bei Menschen nach Aspiration verschiedene Spülmittel angewandt?

Peter: Die Untersuchungen wurden an Ratten und Hunden durchgeführt. Wir haben die Lösungen dann auch in der Klinik verwendet und gute Erfolge erzielt.

Zindler (Düsseldorf): Man kann sich kaum vorstellen, daß wirklich die Alveolen gespült werden. Was Sie zurückbekommen ist doch Tracheobronchialinhalt, was bis in die Alveolen hineingelangt wird doch sofort resorbiert. Man kann vielleicht einen medikamentösen Effekt erzielen, aber nicht die Alveolen spülen.

Peter: Nach unserer Meinung wird die Resorptionsleistung der Lunge verbessert, wenn man das aspirierte Material verdünnt. Das erscheint uns als das Entscheidende.

Lawin: Jetzt bitte ich um Wortmeldungen zum Vortrag von Herrn *Finsterer*.

Wiemers: Herr *Finsterer* – Sie verbinden mit Ihrer Stadieneinteilung die Vorstellung, daß diese Veränderungen nacheinander in einer bestimmten Reihenfolge ablaufen. Nach dem klinischen Verlauf erscheint mir das fraglich: So haben wir für die hyalinen Membranen in unserem eigenen Krankengut keine Abhängigkeit von der Beatmungsdauer gefunden. Die Vorträge des ersten Tages über die Pathologie der Lunge haben doch gezeigt, daß die Veränderungen von der Grundkrankheit abhängig sind. Es war eindrucksvoll zu sehen, daß einerseits bei Lungen, die über Jahre beatmet wurden, praktisch keine pathologisch-histologischen Veränderungen vorhanden waren, andererseits beim schweren Schock bereits nach 24 Stunden allerschwerste Veränderungen bestehen. Mir erscheint es problematisch, ein gemischtes Krankengut nach den histologischen Veränderungen einzuteilen, ohne zu differenzieren, ob es sich um Schockfälle handelt, oder um Tetanuspatienten, deren Lungenveränderungen im wesentlichen durch bronchopneumonische Vorgänge bedingt sind, oder etwa um einen Halsmarkverletzten.

Finsterer: Wir haben zunächst versucht, typische histologische Veränderungen zu finden, die dann möglicherweise mit gewissen Funktionsparametern der Lungen zu korrelieren wären. Wir sind erst im Laufe unserer Untersuchungen zu der Erkenntnis gelangt, daß man gut daran täte, zwischen primären pulmonalen Insuffizienzen und sekundären Beatmungsschäden zu unterscheiden.

Schlag (Linz): Ich möchte zum Vortrag von Herrn *Karimi* die Frage stellen, ob die Totraumventilation nicht gefährlich ist, weil es zu tiefen pH-Werten im Liquor und dadurch zu einem Hyperventilationssyndrom kommen kann. Wenn ich richtig gesehen habe, war auf der Kurve ein pH-Wert von 7,17 ausgewiesen.

Karimi: Bei fraktionierten pH-Messungen im Liquor können Fehler entstehen, und die in der Literatur angegebenen Normwerte schwanken erheblich. Unsere eigenen Untersuchungen haben ergeben, daß das Hyperventilationssyndrom hauptsächlich durch eine Liquorazidose bedingt ist. Man darf daraus aber nicht schließen, daß eine Totraumatmung schädlich wäre; wenn wir das pCO_2 erhöhen, kommt es erstens zu einer deutlichen Besserung der Hirndurchblutung und zweitens zu einer Vertiefung der Atmung, die bei den häufigen pulmonalen Komplikationen nützlich ist. Wenn die Hirndurchblutung herabgesetzt ist, kann man durch Erhöhung der arteriellen O_2-Spannung allein die Sauerstoffversorgung des Hirngewebes nur unwesentlich verbessern. –

Toxische Auswirkungen erhöhter Sauerstoffspannung auf die Lunge

Von E. R. Weibel

Einleitung

Es ist wohl eines der merkwürdigsten Paradoxe der Biologie, daß die Lunge, deren Hauptfunktion es ist, dem Organismus in ausreichender Menge Sauerstoff zuzuführen, durch ein Überangebot an eben diesem Sauerstoff in dem Maße geschädigt wird, daß schließlich ein ausreichender Gasaustausch nicht mehr möglich ist. Daß Sauerstoff für lebendes Gewebe toxisch sein kann, wurde schon 1782 erkannt, also wenige Jahre nach der Entdeckung von Sauerstoff durch *Priestley u. Scheele;* der letztere stellte nämlich fest, daß eine Atmosphäre von reinem Sauerstoff das Wachstum von Erbsen hemmt. *Paul Bert* hat dann 1878 erstmals nachgewiesen, daß hohe Sauerstoffkonzentrationen wesentliche Stoffwechselmechanismen von Zellen hemmen können.

Die systematische Erforschung der toxischen Wirkung von Sauerstoff auf die Lunge begann während des 2. Weltkrieges mit Arbeiten im Zusammenhang mit den physiologischen Problemen, die sich bei Tauchern und bei Fliegern stellten (*Haldane* 1941; *Stadie, Riggs u. Haugaard* 1944; *Becker-Freyseng u. Clamann* 1950; *Pichotka* 1941; *Liebegott* 1941; *Bean* 1945). Eine zweite Welle von intensiver Erforschung der Sauerstofftoxizität begann seit ca. 1960, einerseits im Hinblick auf die Probleme der Astronautik, andererseits aber weil die potentiellen Gefahren der hyperbarischen Anwendung von Sauerstoff zu therapeutischen Zwecken erkannt wurden.

Für ausführliche Literaturhinweise sei u.a. auf die Arbeiten von *Kistler* u. Mitarb. (1967), *Kaplan* u. Mitarb. (1969), *Kapanci* u. Mitarb. (1969), *Haugaard* (1968), *Otto u. Frydl* (1971) verwiesen. Die seither veröffentlichten zahlreichen Arbeiten haben gezeigt, daß sich Sauerstoff je nach dem herrschenden Druck auf verschiedene Organe schädigend auswirken kann. Bei sehr hohen Drücken von mehreren Atmosphären kommt es vor allem zu Schädigungen im Zentralnervensystem. Lungenschädigungen treten hingegen auf, wenn reiner Sauerstoff bei etwa einer Atmosphäre Druck angewendet wird. Wie vor allem in der Arbeit von *Nash* u. Mitarb. (1967) gezeigt wurde, läuft die Sauerstoffschädigung der menschlichen Lunge in zwei Phasen ab:

1. Exsudative Phase:

Im Verlauf der ersten 3 bis 5 Tage kommt es zu einer Exsudation von fibrinhaltiger Flüssigkeit in die Alveolen. Dies geht mit einer partiellen Zerstörung des Gewebes der Alveolarwand einher. Neben einer zellulären Reaktion treten oft auch hyaline Membranen auf.

2. Proliferative Phase:

Die übrigbleibenden Intervalveolarsepten werden narbig verdickt; an ihrer Oberfläche bildet sich ein neues Epithel aus kubischen Zellen. Kapillaren scheinen übermäßig auszusprossen (*Pratt* 1958). Diese scheinbare Regeneration des Lungengewebes erfolgt im Verlaufe der zweiten Woche der Sauerstoffbehandlung.

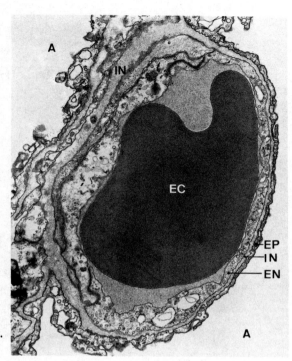

Abb. 1. Elektronenmikroskopische Aufnahme einer normalen menschlichen Lungenkapillare mit einem Erythrozyten (EC) im Septum zwischen zwei Alveolen (A). Die Luft-Blut-Schranke besteht aus Endothel (EN), einem dünnen Zytoplasmablatt, einer platten Alveolarepithelzelle (EP) und einem sehr schmalen Interstitium (IN). Vergrößerung 11 000fach

Die elektronenmikroskopischen Aufnahmen der Abb. 1 und 2 zeigen in eindrücklicher Weise, wie sehr dieser proliferative Prozeß zu einer Verdickung der normalerweise außerordentlich dünnen Luft-Blut-Schranke führt (*Gould* u. Mitarb. 1972). Daß dadurch die Gasaustauschfunktion der Lunge in einer Weise geschädigt wird, die oft mit dem Leben nicht mehr vereinbar ist, liegt auf der Hand, vor allem wenn man bedenkt, daß die Gewebszerstörung im Verlaufe der exsudativen Phase zu einem bedeutenden Verlust an Gasaustauschoberfläche geführt hat. *Kapanci* u. Mitarb. (1972) ist es kürzlich gelungen, die Lungen von sechs Patienten, die während ein bis 14 Tagen Sauerstoff in hoher Konzentration geatmet hatten, einer genauen morphometrischen Analyse im Licht- und Elektronenmikroskop zu unterziehen. Es zeigte sich, daß die Alveolar- und die Kapillaroberflächen nach 6 bis 13 Tagen Sauerstoffatmung auf rund die Hälfte des Normalwertes reduziert wurden. Gleichzeitig wurde die Luft-Blut-Schranke rund 6mal dicker. Diese beiden Veränderungen führten nach den Schätzungen dieser Autoren zu einer Abnahme der verfügbaren Diffusionskapazität auf 12% des Normalwertes.

Eine der großen Schwierigkeiten der Untersuchung solcher Lungen an menschlichem Autopsiematerial liegt darin, daß es sehr oft schwierig ist, den Einfluß der Beatmung mit Sauerstoff von demjenigen anderer Störungen, wie vorbestandener Krankheiten, abzugrenzen. Ein Verständnis der Veränderungen, die tatsächlich auf Sauerstoffvergiftung zurückzuführen sind, muß sich deshalb auf kontrollierte experimentelle Untersuchungen abstützen. Wir haben im Verlauf der letzten Jahre solche systematische Untersuchungen durchgeführt (*Kistler* u. Mitarb. 1967; *Kaplan* u. Mitarb.

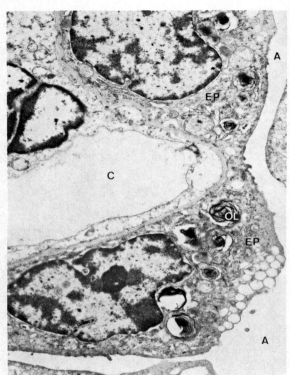

Abb. 2. Kapillare (C) aus einer menschlichen Lunge nach 13 Tagen O_2-Beatmung (60-100%). Das Epithel (EP) besteht aus kubischen Zellen mit osmophilen lamellierten Granula (OL)
Vergrößerung 6 600fach
(Aufnahme von Prof. Y. Kapanci, Institut universitaire de Pathologie, Genf)

1969; *Kapanci* u. Mitarb. 1969; *Weibel u. Conradi* 1969; *Weibel* 1971), welche im folgenden zusammenfassend dargestellt sind.

Material und Methode

Diese Untersuchungen wurden an weißen Laboratoriumsratten und an Affen (Maccacca mulatta) durchgeführt. Die Tiere wurden unter kontrollierten Bedingungen in Umweltkammern bei 1 atm. Absolutdruck mit reinem Sauerstoff beatmet. Nach bestimmten Zeitintervallen wurden die Tiere mit Barbituraten narkotisiert. Ihre Lungen wurden in situ durch Instillation von Glutaraldehyd in die Luftwege fixiert und für Elektronenmikroskopie weiterverarbeitet (*Weibel* 1970). Neben konventionellen licht- und elektronenmikroskopischen Studien wurden auch morphometrische Messungen erhoben, welche eine Berechnung der Diffusionskapazität der Lunge ermöglichen (*Weibel* 1970). Zusätzlich wurden einige Lungen von Ratten durch vaskuläre Perfusion fixiert, um den Alveoleninhalt darzustellen (*Gil u. Weibel* 1970).

Ergebnisse

Experimente an Ratten

Die Atmung von reinem Sauerstoff führt bei Ratten innerhalb von drei Tagen zu schwerer Zyanose, Dyspnoe und schließlich zum Tod. Im Endstadium sind die Lungen von einem ausgedehnten intraalveolären Ödem durchsetzt, welches rund 2/3 sämtlicher Alveolen vom Gasaustausch ausscheidet (*Kistler* u. Mitarb. 1967).

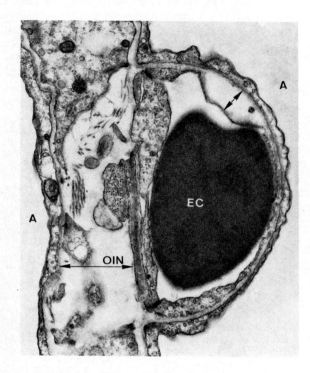

Abb. 3. Kapillare aus einer Rattenlunge nach zweitägiger reiner O_2 Atmung bei einer Atmosphäre unter experimentellen Bedingungen. Das normalerweise schmale Interstitium ist ödematös erweitert (OIN, Pfeile)

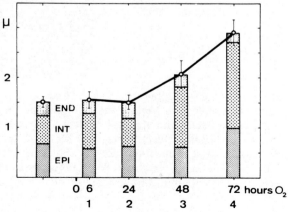

Abb. 4. Veränderungen der mittleren Dicke der Luft-Blut-Schranke von Rattenlungen bei bis zu dreitägiger reiner O_2-Atmung (aus: Kistler, G. S., P. R. B. Caldwell, E. R. Weibel: J. Cell Biol. 32 [1967] 605)

Diese Veränderungen scheinen sich im wesentlichen während des 3. Tages abzuspielen (*Kistler* u. Mitarb. 1967). Nach 48 Stunden sind pathologische Veränderungen erst spärlich nachzuweisen. Elektronenmikroskopisch zeigt sich aber, daß nach 48stündiger Atmung von reinem Sauerstoff ein ausgedehntes interstitielles Ödem der Alveolarsepten aufgetreten ist (Abb. 3). Die morphometrische Bestimmung der mittleren Dicke der Luft-Blut-Schranke zeigt, daß diese am Ende des 2. Tages rund 30% größer ist als bei den Kontrollen und daß sie sich bis zum Ende des 3. Tages verdoppelt hat (Abb. 4). Diese Schrankenverdickung ist hauptsächlich auf die ödematöse Erweiterung des interstitiellen Raumes der Interalveolarsepten zurückzuführen, während anderseits die mittlere Dicke des Endothels abzunehmen scheint. Dieser letzte Befund ist auf eine charakteristische Zerstörung von Endothelzellen zurückzuführen, wie dies die Abb. 5 zeigt. Es ist festzustellen, daß demgegenüber das Alveolarepithel nicht wesentlich geschädigt erscheint.

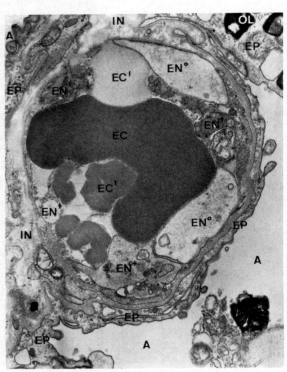

Abb. 5. Zerstörung des Kapillarendothels durch Quellung (EN°) und Nekrose (EN⁺) nach drei Tagen reinem O_2 bei der Ratte. Das Epithel (EP) scheint intakt; Erythrozyten sind aber zum Teil zerstört (EC')
Vergrößerung 14 000fach
(aus: Kistler, G. S., P. R. B Caldwell, E. R. Weibel: J. Cell Biol. 32 [1967] 605)

Die umfassende morphometrische Untersuchung dieser Lungen zeigt, daß die Alveolaroberfläche sich im Verlauf dieser Schädigung nur unwesentlich verändert, während Kapillaroberfläche und Kapillarvolumen auf die Hälfte der Kontrollwerte absinken (*Kistler* u. Mitarb. 1967). Da zudem rund 2/3 der Alveolen durch die Ödembildung geschlossen sind, stehen von der ursprünglichen Austauschoberfläche nurmehr etwa 20% für den Gasaustausch zur Verfügung. Zusammen mit der beobachteten Verdickung der Luft-Blut-Schranke ergibt sich im Endstadium eine Diffusionskapazität, die nur noch etwa 10% des Normalwertes beträgt. Dies erklärt die Zyanose, die Dyspnoe und schließlich den Tod durch Asphyxie.

Experimente beim Affen

Der Verlauf der Sauerstoffvergiftung beim Affen unterscheidet sich grundsätzlich von dem bei der Ratte dadurch, daß Affen in einer reinen Sauerstoffatmosphäre bis zu zwei Wochen und mehr überleben können (*Kaplan* u. Mitarb. 1969). Werden sie nach einer Woche oder später in normale Raumluft gebracht, so werden sie sofort dyspnoisch; bei allmählicher Reduktion des Sauerstoffpartialdruckes über mehrere Tage gelingt es aber, sie wieder an Raumluft zurückzugewöhnen (*Kaplan* u. Mitarb. 1969). Der Verlauf der Schädigung ist deshalb demjenigen beim Menschen sehr ähnlich.

Die elektronenmikroskopische und morphometrische Untersuchung von sauerstoffgeschädigten Affenlungen (*Kapanci* u. Mitarb. 1969) zeigen, daß zunächst ähnliche Vorgänge sich abspielen wie bei Ratten, aber sie verlaufen weniger dramatisch. Kapillaren werden ebenfalls zuerst geschädigt; die Endothelzellen werden aber anscheinend langsamer zerstört, so daß eine wenigstens partielle Regeneration möglich ist.

Im Verlauf der ersten Tage werden aber die membranösen Alveolarepithelzellen (Typ I) weitgehend zerstört. Um den 4. Tag sind die Basalmembranen des Epithels über weite Strecken nackt und oft von einem Fibrinbelag überzogen, was vermutlich den hyalinen Membranen in menschlichen Lungen entsprechen dürfte (*Nash* u. Mitarb. 1967; *Kaplan* u. Mitarb. 1969; *Kapanci* u. Mitarb. 1969).

Vom 7. Tag an beobachtet man in diesen Lungen eine Regeneration des Alveolarepithels in Form eines einschichtigen kubischen Epithels (*Kaplan* u. Mitarb. 1969). Diese Epithelzellen sehen den granulären Typ-II-Zellen sehr ähnlich, doch sind ihre osmiophilen Granula oft spärlicher und kleiner als jene normaler Epithelzellen (*Kapanci* u. Mitarb. 1969). Diese epitheliale Hyperplasie sieht der von *Nash* u. Mitarb. (1967) und *Kapanci* u. Mitarb. (1972) in menschlichen Lungen beschriebenen Veränderung (Abb. 2) sehr ähnlich.

Morphometrisch läßt sich in diesen Lungen wiederum eine progressive Verdickung der Luft-Blut-Schranke feststellen, welche am 12. Tag gut das 4fache der Kontrollwerte beträgt (*Kapanci* u. Mitarb. 1969). Diese Verdickung ist aber nicht nur auf interstitielles Ödem, sondern vor allem auf die enorme Verdickung des Epithels zurückzuführen (Abb. 6). Es läßt sich aus diesen Daten abschätzen, daß die Diffusionskapazität am 7. Tag nurmehr etwa die Hälfte, am 12. Tag noch ca. 1/4 des Normalwertes beträgt. Diese Tiere können nurmehr in reinem Sauerstoff überleben.

In diesen Experimenten gelang es, zwei Tiere, die 8 bzw. 13 Tage in reinem Sauerstoff gehalten worden waren, allmählich an Raumluft zurückzugewöhnen. Nach einer Erholungszeit von 56 bzw. 84 Tagen kam es zu einer Reparatur des durch den Sauerstoff gesetzten Schadens. Wie Abb. 6 zeigt, wurde die Verdickung der Luft-Blut-Schranke weitgehend reduziert; sie blieb aber weiterhin etwa 50% größer als die Kontrollwerte. Die elektronenmikroskopische Untersuchung zeigte, daß das kubische Epithel wieder in ein plattes Epithel mit eingestreuten kubischen Typ-II-Zellen umgebaut worden war. Das Interstitium zeigte hingegen schwerwiegende narbige Veränderungen durch Einlagerung von kräftigen Kollagenfaserzügen. Außerdem war die Architektur des Kapillarnetzes grundlegend verändert, indem sich in den Interalveolarsepten statt eines einzigen ein doppeltes Kapillarnetz fand (*Kapanci* u. Mitarb. 1969)

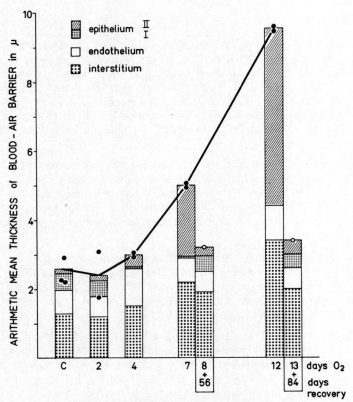

Abb. 6. Veränderung der Schrankendicke in Affenlungen bei reiner Sauerstoffatmung bis zu zwölf Tagen (schwarze Punkte) sowie nach Erholungszeit von 56 bzw. 84 Tagen (weiße Punkte) (aus Kapanci, Y., E. R. Weibel, H. P. Kaplan: Lab. Invest. 20[1969] 101)

Frage nach dem Primärschaden

Die Beobachtung, daß sowohl bei Ratten wie bei Affen, und vermutlich auch beim Menschen, der primäre Schaden an den Kapillarendothelzellen der Lunge auftritt, während das Epithel zunächst intakt bleibt, wirft einige grundsätzliche Fragen auf. Dieser Befund ist nicht leicht zu deuten, weil ja das Endothel die zweite Zellschicht ist, welche von der hohen Sauerstoffkonzentration getroffen wird. Es stellt sich deshalb die Frage, ob der hochkonzentrierte Sauerstoff nur in Verbindung mit anderen Stoffen, z.B. Katalysatoren, die aus dem Blut stammen, zytotoxisch wirken kann. In Frage kommen hier vor allem Eisenkomplexe, welche die Peroxidation von Lipiden fördern und in Anwesenheit von Sauerstoff wesentliche Enzyme von Zellen hemmen können (*Davies u. Davies* 1965; *Haugaard* 1968). Solche Komplexe könnten unter Umständen aus Erythrozyten freigesetzt werden, falls diese durch die hohe Sauerstoffspannung geschädigt werden. Untersuchungen von *Kann* u. Mitarb. (1967) u.a. haben gezeigt, daß Erythrozyten unter hohen Sauerstoffspannungen hämolysieren; ihre Lebensdauer wird verkürzt und ihre osmotische Fragilität erhöht. Da diese Erythrozytenveränderungen durch einen Vitamin-E-Mangel stark gefördert werden, haben wir Vitamin-E-mangelernährte Ratten zusammen mit normalen Kontrollratten einer reinen Sauerstoffatmosphäre ausgesetzt (*Weibel u. Conradi* 1969). Die Vitamin-E-defizienten Tiere starben schon nach 48 Stunden; bereits innerhalb der ersten 24 Stunden entwickelten sie ein deutliches interstitielles Ödem und zeigten schwerste Endothelschädigungen, während die Normaltiere noch keine strukturellen Veränderungen aufwiesen. Abb. 7 zeigt, daß in diesem Versuch die Schrankendicke bei den Vitamin-E-defizienten Tieren in allen Sauerstoffexpositionsstufen größer war als bei den Kontrolitieren.

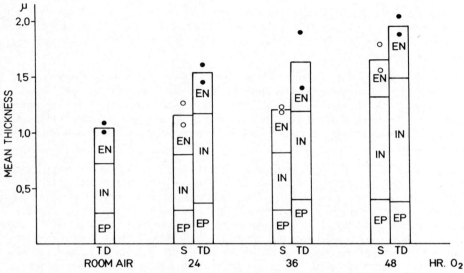

Abb. 7. Veränderung der Schrankendicke in Rattenlungen bei reiner O_2-Atmung während bis zu 48 Stunden bei Kontrolltieren (S) und Tocopherol-defizienten Tieren (TD) (aus Weibel, E. R., C. Conradi, in: Proceedings of the Fifth Annual Conference on Atmospheric Contaminations in Confined Spaces. Aerospace Medical Research Laboratories, Ohio 1969)

Diese vorläufigen Experimente müssen mit Vorsicht interpretiert werden; sie lassen es aber als durchaus möglich erscheinen, daß eine primäre Erythrozytenschädigung zur Entwicklung einer Sauerstoffschädigung des Lungengewebes beitragen kann.

Diskussion und Zusammenfassung

Diese Experimente haben gezeigt, daß der Sauerstoff in differenzierter Weise an den Zellen der Lunge eine toxische Wirkung ausüben kann, wenn er in erhöhter Konzentration angreift. Die primäre Endothelschädigung, welche möglicherweise parallel zu einer Erythrozytenschädigung voranschreitet, führt zu einer schwerwiegenden Permeabilitätsstörung im Kapillarendothel, und dies hat die Ausbildung eines interstitiellen Ödems etwa am 2. Tag zur Folge. In einem zweiten Schritt werden Epithelzellen vom Typ I zerstört und es kommt zu einer Exsudation von fibrinhaltiger Ödemflüssigkeit in die Alveolen. Diese erste Phase, die rund fünf Tage dauert, wird als exsudative Phase bezeichnet und ist in der Humanpathologie durch das Auftreten von hyalinen Membranen charakterisiert.

Diese Periode wird von der proliferativen Phase abgelöst, welche etwa nach dem fünften Tag einsetzt; sie ist charakterisiert durch eine Regeneration der Kapillaren und durch rasche Proliferation von kubischen Epithelzellen, was mit zahlreichen Mitosen einhergeht (*Kaplan* u. Mitarb. 1969).

Die experimentelle Untersuchung hat gezeigt, daß der Verlauf der Sauerstoffschädigung bei der Ratte so rasch vorangeht, daß die Tiere bereits nach drei Tagen sterben (*Kistler* u. Mitarb. 1967).

Demgegenüber zeigt die Progression der Sauerstoffschädigung beim Affen eine sehr große Ähnlichkeit zu jener beim Menschen (*Kapanci* u. Mitarb. 1969, 1972), so daß diese Experimente Hinweise auf die Geschehnisse in der menschlichen Lunge zu geben vermögen.

In dieser Beziehung ist vor allem die Beobachtung der Erholungsfähigkeit von Affenlungen bei schrittweiser Zurückbringung in Raumluft von Bedeutung (*Kaplan* u. Mitarb. 1969; *Kapanci* u. Mitarb. 1969). Es scheint sich eine Lunge zu rekonstruieren, die mit Bezug auf Gasaustausch durchaus funktionstüchtig ist. Hingegen ist ihre Architektur umgebaut, und es läßt sich insbesondere eine bedeutende Fibrose feststellen.

Diese Untersuchungen haben ausnahmslos Tiere betroffen, welche in reinem Sauerstoff bei einer Atmosphäre Druck gehalten wurden. Die von *Kapanci* u. Mitarb. (1972) beschriebenen menschlichen Lungenveränderungen betrafen Patienten, die 60 bis 100% Sauerstoff über längere Zeit geatmet hatten. Es erhebt sich deshalb immer wieder die Frage nach der Grenze der toxischen Sauerstoffspannung. Diese läßt sich heute noch nicht mit Sicherheit angeben, doch dürften Konzentrationen von 60% und mehr bei langdauernder Anwendung als gefährliche Konzentrationen bezeichnet werden. Es sollte in diesem Zusammenhang noch darauf hingewiesen werden, daß die Sauerstoffspannung nicht nur toxische, sondern auch eine regulierende Wirkung auf die Lunge hat. *Burri u. Weibel* (1971) sowie *Bartlett* (1970) haben nachgewiesen, daß während der Wachstumsphase eine Verdoppelung der Sauerstoffspannung bei Ratten zu einer relativen Verkleinerung der Gasaustauschoberfläche führt. Eine Reduktion der Sauerstoffspannung, wie sie z.B. in der Höhe vorkommt, führt andererseits zu einer Vergrößerung der Lungenoberfläche (*Burri u. Weibel* 1971; *Bartlett u. Remmers* 1971). Weitere Untersuchungen werden zu zeigen haben, ob zwischen dieser regulierenden und der toxischen Wirkung der Sauerstoffspannung Zusammenhänge bestehen, und wo der Übergang zwischen diesen Wirkungen anzusetzen ist.

Literatur

Bartlett, D. jr.: Postnatal growth of the mammalian lung: influence of low and high oxygen tensions. Resp. Physiol. 9 (1970) 58

Bartlett, D. jr., J. E. Remmers: Effects of high altitude exposure on the lungs of young rats. Resp. Physiol. 13 (1971) 116

Bean, J. W.: Effects of oxygen at increased pressures. Physiol. Rev. 25 (1945) 1

Becker-Freyseng, H., H. G. Clamann: Physiological and patho-physiological effects of increased oxygen tension. In: German Aviation Medicine in World War II, Bd. I, United States Government Printing Office, Washington 1950 (S. 493)

Bert, P.: La pression barométrique; recherches de physiologie expérimentale. Masson Paris 1878

Burri, P. H., E. R. Weibel: Morphometric estimation of pulmonary diffusion capacity. II. Effect of P_{O_2} on the growing lung. Resp. Physiol. 11 (1971) 247

Davies, H. C., R. E. Davies: Biochemical aspects of oxygen poisoning. In: Handbook of Physiology, Bd. II, hrsg. von W. O. Fenn, H. Rahn. American Physiological Society, Washington 1965 (S. 1047)

Gil, J., E. R. Weibel: Improvements in demonstration of lining layer of lung alveoli by electron microscopy. Resp. Physiol. 8 (1969) 13

Gould, V. E., R. Tosco, R. Wheelis, N. X. Gould, Y. Kapanci: Oxygen pneumonitis in man. Ultrastructural observations on the development of alveolar lesions. Labor. Invest. (im Druck)

Haldane, J. B. S.: Human life and death at high pressures. Nature (Lond.) 148 (1941) 458

Haugaard, N.: Cellular mechanisms of oxygen toxicity. Physiol. Rev. 48 (1968) 311

Kann, H. E., Ch. E. Mengel, W. T. Clancy: Effects of in vivo hyperoxia on erythrocytes. VI. Hemolysis occurring after exposure to oxygen under high pressure. J. Lab. clin. Med. 70 (1967) 150

Kapanci, Y., E. R. Weibel, H. P. Kaplan, F. R. Robinson: Pathogenesis and reversibility of the pulmonary lesions of oxygen toxicity in monkeys. II. Ultrastructural and morphometric studies. Lab. Invest. 20 (1969) 101

Kapanci, Y., R. Tosco, J. Eggermann, V. E. Gould: Oxygen pneumonitis in man. Light and electron microscopic morphometric studies. Chest (im Druck)

Kaplan, H. P., F. R. Robinson, Y. Kapanci, E. R. Weibel: Pathogenesis and reversibility of pulmonary lesions of oxygen toxicity in monkeys. I. Clinical and light microscopic studies. Lab. Invest. 20 (1969) 94

Kistler, G. S., P. R. B. Caldwell, E. R. Weibel: Development of fine structural damage to alveolar and capillary lining cells in oxygen-poisoned rat lungs. J. Cell Biol. 32 (1967) 605

Liebegott, G.: Über Organveränderungen bei langer Einwirkung von Sauerstoff mit erhöhtem Partialdruck im Tierexperiment. Beitr. path. Anat. 105 (1941) 412

Nash, G., J. B. Blennerhasset, H. Pontoppidan: Pulmonary lesions associated with oxygen therapy and artificial ventilation. New Engl. J. Med. 276 (1967) 368

Otto, H., V. Frydl: Sauerstoff und seine Risiken. Med. Klin. 66 (1971) 741

Pichotka, J.: Über die histologischen Veränderungen der Lunge nach Atmung von hochkonzentriertem Sauerstoff im Experiment. Beitr. path. Anat. 105 (1941) 381

Scheele, C. W.: Chemische Abhandlungen von Luft und Feuer, 2. Aufl. 1782

Stadie, W. C., B. C. Riggs, N. Naugaard: Oxygen poisoning. Amer. J. med. Sci. 207 (1944) 84

Weibel, E. R.: Morphometric estimation of pulmonary diffusion capacity. I. Model and method. Resp. Physiol. II (1970) 54

Weibel, E. R., C. Conradi: Pulmonary pathology of oxygen toxicity. In: Proceedings of the Fifth Annual Conference on Atmospheric Contaminations in Confined Spaces. Wright-Patterson AFB, Ohio, Aerospace Medical Research Laboratories. 1969 (S. 227)

Auswirkung einer kurzfristigen Überbrückungsbeatmung mit Sauerstoff auf die Kaninchenlunge

Von D. Böhmer

Seit den Arbeiten von *Smith* (8) ist bekannt, daß die Atmung reinen Sauerstoffes über einen längeren Zeitraum zu Lungenveränderungen führen kann, deren zeitliches Auftreten und Ausmaß von der Konzentration, der Einwirkungszeit und dem atmosphärischen Druck abhängt. Für uns Anästhesisten ist es von großem Interesse, zu wissen, nach welcher Zeit einer Beatmung mit Sauerstoff erste Änderungen in der Alveole oder gar ein Lungenödem zu erwarten sind (1). Zur Beantwortung dieser Frage sind wir auf Tierexperimente angewiesen, obwohl bekannt ist, daß die Empfindlichkeit für Sauerstoff von Tierart zu Tierart sehr unterschiedlich ist. Junge Tiere scheinen widerstandsfähiger gegenüber einer Atmung reinen Sauerstoffes zu sein, als ältere (7). Wir haben Kaninchen intubiert und mit verschiedenen Luft-Sauerstoff-Gemischen beatmet, obwohl bekannt ist, daß die Nagerlunge histologisch dichter als die menschliche ist und Infektionen der Lunge häufiger sind. Abb. 1: Bei der Beatmung mit reinem Sauerstoff und einem Einatmungsdruck von 25 cm Wasser ergab die histologische Auswertung der Serien-

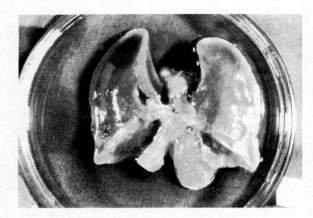

Abb. 1. Kaninchenlunge nach 30 Minuten Sauerstoffüberdruckbeatmung. Starke Verdichtung der Lunge

schnitte ein deutliches Lungenödem (3), Blutfülle der kleinen Gefäße und hierdurch (6) bedingte Kompressionsatelektasen (Abb. 2 u. 3). Bei Hunden fand *Löhr* (5) ähnliche Ergebnisse nach Beatmung von 2-3 Stunden. Wesentlich geringere Veränderungen oder gar keine fanden wir, wenn wir die Tiere mit Luft beatmeten. Neben der mechanischen Einwirkung des Druckes auf die Alveolarzellen und die Kapillaren ist es also wahrscheinlich, daß der Sauerstoff auch biochemisch wirkt. Um einen Anhalt hierfür zu finden, haben wir in einer zweiten Versuchsserie die Lungen homogenisiert und einige Enzyme und Substrate bestimmt (Tab. 1). Es fanden sich deutliche Verminderungen der energiereichen Substrate in der Zelle (2, 4). Da Sauerstoff von der Zelle schnell aufgenommen wird, ist es möglich, daß in der Zelle dann ein Überschuß an Sauerstoff die energieübertragenden Enzyme hemmen kann. Hierzu sind jedoch noch weitere Untersuchungen notwendig.

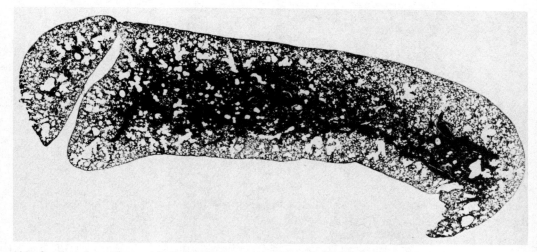

Abb. 2. Lupenvergrößerung eines Ausschnittes von Abb. 1. Überblähung der Randabschnitte; zentrale Anteile zum Teil atelektatisch und ödematös

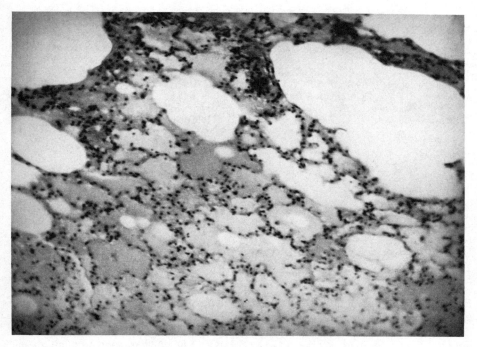

Abb. 3. Stärkere Vergrößerung, ausgedehntes Ödem

Tabelle 1. Bestimmung einiger Enzyme und Substrate aus homogenisierten Lungen

	5 Tiere nicht beatmet	8 Tiere O_2-Überdruck-Beatmung	Differenz in %
ATP	8,0 mg%	4,4 mg%	÷ 45
Aldolase	29 mU	22,5 mU	÷ 23
G-6/PDH	212,3 mU	149,6 mU	÷ 30
Phosphatase alk.	25,7 KAE	29,8 KAE	+ 16
Phosphatase sauer	28,9 GE	32,0 GE	+ 11
GOT	284 mU	339 mU	+ 19
GPT	58 mU	56 mU	÷ 3,5
LDH	2762 mU	2935,3 mU	+ 6
β-Glucuronidase	6,0 y	4,1 y	÷ 32

mU = Millieinheiten in ml Gewebehomogenat (10 ml 0,15 M NaCl auf 1 g Feuchtgewicht)
KAE = Ring-Armstrong-Einheiten
GE = Gutman-Einheiten
y = y Phenolphthalein/Stunde/0,1 ml Gewebshomogenat

Literatur

1 *Bean, J. W.:* Physiol. Rev. 25 (1945) 1-147
2 *Böhmer, D.:* Acta anaesth. scand. 24 (1966) 283-284
3 *Böhmer, D., C. Träxler:* Z. prakt. Anästh. Wiederbeleb. 4 (1969) 140-150
4 *Böhmer, D.:* Viertes internationales Symposium für Anästhesie. Varna, Bulgarien, September 1969
5 *Löhr, B.:* Arch. klin. Chir. 289 (1958) 117-124
6 *Schoenmackers, J., A. Giampalmo:* Verh. dtsch. Ges. Path. 36 (1953) 234-235
7 *Smith, F. J. C., J. W. Heim, R. M. Thomson, C. K. Drinker:* J. exp. Med. 56 (1932) 63-78
8 *Smith, L. J.:* J. Physiol. (Lond.) 24 (1899) 19-35

Beatmung Neugeborener mit Atemnotsyndrom

Von P. Dangel

Bis vor kurzem waren die Erfolge der Beatmung von Frühgeburten mit Atemnotsyndrom, verglichen mit dem großen dafür eingesetzten Aufwand, entmutigend. In den Jahren 1969 und 1970 konnten an unserer Klinik nur 25 bzw. 26% der beatmeten Kinder gerettet werden (Tab. 1). Einige Kinder überlebten nur mit mehr oder weniger ausgeprägten Dauerschädigungen der Lungen (sog. bronchopulmonale Dysplasie).

Tabelle 1. Überlebensrate von Kindern mit hyalinen Membranen, die in den Jahren 1969/70 *beatmet* wurden

Periode	n	überlebt		gestorben	Respirator
1969	12	3	25%	9	Bird
1970	19	5	26%	14	Bird
1971 bis 30.9.	23	17	74%	6	Engström PEEP CPAP

Das laufende Jahr hat eine deutliche Änderung gebracht. Seit wir unsere Patienten mit volumengesteuerten Geräten (Engström) beatmen und, wenn nötig, einen dauernden endexspiratorischen positiven Druck anwenden und die Kinder nach dem Vorschlag von *Gregory* so bald als möglich am Tubus gegen einen exspiratorischen Widerstand spontan atmen lassen, ist die Überlebensrate der beatmeten Fälle auf 74% angestiegen. Von allen 1971 wegen Atemnotsyndrom behandelten Kindern beträgt die Überlebensrate 81% statt 54% in den Jahren 1969/70 (Tab. 2).

Tabelle 2. Überlebensrate von Kindern mit hyalinen Membranen, alle Fälle

Periode	n	Beatmung nicht nötig und überlebt		Kontraindikation gegen Beatmung und gestorben		beatmet überlebt	gestorben	total überlebt	
1969	46	22	(47,8%)	12	(26,1%)	3 (6,5 bzw.25%)	9	25	(54,3%)
1970	39	16	(41,0%)	4	(10,3%)	5 (12,5 bzw.26%)	14	21	(53,8%)
1971 bis 30.9.	38	14	(36,8%)	1	(2,6%)	17 (44,7 bzw.74%)	6	31	(81,6%)

Immer wird zunächst versucht, mit Spontanatmung auszukommen. Unter einer Plexiglasglocke wird die niedrigste Sauerstoffkonzentration angeboten, um einen arteriellen pO_2 von nicht unter 60 und nicht über 90 mm Hg zu erreichen. Wenn länger als einige Stunden mehr als 40% O_2 gegeben werden muß, wird obligatorisch ein Nabelarterienkatheter eingelegt und der pO_2 gemessen. Die Messung erfolgt mit der Sauerstoffelektrode von Radiometer. Die Blutgasanalysen werden nach der Astrup-Methode durchgeführt. Selbstverständlich werden daneben alle anderen Maßnahmen wie Puffertherapie mit Natriumbikarbonat, Verhütung, Früherkennung und Behandlung von Störungen im Temperaturhaushalt, von Hypoglykämie, Hyperbilirubinämie und Hypokalzämie sowie möglichst frühzeitige genügende Kalorienzufuhr durchgeführt. Die Indikation zur Beatmung ist gegeben, wenn trotz Angebot von 100% Sauerstoff pO_2 unter 40-50 mm Hg und pH unter 7,1 fallen, der pCO_2 über 70-80 mm Hg ansteigt, oder wenn Apnoeanfälle auftreten und die Atemanstrengung und der Muskeltonus nachlassen, die Atemfrequenz absinkt und Schnappatmung auftritt (Tab. 3).

Tabelle 3. Indikation zur Beatmung bei hyalinen Membranen unter 100% O_2 und Spontanatmung

pH	7,1
pCO_2	70-80 mm Hg
pO_2	40-50 mm Hg
Apnoeanfälle	

Die Beatmung wird über einen nasotrachealen Plastiktubus (Rüschelit) durchgeführt. Zur Fixation bewährt sich bei uns das System mit der selbst hergestellten und mit einem Band am Kopf befestigten Fixationsplatte. Die Länge des Tubus ist auch nach erfolgter Intubation jederzeit regulierbar.

In der Regel wird zunächst mit reinem Sauerstoff beatmet. Oft sind relativ große Beatmungsvolumina von 5-6 Litern pro Minute erforderlich. Bei Anwendung von niedrigen Frequenzen resultieren relativ hohe Beatmungsdrücke von 40-50 cm H_2O (vor dem Tubus gemessen). Die Gefahr des Auftretens eines Pneumothorax kann durch Anwendung von höheren Frequenzen (bis 60 pro Minute), was mit dem neuen, speziell für pädiatrische Zwecke gebauten Engström-Respirator möglich ist,

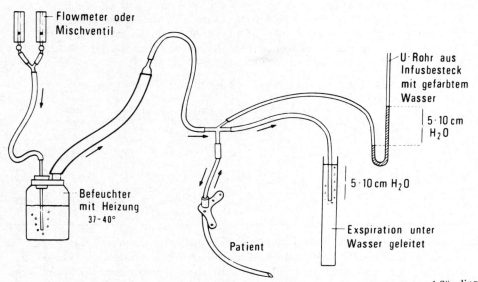

Abb. 1. CPAP-System (CPAP = Continuous Positive Airway Pressure) für Neugeborene und Säuglinge < 2 Monate

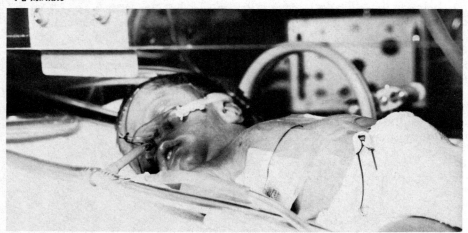

Abb. 2. Frühgeburt mit Atemnotsyndrom während Spontanatmung am CPAP-System

reduziert werden. Falls doch ein Pneumothorax auftritt (4mal bei 17 Fällen 1971) wird die Pleura, wenn nötig das Perikard, drainiert. Wenn trotz hoher inspiratorischer Sauerstoffkonzentrationen ein genügender arterieller pO_2 nicht erreicht wird, oder wenn nicht rasch auf niedrigere Sauerstoffkonzentrationen gegangen werden kann, kommt ein positiver endexspiratorischer Druck von +5 bis +12 cm H_2O zur Anwendung. Das dafür benötigte Federventil gehört zur Grundausrüstung der Engström-Respiratoren. In der Regel kommt es sofort zu einer deutlichen Erhöhung des pO_2, und die Sauerstoffkonzentration kann reduziert werden. Gleichzeitig sehen wir oft schon nach wenigen Stunden im Thoraxröntgenbild eine bessere Belüftung der vorher weißen Lungen.

Sobald als möglich lassen wir die Kinder wieder spontan atmen, indem wir ihnen einen exspiratorischen Widerstand in Form eines unter Wasser geleiteten T-Stück-Systems vorschalten (CPAP = continuous positive airway pressure, Abb. 1, 2, 3 u. 4). Die Messung des vorgeschalteten Druckes erfolgt mit einem U-förmigen, mit gefärbtem Wasser gefüllten Rohr. Sobald bei auf 3-5 cm H_2O reduziertem Druck und unter 40%

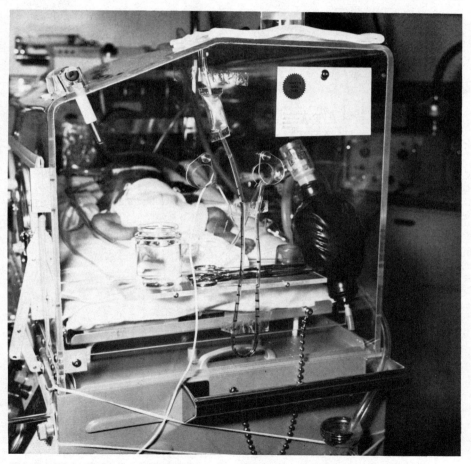

Abb. 3. Spontanatmung am CPAP-System, Messung des Ausatemwiderstandes mit U-Rohr

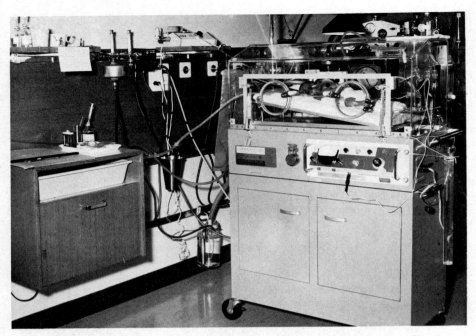

Abb. 4. Frühgeburt mit Atemnotsyndrom am CPAP-System spontan atmend. An der Wand das Sauerstoff-Luft-Mischgerät (Bird-Oxygen-Blender), Flowmetergruppe und Bakterienfilter. Unten selbsthergestellter Luftbefeuchter. Rechts am Inkubator die zur Erzeugung des Ausatemwiderstandes verwendete Wasservorlage

der pO_2 genügend hoch ist, erfolgt die Extubation. Den Tab. 4, 5 und 6 kann entnommen werden, daß bei der Anwendung dieses Systems nicht nur die Mortalität, sondern auch die Beatmungszeiten, die Dauer der Intubationsbehandlung, die Hospitalisationszeit und die Sauerstoffexposition wesentlich verkürzt werden können.

Tabelle 4. Nur überlebende Patienten mit hyalinen Membranen; mittlere Dauer der Beatmung mit und ohne CPAP

Periode	n	mittl. Gewichte	Beatmungsdauer	CPAP
1969/70	8	2090 g (1600-2740)	41,1 Tage (2,5-154)	—
1971	17	2068 g (1120-3100)	5,4 Tage (1,0-25,8)	18,8 Std. (0-65)

Tabelle 5. Nur überlebende Patienten mit hyalinen Membranen; mittlere Dauer der Intubation (Tracheotomie) und Hospitalisation)

Periode	n	mittl. Gewichte	Intubation (Tracheotomie)	Hospitalisation
1969/70	8	2090 g (1600-2740)	77,4 Tage (2,75-384)	141,5 Tage (25-495)
1971	17	2068 g (1120-3100)	7,2 Tage (1,4-31)	49,6 Tage (33-89)

Tabelle 6. Nur überlebende Patienten mit hyalinen Membranen; mittlere Dauer der O_2-Exposition in Stunden (ab Beginn der Beatmung)

Periode	n	95-100%	80-95%	60-80%	total mehr als 60%
1969/70	8	19,9	28,6	16,9	65,4
1971	17	1	3,3	16,2	20,5

Der erhöhte intrathorakale Druck wird vom Kreislauf sehr gut ertragen, außer im Schock. Vor Anwendung von PEEP oder CPAP wird deshalb der Venendruck und durch den in allen Fällen eingelegten Nabelarterienkatheter fortlaufend der aortale Druck gemessen. Viel häufiger als früher vermutet, sehen wir beträchtliche Hypovolämien. Ohne deren Korrektur kann der erhöhte intrathorakale Mitteldruck eine katastrophale Verschlechterung des Herzminutenvolumens bewirken.

Mit *Gregory* glauben wir, daß PEEP und CPAP die Atelektasenbildung trotz Mangel an oberflächenaktiven Substanzen wirksam beheben können. Damit werden die intrapulmonalen Shunts vermindert und die alveoloarterielle Sauerstoffdifferenz verbessert. Hingegen ist es uns nicht gelungen, Patienten mit Atemnotsyndrom durch alleinige Anwendung von Intubation und CPAP zu retten. Entgegen den Erfahrungen von *Gregory* war bei unseren Fällen immer eine mehr oder weniger lange Beatmungsperiode mit PEEP notwendig.

Wir fragen uns, ob wirklich nur die Anwendung eines die Alveolen offen haltenden endexspiratorischen Druckes die neuesten Heilungserfolge genügend erklärt. Gleichzeitig mit der Einführung von PEEP und CPAP sind wir vom druckgesteuerten Gerät auf eine volumengesteuerte Maschine übergegangen (Tab. 7). Gezielt wurde nach

Tabelle 7. Vorteile eines volumengesteuerten Beatmungsgeräts bei Patienten (Kindern) mit hyalinen Membranen

	Perioden 1969/70 — 1971
nicht geändert:	Station Personal Behandlung vor Beatmung Monitoring
geändert:	Engström statt Bird positiver endexspirat. Druck (PEEP) Continuous Positive Airway Pressure (CPAP)

gleichzeitig verbessert:	Schockbehandlung
	Druckmessung Aorta
	Kalorienzufuhr
	Behandlung der Hyperbilirubinämie
	Verhütung von:
	  Hypothermie
	  Hypoglycaemie
	Transportsystem

dem häufig vorliegenden Schock gesucht und die Hypovolämie unter ständiger Messung des aortalen Druckes korrigiert. Die allgemein-neonatologischen Maßnahmen (Ernährung, Behandlung der Hyperbilirubinämie, Verhütung von Hypoglykämie) sind verbessert worden. Außerdem hat ein uns seit Ende 1970 zur Verfügung stehender, von einem Anästhesisten begleiteter Transportdienst für Neugeborene mit batteriegeheiztem und für die Durchführung von Intensivbehandlungsmaßnahmen geeigneten Inkubator den Zustand der eingelieferten Patienten verbessert, allerdings auch dazu geführt, daß Neugeborene in ganz schlechtem Zustand, die früher den Transport nie lebend überstanden hätten, unsere Behandlungsresultate belasten.

Zusammenfassung

Durch Anwendung von volumengesteuerten Respiratoren und positivem endexspiratorischem Druck sowie exspiratorischem Widerstand bei der Spontanatmung konnte die Mortalität der Patienten mit Atemnotsyndrom gesenkt und die Beatmungsdauer, die Intubationsdauer verkürzt werden. Statt 25% im Jahre 1969 konnten 74% der beatmeten Fälle gerettet werden. Die Überlebensrate aller in unserer Klinik behandelter Frühgeborener mit Atemnotsyndrom ist damit von 54% auf 81% angestiegen.

Literatur

Gregory, G. A., J. A. Kittermann, R. H. Phibbs, W. K. Hamilton: Treatment of the idiopathic respiratory distress syndrome with continuous positive airway pressure. New Engl. J. Med. 284 (1971) 1333

McIntyre, R. W., A. K. Laws, P. R. Ramachandran: Positive exspiratory pressure plateau: improved gas exchange during mechanical ventilation. Canad. Anaesth. Soc. J. 16 (1969) 6

Molz, G.: Pneumopathien bei Neugeborenen nach langfristiger intratrachealer Druckbeatmung mit hochgespanntem Sauerstoff. Deuticke, Wien 1971

Lungenveränderungen bei langfristig beatmeten Neugeborenen und Säuglingen

Von G. Molz

Pathologisch-anatomische Untersuchungen an Lungen von 24 Neugeborenen und 26 Säuglingen, die mit Sauerstoffkonzentrationen zwischen 50-100% unausgesetzt und langfristig (66 Stunden bis 62 Tage) beatmet worden waren, ergeben folgende Beobachtungen:

Vom 3. Tag an sind am gesamten Respirationstrakt *histologische* Veränderungen faßbar. So zeigen die Epithelien der Bronchien und der Schleimdrüsen Entdifferenzierung und Plattenepithelmetaplasie. Die glatte Muskulatur hypertrophiert; in dem interstitiellen Lungengewebe setzt nach ödematöser Auflockerung eine lebhafte retikulohistiozytäre Zellproliferation ein (Abb. 1a).

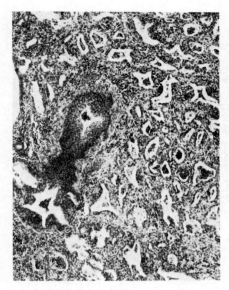 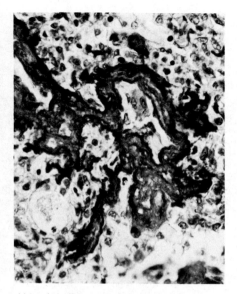

Abb. 1a. Pneumopathie nach 13tägiger unausgesetzter Respiratorbeatmung (100-80% O_2): Plattenepithelmetaplasie und Stenose der Bronchien, Desquamation des Alveolarepithels, interstitielle Zellproliferation. Maßstab 47 : 1. HE-Färbung C. Roberto, 13 Tg, Reifg. SN 1024/69 Inst.Path.Zürich

Abb. 1b. Pneumopathie nach 12tägiger (80-55% O_2) und 62tägiger (60-45% O_2) unausgesetzter Respiratorbeatmung: Lungengerüst- und Alveolarepithelverkalkung. Maßstab 270 : 1. HE-Färbung B. Susanne, Reifg. 11 Wo. SN 1626/69 Inst.Path.Zürich

Desquamation und Nekrose kennzeichnen die Veränderungen im Alveolarepithel und am Gefäßendothel. Die oftmals im Verband abgehobenen Alveolarepithelien verfetten, während die freigelegte Basalmembran und das septale Bindegewebe aufsplittern, fibrös verdickt oder sogar mit Kalksalzen inkrustiert werden können (Abb. 1b). In der Respirationsphase überziehen plumpe Epithelzellen die Alveolargänge und Alveolen.

Der Umbau des Lungengewebes wird *makroskopisch* nach einer 10tägigen unausgesetzten Beatmung sichtbar: Die Lungen sind groß, fest, derb, unter der Pleura visceralis erscheinen luft- oder flüssigkeitsgefüllte Blasen. Das histologische Gewebsbild mit Bronchusstenose, substantiellem Lungenemphysem, Atelektase, interstitieller Fibrose und Lymphangiektasie erklärt zwanglos die klinisch beobachtete hochgradige Atmungsinsuffizienz (Abb. 2). Die eigenen Beobachtungen stimmen mit den Befunden von *Becker, Hawker, Nash* u. *Northway* weitgehend überein. Für diese ungewöhnlichen und in Neugeborenenlungen bisher nicht bekannten Veränderungen hat *Northway* die Bezeichnung „bronchopulmonale Dysplasie" vorgeschlagen. Die Kenntnis der bronchopulmonalen Dysplasie ist klinisch wichtig, da es sich offensichtlich um eine funktionell bedeutsame Komplikation bei künstlicher Beatmung handelt.

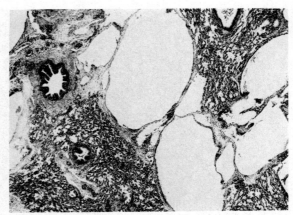

Abb. 2. Pneumopathie nach 25tägiger unausgesetzter Respiratorbeatmung (100-70% O_2): Plattenepithelmetaplasie und Bronchusstenose, Hypertrophie der Bronchialmuskulatur, Atelektase, substantielles und interstitielles Lungenemphysem. Maßstab 17 : 1, HE-Färbung B. Colin, 25 Tg. Frühg. SN 772/70 Inst.Path.Zürich

Literatur

Becker, M. J., J. G. Koppe: Pulmonary structural changes in neonatal hyaline membrane disease treated with high pressure artificial respiration. Thorax 24 (1969) 689-694

Hawker, J. M., E. O. R. Reynolds, H. Taghizadeh: Pulmonary surface tension and pathological changes in infants dying after respirator treatment for severe hyaline membrane disease. Lancet 1967/II, 75-77

Nash, G., J. B. Blennerhasset, H. Pontoppidan: Pulmonary lesions associated with oxygen therapy and artificial ventilation. New Engl. J. Med. 276 (1967) 368-374

Northway, W. H., R. C. Rosan, D. Y. Porter; Pulmonary disease following respirator therapy of hyaline Membrane disease. New Engl. J. Med. 276 (1967) 357-377

Gasaustausch in der „Respiratorlunge" von Neugeborenen und Säuglingen

Von K. Mantel, J. Schöber, H. Fendel und K. Riegel

Unsere Beobachtungen betreffen 78 Neugeborene und Säuglinge, die länger als drei Tage maschinell beatmet werden mußten. Die Beatmung wurde kontrolliert durch routinemäßige Registrierung folgender Parameter:

1. Arterielle Blutgase (pO_2, pCO_2, pH): Wenn möglich Nabelarterienkatheter in den ersten zwei Tagen, dann A. radialis, im übrigen Kutanblutanalysen.

2. O_2-Konzentration der Einatmungsluft (FiO_2), Puls- und Atemfrequenz, Hk usw.

Daneben wurden regelmäßig Thoraxröntgenaufnahmen angefertigt, in besonderen Fällen Lungenszintigramme.

Die Langzeitüberwachung der Blutgase macht beim Neugeborenen Schwierigkeiten. Wie Abb. 1 zeigt, stimmen die pH-Werte aus kutan und arteriell gewonnenem Blut befriedigend überein, während pCO_2 kapillar höher liegt. Nach dieser Regression wurden die pCO_2-Werte auf arterielle Werte umgerechnet. Dies ist nicht zulässig für pO_2. Hier besteht die lineare Regression nicht, weshalb man auf arterielle Punktionen angewiesen ist.

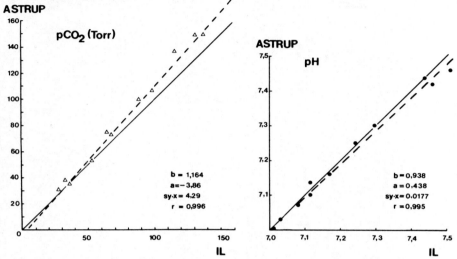

Abb. 1. Vergleich von Kutanvenen-(Astrup) mit arteriellen (IL) Blutgasanalysen

Die Auswertung der angeführten Parameter ergab, daß Durchschnittswerte zu falschen Schlüssen führen, weil von Kind zu Kind, bedingt durch die verschiedenen Altersstufen und Reifegrade und die wechselnde Behandlung mit unterschiedlichen Komplikationen andere Bedingungen entstehen. Anhand von drei Diagrammen sollen daher exemplarisch die uns bedeutsam erscheinenden Punkte diskutiert werden. Es sind die Werte eines immaturen, eines prämaturen und eines maturen Neugeborenen.

1. Immatures Neugeborenes: (Sch. ♀) 550 g, nach geburtshilfl. Angaben 23. Schwangerschaftswoche, wahrscheinlich 27. Woche. Die nasotracheale Intubation und intermittierende Überdruckbeatmung (IPPV), zuerst assistiert und zuletzt kontrolliert, wurde nach 24stündiger Spontanatmung des Kindes begonnen. Es starb am 15. Lebenstag an Herz-Kreislauf-Versagen mit einer nicht beherrschbaren akuten Massenblutung in den Lungen.

Abb. 2 zeigt, daß der Gasaustausch bezüglich Oxygenation, wie bei vielen immaturen Kindern, im Gegensatz zur anatomischen Struktur, überraschend gut war: Bis präfinal war nur eine inspiratorische O_2-Konzentration um 40% nötig, um ausreichend hohe pO_2-Werte zu erreichen. Die Abnahme der pO_2-Werte bei gleichzeitigem Anstieg der alveoloarteriellen O_2-Druckdifferenz ($AaDO_2$) von 113 auf 264 sind Ausdruck der sich verschlechternden Lungenfunktion.

Im Gegensatz zur allmählichen Abnahme von pO_2 und Zunahme der $AaDO_2$ war der Gasaustausch des Kohlendioxids während der Beatmung stets gleich gut, abge-

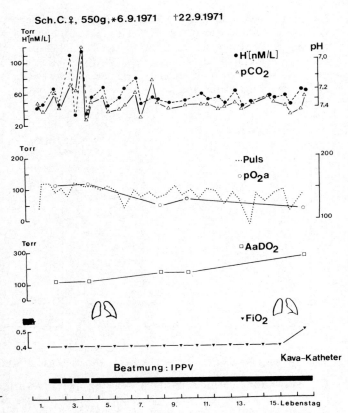

Abb. 2. Immatures Neugeborenes. Verlauf der Blutgasparameter bei IPPV

sehen von Schwankungen gleich zu Beginn. Diese Schwankungen sind als Ausdruck der Adaptation an die maschinelle Beatmung anzusehen. Gleiches gilt für die arteriellen pH-Werte.

Kontrastierend zu den ausgeglichenen funktionellen Größen sind auf den Röntgenaufnahmen erhebliche Strukturveränderungen erkennbar.

Die Aufnahme vom 2. Tag zeigt eine grobstreifige und mittelgrobfleckige Lungenzeichnung. Sie umschließt klein- bis mittelblasig transparente Bezirke. Auf dem Bild vom 21. Lebenstag sind die blasig-maschigen Strukturen deutlich noch gröber.

2. Prämatures Neugeborenes: (Wi, ♀), 1700 g, 34. Schwangerschaftswoche.
Bei diesem Kind lag ein idiopathisches Atemnotsyndrom (RDS) mit entsprechendem Röntgenbild vor. Die IPPV mußte sofort nach der Geburt begonnen werden und erstreckte sich über 71 Tage. Vor der Entlassung im Alter von 4½ Monaten wies das Röntgenbild noch die Zeichen der Beatmungslunge auf.

Abb. 3: 50 Tage lang mußte das Kind mit O_2 Konzentrationen bis zu 90% beatmet werden, um eine Hypoxie zu verhindern. Ab dem 50. Tag konnte die FiO_2 aufgrund der steigenden arteriellen pO_2-Werte stufenweise reduziert werden. Sie betrug zuletzt noch 38%.

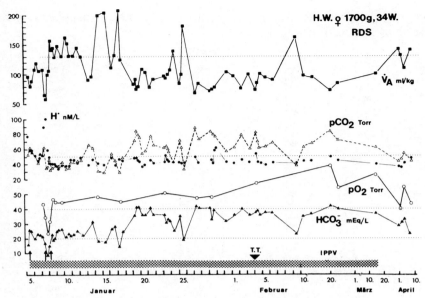

Abb. 3. Prämatures Neugeborenes. Verlauf der Blutgasanalysen bei IPPV

Der Verlauf der pCO_2 Kurve weist vom 10. Lebenstag an eine CO_2-Retention auf. Kompensatorisch steigt die Kurve des Plasmabikarbonats (HCO_3) an. Die Wasserstoffionenkonzentration mit pH-Werten zwischen 7,3 und 7,5 war während der Beobachtungszeit ausgeglichen.

In diesem Beispiel haben wir die alveoläre Ventilation ($\mathring{V}_A$) aus angenommenen, altersspezifischen Werten der CO_2-Produktion und den pCO_2-Werten berechnet. Die Kurve soll zeigen, daß es schwierig sein kann, maschinell eine ausreichende alveoläre Belüftung zu erreichen. Solange die Oxygenation durch eine erhöhte O_2-Zufuhr den Anforderungen gerecht gehalten werden kann, ist es u.E. zulässig, eine mäßige CO_2-Retention in Kauf zu nehmen. Neugeborene sind ohne weiteres in der Lage, diese CO_2-Retention voll zu kompensieren.

3. Matures Neugeborenes: (Wü, ♀) 2960 g, 39. Schwangerschaftswoche.
Dieses Kind war wegen Nabelschnurvorfall bei Beckenendlage durch Sectio entbunden worden. Es bestand eine schwere Asphyxie, der Apgar-Wert betrug mehrere Minuten lang 1. Sofortige IPPV. Nach 5tägiger Beatmung Auslaßversuche, nach 8 Tagen Eigenatmung.

Abb. 4 zeigt, wie sich innerhalb der ersten 24 Lebensstunden der Gasaustausch bezüglich O_2 erheblich verschlechtert, nachdem klinisch und röntgenologisch die Lunge bei der Aufnahme unauffällig war. Nur durch ständige Erhöhung der FiO_2 kann der arterielle pO_2-Wert über 50 Torr gehoben werden. Die ständige Verschlechterung ist an der rapiden Zunahme der $AaDO_2$ zu verfolgen, von 70 in der ersten Lebensstunde auf 500 in der 29. Stunde. Erst nach Erhöhung der FiO_2 auf ein Plateau um 90% (Auf der Kurve: 0,9) bessert sich der Gasaustausch langsam. Vom 4. Tag ab können sowohl Auslaßversuche unternommen als auch die inspiratorische O_2-Konzentration gesenkt werden, ohne daß eine merkliche

Reduzierung des arteriellen pO_2 erfolgt. Hingegen tritt vom 5. Beatmungstag an eine mäßige CO_2-Retention in Erscheinung.

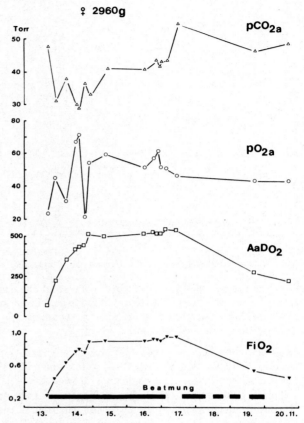

Abb. 4. Matures Neugeborenes. Verlauf der Blutgasanalysen bei IPPV

Anhand zweier Diagramme konnten wir nachweisen, daß auch der Verlauf des Beatmungsdruckes bei IPPV Rückschlüsse zuläßt auf eine Verbesserung oder Verschlechterung des Gasaustausches in den Lungen. Das eine zeigte den stetigen Anstieg der Druckkurve entsprechend einer langsamen Verschlechterung bei einem während 33 Tage beatmeten Kind. Dagegen sank die Druckkurve des anderen Säuglings langsam ab. Dieses Kind mußte 54 Tage maschinell beatmet werden. Dann hatte sich die Atmung soweit gebessert, daß stufenweise auf Eigenatmung umgestellt werden konnte.

Zusammenfassung der Ergebnisse

Unsere Beobachtungen lassen folgende Schlüsse zu:
Die routinemäßige Überwachung des CO_2-Partialdruckes aus Kutanproben erlaubt, das Ausmaß der alveolären Belüftung ausreichend zu kontrollieren.

Die technisch schwierige Überwachung des pO_2-Wertes anhand arteriellen Blutproben ist jedoch unerläßlich zur Kontrolle des O_2-Austausches in der Lunge, da weder für die primär zu behandelnde Störung noch für Folgezustände im Zusammenhang mit der maschinellen Beatmung verbindliche Angaben möglich sind.

Tierexperimentelle Untersuchungen zur Langzeitbeatmung im Neugeborenenalter

Von H. Reineke, P. Milewski und R. Dölp

Einleitung

Unter den Ursachen der frühkindlichen Sterblichkeit stehen die Atemstörungen an führender Stelle. Entsprechend ihrer Genese trennen wir sie in zentrale und periphere Störformen. Die peripheren Störungen haben ihre Grundlage in der besonderen mechanischen Eigenschaft des Thorax-Lungen-Gewebes, das, nur mit geringen Funktionsreserven ausgestattet, unmittelbar postnatal den diaplazentaren Gasaustausch zu ersetzen hat. Die geringe Leistungsbreite und Kompensationsfähigkeit der kindlichen Lunge finden ihren sichtbar und meßtechnisch verhältnismäßig leicht zu erfassenden Ausdruck in der Größe der Volumendehnbarkeit (Compliance). Dies ist eine für jeden elastischen Hohlkörper charakteristische Kenngröße.

Zur Therapie vorliegender Atemstörungen werden Respiratoren eingesetzt, die wiederum nach Ansicht vieler Autoren (1-6) je nach Wahl des Respiratortyps und der Beatmungsform die Lungendynamik entscheidend beeinflussen können.

Als ätiologische Faktoren für eine Verschlechterung der Lungenfunktion während der Beatmung werden einmal primär-morphologische Veränderungen im Lungeninterstitium diskutiert, in deren Gefolge eine veränderte Lungendynamik steht. Als zweiter ätiologischer Faktor spielt die primäre Verschlechterung der Lungendynamik in Form einer Zunahme der Oberflächenspannung der Alveole mit einer daraus resultierenden Atelektasenbereitschaft eine wesentliche Rolle.

Da wir aus verschiedenen Gründen bis heute auf der neonatologischen Abteilung der Universität Ulm nur Respiratoren einsetzen können, die eine Druck- bzw. Zeitsteuerung erlauben, haben wir im Tierexperiment den Einfluß dieser Generatoren auf die Lungencompliance untersucht.

Eigene Untersuchungen

Verwendete Geräte

1. Bird Mark 8. Bei diesem Gerät handelt es sich um einen Generator, der in seinem Druckverlauf eine Druckspitze aufbaut (Abb. 1). Hinsichtlich der weiteren Funktion verweisen wir auf entsprechende Literaturangaben (7 und 8).

2. Heyer-Baby-Sekundant. Dieses speziell für die Neugeborenenbeatmung neu entwickelte Gerät stellt einen flowkonstanten Generator dar, der eine Druck- und Zeitsteuerung sowie eine Druckplateauzeitsteuerung erlaubt. Die Druckplateauzeitsteuerung wird durch die Einrichtung eines zusätzlichen Überdruckventils im Einatemschenkel erreicht.

3. Rekorder. Die über Statham-Elemente gemessenen Bronchialdrücke registrierten wir mit Hilfe des Varioscript 1222 der Firma Schwarzer.

Versuchsanordnung

Im Tierversuch (Ferkel im Alter von 2 bis 5 Tagen, Gewicht 1000 bis 1800 g) haben wir die Frage untersucht, inwieweit die Lungendehnbarkeit nach einer mehr-

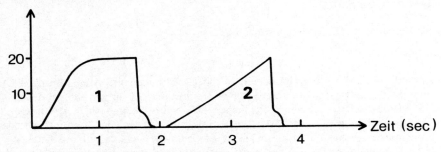

Abb. 1. Dargestellt sind die beiden Druckkurven des Heyer-Baby-Sekundant (1) und des Bird Mark 8 (2). Man erkennt deutlich den Unterschied, die Druckspitze beim Bird Mark 8 und das Druckplateau des Heyer-Baby-Sekundant

stündigen Preßluftbeatmung beeinflußt wird. Die Beatmungsdauer betrug 5 Stunden. Die Tiere waren randomisiert und je fünf Tiere auf folgende vier Gruppen verteilt.

Gruppe 1 — Bird Mark 8
Inspirationsdruck 10 cm H_2O, Exspirationsdruck — 5 cm H_2O

Gruppe 2 — Bird Mark 8
Inspirationsdruck 10 cm H_2O, Exspirationsdruck   0 cm H_2O

Gruppe 3 — Bird Mark 8
Inspirationsdruck 15 cm H_2O, Exspirationsdruck   5 cm H_2O

Gruppe 4 — Heyer-Baby-Sekundant
Inspirationsdruck 10 cm H_2O, Exspirationsdruck   0 cm H_2O

Die anderen Größen blieben weitgehend konstant. Frequenz: 30 Atemzüge pro Minute, Verhältnis der In- zur Exspiration 1 : 2, Temperatur des Einatemgases 21°C, relative Luftfeuchtigkeit des Einatemgases 90-97%. Der Flow richtete sich hierbei nach den bereits vorgegebenen Größen. In Vorversuchen haben wir ermittelt, daß unter diesen Bedingungen die Tiere annähernd normoventiliert wurden.

Über ein Statham-Element und einen Dreiwegehahn registrierten wir die Druckkurven der Beatmungsgeräte sowie die Intrabronchialdrücke, die wir durch eine schrittweise Insufflation konstanter Luftvolumina erzielten. Die Compliance wurde zu Versuchsbeginn nach erfolgter Relaxation bestimmt und anschließend in stündlichem Abstand bis zur 5. Beatmungsstunde gemessen. Vom Beginn der dritten Beatmungsstunde an blähten wir die Lungen aller Tiere intermittierend mit einem Ruben-Beutel. Über jeweils 3 Sekunden wandten wir einen Druck von 30 cm H_2O an und wiederholten dies in kurzen Abständen dreimal. In den graphischen Darstellungen sind die Blähungen durch senkrechte Pfeile kenntlich gemacht.

Statistische Auswertung

Die Auswertung der gemessenen und berechneten Compliancegrößen erfolgte nach dem Wilcoxon-Test für zwei Stichproben.

Ergebnisse

In den folgenden graphischen und tabellarischen Darstellungen haben wir die gemessenen Compliancegrößen in Prozent ihres Ausgangswertes dargestellt. Der Nullwert, also die Volumendehnbarkeit bei Versuchsbeginn wurde mit 100% angenommen. Auf die Angabe absoluter Größen haben wir verzichtet, da die Gewichtsunterschiede der einzelnen Tiere (1000-1800 g) zu große Differenzen der entsprechenden Compliancegrößen beinhalten. Bei den registrierten Compliancewerten der 3., 4. und 5. Beatmungsstunde handelt es sich jedesmal um Messungen vor der intermittierenden Blähung (Tab. 1). Aus der Abb. 2 ist zu entnehmen, daß sich die Compliance in allen vier Gruppen unter der Beatmung verschlechtert hat. Es fällt auf, daß die Volumendehnbarkeit abhängig vom Beatmungsmodus verschieden stark beeinflußt wird.

Tabelle 1. Mittelwerte der Compliance (%)

		0	1	2	3	4	5	Stunden
Gruppen	1	100	84	74	58	57	53	
	2	100	98	83	61	70	73	
	3	100	99	96	92	91	91	
	4	100	99	87	83	90	85	

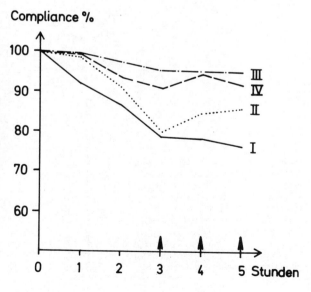

Abb. 2. Complianceabnahme im Verlauf einer Dauerbeatmung. Unter der Beatmung mit einem endexspiratorisch negativen Druck nimmt die Volumendehnbarkeit am deutlichsten ab (I). Am wenigsten nachteilig wird sie während der Beatmung mit einem positiven endexspiratorischen Druck beeinflußt (III). Gruppe II (Bird Mark 8) und Gruppe IV (Heyer-Baby-Sekundant) liegen hinsichtlich der Beeinträchtigung der Volumendehnbarkeit in der Mitte. In beiden Fällen liegen die Druckgrenzen bei +10 cm H_2O und 0 cm H_2O. Die Pfeile auf der Abszisse symbolisieren die intermittierenden Blähungen der Lunge mit dem Ruben-Beutel

Ein signifikanter Abfall der Compliance ergab sich mit einer Irrtumswahrscheinlichkeit (2 Alpha = 0,02) innerhalb der Gruppe 1 bereits nach einer Beatmungsstunde. In der Gruppe 2, 3 und 4 wurde der Abfall vom Beginn der zweiten Beatmungsstunde an signifikant.

Eine vergleichende Beobachtung der Gruppe 1 gegen 2 ergab nur in der ersten Beatmungsstunde einen signifikanten Unterschied (2 Alpha = 0,05). Eine Gegenüberstellung der Gruppe 1 gegen 3 und 4 zeigte hochsignifikante Unterschiede nach der zweiten bzw. dritten Beatmungsstunde (2 Alpha = 0,02), der Gruppe 2 gegen 3 und 4 nach der dritten Beatmungsstunde. Ein Vergleich der Gruppe 3 mit der Gruppe 4 erbrachte zu keinem Zeitpunkt der Beatmung signifikante Unterschiede.

Nach der intermittierenden Blähung mit dem Ruben-Beutel, die wir in der oben beschriebenen Weise vom Beginn der dritten Beatmungsstunde an durchführten, verbesserte sich in der Gruppe 2 die Compliance ständig. Innerhalb dieser Gruppe liegt bei einem Vergleich die Volumendehnbarkeit nach der 5. Beatmungsstunde signifikant höher als die während der 3. Stunde (2 Alpha = 0,02). In der Gruppe 4 verbesserte sich die Compliance zwischen der 3. und 5. Beatmungsstunde gering, in der Gruppe 1 und 3 blieb sie nahezu unbeeinflußt.

Die orientierende Bestimmung der arteriellen PaO_2-Werte, die wir bei einigen Tieren durchführten, unterstützt die Ergebnisse der rein mechanischen Lungenfunktionsmessung. Unter der Beatmung mit einer negativen Druckphase verschlechterte sich die arterielle Sauerstoffspannung am stärksten, ohne sich nach der intermittierenden Blähung zu erholen. Im Gegensatz hierzu beeinträchtigt die künstliche Ventilation mit positivem endexspiratorischen Druck den PaO_2-Wert nur gering. Hinsichtlich der negativen Wirkung auf den Sauerstoffpartialdruck lagen der Heyer-Baby-Sekundant und der Bird Mark 8 bei einem endexspiratorischen Druck von Null in der Mitte, wobei der Heyer-Baby-Sekundant sich vorteilhafter erweist als der Bird Mark 8 (Abb. 3).

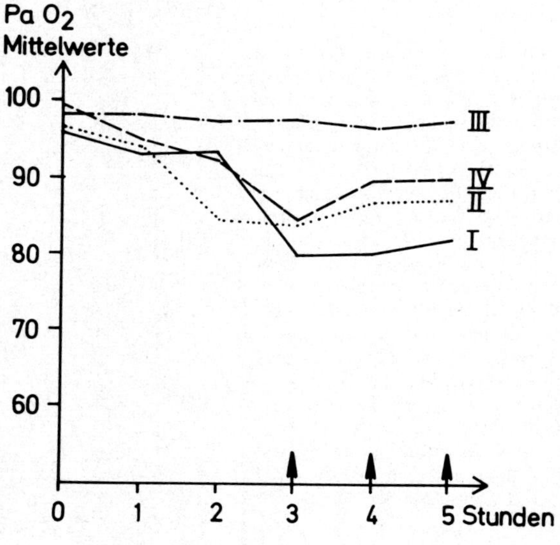

Abb. 3. Das Verhalten des arteriellen Sauerstoffpartialdruckes unter der Beatmung mit dem Bird Mark 8 (I, II, III) bei verschieden gewählten endexspiratorischen Drücken und dem Heyer-Baby-Sekundant (IV). Nach Beginn des Blähens sukzessive Besserung des PaO_2-Wertes in den Gruppen I, II und IV. Der PaO_2-Wert der Gruppen III bleibt nahezu unbeeinflußt

Diskussion

Die Anregung, unter standardisierten Bedingungen die Beeinflussung der Lunge durch die Dauerbeatmung zu prüfen, erhielten wir durch die klinische und pathologisch-anatomische Analyse unseres Beatmungsgutes im Neugeborenenalter. Unsere experimentellen Ergebnisse zeigen, daß verschieden gewählte Beatmungsdrücke die Volumendehnbarkeit der Lunge verschieden stark beeinflussen.

Die Erklärung ist darin zu sehen, daß bei der Anwendung einer negativen Druckphase der Alveolardurchmesser so weit verringert wird, daß oberflächenaktive Moleküle aus dem die Alveole auskleidenden Flüssigkeitsfilm verschwinden und die Oberflächenspannung erhöhen. Die Tatsache, daß in diesem Fall eine intermittierende Blähung der Lunge die Compliance nicht deutlich verbessert, spricht dafür, daß die Oberflächenspannung erheblich zugenommen hat. Bereits ausgebildete atelektatische Bezirke können nicht ohne weiteres beseitigt werden. Bei einer intermittierenden Überdruckbeatmung mit dem Bird Mark 8, bei der der endexspiratorische Druck Null beträgt, wird die Oberflächenspannung ebenfalls im Verlaufe der Beatmung erhöht (Gruppe 2), doch können atelektatische Bezirke zum Teil durch Blähung beseitigt werden.

Bei einer Dauerbeatmung mit einem positiven endexspiratorischen Druck mit dem Bird Mark 8 reduziert sich die Oberflächenspannung deutlich weniger. Bei dieser Beatmungsform, bei der die Lunge ständig leicht überdehnt ist, diffundieren eben nur wenige Surfactantmoleküle in die Subphase.

Bei einer Druckplateaubeatmung, die wir mit dem Heyer-Baby-Sekundant erzielten (Gruppe 4), vergrößerte sich die Oberflächenspannung ebenfalls, jedoch signifikant weniger als bei der Beatmung mit dem Bird Mark 8 bei gleichen Druckgrenzen (Gruppe 2). Wir sprechen dem Umstand entscheidende Bedeutung zu, daß bei einer Beatmung mit dem Bird Mark 8 zu jeder Zeit der Inspiration eine Druckdifferenz zwischen Gebieten mit verschiedenen Resistancegrößen bestehen muß. Eine Ausgleichsmöglichkeit besteht nicht. Auch beim Heyer-Baby-Sekundant kommt es zunächst zu verschieden steilen Druckanstiegen, das endinspiratorische Plateau läßt jedoch die „langsamen Alveolen" ebenfalls den Enddruck erreichen. Der Beatmungsflow hat die Möglichkeit, sich auch in den peripheren Wegen auszubreiten und hier einen höheren transpulmonalen Druck aufzubauen.

Die Ergebnisse unserer vorliegenden Studie stehen im Gegensatz zu den klinischen Erfahrungen und dem praktischen Vorgehen bei der Reanimation Neugeborener, wie es *Semm u. Kress* (9, 10) in ihren Arbeiten vorschlagen. Die Autoren gehen sicherlich richtig in der Annahme, daß unter einer Wechseldruckbeatmung eine respiratorische Azidose mit einem hohen $PaCO_2$ schnell beseitigt werden kann. Sie negieren aber die Gefahr einer verstärkten Atelektasenausbildung, deren Verhinderung bzw. Beseitigung sie gerade erreichen wollen. Geht man zusätzlich davon aus, daß bei einem hypoxischen Säugling die Oberflächenspannung und damit die Atelektasenbereitschaft erhöht ist, so ist nach unserem Erachten eine Wechseldruckbeatmung geradezu kontraindiziert.

Als Schlußfolgerung dürfen wir aus den vorliegenden Ergebnissen und den entsprechenden Literaturhinweisen ziehen: Ein negativer endexspiratorischer Druck sollte im Verlauf einer künstlichen Beatmung im Neugeborenenalter vermieden werden. Die Beatmung mit einem ausschließlich druckgesteuerten Respirator ist problematisch, die Möglichkeit, ein Druckplateau während der Inspiration aufzubauen, wünschenswert. Die Beatmung mit einem positiven endexspiratorischen Druck scheint beim pulmonal erkrankten Säugling entscheidende Vorteile zu besitzen.

Zusammenfassung

Wir untersuchten im Tierversuch in vier Gruppen die Wirkung verschiedener Beatmungsformen mit dem Bird Mark 8 und dem Heyer-Baby-Sekundant auf die Lungencompliance. In allen vier Gruppen verschlechterte sich die Volumendehnbarkeit im Verlaufe der Beatmung. Am stärksten fiel die Compliance unter der Beatmung mit einem negativen endexspiratorischen Druck ab, am geringsten unter der Beatmung mit einem positiven endexspiratorischen Druck. Bei einem Vergleich der beiden eingesetzten Atemgeräte, dem Bird Mark 8 und dem Heyer-Baby-Sekundant, beeinflußte letzterer unter gleichen Versuchsbedingungen die Compliance weniger nachteilig. Wir führten dies auf den Vorteil des Gerätes zurück, ein Druckplateau aufbauen zu können. Unter der intermittierend durchgeführten Blähung der Lunge mit dem Ruben-Beutel besserte sich die Compliance in der Gruppe 2 signifikant, in der Gruppe 4 gering und in der Gruppe 1 und 3 blieb sie nahezu unbeeinflußt.

Literatur

1 *Collier, C. D., J. Mead:* Pulmonary exchange as related to altered pulmonary mechanics in anesthetized dogs. J. appl. Physiol. 19 (1964) 659
2 *Egbert, L. D., M. B. Laver, H. H. Bendixen:* Intermittent deep breath and compliance during anaesthesia in man. Anesthesiology 24 (1963) 57
3 *McClenahan, J. B., A. Urtnowski:* Effect of ventilation on surfactant and its turnover rate. J. appl. Physiol. 23 (1967) 215
4 *Northway, W. H., R. C. Rosen, D. Y. Porter:* Pulmonary diseases following respirator therapy of hyaline membrane disease. New Engl. J. Med. 276 (1967) 357
5 *Benzer, H.:* Respiratorbehandlung und Oberflächenspannung in der Lunge. Springer, Berlin 1969
6 *Norlander, O.:* The use of respirators in anesthesia and surgery. Acta anaesth. scand., Suppl. 30, 1968
7 *Lawin, P.:* Praxis der Intensivbehandlung, 2. Aufl. Thieme, Stuttgart 1970
8 *Mushin, W. W., L. Rendell-Baker, P. W. Thompson, W. W. Mapleson:* Automatic ventilation of the lungs. Blackwell, Oxford 1969
9 *Semm, K., D. Kress:* Zur Technik der Alveolarentfaltung beim asphyktischen Neugeborenen. Anäst. Prax. 6 (1971) 35
10 *Kress, D., K. Semm:* Erfahrungen mit einem neuen Beatmungsgerät zur phasengerechten Wechseldruck-Beatmung apnoischer Neugeborener. Geburtsh. u. Frauenheilk. 27 (1967) 147

Bitte je 5 Kopien

erledigt

Der Pneumothorax als Komplikation der Langzeitbeatmung Früh- und Neugeborener

Von H. Koch, V. von Loewenich und I. Francke

Nachdem sich in der Literatur zunehmend Berichte über bislang kaum bekannte Komplikationen bei der Neugeborenenbeatmung wie Gasembolie und Pneumoperikard finden, und wir selbst den Eindruck hatten, daß die Pneumothoraxhäufigkeit mit zunehmender Beatmungsfrequenz steigt, haben wir unser Material aus dem Kalenderjahr 1970 gesichtet mit der Fragestellung, ob durch die Beatmung selbst oder durch beatmungsinduzierte Lungenveränderungen das vermutete Ansteigen der Pneumothoraxhäufigkeit erklärt werden kann (1).

Bei 512 behandelten Neugeborenen mit einem 40% Anteil von Kindern mit niedrigem Geburtsgewicht wurden 14 Pneumothoraxfälle beobachtet, entsprechend 3% der Aufnahmen. Sechs Kinder (1,2%) entwickelten einen Spontanpneumothorax, 9mal (1,8%) trat das Ereignis unter künstlicher Beatmung auf. Bezogen auf die Gesamtzahl der beatmeten Patienten (69) sind das 13%. In der Literatur schwanken die Häufigkeitsangaben zwischen 0 (2) und 25% (3). Zur Würdigung der Häufigkeitsangaben muß berücksichtigt werden, daß nach unserer Erfahrung auch extreme Spannungspneumothoraces bei kleinen Frühgeborenen übersehen werden können, wenn nicht entweder die Eröffnung des Thorax bei der Sektion routinemäßig unter Wasser erfolgt oder eine postmortale Röntgenuntersuchung durchgeführt wird. Zur Demonstration dienen Abb. 1 und Tab. 1. 93% aller verstorbenen Früh- und Neugeborenen wurden einer unter anderer Fragestellung durchgeführten postmortalen Röntgenuntersuchung zugeführt.

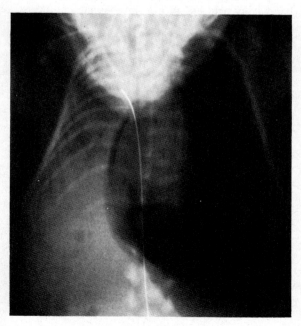

Abb. 1. Postmortal erkannter Spannungsthorax re. bei einem Frühgeborenen von 800 g Geburtsgewicht. Zu Lebzeiten keine Atemgeräuschdifferenz

Tabelle 1. Diagnose des Pneumothorax

Geburtsgew.	klinischer Verdacht + Röntgenuntersuchung	postmortale Röntgenuntersuchung	Pathologe
> 2500 g	7 (7)	0 (7)	0
> 1500 g	1 (3)	2 (3)	0
≥ 1000 g	0 (2)	2 (2)	0
< 1000 g	1 (3)	2 (3)	0
Summe	9 (15)	6 (15)	0

Als Grundkrankheit überwiegt das Membransyndrom mit zwölf Fällen, weiter finden sich zwei Fälle von Fruchtwasseraspiration und ein Fall von Xiphopagus, Zustand nach Trennungsoperation.

Zu hoher Beatmungsdruck läßt sich ausschließen. Die Beatmung erfolgte mit dem Bird Mark 8. Der im Respirator gemessene maximale Inspirationsdruck überschritt 30 cm Wassersäule nicht.

Die Aufgliederung der Fälle nach Lebensalter und Geburtsgewicht zeigt, daß die Pneumothoraces bei kleinen Frühgeborenen meist relativ spät, hier nach 120 Std., auftreten (Abb. 2). Diese Beobachtung ist nicht neu. Bei anderen Autoren (4, 5) handelt es sich jedoch um Spontanpneumothorax bei abklingendem Membransyndrom mit klinisch relativ unauffälligem Verlauf. Von unseren Patienten war fast die Hälfte fünf Tage und länger beatmet. Auch die Tatsache, daß selbst der klinisch erkannte und sofort behandelte Pneumothorax nur um relativ kurze Zeit

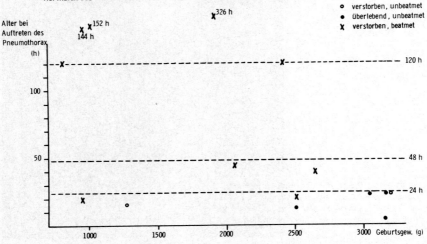

Abb. 2. Der Pneumothorax in Abhängigkeit von Geburtsgewicht und Lebensalter

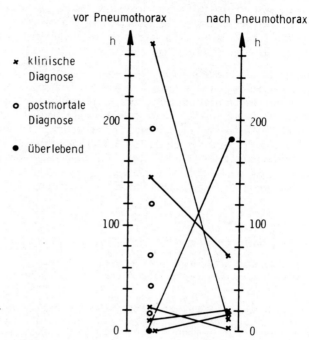

Abb. 3. Prognose des Pneumothorax in Abhängigkeit von der Beatmung

überlebt wurde, weist darauf hin, daß dieses Ereignis Ausdruck einer komplizierenden Zusatzerkrankung ist (Abb. 3). Für den Kliniker ist bemerkenswert, daß die re. Seite bevorzugt befallen wird: Bei den jetzt insgesamt 24 Fällen von einseitigem oder zunächst einseitigem Pneumothorax (beatmete und unbeatmete Neugeborene aus den Jahren 1970 und 1971) trat das Ereignis 21 mal auf der rechten Seite allein bzw. zuerst auf.

Alle verstorbenen Kinder wurden einer Sektion zugeführt. Sie ergab immer das Vorliegen entzündlicher Veränderungen in den Lungen. Bei drei von vier Patienten, die nach über 5tägiger Beatmung einen Pneumothorax erlitten, wurde im histologischen Bild eine abszedierende Bronchopneumonie nachgewiesen. Dieser Befund wurde im Beobachtungszeitraum nur bei insgesamt sieben Neugeborenen nach künstlicher Beatmung erhoben (Tab. 2).

Tabelle 2. Sektionsbefunde

	Beatmung ohne Pneumothorax	Beatmung mit Pneumothorax	ohne Beatmung
Interstitielles Emphysem	2	4	1
Abszedierende Bronchopneumonie	4	3	0
Pleuradefekt	0	1	0

Es handelt sich nicht um einen Pyopneumothorax, die Abszedierung imponierte nur im histologischen Bild. Defekte der Pleura pulmonalis wurden nie, nur einmal ein Defekt der Pleura mediastinalis nachgewiesen. Nach den Untersuchungen von *Macklin* (6) ist der Pleuradefekt auch an dieser Stelle zu erwarten, wenn sich zunächst ein interstitielles Emphysem gebildet hat.

Unsere Beobachtungen legen den Schluß nahe, daß neben den durch das Lebensalter und die genannten Grundkrankheiten bedingten Risikofaktoren für den Pneumothorax wie Entfaltungsstörungen und verminderte kollaterale Ventilation, die durch die Beatmung induzierte Infektion als deutlich risikoerhöhend anzusehen ist. Für diese Auffassung spricht auch das Abnehmen der Pneumothoraxhäufigkeit nach Beheizung des Bird-Verneblers (7), mit der es gelingt, eine relative Luftfeuchtigkeit des Einatmungsgases von 95% bei 30°C zu erzielen gegenüber 60% bei 26°C ohne Heizung. So haben wir im 1. Halbjahr 1971 nur einen Pneumothorax unter Langzeitbeatmung zu verzeichnen. Das Kind überlebte.

Literatur

1 *Koch, H., V. von Loewenich, I. Franke:* Der Pneumothorax bei Früh- und Neugeborenen als Komplikation in der pädiatrischen Intensivpflege. Arch. Kinderheilk. (im Druck)
2 *Linsao, L. S., A. Ahron, H. Levison, P. R. Sherman:* Negative pressure artificial respiration: Use in treatment of respiratory distress syndrome of the newborn. Canad. med. Ass. J. 102 (1970) 602-606
3 *Thomas, D. V., G. Fletcher, P. Sunshine, I. A. Schafer, M. H. Klaus:* Prolonged respirator use in pulmonary insufficiency of newborn. J. Amer. med. Ass. 193 (1965) 183
4 *Keuth, U.:* Zum Pneumothorax des Neugeborenen. Z. Kinderheilk. 100 (1967) 64-70
5 *Lubchenco, L. O.:* Recognition of spontaneous pneumothorax in premature infants. Pediatrics 24 (1959) 996-1004
6 *Macklin, C. C.:* Transport of air along sheaths of pulmonic blood vessels from alveoli to mediastinum. Arch. intern. Med. 64 (1939) 913-926
7 *Loewenich v., V.:* Unveröffentlichte Ergebnisse

Podiumsdiskussion über die Auswirkungen einer Beatmung mit sauerstofffreiem Gasgemisch

Leiter: E. R. Weibel

Weibel: Ich habe schon gestern bemerkt, daß der Sauerstoff bei Ihnen „brennt", so daß wir uns auf eine hitzige Diskussion gefaßt machen können. Ich möchte vorschlagen, daß wir unser Gespräch gliedern und mit einer Charakterisierung der O_2-bedingten Schäden in der Lunge beginnen. Wir wollen die Erythrozyten einschließen, die ja auch einen großen Teil des Lungenvolumens ausmachen, aber die extrapulmonalen Schäden – etwa am Zentralnervensystem – ausklammern.

Wir unterscheiden *kurz*fristige Schädigungen, die nach O_2-Anwendung über mehrere Stunden bis zu höchstens einem Tag auftreten, und *lang*fristige Schäden, die nach einer mehrere Tage andauernden Verabreichung beobachtet werden. Bei den kurzfristigen haben wir es mit der Ausbildung von Atelektasen und Ödem zu tun — bei den langfristigen ebenfalls mit Ödem und mit Exsudation, gleichzeitig aber auch mit Zellschädigungen und zum Teil mit Zelltod; eine erste, exsudative Phase dauert 2-4 Tage, und dann setzt ohne scharfe Grenze eine proliferative Phase ein, die darauf ausgerichtet zu sein scheint, den Schaden zu reparieren. Wir müssen uns fragen, wieviel von diesen Vorstellungen durch experimentelle Studien gesichert ist und welche weiteren Untersuchungen wir brauchen. Danach sollten wir die Befunde der Humanpathologie besprechen und uns fragen, wie wir die eigentlichen Sauerstoffschäden der Lunge von den Vorschädigungen (etwa durch eine Fettembolie) — ferner von den Begleitschäden, die sich (z.B. durch eine Infektion) auf den O_2-Schaden aufpropfen, abgrenzen können. Ferner sollten wir uns fragen, wie weit die O_2-Schäden reversibel sind, also notfalls in Kauf genommen werden können.

Nach diesem ersten Teil des Podiumsgespräches können wir uns mit weiteren Problemen befassen, etwa

der Frage der Toleranz, welche Konzentration also über wieviel Zeit erträglich ist,

der Frage nach der Anwendungsart — soll man reinen O_2 verwenden, oder ein Intergas beifügen und den Gesamtdruck erhöhen, so daß man bei hyperbarer Respiration den gleichen pO_2 erhält wie bei reiner O_2-Atmung unter atmosphärischem Druck,

der Frage intermittierender O_2-Applikation usw.

Wir können uns auch mit der Indikation zur O_2-Gabe befassen und abschließend fragen, ob etwa jemand weiß, wie man das alles vermeiden kann, so daß unser Podiumsgespräch vielleicht überflüssig gewesen ist. — Herr *Benzer,* beginnen wir also mit der Frage nach dem Angriffspunkt der Sauerstoffschädigung.

Benzer: Nun gut — ich werde also wieder gefragt, ob sich das Surfactant unter Sauerstoffeinwirkung ändert. Daß man bei O_2-Schäden Atelektasen und Ödem findet, läßt eine Surfactantschädigung vermuten, aber die zahlreichen Untersucher haben zum Teil nichts derartiges gefunden. Ganz kurz zu einer Anfrage von Prof. *Hartung,* der Ratten für 30-120 Min. reinen O_2 unter 3,3 atü atmen ließ und keine für eine Schädigung des Oberflächenfilmes typischen Veränderungen nachweisen konnte: Auch von *Cordler* gibt es solche Untersuchungen an Ratten, bei denen keine Veränderungen gefunden wurden.

Kurz gesagt geht es darauf hinaus, daß immer dann, wenn man im Tierexperiment ein wesentliches Ödem findet, auch der Surfactant nicht immer quantitativ vermindert, aber funktionell gestört ist. Nach unseren eigenen Untersuchungen glaube ich sagen zu können, daß das Lungenödem die Hypophase beim Surfactant, möglicherweise auch den Alveolarfilm selbst, schädigt. — Wenn wir also annehmen, daß bei Anwendung hoher O_2-Konzentrationen eine Schädigung im Surfactantsystem eintritt und die Retraktionskraft der Alveolen steigt — was können wir dann tun, wenn wir den Sauerstoff benötigen? Wir können die Einstellung des Respirators ändern.

Weibel: Könnten wir das vielleicht später diskutieren — oder ist das noch experimentell?

Benzer: Es gibt hierzu experimentelle Untersuchungen. Ganz kurz: Da der transpulmonale Retraktionsdruck erhöht ist, müssen wir den schon sehr strapazierten erhöhten endexspiratorischen Druck anwenden.

Weibel: Ich möchte Herrn *Benzer* fragen, ob er aus biochemischen Studien weiß, ob es unter hohem O_2-Druck zu einer Peroxidation des Surfactant kommt, und wie sich die Oberflächenspannung solcher peroxydierter Lecithinfilme verhält.

Benzer: Darüber sind mir keine Untersuchungen bekannt.

Bühlmann: Zum Experiment: Wir haben dieses Jahr bei 27 lungengesunden Rekruten die dynamische Compliance vor und 1½ Stunden nach 100% Sauerstoffatmung bei einem Druck von 2,5 ata und zusätzlich die Strömungswiderstände gemessen. Wir fanden keine signifikante Differenz; im Gegenteil, die Compliance nahm sogar im Mittel etwas zu.

Weibel: Das scheint aber doch etwas „Feuer" zu bringen; wir haben ja heute von Herrn *Böhmer* gehört, daß nach ½ Stunde Anwendung.....

Böhmer, Frankfurt/M.: Vielleicht darf ich dazu etwas sagen: Es wurde auch in den Vorträgen immer wieder verwechselt, daß wir klinisch tätigen Anästhesisten einen scharfen Unterschied machen zwischen Beatmung (dann ist ein Mensch intubiert und wird mit Überdruck beatmet) — im Gegensatz zu einem spontan atmenden Menschen oder Tier, das sich möglicherweise in einem Raum mit Überdruck befindet, z.B. die Ratte in einem Käfig mit 1,2 atü. Ich habe darauf aufmerksam gemacht, daß wir die Tiere intubiert und mit einem Druck von 25 cm Wassersäule beatmet haben, was für ein Kaninchen doch sehr hoch ist.

Otto: Wenn man den Druck erhöht, wird die Sauerstofftoleranz geringer — wenn man den Druck senkt, ist die Sauerstofftoleranz größer. In den Astronautenkapseln ist ja reiner Sauerstoff, aber bei einem Drittel des atmosphärischen Druckes. Dadurch wird die Toleranz wesentlich größer, und das könnte die Diskrepanz der Ergebnisse erklären.

Weibel: Vielleicht, aber es dreht sich hier wohl nicht um die Sauerstofftoxizität; bei 1/3 Atmosphärendruck in der amerikanischen Astronautenkapsel herrscht erst ein pO_2 von 258 mm Hg. Frau *Steinsiepe,* die einen Teil dieser Arbeiten ausgeführt hat, wird dies bestätigen können, es zeigen sich eigentlich keine Veränderungen in diesen Lungen, auch nach neunmonatiger Anwendung dieses Druckes. Das ist also wahrscheinlich noch im physiologischen Bereich. Wir müssen jetzt über Sauerstoffspannungen nahe einer Atmosphäre oder darüber sprechen, ich meine, für experimentelle Abklärungen sollte man grundsätzlich von reinem Sauerstoff bei 1 Atmosphäre Druck ausgehen, vielleicht sogar darüber.

Baum, Wien: Bei der Beatmung eines Kaninchens mit einem Druck von 25 cm Wassersäule kommt ein wesentliches Moment dazu, das sicherlich eine Addition bringen kann, nämlich eine massive Perfusionsstörung; diesen Druck kann das Kaninchen, im Unterschied zum Menschen, nie verkraften.

Böhmer, Frankfurt/M.: Eine direkte Antwort: Mit Luft überleben die Tiere sehr wohl, das ist der Unterschied, und deshalb haben wir diese Versuche gemacht: Beatmet man mit Luft, sind histologisch keine Schäden nachweisbar. Beatmet man aber mit Sauerstoff bei denselben Druckverhältnissen, dann lassen sich diese Schäden finden. Deswegen glaube ich, daß der Sauerstoff in der Zelle toxisch wirkt, aber der überhöhte Beatmungsdruck ist ein Faktor, der sicher mitberücksichtigt werden muß.

Weibel: Darf ich jetzt eine allgemeine Frage an diejenigen stellen, die kurzfristige Versuche bei einer Atmosphäre O_2 gemacht haben. Fanden Sie innerhalb weniger Stunden Schäden, traten sie bei allen Tieren bzw. Versuchspersonen auf, oder nur vereinzelt, und in welchem Prozentsatz?

Walter, Mainz: Wir haben Ratten vier Stunden lang reinem Sauerstoff unter 3,8 ata ausgesetzt, die Lungen histologisch untersucht und lichtmikroskopisch keine schweren Veränderungen gefunden. Man sah das interstitielle und alveoläre Ödem, eine gewisse Verbreiterung der Septen, aber nicht so massiv, wie es im Sektionssaal bei den künstlich beatmeten Lungen zu beobachten ist. Das Hauptaugenmerk lag bei diesen Untersuchungen aber auf der Schädigung anderer Organe. Wir haben enzymhistochemisch einige Organe untersucht und Dehydrogenasen sowie einige andere Enzyme dargestellt. An Herz, Leber und Niere sowie Hoden und Milz haben wir z.T. schwere Veränderungen des Enzymmusters gefunden.

Weibel: Sie mußten aber weit über eine Atmosphäre gehen, um diese Veränderungen zu erhalten – das ist also hyperbare O_2-Anwendung.

Walter, Mainz: Vielleicht darf ich rasch ergänzen, daß wir unter gleichen Bedingungen (3,8 ata O_2 über 4 Stunden) Versuche an Meerschweinchen durchgeführt und ähnliche Veränderungen gefunden haben – also eine lichtmikroskopisch eben nachweisbare Sauerstoffschädigung.

Matthys: Herr *Härtwig* aus Freiburg fragt: Sind Lungenveränderungen bekannt bei hyperbarer Oxygenierung mit 3 ata (zur Gasbrandtherapie), bei intermittierender Anwendung über je 90 Min. mit Pausen von 8-10 Stunden, in denen normale Luft geatmet wird? – Mir sind solche Intoxikationen bezüglich der Lunge nicht bekannt, dagegen ist ein O_2-Partialdruck von 3 ata für das Nervensystem bereits toxisch, und wir haben von dieser Seite Komplikationen zu befürchten. – Ich möchte hier eine allgemeine Bemerkung anfügen. Es kommt für die Lungentoxizität auch darauf an, bei welchem Inertgasanteil der betreffende O_2-Teildruck herrscht: Drei ata O_2 ist bei Atmung von reinem Sauerstoff toxischer als z.B. 3 ata O_2 bei einem Inertgasdruck von mehreren atm. Helium oder Stickstoff. Das hängt vor allem mit der Begünstigung von Atelektasen durch reine O_2-Atmung zusammen und mit dem Vorhandensein obstruktiver Ventilationsstörungen. – Ich erinnere an die Arbeiten von *Caldwell u. Lee* (1966), die bei gesunden Versuchspersonen, die reinen O_2 unter 1 atm Gesamtdruck spontan atmeten, nach 24-72 Stunden den Versuch abbrechen mußte, weil die Vitalkapazität und die Diffusionskapazität der Lunge so deutlich abnahm, daß eine Fortsetzung des Experiments ethisch nicht vertretbar gewesen wäre. Hingegen haben wir Taucher über mehrere Tage O_2-Drücken über 1 atm exponiert, ohne Lungenveränderungen zu beobachten, allerdings bei einem Inertgasanteil von einigen ata Helium oder Stickstoff (*Matthys u. Bühlmann* 1970).

Kaczmarczyk, Berlin: Vielleicht darf ich hierzu mitteilen, daß wir Ratten in einer Art Spülsystem reinen O_2 appliziert und festgestellt haben, daß der arterielle pO_2 nach 8-10 Stunden um 20% abnahm. Die Histologie steht noch aus.

Exner, Konstanz: Es scheint wichtig zu sein, wie der Überdruck angewandt wird. Eigene Beobachtungen wie auch solche von *Blackmon u. Stern* (mündliche Mitteilungen) geben Hinweise dafür, daß die beschriebenen Lungenveränderungen bei „negative pressure respiration" (Prinzip der Eisernen Lunge) weniger häufig oder sogar gar nicht auftreten.

Matthys: Man kann sich vorstellen, daß die Lunge mit einem Negative-pressure-Respirator (Eiserne Lunge) homogener gebläht wird. Die Möglichkeit der Resorption von Sauerstoff in „Trapped-air"-Gebieten mit konsekutiver Atelektasenbildung könnte daher bei der Beatmung mit der sog. Eisernen Lunge eher vermieden werden, als bei der Beatmung mit den heute gängigen Positive-pressure-Geräten. Es sind mir allerdings keine vergleichenden Untersuchungen bekannt.

von Loewenich, Frankfurt: Frau *Stahlmann* hat denselben Negativdruckrespirator angewandt und auf dem Respiratorsymposion in Paris 1969 berichtet, daß die gleichen Veränderungen auftreten (*Minkowski* u. Mitarb. 1970).

Bühlmann: Eine kurze Bemerkung zu einem unbeabsichtigten Experiment: Ein *akutes* Lungenödem haben wir mit ca. 80-100% O_2 nur bei 8-10 atm gesehen.

Weibel: Das heißt also, daß dieses Ereignis selten ist. — Herr *Böhmer,* darf ich nochmals fragen, bei wieviel Tieren Sie die Befunde erhoben haben, die Sie uns zeigten?

Böhmer: Insgesamt waren es mindestens 30 Tiere, die wir mit Luft oder Gemischen beatmet haben, und zwölf Tiere, die mit Sauerstoff im beschriebenen Überdruckverfahren beatmet wurden; diese zwölf haben sämtlich diese Befunde gezeigt, es war nicht ein einziges Tier ohne ein Lungenödem darunter.

Weibel: Dann müßten wir uns jetzt der Humanpathologie zuwenden. Wie können wir am Präparat entscheiden, was O_2-Toxizität ist und was durch andere Schädigungen bedingt ist?

Otto: Herr *Weibel* hat vorhin seine instruktiven ultramikroskopischen Befunde gezeigt. Ich glaube, daß auch die makroskopischen Aspekte der Beatmungslunge kennzeichnend sind, ich möchte das aber nicht als Beatmungsschaden deuten. Am Anfang steht eine maximale Blutfülle der Kapillaren. Dieser Befund, den man nur mit Vorbehalt als Schädigung bezeichnen kann, der aber mit Sicherheit reversibel ist, wird meiner Überzeugung nach vielfach durchlaufen und wieder rückgebildet. Aber er hat einige Risiken, die man ins Kalkül ziehen sollte:

1. Die beträchtliche Erweiterung des Kapillarbettes und damit des gesamten Gefäßquerschnitts der Lunge.
2. Eine Verschiebung von ca. 1/5–1/6 des kreisenden Blutvolumens in die Lunge hinein, gewissermaßen ein Aderlaß in die Lunge; die Untersuchungen aus dem Gieseschen Institut haben gezeigt, wieviel Blut in der Lunge unterzubringen ist; in manchen Fällen mag das nützlich sein, in anderen aber risikoreich.
3. Eine Neigung zu Atelektasen, die sich allein daraus ergibt, daß sich reiner Sauerstoff (also ein rasch resorbierbares Gas) in der Alveole befindet und die Kapillaren maximal mit Erythrozyten gefüllt, also maximal resorptionsfreudig sind.

Es genügt daher eine geringe Obstruktion, um hier eine Atelektase entstehen zu lassen. Von diesem Zustand an, glaube ich, geht die Schädigung dann weiter und wird irgendwann irreversibel. Ein Befund wie dieser, mit maximaler, makroskopisch im Großflächenschnitt erkennbarer Blutüberfüllung, tritt nach meiner Erfahrung nicht unter 6 Stunden Sauerstoffbeatmung auf; ab 6-8-10 Stunden wird er obligat.

Wolff, Basel: Ich möchte vorschlagen, daß man dieses Thema nun unterteilt und unterscheidet zwischen

1. Applikation von hoher Sauerstoffkonzentration, die wegen Lungenveränderungen unumgänglich notwendig ist, weil der Patient ohne diese hohe Sauerstoffkonzentration infolge Hypoxämie ersticken würde,

2. und all den anderen Situationen, in denen dem Patienten die hohe Sauerstoffkonzentration ohne Zwang, d.h. *unnötiger*weise verabreicht wird, z.B. weil keine apparative Einrichtung zur Verfügung steht, um niedrigere Sauerstoffkonzentrationen zu geben, wie etwa bei Verwendung von druckgesteuerten Ventilatoren (Bird oder Bennett, *Fairley* 1964) ohne zusätzliches Sauerstoffmischgerät (Veriflo oder Bird Oxygenblender).

Diese Unterteilung führt zu einem Hinweis über den Mechanismus der Sauerstoffschädigung. Denn erstaunlicherweise können ja auch Patienten, die während Tagen mit 100% Sauerstoff beatmet werden *mußten*, wieder gesund werden. Wir sahen drei solche Fälle. Man könnte sich nun vorstellen, daß der hohe Sauerstoffpartialdruck nicht in der Alveole toxisch wirkt, sondern im „Gewebe", denn bei Patienten, die zu Recht mit hohen Sauerstoffkonzentrationen beatmet werden, ist die Sauerstoffspannung wohl in der Alveole hoch, aber nie im „Gewebe".

Es sollte deshalb bei allen Mitteilungen beschrieben werden, ob die Beobachtungen bei notwendiger oder unnötig hoher inspiratorischer Sauerstoffkonzentration gemacht wurden, d.h. die Bedingungen sind erst genügend charakterisiert, wenn nicht nur die alveoläre Sauerstoffspannung und -fraktion, sondern auch die arterielle Sauerstoffspannung bekannt sind.

Weibel: Darf ich fragen, wer routinemäßig Sauerstoff gibt, und um Auskunft bitten, welche Veränderungen bei unnötig hoher Sauerstoffapplikation zu erwarten sind.

Wolff: Ich würde sagen, in diese Kategorie fällt jede arterielle Sauerstoffspannung über 120 mm Hg, die während Stunden und Tagen bei der therapeutischen Beatmung gemessen wird, d.h. nicht nur während kurzfristiger Erhöhung der inspiratorischen Sauerstoffkonzentration zum Zweck der Lungenfunktionsanalyse (*Wolff* 1970).

Benzer: Hier liegt eine Anfrage von Dr. *Finsterer* aus München vor: „Die Toleranz gegenüber hohen O_2-Konzentrationen in der Alveole soll bei Hypoxämie höher sein. Ist dies experimentell genügend belegt und wie ist es zu erklären?"

Rügheimer: Ich kenne Untersuchungen von *Olsson* aus dem Jahre 1947. Er konnte an Kaninchen zeigen, daß Tiere, deren Lungen durch Phosgeninhalation oder Explosionsschock vorgeschädigt waren, in reiner Sauerstoffatmosphäre signifikant länger überlebten als Tiere mit gesunden Lungen.

Pokar: Wir applizieren in Hamburg in der Herzchirurgie relativ häufig Sauerstoff „nutzlos" in dem Sinne, daß wir arterielle pO_2-Werte über 120 mmHg erzielen. Wir beatmen alle operierten Herzpatienten grundsätzlich bis zum nächsten Morgen, also etwa 16 Stunden postoperativ mit reinem Sauerstoff — es sei denn, es handele sich um einen Vorhofseptum-sekundum-Defekt oder einen unkomplizierten Ventrikelseptumdefekt bei einem Kind. Schon bei einem Septum-primum-Defekt wird aber häufig bis zum nächsten Morgen beatmet, obwohl der Patient kein O_2-Defizit hat; ganz im Gegenteil neigen diese ASD-Patienten zu einem hyperzirkulatorischen Syndrom, sie haben also eine extrem hohe zentralvenöse Sauerstoffsättigung, die zum Teil über 80% liegt. Trotzdem sehen wir nach 10-16 Stunden Beatmung nie irgendwelche Lungenkomplikationen — diese Patienten unterscheiden sich klinisch und röntgenologisch nicht von solchen, bei denen diese Sauerstoffkonzentrationen unbedingt notwendig waren.

Weibel: Ich glaube, es gibt hier im Panel eine etwas abweichende Ansicht, oder?

Matthys: Ich weiß nicht, ob abweichend. Ich glaube, wir müssen uns einmal einigen, wann wir Sauerstoff geben. Ich will nur ein Gegenbeispiel bringen: Ich habe Patienten, bei denen ich froh bin, wenn sie mit einem pO_2 von 50 wieder aus dem Spital gehen, ohne daß ihnen eine Flasche mit Sauerstoff auf den Rücken gebunden werden muß. Ich möchte also sagen, es kommt darauf an, bei welchen Lungenkrankheiten man welchen Sauerstoffdruck noch gibt. Kommt dieser Patient dann wieder mit einem akuten bronchitischen Schub und hat einen pO_2 von 29 oder 25, dann gilt es zuerst die alveoläre Ventilation durch Beatmung mit Luft zu erhöhen, und wenn das nicht zu einer Aufhellung seines Bewußtseins führt, — wir haben ja gleichzeitig eine CO_2-Narkose, — dann gehe ich mit dem Sauerstoff auch hoch, aber ich gehe nie so hoch, daß der arterielle O_2-Druck über 100 mm Hg hinausgeht — ich glaube, ich würde diese Höhe gar nicht erreichen, zumindest nicht in normobarem Milieu.

Benzer: Noch eine Bemerkung zu den kardiochirurgischen Patienten: Wir beatmen diese Patienten zu einem großen Teil auch nach der Operation. Man kann sie nicht mit Luft beatmen, aber 100% Sauerstoff ist praktisch nie notwendig. Ich möchte Herrn *Pokar* fragen, warum er mit 100% Sauerstoff beatmet.

Pokar: Wir benutzen für die Beatmung ausschließlich den Bennet-Respirator, der ja nur zwei Möglichkeiten hat, wenn man davon absieht, daß man ihn auch mit Druckluft betreiben kann: 100% und etwa 70% inspiratorische O_2-Konzentration. Es gibt eine ganze Reihe von Patienten, denen 70% nicht ausreicht. Für uns ist nicht die arterielle Sauerstoffspannung bzw. -sättigung der Indikator, sondern die zentralvenöse. Wir haben bei allen diesen Patienten einen Vorhofkatheter liegen, und ein Großteil dieser Patienten kommt mit einer inspiratorischen O_2-Spannung von 60% nicht aus.

Rügheimer: Ich glaube, zwischen diesen beiden Standpunkten kann man doch etwas vermitteln. Im allgemeinen wird es ja so sein, daß auf dem Wege zwischen dem Operationssaal und der Intensivtherapiestation Patienten, wenn sie beatmet werden müssen, mit reinem Sauerstoff beatmet werden. Auf der Intensivtherapiestation ist es dann meist nicht mehr notwendig, weiterhin mit reinem Sauerstoff zu beatmen. Dies ist wohl mehr Gewohnheit als direkte Notwendigkeit. Wenn Sie, Herr *Pokar*, aber die Sauerstoffbeatmung über zwölf Stunden ohne neuerliche Blutgasanalyse fortsetzen, so halte ich dies für falsch. Häufige Kontrollen der Blutgaswerte lassen, wie unsere eigene Erfahrung zeigt, nahezu immer den Weg zur Anwendung niedriger Sauerstoffkonzentrationen finden.

Pokar: Zum Teil ist es sicherlich eine Gewohnheit, aber gerade diese Fälle zeigen, daß die Anwendung bis zu 16 Stunden offensichtlich klinisch keine negativen Auswirkungen hat.

Benzer: Nur noch ein Wort zu dieser postoperativen Beatmung. Natürlich ist es gut (und wir machen es auch), den zentralvenösen Sauerstoffdruck zu messen, um die Differenz festzustellen; diese läßt sich aber nicht verbessern, wenn der arterielle Sauerstoffdruck von 60 auf 100% erhöht wird. Vielmehr muß man dafür sorgen, daß das HZV besser wird bzw. genügend Erythrozyten als O_2-Träger vorhanden sind.

Langrehr, Bremen: Herr *Weibel,* Sie haben doch recht überzeugend dargelegt, daß eher die Kapillare als die Alveolarauskleidung den kritischen Faktor der Toxizität darstellt. Ich möchte Sie deshalb fragen: Glauben sie 1., daß der kritische Sauerstoffdruck, den wir betrachten müssen, im arteriellen Blut liegt? Und 2.: Glauben Sie, daß man mit arteriellen O_2-Drücken von 150 mm Hg als oberem Grenzwert über eine auch noch so lange Zeit die von Ihnen experimentell gefundenen toxischen Wirkungen auslösen kann?

Weibel: Das ist eine sehr gute Frage, auf die ich nicht gut antworten kann. Es ist durchaus möglich, daß der eigentliche kritische Wert des pO_2 in den Alveolarkapillaren ist; darüber existieren, glaube ich, keine experimentellen Befunde. Wir arbeiten ja auch grundsätzlich nach einem ganz anderen System: Wir haben eine normale Lunge, die ihren alveolären pO_2 auf die Kapillaren übertragen wird. In der Klinik applizieren Sie aber Sauerstoff aus zwei Gründen: Einmal bei geschädigten Lungen, weil Sie eine bestehende Diffusionsstörung überwinden möchten, und andererseits, weil Sie dem Organismus mehr Sauerstoff zuführen wollen − das sind doch wesentliche Unterschiede. Unsere Befunde lassen sich am ehesten mit dieser zweiten Art vergleichen: Normale Lunge, aber eine Schädigung anderswo. Wenn wir annehmen, daß der Erythrozytenschaden das primäre ist, dann ist wahrscheinlich der pO_2 im arteriellen Blut kritisch und nicht der alveoläre pO_2.

Rügheimer: Man darf sich den Entstehungsmechanismus der Lungenschäden nach Anwendung hoher Sauerstoffpartialdrücke in der Einatmungsluft nicht durch direkte Parenchymläsionen, wie sie z.B. bei Inhalation eines Giftgases entstehen, vorstellen, sondern sie werden offensichtlich auf dem Blutweg, also über die Kapillaren, hervorgerufen. Dies bestätigt eine sehr schöne Untersuchung von *Pautler* u. Mitarb., der bei seinen Versuchen eine Lungenseite mit Sauerstoff, die andere mit Luft beatmete. Bei der histologischen Beurteilung fand man an beiden Lungenflügeln die gleichen Schäden, während bei einer völligen Luftbeatmung keine nennenswerten Läsionen festzustellen waren.

Hartung, Münster: Sie sprechen über den Schaden, der die langfristigen Veränderungen wie Exsudation, Nekrose und Proliferation einleitet, und dabei wurde die Schädigung der Endothelzellen angesprochen. In diesem Zusammenhang möchte ich auf ein Analogon hinweisen, nämlich die immunologisch ausgelöste experimentelle Lungenfibrose. Auch hier trifft der erste, schwerste und charakteristische Schaden die Endothelien in den Kapillaren.

Karimi, Köln: Ich möchte eine provozierende Frage stellen: Warum sollen wir überhaupt so viel Sauerstoff zuführen, wenn der hohe O_2-Partialdruck nur den physikalisch gelösten Anteil erhöht und daher für den Sauerstofftransport ins Gewebe quantitativ kaum etwas bringt? Ob ich einen Sauerstoffdruck von 80 oder 90 oder 150 habe macht für den O_2-Transport wenig aus, denn der Hauptteil ist chemisch an das Hämoglobin gebunden und kann nicht über 100 Sättigungs-% gesteigert werden. Wozu sollen wir dann so hohe Sauerstoffdrücke anwenden?

Bühlmann: Ich glaube, Sie haben vollkommen recht. Wir orientieren uns für unsere internistischen Beatmungsfälle (meistens bei geschädigten Lungen) nicht nach dem pO_2, sondern nach der Sättigung, und ich bin zufrieden, wenn wir eine arterielle O_2-Sättigung von 90% haben, auch 85% werden noch toleriert. Der arterielle pO_2 liegt dann zwischen 50-65 mm Hg.

Baum, Wien: Ich wollte auf die Frage von Herrn *Langrehr* zurückkommen, ob der arterielle pO_2 für den Grad der Schädigung repräsentativ sein könnte. Wenn Ihre Theorie vom Erythrozyten stimmt, genügt es nicht, nur den mittleren arteriellen pO_2 zu betrachten. Sofern nämlich ein Shunt oder eine Verteilungsstörung vorliegen, wird ein gewisser Teil des Blutes relativ hoch arterialisiert, und erst der Durchmischungseffekt führt arteriell zu einem niedrigen arteriellen pO_2, während es regional zu einem relativ hohen pO_2 am Erythrozyten kommen kann.

Weibel: Das ist sicher richtig, und wenn der Katalyseeffekt von Schwermetallen der grundlegende Mechanismus für die Sauerstoffschädigung ist, dann genügen hierfür kaum nachweisbare Spuren. Es wurde schon mehrmals die Frage gestellt, wann der Sauerstoff toxisch zu werden beginnt. Fräulein *Molz* hat mich vorhin gebeten, etwas über den Einfluß des Sauerstoffs auf die Entwicklung der Lungen zu sagen. Dr. *Burri* hat in unserem Institut Ratten bei verschiedenem Umwelt-pO_2 aufgezogen und zwar nomoxisch, hypoxisch und hyperoxisch; es hat sich gezeigt, daß es unter den Bedingungen chronischer Hypoxie bei wachsenden Ratten (die intensivste Wachstumsphase liegt zwischen dem 23. und 44. Tag) zu einer Vergrößerung der Lungenoberfläche, des Kapillarvolumens und der Kapillaroberfläche kommt, so daß die Diffusionskapazität ansteigt (*Burri u. Weibel* 1971); das ist also eine Anpassung an den Sauerstoffmangel. Zieht man diese Ratten unter hyperoxischen Bedingungen auf, und zwar bei 40% Sauerstoff und 730 mm Hg, dann kommt es zu einer Wachstumshemmung der Lunge; Kapillaroberfläche und -volumen sind in gleichem Maße reduziert wie die Alveolaroberfläche. Bei Untersuchungen mit eindeutig toxischen O_2-Konzentrationen ändert sich die Alveolaroberfläche nicht, hingegen das Kapillarvolumen. Das Verhältnis Kapillaroberfläche zu Alveolaroberfläche liegt normal bei etwa 1, bei den toxisch geschädigten Lungen beträgt die Kapillaroberfläche nur 50% der Alveolaroberfläche, es besteht also eine echte Kapillarstörung. Diese Untersuchungen lassen den Schluß zu, daß 40% Sauerstoff eine wachstumsregulierende Funktion haben. Das ist vielleicht für die Pädiater von Bedeutung: Bei der Beatmung Neugeborener mit mittleren O_2-Konzentrationen könnte es zu einer Wachstumshemmung der Lunge gegenüber dem Körperwachstum kommen, während eine toxische Wirkung bei 100% zu erwarten ist. Zwischen 40 und 100% Sauerstoff bei einer Atmosphäre scheint also die Grenze zur Toxizität zu liegen. Wer kann dazu nähere Auskunft geben?

Zindler, Düsseldorf: Ist das nicht nur eine Adaptation an die anderen Verhältnisse, die bei Menschen, die in 4000 m Höhe geboren werden, vielleicht in ähnlicher Weise stattfindet. Das ist doch keine toxische Wirkung.

Weibel: Sie haben damit recht, daß das *keine* toxische Wirkung ist, weil bei toxischen Veränderungen die Zellen und die Kapillaren zerstört werden. Im allgemeinen wird 60% als ein Richtwert angenommen für die Grenze zwischen Toxizität und Nichttoxizität.

Roth, Bern: Bei einem Lungenödem kardialer Art, einer Aspiration oder einer Ertrinkungslunge hätte ich nie Hemmungen, 100% Sauerstoff so lange anzuwenden, wie es klinisch nötig ist, um eine gute O_2-Sättigung zu erhalten. Vermutlich entsteht beim Lungenödem ein Gradient, der uns vor der O_2-Toxizität schützt.

Weibel: Sie meinen, unter diesen Umständen können Sie ruhig 100% Sauerstoff geben, denn das würde, im Vergleich mit einer normalen Lunge, im Gewebe selbst nur 60% entsprechen!

Roth, Bern: Ja — jedenfalls hat mir Dr. *Suter* aus Zürich mitgeteilt, daß er bei einer Fettembolie eine Woche lang 100% Sauerstoff geben mußte, um eine einigermaßen befriedigende arterielle Sättigung zu erhalten und er ist „glatt" wieder herausgekommen.

Büsing, Heidelberg: Besteht eine Relation zwischen dem Sauerstoffpartialdruck und dem atmosphärischen Druck im Hinblick auf eine definierte Schädigung der Lunge durch Sauerstoff, und wenn ja, läßt sich diese Relation mathematisch ausdrücken?

Bühlmann: Ich kann diese Frage nicht mathematisch beantworten, aber es steckt ein Zeitfaktor darin; je höher der O_2-Druck, desto rascher kommt es zu Schäden; je länger die Behandlung dauert, umso niedriger muß man den pO_2 halten.

Wenn eine Behandlung über Wochen notwendig ist, soll man den normalen pO_2 von 150 mm Hg nicht wesentlich überschreiten. Aber das gilt für normale Lungen.

Weibel: Wenn ich mich recht erinnere, gibt *Lambertsen* die Grenze für 600 mm Hg mit fünf Tagen an.

Matthys: Die Funktion sieht ungefähr so aus, daß die O_2-Toxizitätsgrenze für die gesunde Lunge nach 24 Stunden bereits bei einer Atmosphäre liegt und dann mit zunehmender Expositionszeit über Tage und Wochen asymptomatisch gegen den normalen atmosphärischen Sauerstoffteildruck von 0,2 ata strebt (Abb. 1).

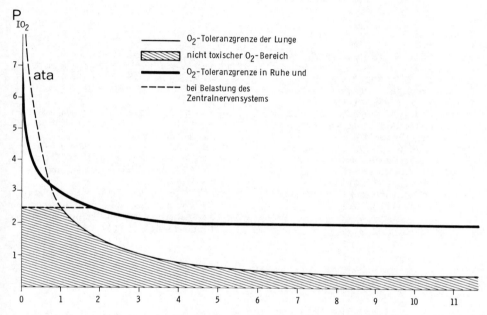

Rügheimer: Es gibt auch eine Formel von *Dickens,* die lautet: Logarithmus T = 3-2,6 Logarithmus P, hierbei ist T die Zeit des symptomfreien Intervalls, gemessen in Minuten, P die Höhe des verabreichten Druckes in Atmosphären.

Weibel: Ich möchte noch eine Schlußfrage stellen. Wer kann etwas über Vermeidung von Sauerstoffschäden sagen?

Rügheimer: Ich getraue mich fast nicht, es auszusprechen, aber das beste ist nach wie vor Prophylaxe. Bei allen Methoden, die wir Anästhesisten anwenden, sollten wir stets darauf achten, keine zu hohen Sauerstoffkonzentrationen anzuwenden. Dies gilt ganz besonders für Respiratoren, die mit Sauerstoff betrieben werden. Das Luft-Sauerstoff-Gemisch ist dabei unkontrollierbar. Hier gilt, was *Herzog* bereits zum Ausdruck gebracht hat: Je höher der Beatmungswiderstand und je geringer das Beatmungsvolumen, desto höher ist die Sauerstoffkonzentration.

Zur Vermeidung von Sauerstoffschäden sollen Schwermetalle wie Kobalt, Mangan, aber auch Alpharezeptorenblocker die bereits eingetretene Sauerstoffintoxikation bessern. Ebenso sollen die Hypophysektomie und die Adrenektomie die Sauerstofftoleranz erhöhen, aber dies kann man ja wohl kaum einem Patienten vorschlagen.

Voigt, Tübingen: Zum Thema Respiratoren: Ich habe gemessen, daß man bei einem Bennett PR 2 mit O_2 als Betriebsgas und Luftbeimischung über den Venturi-Sog O_2-Konzentrationen zwischen 60 und 90% erreicht, je nach Flow und Druck. Wenn man den gleichen Respirator mit Druckluft betreibt und über den Venturi-Sog Sauerstoff zumischt, geht die O_2-Konzentration nicht über 55 Vol% hinaus.

Weibel: Ich glaube, wir können das Podiumsgespräch an diesem Punkt abschließen. Ich danke allen Referenten und dem Auditorium für die lebhafte Mitwirkung.

Literatur

Burri, P. H., E. R. Weibel: Resp. Physiol. 11 (1971) 247
Caldwell, P. R. B., W. L. Lee jr., H. S. Schildkraut, E. R. Archibald: J. appl. Physiol. 21 (1966) 1477
Dickens: Zit. in *N. Haugaard:* Poisoning of cellular reactions by oxygen. Ann. N.Y. Ac. Sci. 117 (1965) 736
Fairley, H. B., B. A. Britt: The adequacy of the airmix control in ventilators operated from an oxygen source. Canad. med. Ass. J. 90 (1964) 1394
Matthys, H., A. Bühlmann: Schweiz. med. Wschr. 100 (1970) 1313

Minkowski, A., M. Monset-Couchard, Amiel-Tison (Edd.): Symposium on artificial ventilation, Paris 1969. Biol. Neonat. 16 (1970) 86; 133; 140
Ohlson, W. T.: A study on oxygen toxicity at atmospheric pressure. Act. Med. Scand. Suppl. 190 (1947)
Pautler, S., I. M. Cimons, D. Cauna, R. Totten, P. Safar: Pulmonary oxygen toxicity at one ATA. Act. Anaesth. Scand. Suppl. XXIV (1966) 51
Wolff, G.: Einfluß der inspiratorischen Sauerstoffkonzentration auf den intrapulmonalen Rechts-Links-Shunt bei Überdruckbeatmung. Thoraxchirurgie 18 (1970) 356

Der nutritive Bronchialkreislauf bei Lungenveränderungen

Von H. Otto

Lunge und Leber haben die Besonderheit gemeinsam, daß sie einen hohen Blutdurchfluß durch ein Kapillarnetz und ein eigenes nutritives System besitzen. Über die Bedeutung der unmittelbar nutritiven Funktion des Bronchialarteriensystems ist nur wenig bekannt. Man muß offen zugeben, daß die Bronchialarterien hinsichtlich Verlauf und Lichtungsweite bei der normalen Autopsie in der Regel unberücksichtigt bleiben. Sie entspringen der Aorta etwa in Höhe der zweiten oder dritten Interkostalarterie oder einer Interkostalarterie. In der Höhe des Lungenhilus sind die Bronchialarterien in der Regel schon in mindestens zwei Äste geteilt, die zwischen Pulmonalarterie und Stammbronchus verlaufen (Abb. 1).

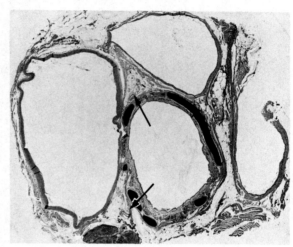

Abb. 1. Schnitt durch den Lungenhilus mit Stammbronchus, zwei Pulmonalvenen und der Pulmonalarterie sowie den beiden (⟶) Bronchialarterien

Achtet man bei Autopsien auf die Bronchialarterien, so findet man sie häufig durch arteriosklerotische Wandveränderungen weitestgehend obliteriert. Im Experiment sind Lungen von Warmblütern exstirpiert und wieder reimplantiert worden, ohne daß nutritive Schäden beobachtet wurden. Auch bei den bislang bekannt gewordenen Lungentransplantationen ist das Bronchialarteriensystem, ebenso wie die nervale Versorgung der Lunge, unberücksichtigt geblieben, da eine Anastomosierung dieser kleinkalibrigen Arterien beträchtliche technische Schwierigkeiten schafft. Irgendwelche Schäden aus der Konsequenz der fehlenden Bronchialarterienanastomosierung sind bislang nicht bekannt geworden.

Es gibt auch Erkrankungen, die die Bedeutungslosigkeit der nutritiven Funktion des Bronchialarteriensystems demonstrieren. Sowohl beim Morbus Boeck als auch insbesondere bei der Silikose gibt es Fälle einer reinen Hilusverschwielung. Die klinische Symptomatik dieser Fälle reiner Hilussilikose ist gekennzeichnet durch einen hartnäckigen trockenen Husten, der die Patienten bis zur Erschöpfung quält, und der fast therapieresistent ist. Es besteht keinerlei Zweifel, daß in den Fällen der Hilussilikose die Bronchialarterien in der Verschwielung mitzerstört werden. Objektivierbare Risiken aus diesem Verlust des nutritiven Systems sind bei der Hilussilikose bislang nicht bekannt geworden.

Die absolute nutritive Bedeutung des Bronchialarteriensystems ist also offenbar weit geringer als das anatomisch ähnliche System einer eigenen nutritiven Versorgung der Leber. Die Leberarterie ist um ein Vielfaches großkalibriger und von vitaler Bedeutung: Ihr Verschluß oder ihre Ligatur führt unmittelbar zur Parenchymnekrose. Eine gleichwertige Bedeutung besitzt das Bronchialarteriensystem hinsichtlich seiner nutritiven Funktion nicht.

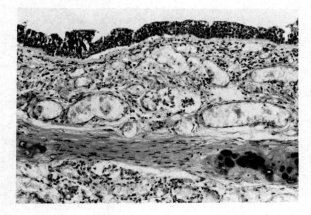

Abb. 2. Stauungsbronchitis mit erheblicher Dickenzunahme der Submukosa

Tabelle 1. Ursachen und Therapiemöglichkeiten der Bronchialobstruktion

Obstruktion	durch:	Therapiemöglichkeit
Bronchial-Lichtung	1. Hyper- und/oder Dyskrinie mit Schleimobstruktion	sekretolytisch
	2. Obstruktion durch eitriges Sekret bei floridem Infekt	antiinfektiös
	3. Granulationspfröpfe bei Bronchiolitis obliterans	antiproliferativ
Bronchialwand	4. Entzündliches Ödem und/oder Infiltratschwellung der Schleimhaut	antiphlogistisch
	5. Stauungsblutfülle der Bronchialschleimhaut	kardial
	6. Wandkollaps bei mangelnder Stabilität und Verspannung	atemmechanisch
	7. Bronchialspasmus	spasmolytisch

Dagegen hat aber offenbar der rückläufige venöse Schenkel des Bronchialgefäßsystems unter Bedingungen einer hämodynamischen Insuffizienz klinische Bedeutung. Der venöse Schenkel läuft als Kapillarplexus in der Submukosa der knorpelarmierten großkalibrigen Bronchien und kann offenbar als eine Art Shunt in der kapillären Zwischenstrecke zwischen Aorta und Pulmonalarterie aufgefaßt werden. Normalerweise ist dieses Kapillarbett ohne einen wesentlichen Volumenanteil in der Bronchialwand. Unter Bedingungen einer hämodynamischen Insuffizienz kann die Auffüllung dieses angiomartigen Kapillarplexus beträchtlichen Anteil am Kaliber der Bronchuswand bekommen (Abb. 2). Es besteht wenig Zweifel, daß dieser anatomische Sachverhalt funktionell zu dem Effekt einer Bronchialobstruktion führt. Unter den verschiedenen Ursachen einer Bronchialobstruktion, die die Tab. 1 zeigt, ist damit *eine* vorwiegend hämodynamisch bedingt. Sie fällt in den therapeutischen Möglichkeiten und Konsequenzen relativ weit aus dem üblichen therapeutischen Programm bei Bronchialobstruktion heraus. Der gefäßgefüllte und relativ vulnerable Kapillarplexus in der Submukosa kommt ebenfalls als Quelle für Blutungen in Betracht, die u.U. relativ massiv sein können.

Diskussion

Rotter (Frankfurt): Haben Sie in den Venen der Bronchialschleimhaut hyaline Thromben gefunden? Es wäre denkbar, daß bei verlangsamter Strömung infolge kardialer Stauung, Schock oder Beatmung auch hier die Voraussetzungen zur Bildung hyaliner Mikrothromben gegeben sind. Evtl. könnte es auch zu Ernährungsstörungen in der Bronchialwand kommen.

Otto: Hyaline Thromben habe ich im kapillären Plexus der Submukosa nie gesehen, aber in Einzelfällen hämatogen eingeschwemmte Komplexe von Tumorzellen.

Benzer (Wien): Gibt es analog zur Stauungsbronchitis auch eine Strauungstracheitis mit erhöhter Vulnerabilität gegenüber mechanischen Einwirkungen, etwa durch eine Intubation? Wir beobachten doch bei Kindern mit Shuntvitien, bei denen eine derartige venöse Stauung anzunehmen ist, häufig eine subglottische Stenosierung.

Otto: Man sieht diese stark blutgefüllten Bronchialvenen im gesamten knorpelarmierten Bereich der Luftwege, und dort besteht zweifellos eine erhöhte Vulnerabilität.

Herzog (Basel): Wir beobachten bei linksinsuffizienten Patienten regelmäßig einen verminderten Atemstoß und einen erhöhten Bronchialwiderstand. Diese vergrößerten Widerstände gehen auf Digitalis und Diuretika zurück — aber auch nach Gabe von Alupent und anderen Bronchodilatatoren. Man kann dies auf verschiedene Weise zu erklären versuchen: Entweder beeinflussen alle diese Pharmaka die Gefäßweite, d.h. ein Schleimhautödem wird reduziert, oder die durch die Stauung irritierte und kontrahierte Bronchialmuskulatur wird durch die Bronchodilatantien zur Erschlaffung gebracht.

Hartung (Münster): Wir haben bisher die venöse Seite diskutiert, es gibt aber auch einen Shunt von der arteriellen Seite. So führen fibrosierende Lungenprozesse zu einem Ausbau des Bronchialgefäßsystems mit einem beträchtlichen Links-rechts-Shunt.

Otto: Auch die oft stark vaskularisierten Pleuraschwielen führen zu einem Links-rechts-Shunt, dessen Kaliber größer sein kann als das der relativ kleinen Bronchialarterien.

Herzog: Wird die Ernährung eines Lungensegments oder -lappens bei allmählicher Obliteration einer Pulmonalarterie (beispielsweise bei Bronchiektasen mit rezidivierenden entzündlichen Schüben) durch die Bronchialarterien übernommen? Gelegentlich sieht man aneurysmatische Gefäßerweiterungen an Ostien bronchiektatischer Lungenlappen. Wenn man eine solche erweiterte Bronchialarterie als Tumor ansieht, kann eine Biopsie sehr gefährlich werden.

Otto: Für die Ernährung des Lungenparenchyms spielt die Bronchialarterie sehr wahrscheinlich eine gewisse Rolle. Normalerweise verläuft die Bronchialarterie außerhalb des knorpeligen Teils der Bronchialwand. Gelegentlich kann aber eine aneurysmatische Arterie in die Bronchialwand hineinragen und Blutungen provozieren.

Adeninnukleotid- und Kohlenhydratstoffwechsel der Lunge in der Ischämie

Von P. von Wichert

Es existieren Hinweise, daß es unter Langzeitbeatmung zu einer Störung in der terminalen Strombahn der Lunge kommt (10, 12). Es ist unbekannt, ob dieser Effekt der Beatmung als solcher, oder der bei den meist schwerkranken Patienten gleichzeitig bestehenden allgemeinen Kreislaufinsuffizienz zuzuordnen ist (2, 11, 14).

Theoretisches Bindeglied zwischen Perfusionsstörungen und Lungenveränderungen kann u.a. das Surfactantsystem der Lunge sein, da die Produktion oberflächenaktiven Materials eine aktive energieabhängige Syntheseleistung der Lunge ist. Man weiß u.a. aus Untersuchungen von *Felts,* daß die Lunge zur Energieproduktion ausschließlich Glukose verwerten kann.

Unter den geschilderten Fragestellungen und Voraussetzungen war es notwendig, den Gehalt der Lunge an Glukose und Glukosemetaboliten sowie Adeninnukleotiden zu untersuchen, wobei besonders die Bedingungen des Kreislaufstillstandes interessant waren. Bisher liegen zu diesem Problem keine ausreichenden Befunde vor.

Methodik und Ergebnisse

Bei 25 Kaninchen beiderlei Geschlechts zwischen 2,6 und 3,6 kg Gewicht wurde in Pernoctonnarkose der Thorax geöffnet. Die Lunge wurde am Hilus gefaßt und bei den Kontrolltieren innerhalb 15 Sekunden in flüssigem Sauerstoff eingefroren. Bei den Ischämieversuchen gelangte die Lunge in eine thermostatisierte Plexiglaskammer und wurde dort 30, 60, 120 oder 180 Minuten belassen. Auch hier wurde die Ischämie durch Einfrieren in flüssigem Sauerstoff beendet.

ATP, ADP, AMP, Glukose Pyruvat und Laktat wurden enzymatisch nach *Gercken u. Aurbeck, Bergmeyer u. Gercken* bestimmt. Die Ergebnisse sind in Abb. 1 zusammengefaßt. Die Angaben erfolgen in µmol/g Feuchtgewebe.

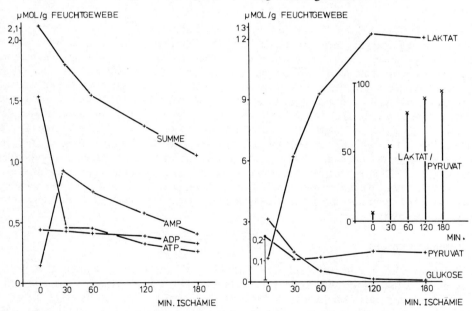

Abb. 1. Ergebnisse der Bestimmung der Metaboliten des Adeninnukleotid- und Kohlenhydratstoffwechsels in der Kaninchenlunge ohne und nach 30-180 Min. Ischämie

Diskussion

Der ATP-, ADP- und AMP-Gehalt der normalen Lunge ist etwas niedriger als der der übrigen parenchymatösen Organe, die ATP/ADP- und APP/AMP-Quotienten entsprechen sich aber. Bei einem Blutgehalt der Lungen von 24 ± 6,3% und einem ATP-Gehalt des Blutes von 0,8 µmol (15) kann errechnet werden, daß der nach 2 bis 3 Stunden im Organ gemessene ATP-Gehalt den Erythrozyten entstammt. Während ATP relativ schnell abgebaut wird, geht der Abbau der Nukleotide über die Stufe der Mononukleotide, verglichen mit anderen Organen, nur langsam vor sich. Nach 60 Minuten hat die Summe der Nukleotide nur um 25% abgenommen verglichen mit einer Abnahme von 60-70% in Niere und Leber (13). Diese Ergebnisse korrespondieren gut mit den Befunden von *Jacobs*.

Verglichen mit anderen Organen enthält das Lungengewebe relativ geringe Glukosemengen. Berücksichtigt man den Blutgehalt des Organs, so vermindert sich bei den Nulltieren der Wert noch um etwa 1 μmol/g, später wird offensichtlich auch die im Blut vorhandene Glukose verbraucht. Da die Lunge Glykogen nur in ganz geringer Menge enthält (16), muß die Energieproduktion des ischämischen Lungengewebes aus Substratmangel nach etwa zwei Stunden sistieren, so daß der Laktatgehalt nicht weiter ansteigen kann. In der Literatur werden Angaben über den Gehalt der Lunge an Kohlenhydraten und Glukosemetaboliten mit Ausnahme der Werte von *Jacobs* nicht gefunden. Er konnte bei den Nulltieren 5,32 μmol/Glukose/g Feuchtgewebe messen, es ist aber anhand der anderen Werte sichtbar, daß seine Versuchstiere gestreßt waren, so daß sich hierdurch das höhere Niveau erklärt.

Es besteht wenig Zweifel, daß dieser Kohlenhydratarmut der Lunge Bedeutung zukommt. Jede Störung der terminalen Perfusion der Lunge dürfte, mehr noch als durch O_2-Mangel, durch Substratmangel zu einer Schädigung des Lungenparenchyms führen können. Unsere Ergebnisse zeigen, daß durch Fehlen von Reservekohlenhydraten (Glykogen) auch nicht die Fähigkeit zu einer längeren anaeroben Glykolyse vorhanden ist. Während das Lungengewebe bezüglich des Abbaues der Adeninnukleotide etwa dem Skelettmuskel vergleichbar ist (8), gilt das für den Kohlenhydrathaushalt nicht. Eine Minderversorgung der Alveolarzellen, besonders der Pneumozyten Typ II mit Substraten muß Rückwirkungen auf die Funktion der Lunge haben, da die Produktion des Surfactant an eine intakte Substratversorgung und Zelleistung gebunden ist (3, 7, 9). Nichts steht der Annahme entgegen, daß in der Ätiologie und Pathogenese von Lungenveränderungen nach Langzeitbeatmung Störungen der Substratversorgung der Pneumozyten durch Störungen der terminalen Perfusion der Lunge eine Rolle spielen.

Zusammenfassung

Metabolite des Adeninnukleotid- und Kohlenhydratstoffwechsels wurden in der Kaninchenlunge ohne und nach 30-180 Minuten Ischämie untersucht. Es zeigt sich, daß die Lunge nur über geringe Kohlenhydratreserven verfügt, die innerhalb von 60 Minuten verbraucht werden. Die Untersuchungen bestätigen die Auffassung, daß Störungen der Perfusion der terminalen Strombahn der Lunge zu Funktionsstörungen des Organs führen können.

Literatur

1 *Bergmeyer, H. U.:* Methoden der enzymatischen Analyse. Verlag Chemie, Weinheim 1970
2 *Cook, W. A., W. R. Webb:* Pulmonary changes in hemorrhagic shock. Surgery 64 (1968) 85

3 *Felts, J. M.:* Carbohydrate and lipid metabolism of lung tissue in vitro. Med. thorac. 22 (1965) 89
4 *Gercken, G.:* Quantitative enzymatische Milchsäuredehydrierung; Hoppe-Seylers Z. f. physiol. Chem. 320 (1960) 180

5 *Gercken, G., G. Aurbeck:* Zur Spezifität der enzymatischen ATP-Bestimmung. Naturwissenschaften 51 (1964) 107
6 *Jacobs, G.:* Über den Metabolitgehalt der Lunege und seine Veränderung im absoluten Sauerstoffmangel. Z. ges. exp. Med. 137 (1963) 12
7 *Massaro, D., M. R. Simon, H. Steinkamp:* Metabolic factors affecting protein synthesis by lung in vitro. J. appl. Physiol. 30 (1971) 1
8 *Matthias, R. F., E. W. Busch:* Abbau der Purinnekleotide in ischämischem Gehirn- und Muskelgewebe von Kaninchen. Hoppe-Seyers Z. physiol. Chem. 350 (1969) 1410
9 *Nairmark, A., D. Klass:* The incorporation of palmitate-14C by rat lung in vitro. Canad. J. Physiol. Pharmacol. 45 (1967) 597
10 *Nash, G., J. B. Blennerhassett, H. Pontoppidan:* Pulmonary lesions associated with oxygen therapy and artificial ventilation. New Engl. J. Med. 276 (1967) 368
11 *Schwiete, W., E. Kirchner, M. Hettler:* Lungenschädigung durch Sauerstoff im Schock. Münch. med. Wschr. 112 (1970) 582
12 *Theuring, F., R. Morgenstern:* Pulmonale Veränderungen nach maschineller Langzeitbeatmung. Zbl. allg. Path. path. Anat. 112 (1969) 553
13 *Thorn, W., W. Isselhard, B. Mündler:* Glykogen-, Glukose- und Milchsäuregehalt in Warmblüterorganen bei unterschiedlicher Versuchsanordnung und anoxyscher Belastung mit Hilfe optischer Fermentteste ermittelt. Biochem. Z. 331 (1959) 545
14 *Veith, F. J., J. W. C. Hagstrom, A. Panossian, S. L. Nehlsen, J. W. Wilson:* Pulmonary microcirculatory response to shock, transfusion, and pumpoxygenator procedures. Surgery 64 (1968) 95
15 *Wichert v., P., G. Gercken:* Metabolitkonzentration im Blut und Erythrozyten unter verschiedenen Versuchsbedingungen. Verh. dtsch. Ges. inn. Med. 70 (1964) 250
16 *Wichert v., P.:* Unveröffentlichte Befunde

Die Auswirkungen der pulmonalen Fettembolie auf die Lungenfunktion

Von W. E. Zimmermann, Ch. Mittermayer, W. Vogel, H. Birzle, M. Hirschauer und D. Böttcher

Die Auswirkungen einer Fettembolie in den Lungenkapillaren auf Perfusion, Ventilation und Gasaustausch sind bis heute ebenso umstritten wie ihre Ätiologie und Pathogenese, obwohl bereits vor 110 Jahren *F. Zenker* erstmals bei einem verstorbenen Unfallverletzten massiv Fetttropfen in der Lungenstrombahn nachwies. Kliniker und Pathologen diskutieren, ob eine sog. Fettembolie sui generis ein Krankheitsbild mit Todesfolge darstellen kann.

Als Ursachen der Fettembolie werden neben der klassischen Einschwemmungstheorie von Knochenmarkzellen und Knochenmarkfett in die Lungen (*Busch, Lubarsch* 1893, *Ch. Büchner* 1964) die Lipaseentgleisungstheorie (*Nather u. Susani* 1927, *Hess, Peltier* 1967, *Schüttemeier u. Flach* 1950) und die Entmischungstheorie erörtert, die durch eine Abnahme der Phosphatide und hydrophilen Proteine (*Hartmann u. Fleck* 1959) bedingt wird. Klinische und tierexperimentelle Untersuchungen bestätigten die Annahme von *Porter*, daß engere Zusammenhänge zwischen Schock, initialer Fetteinschwemmung mit nachfolgender Hyperlipidämie, Azidose und Verbrauchskoagulopathie bestehen (*Bergentz* 1961; *Fuchsig* 1966; *Zimmermann* 1969; *Mörl* 1969; *Hupe* 1967; *Blümel* 1967; *Durst u. Heller* 1970), wobei eine Hypovolämie und die daraus resultierenden mikrozirkulatorischen und metabolischen Entgleisungen wesentliche Voraussetzungen sind.

Die klinische Diagnose ist dadurch erschwert, daß es sich um flüchtige und unspezifische Symptome wie Somnolenz, Tachykardie, Tachypnoe, febrile Temperaturen, Petechien der Haut und eine mehr oder weniger ausgebildete respiratorische Insuffizienz handelt, die ohnehin im Schock vorkommen und durch ähnliche Erscheinungen anderer Ursache überlagert sein können.

Die pathologisch-anatomische Diagnose ist hingegen einfacher und wird dadurch erleichtert, daß das weit verzweigte Kapillarsystem der Lungenstrombahn als erstes Sieb sowohl für nicht emulgiertes Fett als auch für andere Aggregate korpuskulärer Elemente im venösen Blut dient. Die komplexe Natur dieses Problems wird dadurch unterstrichen, daß neben Bestandteilen des Knochenmarks eingeschwemmte Fettgewebszellen und phagozytiertes Fett in Granulozyten und Thrombozyten oder eingelagert in Mikrothromben nachzuweisen ist. In kleineren Gefäßen und Kapillaren sind feine Fetttröpfchen vorhanden, die Thrombozyten, Erythrozyten, aber auch ausgedehnte Alveolarbezirke als Fettmantel umgeben können. Bei Vorliegen einer Lipämie findet sich auch vermehrt ausgefälltes Fibrin (Abb. 1a-d).

Für unsere Betrachtungen ist von Bedeutung, daß das Lungengewebe im Bereich von Lungenkapillaren, die Fettembolie enthalten, gegenüber dem übrigen Gewebe atelektatisch ist und in den Randzonen nicht selten ein alveoläres Ödem besteht. Darüber hinaus findet sich Fett im Zytoplasma von Endothelzellen und abgelösten Alveolarepithelien, die phagozytiertes Fett enthalten. In der Umgebung von Fettembolie finden sich mehrkernige Riesenzellen und häufig granulozytäre Reaktionen.

Ziel unserer Untersuchungen war es, die charakteristischen pathophysiologischen Zusammenhänge zwischen Lipidveränderungen, Fettembolie und Lungenfunktionsstörungen aufzuzeigen, und neue Möglichkeiten für deren therapeutische Beeinflussung zu suchen.

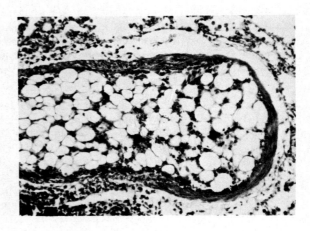

Abb. 1a. Eingeschwemmter Knochenmarksfettembolus bei traumatisch-hämorrhagischem Schock. HE, 225 x

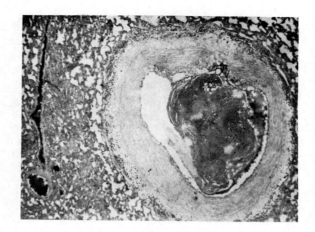

Abb. 1b. Fettfibrinthrombus in Lungenarterie bei Lipämie. Perivaskuläres Ödem. Traumatisch-hämorrhagischer Schock. Femurfraktur beiderseits. Sudanschwarz, 225 x

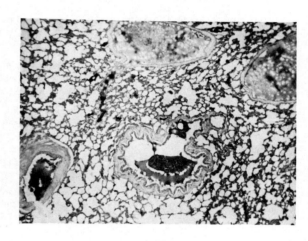

Abb. 1c. Fettmassen in Lungenarterie, Lungenvene und kleinem Bronchus bei Lipämie. Partielle Atelektase. Traumatisch-hämorrhagischer Schock. Sudanschwarz, 40x

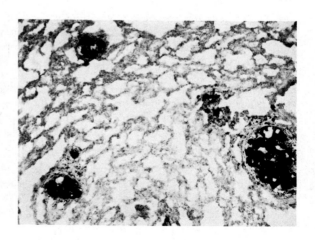

Abb. 1d. Fetttropfen in mittelgroßen und kleinen pulmonalen Gefäßen. Partielle Atelektase und interstitielles Ödem. Sudanschwarz, 200 x

Die klinischen Untersuchungen erfolgten teils als retrospektive, teils als prospektive Studien. Bei den Patienten wurden innerhalb von 24 Std. nach einem schweren traumatisch-hämorrhagischen Schock wegen multipler Frakturen oder nach postoperativ-septischem Schock arterielle und meist auch zentralvenöse Blutgasanalysen durchgeführt. Das Krankengut wurde in Verstorbene und Überlebende unterteilt. Zur Beantwortung der Frage, inwieweit die Intensität eines Traumas metabolische Veränderungen, insbesondere des Lipidstoffwechsels, bedingt, die die Entstehung einer Fettembolie begünstigen, untersuchten wir die funktionellen Auswirkungen auf den Gasaustausch der Lungen außerdem bei Patienten mit isolierten Oberschenkelfrakturen, die als Skifahrer einen meist einheitlichen Frakturmechanismus aufwiesen.

Methodik

Die simultanen Blutentnahmen erfolgten arteriell aus der A. femoralis und brachialis und zentralvenös mittels eines Katheters aus dem rechten Vorhof oder der A. pulmonalis, bei isolierten Frakturen zusätzlich aus der V. femoralis des geschädigten und des nicht geschädigten Beines. In den anaerob abgenommenen Blutproben wurden bestimmt: O_2-Sättigung (%; Atlas-Doppeloxymeter), pO_2 (mm Hg; Eschweiler, Astrup), pCO_2 (mm Hg; Radiometer, Astrup), pH, Standardbikarbonat (mval/l; Radiometer, Astrup), Laktat und Pyruvat (mg%; Enzymmethode Boehringer). Die Analyse der Serumlipide wurde mit Testpackungen der Firma Boehringer durchgeführt. Wir registrierten: Gesamtlipide (Zöllner-Kirsch), Gesamtcholesterin (Eberhagen), Betalipoproteide (Hartmann), Phospholipide (Zilversmith u. Davis), freie Fettsäuren (Dole), Freies Glyzerin und Neutralfett (Boehringer). Die Ausatmungsluft wurde auf O_2- und CO_2-Gehalt untersucht und das Atemminutenvolumen mit dem Respirator registriert. Mit Hilfe dieser Werte wurde die Totraumventilation (VD/VT) nach der Bohr-Gleichung bestimmt. Bei einer 100%igen O_2-Atmung über 20 Minuten wurde mittels arterieller und zentralvenöser O_2-Spannung der Rechts-links-Shunt der Lunge in % des Herzminutenvolumens berechnet.

Der Pulmonalarteriendruck und der mittlere arterielle Druck wurden vereinzelt mittels Statham-Elementen registriert.

Die statistische Auswertung erfolgte mit Hilfe eines Digital-Computerprogramms und dem Student-Test (Diehl-Combitron) oder durch Varianzanalysen mit Prüfschranken nach *Bonferroni* im Institut für medizinische Statistik und Dokumentation der Universität Freiburg i.Br. (Dr. *Bloedhorn*).

Ergebnisse

Die Analyse des morphologischen Befundes von 106 Patienten (Tab. 1), von denen 55 nach traumatisch-hämorrhagischem und 51 nach septischem Schock innerhalb von 21 Tagen verstarben, zeigt, daß sich die Häufigkeit von Mikrothromben und von interstitiellem und perivaskulärem Ödem ebenso wie die unspezifischen Befunde in beiden Gruppen entsprechen. Eine auffallende Diskrepanz besteht jedoch im Vorkommen von Fettemboli in den Lungenkapillaren. Die mikroskopische Untersuchung beweist, daß beim traumatisch-hämorrhagischen Schock in 55% der Fälle massiv Fett, beim septischen Schock hingegen lediglich in 8% geringe Mengen von Fett vorkommen, ebenso wie hyaline Membranen, die im traumatisch-hämorrhagischen Schock in 51%, im septischen Schock nur in 33% nachzuweisen waren.

Daraus können wir folgern, daß im traumatisch-hämorrhagischen Schock jeder 2. Patient nicht nur durch die Mikrothrombenbildung in der Lungenstrombahn, sondern auch durch die zusätzlich aufgetretenen Fettglobuli gefährdet sein kann, da daraus schwere Störungen des Ventilations-Perfusions-Verhältnisses und des Gasaustausches resultieren können.

Tabelle 1. Morphologische Befunde der Lunge beim septischen und traumatisch-hämorrhagischen Schock

	Mikrothromb.	Interstit. Perivask. Ödem	Unspez. Befund	Hyaline Membran	Fettembolie
Septischer, postoperativer Schock n = 51	100% (51)	84% (43)	70% (36)	67% (34)	33% (17)	8% (4)
Traumatisch hämorrhag. Schock n = 55	100% (55)	87% (48)	65% (36)	76% (42)	51% (28)	55% (30)

Um einen Einblick in die pathophysiologischen Zusammenhänge bei den hämodynamischen und den Gasaustauschstörungen zu erhalten, wie sie Mikrothromben einerseits und Mikrothromben + Fettemboli andererseits verursachen, untersuchten wir bei einem Teil der verstorbenen Patienten, bei denen eine kontrollierte Beatmung nach traumatisch-hämorrhagischem und septischem Schock durchgeführt wurde, den arteriellen pH-Wert, die arterielle Sauerstoff- und Kohlensäurespannung sowie den Sauerstoffgehalt in der Inspirationsluft.

Die Mittelwerte von 26 Patienten mit septischem und 22 Patienten mit traumatisch-hämorrhagischem Schock, bei denen die Obduktion lediglich Mikrotrhomben in der Lungenstrombahn ergab, wurden mit den Werten von elf Patienten im traumatisch-hämorrhagischen Schock verglichen, bei denen morphologisch Mikrothromben und massiv Fettemboli in den kleinen Lungengefäßen festgestellt wurden.

Diesen drei Gruppen wurde eine 4. Gruppe von 27 Patienten gegenübergestellt, in der lediglich klinisch die Diagnose Fettembolie vorlag, und die in 17 Überlebende und 10 Verstorbene unterteilt wurde.

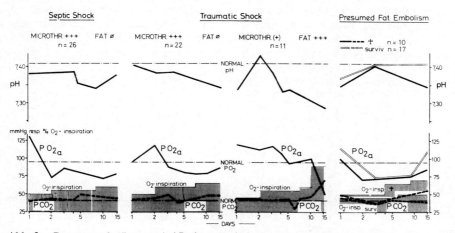

Abb. 2. Gasaustauschstörungen bei Patienten mit postoperativ-septischem (n=26) und traumatisch-hämorrhagischem (n=22) Schock, bei denen autoptisch nur Mikrothromben gesichert wurden im Vergleich zu solchen Patienten (n=11) im traumatisch-hämorrhagischen Schock, bei denen Mikrothromben und Fettemboli vorlagen und zu solchen, bei denen die klinische Diagnose Fettembolie gestellt wurde (10 Verstorbene, 17 Überlebende)

Der Vergleich der Mittelwerte informiert darüber (Abb. 2), daß in den Gruppen, bei denen nur Mikrothromben in der Lungenstrombahn nachgewiesen wurden, die Sauerstoffspannung zwar unter den Sollwert abfällt, nach Steigerung des Sauerstoffanteils in der Inspirationsluft auf 62% jedoch konstant bleibt und nur eine geringe kombinierte Azidose vorliegt.

In der Gruppe, die Mikrothromben und zusätzlich Fettemboli aufweist, ist hingegen ein kontinuierlicher Abfall der Sauerstoffspannung bis auf 52 mm Hg trotz erheblicher Steigerung des Sauerstoffgehaltes auf 89% in der Inspirationsluft zu verzeichnen, obwohl durch die erhebliche Azidose eine Rechtsverschiebung der O_2-Dissoziationskurve vorliegt und daraus ein höherer P_aO_2 resultiert. Der Anstieg der Kohlensäurespannung auf 70 mm Hg, als Ausdruck des Beginns der finalen Phase, erfolgt in dieser Gruppe auch bereits früher. Diese Veränderungen sind ab dem 5. Tag im Vergleich zu den übrigen Gruppen mit einem $p < 0,01$ signifikant.

Eine gegenüber vermehrter Sauerstoffinsufflation refraktäre Hypoxie, die durch eine progressive Abnahme des Sauerstoffgehaltes im arteriellen Blut charakterisiert wird, kann nur durch eine Vergrößerung der alveolär-arteriellen Sauerstoffdifferenz erklärt werden, der im wesentlichen drei entscheidene Ursachen zugrunde liegen:

1. Eine Beeinträchtigung der Sauerstoffdiffusions- oder -transportkapazität durch Erschwerung der Diffusion von der Alveole bis zur chemischen Bindung an das Hämoglobin im Erythrozyten.
2. Zunehmendes Mißverhältnis zwischen Ventilation und Perfusion durch Verteilungsstörungen in ausgedehnten Lungenbezirken.
3. Eröffnung von präformierten venös-arteriellen Shunts in der Lunge.

Aus verständlichen Gründen konnten weitere detaillierte Untersuchungen nur bei einer geringen Anzahl dieser schwerkranken Patienten vorgenommen werden. Zwölf Patienten mit traumatisch-hämorrhagischem Schock, bei denen die klinische Diagnose Fettembolie gestellt wurde, konnten eingehender untersucht werden. Es handelt sich um sechs Überlebende und sechs Verstorbene, bei denen die Obduktion sowohl Mikrothromben als auch massiv Fettemboli in den Lungenkapillaren ergab (Tab. 2).

Tabelle 2. Respiratorische Veränderungen und intrapulmonaler Rechts-links-Shunt bei Fettembolie und traumatisch-hämorrhagischem Schock

	PO_{2a} (Luft) (mmHg)	Intrapulm. Shunt % Herzleistung (Tage)				Totraum Ventil. VD/VT	AMV (l/Min)	Atemfrequenz (Min)
		0	2	4	8			
Kontrollgruppe	80	5%				0,35	8,00	12-20
Überlebende n=6	57 ± 9		20 ±12	33 ± 8	22 ± 9	15 ± 5	0,48-0,55	11,3-28,0	18-36
Verstorbene n=6	45 ± 6		40 ±18	46 ± 7	33 ±12	44 ± 9	0,48-0,63	15,0-49,0	32-44

In beiden Gruppen wurde eine zunehmende Hypoxie und ein intrapulmonaler Shunt nachgewiesen. Dabei ergab sich, daß bei intrapulmonalen Shunts von mehr als 40% die Prognose schlecht ist. Da Herzminutenvolumina von 6-14 Litern gemessen wurden, müssen zusätzliche pathologische Veränderungen in den Lungen auftreten, die die Ursache für die intrapulmonale Kurzschlußblutmenge und die Hypoxämie darstellen. Die Zunahme der Totraumventilation (VD/VT) von 0,3 auf 0,63 veranschaulicht andererseits, daß Alveolen belüftet werden, die nicht mehr durchblutet sind. Daraus resultiert eine zunehmende Hyperkapnie und respiratorische Azidose, wenn 2/3 der Lunge von den pathologisch-anatomischen Veränderungen betroffen sind. Die enorme Steigerung sowohl von Atemminutenvolumen als auch Atemfrequenz ist dabei bemerkenswert.

In der Gruppe der nach traumatisch-hämorrhagischem Schock Verstorbenen waren in den ersten fünf Tagen eine hohe Blutdruckamplitude und ein meist erhöhter Druck in der A. pulmonalis sowie ein präfinales Ansteigen des zentralvenösen Druckes festzustellen. Dieser Druckerhöhung in der A. pulmonalis entspricht eine Zunahme des pulmonalen Gefäßwiderstandes auf ca. 500 $dyn/sec/cm^{-5}/m^2$ (Normwert in Ruhe: 150-180 $dyn/sec/cm^{-5}/m^2$). Daraus ergibt sich eine Belastung für das rechte Herz, die das Vierfache gegenüber der Norm beträgt. Das Myokard des rechten Ventrikels ist jedoch nicht auf eine akute Drucksteigerung adaptiert, so daß es oft zu einem Rechtsherzversagen kommt.

Demgegenüber zeigt die Gruppe der Überlebenden eine kleinere Blutdruckamplitude mit einem eher gering erniedrigten arteriellen Mitteldruck. Auch der Druck in der A. pulmonalis findet sich im Durchschnitt um 10 mm Hg niedriger als in der Gruppe der Überlebenden. Die Druckdifferenzen konnten mit einem $p < 0,01$ statistisch gesichert werden.

In einer weiteren Patientengruppe mit multiplen Frakturen und schwerem traumatisch-hämorrhagischem Schock, bei denen wegen respiratorischer Insuffizienz eine kontrollierte Beatmung durchgeführt wurde, unterteilten wir in 22 Verstorbene und 16 Überlebende. Bei diesen prospektiven Untersuchungen registrierten wir während eines Verlaufes von 15-20 Tagen neben den arteriellen auch die zentralvenösen Blutgaswerte und den Säure-Basen-Haushalt und führten Serumlipidbestimmungen und Thrombozytenzählungen durch.

In der Gruppe der Verstorbenen, bei denen Fettglobuli und Mikrothromben in der Lungenstrombahn bestätigt wurden, kommt es am 5. Tag (Abb. 3) unter Pulsfrequenzsteigerung zu einem massiven Blutdruckanstieg mit einem anschließenden kontinuierlichen Abfall des systolischen Wertes unter 100 mm Hg. Zu diesem Zeitpunkt fällt auch die arterielle Sauerstoffspannung weiter ab trotz Steigerung des Sauerstoffgehaltes in der Inspirationsluft. Der arterielle und zentralvenöse Kohlensäurepartialdruck nimmt über den oberen Normbereich hinaus zu und bedingt eine kombinierte respiratorisch-metabolische Azidose. Die Patienten, die überleben, weisen keine derartigen Entgleisungen auf.

Um das Ausmaß der Lipolyse festzustellen, bestimmten wir das freie Glyzerin, das infolge des Mangels an Glyzerokinase im Fettgewebe im Gegensatz zu den freien Fettsäuren nicht zur Wiederveresterung herangezogen wird. Da sich die freien Fettsäuren ohnehin in Richtung und Ausmaß gleich verhalten wie das freie Glyzerin, wurde bewußt auf eine Darstellung verzichtet und nur das Neutral-

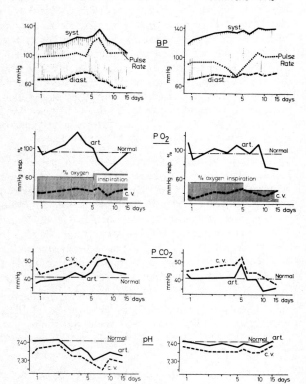

Abb. 3. Vergleichende Untersuchungen des Blutdruckes, der Pulsfrequenz und der arteriellen Blutgase bei Patienten mit traumatisch-hämorrhagischem Schock und Multitrauma (22 Verstorbene, 16 Überlebende) (BP = Blutdruck, c.v. = zentralvenös)

fett berücksichtigt, da die anderen Fettfraktionen keine signifikanten Veränderungen aufwiesen.

Während das initial erheblich erhöhte freie Glyzerin sich bis zum 3. Tag normalisiert (Abb. 4), zeigt das Neutralfett zu diesem Zeitpunkt einen markanten Anstieg, der bei den Verstorbenen um 100% höher liegt als bei den Überlebenden. Es ist sicher kein Zufall, daß die Gasaustauschstörungen zusammen mit dem Thrombozytensturz < 100 000 zwischen dem 2. und 3. Tag erfolgten und erst danach die Zahl der Thrombozyten langsam wieder zunimmt.

Aus den dargelegten Untersuchungen können wir folgern, daß beim traumatisch-hämorrhagischen und postoperativ-septischen Schock sich eine respiratorische Insuffizienz entwickelt. Bereits initial ist sie durch eine gegenüber Sauerstoffzufuhr refraktäre Hypoxie charakterisiert, die bei Patienten mit traumatisch-hämorrhagischem Schock deutlicher als beim septischen Schock ausgeprägt ist. Nach dem 5. Tag besteht eine Globalinsuffizienz mit einer kombinierten metabolisch-respiratorischen Azidose, wobei ein abrupter und rascher Anstieg der Kohlensäurespannung die moribunde Phase einleitet. Die beträchtliche Zunahme der alveolär-arteriellen Sauerstoffdifferenz läßt größere intrapulmonale Shuntblutmengen und einen Anstieg des mittleren Pulmonalarteriendruckes sowie des pulmonalen Gefäßwider-

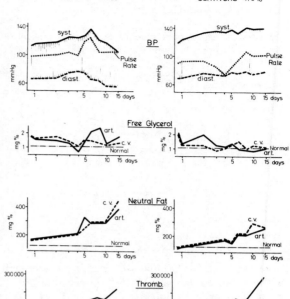

Abb. 4. Vergleichende Untersuchungen des Blutdrucks und der Pulsfrequenz sowie der Serumlipide und der Thrombozyten bei multitraumatisierten Patienten im schweren traumatisch-hämorrhagischen Schock (22 Verstorbene, 16 Überlebende)

standes annehmen. Die Tatsache, daß trotz kontrollierter mechanischer Beatmung bei über 50% der Patienten keine Besserung erreicht wurde, zeigt einerseits, daß damit eine spezifische Behandlung der Symptome nicht möglich ist und andererseits, daß die oben beschriebenen pathologischen Veränderungen die wirkliche Ursache der funktionellen Veränderungen sind, die sich als Störungen des Ventilations-Perfusions-Verhältnisses manifestieren.

Die ersten Symptome der respiratorischen Insuffizienz erscheinen im engsten Zusammenhang mit klinischen Anzeichen einer disseminierten intravaskulären Gerinnung und den Entgleisungen im Glukose- und Fettstoffwechsel. Im Schock führt anscheinend auch eine geringe Hyperlipazidämie zu einer Verminderung der Glukosetoleranz und Entwicklung der Insulinresistenz mit Verlust der antilipolytischen Eigenschaften und begünstigt die Hyperkoagulabilität.

Um das Ausmaß eines Traumas festzustellen, das eine respiratorische Insuffizienz und Störungen sowohl im Kohlenhydrat- als auch im Fettstoffwechsel verursacht, untersuchten wir die funktionellen Veränderungen bei Patienten mit isolierten Femurfrakturen.

Bei Skifahrern mit weitgehend einheitlichem Frakturmechanismus, die klinisch einen komplikationslosen Verlauf boten, verzeichnen wir initial ebenfalls einen Anstieg des freien Glyzerins und eine zunehmende zentralvenös-arterielle Differenz bis zum 3. Tag. Initial und zum Zeitpunkt des Anstiegs der Neutralfette (Tab. 3) zeigt sich dabei eine deutliche Auswirkung auf die arteriellen und zentralvenösen Sauerstoffwerte, obwohl die Lipidveränderungen noch dem physiologischen Bereich entsprechen. Besonders am 1. und 5. Tag beobachten wir eine Hypoxie mit Steigerung des pulmonal-arteriellen Mitteldruckes ($MP_{A.pulm.}$) und Abnahme der Thrombozyten, jedoch nicht unter 100 000.

Tabelle 3. Zentralvenös-arterielle Lipidveränderungen und O_2-Sättigung sowie pulmonalarterieller Druck bei Patienten mit isolierter Oberschenkelfraktur unter konservativer Behandlung

Tage nach Trauma		1	3	5	6
Freies Glyzerin (mg%)	z.-v. art.	2,3 1,8 0,5	1,68 1,33 0,35	1,27 1,05 0,22	1,33 1,13 0,20
Neutralfett (mg%)	z.-v. art.	119 114 5	202 176 26	174 141 33	179 142 37
O_2-Sättigung (%)	z.-v. art.	70 86	73 92	69 89	71 97
$MP_{A.pulm.}$ (mm Hg)		22	24	19	17

In einer weiteren Gruppe von Skifahrern mit demselben Oberschenkelfrakturmechanismus führten wir gleichartige Untersuchungen durch, jedoch ohne Pulmonalarteriendruckmessung, und verglichen den Effekt der stabilen Osteosynthese und der konservativen Extensionstherapie auf die beschriebenen Gasaustausch- und Stoffwechselveränderungen (Tab. 4).

Tabelle 4. Vergleichende Untersuchungen der Serumlipide, des Laktatspiegels und der zentralvenösen O_2-Sättigung bei konservativ-behandelten isolierten Oberschenkelfrakturen (n=10) und nach Druckplattenosteosynthese (n=7)

	Tage nach Trauma			Zeit n. Op.		2. Tag nach
	1.	3.	6.	vor	nach	
Freies Glyzerin (mg%)	2,04	1,61	1,76	2,40	1,96	1,15
Neutralfett (mg%)	107	207	164	223	176	155
Laktat (mg%)	43,3	15,0	14,0	23,4	25,0	11,5
O_2-Sättigung (%)	54,0	66,0	70,0	72,0	67,0	76,0

Hervorzuheben ist, daß bei sieben Patienten, bei denen unmittelbar nach dem Unfall eine Druckplattenosteosynthese vorgenommen wurde, bereits am 2. Tag im Gegensatz zu den konservativ Behandelten eine Normalisierung der Lipid- und Laktatveränderungen zu erkennen ist. Bei einem Teil der Verletzten (10) wurden deshalb der Blutmilchsäurespiegel und die Lipidwerte zusätzlich in der V. femoralis sowohl des verletzten als auch des unverletzten Beines untersucht und den arteriellen und zentralvenösen Werten gegenübergestellt (Abb. 5). Diese Untersuchungen veranschaulichen, daß innerhalb der ersten 10 Tage der Laktatspiegel im Blut der V. femoralis des verletzten Beines stets erhöht ist gegenüber dem unverletzten Bein, dem zentralvenösen und dem arteriellen Blut.

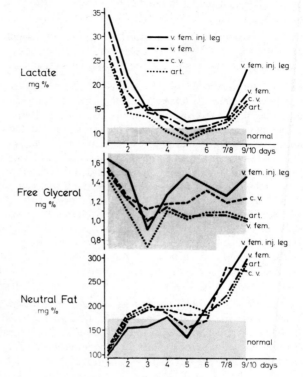

Abb. 5. Vergleichende Untersuchungen des Laktatspiegels, des freien Glyzerins und der Neutralfette in den Venen des frakturierten und des nicht verletzten Beines im Vergleich zu zentralvenösen und arteriellen Blutwerten

Das freie Glyzerin ist ebenfalls unmittelbar nach dem Trauma im geschädigten Bein stärker erhöht als im gesunden. Während sich für diese Veränderungen keine Signifikanz ergab, läßt sich ebenso wie beim Wiederanstieg der Neutralfette nach dem 4. Tag eine Signifikanz mit $p < 0{,}01$ statistisch sichern, wodurch eine verstärkte Lipolyse im geschädigten Bein wahrscheinlich wird. Die dabei mobilisierten Fettmassen sind jedoch sicher nicht für die Fettembolie der Lungen verantwortlich, vielmehr dienen sie lediglich als Induktion für die Aktivierung der Lipoproteinlipase im Blut.

Durch die dargelegten Befunde und besonders durch die zusätzlichen Untersuchungen bei isolierten Femurfrakturen konnte gezeigt werden, daß auch bei geringeren Traumen bereits beträchtliche Gasaustauschstörungen der Lunge bestehen können, die eng parallel mit einem Anstieg der Neutralfette im Serum und des Pulmonalarteriendruckes sowie einer Abnahme der Thrombozyten erfolgen. Diese klinischen Symptome deuten auf morphologische Veränderungen in den Lungengefäßen hin, die im wesentlichen in zwei Phasen ablaufen und für die Mikrothrombenbildung in der Lungenstrombahn verantwortlich gemacht werden.

Die erste Phase — 20 Minuten (*Bergentz* 1961) bis wenige Stunden nach dem Trauma — ist durch die Thrombozytenaggregation und Formation von Granulozyten im Bereich von hypoxischen Endotheldefekten der Lungenkapillaren gekennzeichnet und führt durch Veränderung des onkotischen Druckes und Anhäufung von Stoffwechselmetaboliten im Interstitium sowie durch Permeabilitätsveränderungen zum interstitiellen und perivaskulären Ödem. Dabei ist die Bedeutung der gestauten Lymphbahnen noch nicht ausreichend bekannt.

Die sog. Spätphase ist charakterisiert durch die meist irreversible fibrinös-hyaline Mikrothrombenbildung, die besonders beim traumatisch-hämorrhagischen Schock unter Einbeziehung von großen Fettglobuli erfolgt.

Es war deshalb naheliegend, eine gegen die Hyperkoagulabilität gerichtete und durch vermehrte Fettclearance gekennzeichnete spezifische Therapie einzuführen, um sowohl die Mikrothromben als auch die Fettemboli in der Lungenstrombahn erfolgreich behandeln zu können. Eine Mindestkonzentration Heparin von 5 μg/ml Plasma ist für eine Gerinnungshemmung und eine solche von mindestens 0,1 μg/ml Plasma für die Lipämieclearance erforderlich. Wir applizierten deshalb 20 000 IE Heparin unmittelbar über einen liegenden Katheter in die A. pulmonalis oder V. cava cranialis und führten täglich mit dem Perfusor über 24 Std. weitere 20 000 IE zu. Da eine intravaskuläre antithromboplastische Aktivität und ein gleichzeitiger antifibrinolytischer Effekt bei peripheren Verletzungen dem Proteinaseinhibitor Trasylol zugeschrieben wird, begannen wir sechs Stunden nach der Heparintherapie — also nach Abklingen der Hyperkoagulabilität — mit der zusätzlichen Proteinaseinhibitortherapie. Während 30 Minuten wurden per infusionem 500 000 KIE und in Intervallen von sechs Stunden 200 000 KIE i.v. appliziert, da der Effekt des Proteinaseinhibitors nach jeweils 4-6 Stunden wieder abklingt.

In einer weiteren prospektiven Studie untersuchten wir deshalb 47 Patienten mit Multitrauma im schweren traumatisch-hämorrhagischen Schock und verglichen die Mittelwerte von 19 Patienten, die durch Volumensubstitution und artifizielle Beatmung nur eine symptomatische Behandlung erhielten, mit den Mittelwerten von neun Patienten, die 20 000 IE Heparin und von 19 Patienten, die die kombinierte

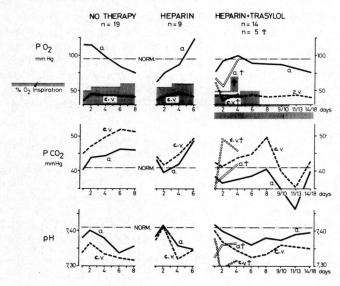

Abb. 6. Vergleichende Untersuchungen der arteriellen Blutgase und des pH-Wertes bei multitraumatisierten Patienten mit schwerem traumatisch-hämorrhagischem Schock. a) ohne kausale Therapie, b) mit Heparin, c) mit Heparin + Trasylol

Therapie Heparin (20 000 IE) und Trasylol (500 000 + 4 x 200 000 KIE) täglich zusätzlich appliziert bekamen.

Im Vergleich zu der Kontrollgruppe ohne spezifische Therapie verzeichnen wir bei den Patienten mit Heparintherapie einen Anstieg der arteriellen Sauerstoffspannung und des Laktatspiegels unter Minderung der arteriovenösen CO_2-Differenz (Abb. 6).

Bei den Patienten, die trotz der Heparin-Trasylol-Therapie in den ersten 2-3 Tagen verstarben, ist die arteriovenöse Sauerstoffdifferenz gering vermindert, normalisiert sich hingegen bei den Überlebenden trotz Abnahme der Sauerstoffkonzentration in der Inspirationsluft. Die arterielle Kohlensäurespannung bleibt dabei im physiologischen Bereich und die vergrößerte zentralvenös-arterielle Kohlensäurespannung normalisiert sich am 8. Tag.

Beide spezifisch behandelten Gruppen weisen außerdem Unterschiede hinsichtlich des freien Glyzerins und der Neutralfette auf. Unter der Heparintherapie verminderte sich das freie Glyzerin sowohl im zentralvenösen Mischblut als auch im arteriellen Blut während der ersten sechs Tage (Abb. 7).

Die kausale Behandlung der Gasaustauschstörungen mit Heparin verbessert zwar die Ventilations-Perfusions-Verhältnis, die Überlebenschance wird aber dadurch nicht wesentlich begünstigt. Vielmehr tritt eine Verschiebung der Lipidstoffwechselveränderungen ein, die vermuten läßt, daß eine länger durchgeführte Heparintherapie bei gleichzeitiger unzureichender kalorischer Ernährung die Lipoproteinlipaseaktivität zwar im Kreislaufsystem aktiviert, dadurch aber eine Fettverwertungs-

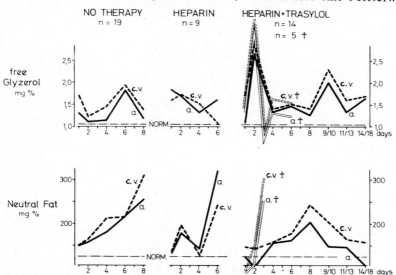

Abb. 7. Vergleichende Untersuchungen des freien Glyzerins und der Neutralfette der Patienten von Abb. 6 mit zentralvenös-arterielle Differenz.
a) ohne kausale Therapie, b) mit Heparin, c) mit Heparin + Trasylol

störung in der Peripherie provoziert. Diesem negativen Effekt kann durch eine gleichzeitige Glukose-Insulin-Zufuhr (12 E Altinsulin/100 mg Glukose) begegnet werden.

In der Heparin-Trasylol-Gruppe zeigen die innerhalb der ersten beiden Tage versterbenden Patienten einen enormen Anstieg des freien Glyzerins und der freien Fettsäuren, der durch einen gleichgroßen Abfall am 2. Tag gekennzeichnet ist.

Die Überlebenden zeigen zwar auch einen geringen Anstieg des freien Glyzerins, jedoch einen langsameren Abfall innerhalb der ersten vier Tage mit einem 2. Wiederanstieg am 9. und 10. Tag.

Während in der Gruppe mit nicht spezifischer Therapie die Neutralfette zunächst eine größere zentralvenös-arterielle Differenz aufweisen, lassen die in der Heparin-Trasylol-Gruppe Verstorbenen einen massiven Anstieg vom 2. Tag an erkennen. Die Überlebenden dieser Gruppe zeigen eine viel geringere Steigerung unter Aufrechterhaltung einer größeren zentralvenös-arteriellen Differenz der Neutralfette. Der anfänglich hohe Laktatspiegel normalisiert sich innerhalb der ersten zwei Tage, während er bei den Verstorbenen immer erhöht bleibt (Abb. 9). Ein angedeuteter Thrombozytenabfall als Ausdruck der disseminierten intravaskulären Gerinnung ist nur in der Gruppe mit nicht spezifischer Therapie festzustellen, wobei ein unbedeutender Wiederanstieg über 100 000 langsam während der ersten sechs Tage erfolgt. Bei den mit Heparin behandelten Patienten ist der Abfall nicht eindeutig, es erfolgt aber auch kein Wiederanstieg. Auch die Patienten, die unter der Heparin-Trasylol-Therapie versterben, lassen nur einen geringen Wiederanstieg erkennen, während die Überlebenden dieser Gruppe eine intensive Zunahme bis zu 600 000 bereits vom 4. Tag an aufweisen. Die unterschiedliche Reaktion der

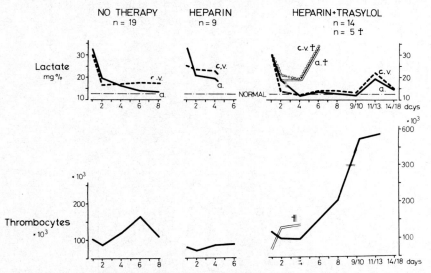

Abb. 8. Vergleichende Untersuchungen des zentralvenösen und arteriellen Blutlaktatspiegels und der Thrombozyten bei den Patienten der Abb. 6 und 7

der Thrombozyten bei den nur mit Heparin oder mit Heparin + Trasylol behandelten Patienten, die später verstarben, erklärt sich durch die Tatsache, daß bei diesen Schwerkranken u.U. die Therapie zu spät einsetzte und dadurch die respiratorische Insuffizienz nicht mehr zu beeinflussen war.

Diskussion und Zusammenfassung

Bereits unmittelbar oder wenige Stunden nach einem Trauma entsteht eine arterielle Hypoxämie, die beim traumatisch-hämorrhagischen Schock als erstes Zeichen einer lebensbedrohenden pulmonalen Insuffizienz gewertet werden muß, auch dann, wenn keine direkte Schädigung der Lungen vorliegt. Diese Hypoxämie ist nur in der Frühdiagnose vorübergehend durch Sauerstoffzufuhr, Tracheotomie und assistierte oder kontrollierte Beatmung, und in der Spätphase fast nicht mehr entscheidend zu beeinflussen. Gleich den Veränderungen im postoperativ-septischen Schock geht sie zunächst mit einer alveolären Hyperventilation einher, die die arterielle Kohlensäurespannung unter den Normbereich vermindert und mehrere Tage bestehen kann. Der Übergang zur Spätphase wird durch einen Anstieg der Kohlensäurespannung angekündigt, woraus eine kombinierte metabolisch-respiratorische Azidose resultiert, die den funktionellen Zusammenbruch und den fatalen Ausgang ankündigt.

Diese schwer zu beeinflussende Hypoxämie ist durch eine kontinuierliche Abnahme der Sauerstoffspannung gekennzeichnet, wobei selbst bei reiner Sauerstoffatmung der Wert für die arterielle Sauerstoffspannung nur bei oder unter 100 mm Hg liegt. Sauerstoffgehalt und -spannung des arteriellen Blutes werden durch den mittleren steilen Anteil der O_2-Dissoziationskurve repräsentiert, indem der O_2-Gehalt im wesentlichen von der Hämoglobinsättigung und weniger durch den im Plasma physikalisch gelösten Sauerstoffanteil bestimmt wird. Die Gasaustauschstörungen der Lungen gehen beim traumatisch-hämorrhagischen Schock eng parallel mit den metabolischen Entgleisungen des Kohlenhydrat- und Fettstoffwechsels, und stehen im Zusammenhang mit Veränderungen der intravasalen Gerinnung und der Bildung von Thrombozytenaggregaten und Mikrothromben in der Lungenstrombahn.

Fettemboli in der Lungenstrombahn komplizieren und intensivieren mindestens bei jedem 2. Patienten im traumatisch-hämorrhagischen Schock die Gasaustauschstörungen erheblich, beim postoperativ-septischen Schock hingegen nur bei jedem 14. Patienten gering.

Bei den entstehenden Lungenveränderungen ist ein Zusammenwirken zwischen Thrombozyten und Fettemulsionspartikeln gesichert (*Pfleiderer* u. *Morgenstern* u.a. 1967). Es wird eine Adhäsion der Thrombozyten an Fettemulsionsteilchen beobachtet, wobei die Größe dieser Teilchen entscheidet, ob sie phagozytiert werden oder nicht. Als Folge der Adhäsion wird über eine Freisetzung von ADP eine allgemeine Steigerung der Thrombozytenaggregationsneigung provoziert. Die während der Phagozytose entstehenden Thrombozytenaggregate können infolge ihrer Größe die Lungenkapillaren nicht mehr passieren, zumal zusätzlich die Durchblutung der Lungenstrombahn während der Hypovolämiephase reduziert ist. Langkettige ungesättigte Fettsäuren sollen außerdem die Zerstörung der Thrombozyten unter Freisetzung von Histamin und damit eine Vasokonstriktion bewirken (*Shore* u. *Alpers* 1963; *Haslam* 1964). Durch chemische und hypoxische Schädigung der Kapillarendothelien findet sich Fett auch im Zytoplasma der Endothelzellen oder dringt in die Gefäßwand selbst vor (Abb. 9). Schließlich gelangt es in das Interstitium und die Alveolen, wo es von Makrophagen – aus dem Verband gelösten Alveolarepithelien II – abgebaut wird. Mit Hilfe qualifizierter Anfärbeverfahren gelingt es zu diesem Zeitpunkt, im Sputum Fett nachzuweisen. Morphologische Zeichen des Fettabbaus nach Fettembolie finden sich in den Lungen vom 5.-21. Tag nach dem Unfall. Der von uns im Tierexperiment erhobene Befund, daß die Fettmenge des Gesamtlungenextraktes nach einer durch Femurfraktur provozierten Fettembolie zunimmt, sich aber dann innerhalb von 7 Tagen nicht ändert, obwohl in den Lungenkapillaren Granulo- und Thrombozyten, aber nur noch vereinzelt Fettglobuli und im Gewebe mehr Phosphatide nachzuweisen sind, verdient in diesem Zusammenhang Beachtung.

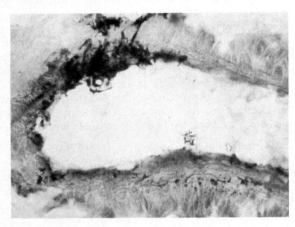

Abb. 9. Pulmonalarterie mit Endothelläsion. Neutralfett in Endothelzellen, subendothelialen, muskulären und perivaskulären Schichten. Sudanschwarz, 225 x

Im Bereich der Alveolarwand findet sich der sog. „Antiatelektasefaktor", ein Lipoid (Dipalmitoyllezithin), das in den Mitochondrien der Alveolarzellen synthetisiert wird. Eine Schädigung dieses oberflächenaktiven Films in den Lungenalveolen kann durch Änderung der qualitativen und quantitativen Synthese, aber auch durch eine Veränderung der Spreitungsbedingungen infolge Inaktivierung bestehen. Minderdurchblutung der Lungen und das vermehrte Angebot ungesättigter Fettsäuren verringert die Neubildung des oberflächenaktiven Materials und begünstigen die Entstehung der hyalinen Membranen (*Peltier* 1967).

Die Fettmobilisation nach schweren Verletzungen steht im Zusammenhang mit der Katecholaminausschüttung, die durch Hypovolämie und Azidose unterhalten wird. Die Katecholamine verursachen einen Anstieg der freien Fettsäuren und des freien Glyzerins durch Freisetzung aus den Fettdepots. Sie werden auch für die Wiederveresterung in der Peripherie unter Anlage falscher Neutralfettdepots in parenchymatösen Organen verantwortlich gemacht (*Carlson* 1966).

Interstitielles und alveoläres Ödem, Hyperplasie und Ablösung der alveolären Deckzellen sowie hyaline Membranen führen zu einer Vergrößerung des alveolär-arteriellen Sauerstoffgradienten. Vermehrte periphere Sauerstoffausschöpfung und starke Erniedrigung der zentralvenösen Sauerstoffsättigung können bei verkürzter Kontaktzeit in den Lungenalveolen diesen Zustand mit provozieren (*Moore* u. Mitarb. 1965). Durch die Fehlverteilung sowohl der Ventilation als auch der Perfusion ergibt sich ein zunehmender Shunteffekt mit Hypoxämie.

Die Progression dieses Mißverhältnisses führt dazu, daß ausgedehnte Lungenanteile noch ventiliert, aber nicht mehr perfundiert werden. Dies bedeutet einen Anstieg des alveolären Totraumes, insbesondere solange das Atemzugvolumen konstant gehalten wird und daraus ein Anstieg des Quotienten V_D/V_T resultiert. Das Auftreten einer Hyperkapnie bestätigt, daß die initial geringen Ungleichheiten des Ventilations-Perfusions-Verhältnisses sich selbst als Shunt manifestieren und schließlich die extreme Situation erreicht ist, in der ein Teil der Lunge zwar noch perfundiert, aber nicht mehr ventiliert, der andere ventiliert, jedoch nicht mehr perfundiert wird.

Eine kausale Heparinbehandlung der Gasaustauschstörungen mit Verbesserung des Ventilations-Perfusions-Verhältnisses vermag die Überlebenschance aber nicht entscheidend zu verbessern (West 1967). Vielmehr tritt eine Verschiebung der Lipoidstoffwechselveränderungen ein, die vermuten läßt, daß eine länger durchgeführte Heparintherapie bei gleichzeitiger unzureichender kalorischer Ernährung die Lipoproteinlipaseaktivität im Kreislauf aktiviert, aber eine Fettverwertungsstörung in der Peripherie begünstigt. Diesem negativen Effekt kann durch eine gleichzeitige Glukose-Insulin-Zufuhr und eine kombinierte Heparin-Trasylol-Therapie begegnet werden.

Literatur

Bergentz, S. E.: Studies on the genesis of posttraumatic fat embolism. Acta chir. scand. Suppl. 31 (1961) 282
Blümel, G.: Biologische Aktivitäten im Frakturhämatom. Med. Welt 18 (1967) 2082
Büchner, Ch.: Traumatische Knochenmarksembolie der Lungen. Dtsch. med. Wschr. 29 (1964) 1390
Busch, F.: Über die Fettembolie. Virchows Arch. path. Anat. 35 (1866) 321
Caldwell, P. R. B., W. L. Lee jr., H. S. Schildkraut, E. R. Archibald: Changes in lung volume, diffusion capacity and blood gases in men breathing oxygen. J. appl. Physiol. 21 (1966) 1477
Carlson, L. A.: Lipid mobilisation in trauma friend and foe. In: Proceedings of Conference on Energy Metabolism and Body Fuel Utilisation, hrsg. von A. P. Morgan, Harvard University Prin-Press, Cambridge/Mass. (S. 50)
Durst, J., W. Heller: Pathogenese der posttraumatischen Fettembolie. Neue Aspekte der Trasylol-Therapie 4. Schattauer, Stuttgart 1970
Fuchsig, P.: Neuere Erkenntnisse in Pathogenese und Therapie der Fettembolie. Langenbecks Arch. klin. Chir. 316 (1966) 243
Garvan, J. M., B. W. Gunner: The harmful effects of particles in intravenous fluids. Med. J. Aust. 51 (1964) 1
Gross, M. A., C. J. Carter: The pathogenetic hazard of particulate matter in solutions for intravenous use. In: Proceedings of National Symposium on the Savety of Large Volume Parenteral Solutions. Food and Drug Administration, Washington 1967 (S. 31)
Hardaway, R. M.: Syndromes of disseminated intravascular coagulation with special reference to shock and hemorrhage. Thomas, Springfield/Ill. 1966
Hardaway, R. M., D. H. Johnson, D. N. Houchin, E. B. Jenkins, J. W. Nurns, D. R. Jackson: The influence of extracorporal handling of blood in hemorrhagic shock in dogs. Exp. Med. Surg. 23 (1965) 28
Hartmann, F., W. Fleck: Klin. Wschr. 30 (1959) 652
Haslam, R. J.: Role of adenosine diphosphate in the aggregation of human blood platelets by thrombin and by fatty acids. Nature (Lond.) 202 (1964) 765
Hupe, K.: Fettembolie — Klinische und tierexperimentelle Untersuchungen. Fortschr. Med. 85 (1967) 663
Krönke, E.: Die Bedeutung der Lipase in der Pathogenese der traumatischen Fettembolie, Langenbecks Arch. klin. Chir. 283 (1956) 466
Lubarsch, O.: Fortschr. Med. 11 (1893) 805
Mittermayer, C., B. Pfrieme, W. E. Zimmermann, W. Vogel: Funktionelle und morphologische Veränderungen der Lungen im Schock. Langenbecks Arch. klin. Chir. 329 (1971) 664
Moore, F. G., J. M. Brown, J. Salzano, F. Starmer: Influence of venous desaturation on the alveolar-arterial oxygen gradient. Surg. Forum 16 (1965) 19
Mörl, F. K., W. Heller: Fettembolie und Proteinaseinhibitoren. Langenbecks Arch. klin. Chir. 325 (1969) 369
Nather, R., S. Susani: Zbl. Chir. 54 (1927) 1176
Peltier, L. F.: Fat embolism. A pulmonary disease. Surgery 62 (1967) 756
Pfleiderer, T., E. Morgenstern: Zusammenhänge zwischen Phagozytose und Klebrigkeitsphänomen bei Thrombozyten. Verh. dtsch. Ges. inn. Med. 72 (1967) 298

Schüttemeier, W., A. Flach: Neue Untersuchungen zur Diagnose der Fettembolie. Chirurg 21 (1950) 289
Sevitt, S.: Fat Embolis. Butterworth, London 1962
Shore, P. A., M. S. Alpers: Platelet damage induced in plasma by certain fatty acids. Nature (Lond.) 200 (1963) 1331
West, R. L., P. B. Jennings, R. M. Hardaway, E. A. Lundberg: Ann. Surg. 165 (1967) 351

Zenker, F.: Beiträge zur normalen und pathologischen Anatomie der Lunge. Schönfeld, Dresden 1862
Zimmermann, W. E.: Diagnostische Fragen in der Reihenfolge der Dringlichkeit bei Störungen der Mikrozirkulation. Springer, Berlin 1972
Zimmermann, W. E., S. Hutschenreiter: Untersuchungen zur Entstehung und Behandlung der Fettembolie. Langenbecks Arch. klin. Chir. 325 (1969) 297
Zimmermann, W. E. F. Walter, W. Vogel, C. Mittermayer: Funktionell-klinische Veränderungen der Lunge im Schock. Langenbecks Arch. klin. Chir. 329 (1971) 672

Die Pathophysiologie der Lungen bei experimenteller Fettembolie

Von P. Brücke

Die Ursachen der Lungeninsuffizienz bei traumatischem Schock sind vielfältig. Einige Punkte werden noch in nachfolgenden Referaten berührt werden. Meine Aufgabe ist es, die Bedeutung des embolisierten Fettes beim Zustandekommen der Lungeninsuffizienz genauer zu analysieren.

Die Tatsache, daß eine pulmonale Insuffizienz bei Patienten ohne offensichtliche Hypovolämie auftreten kann, und Berichte über eine pulmonale Insuffizienz nach Lymphographie mit öligen Kontrastmitteln, haben uns dazu veranlaßt, die schon von vielen vermutete Fettoxizität mit modernen Methoden zu untersuchen.

Eine Reihe von Studien hat gezeigt, daß die Dosis letalis bei intravenös appliziertem Fett zwischen 0,35 und 1,5 ml/kg Körpergewicht schwankt. Die begleitende Pathophysiologie wurde bisher nur wenig untersucht.

Material und Methoden

Die Versuche führten wir an Hunden mit einem Gewicht zwischen 14 und 27 kg aus. Sie wurden mit 30 mg/kg Pentothal intravenös anästhesiert und mit 40 mg Succinylcholin subkutan relaxiert. Nach Tracheotomie wurden sie an den Harvard-Respirator angeschlossen und eine Atemfrequenz von 12 pro Minute sowie ein Atemzugvolumen von 15 ml/kg Körpergewicht eingestellt. Alle 10 Minuten führten wir eine Blähung mit drei Atemzügen durch. Katheter wurden in die Aorta und in den rechten Ventrikel zur Blutabnahme, fortlaufenden Druckmessung und Injektion von Öl eingelegt. Als Embolisfett verwendeten wir vorerst kommerziell erhältliches Olivenöl, welches jedoch einen sehr wechselnden Ablauf der pathologischen Veränderungen ergab. Das Olivenöl wurde daher unmittelbar vor Versuchsbeginn mit gleichen Teilen Aluminiumoxyd gemischt, um Verunreinigungen mit freien Fettsäuren zu absorbieren, und dann gefiltert.

Vor der Injektion wurde in heparinisierten Glasspritzen arterielles, gemischt-venöses Blut entnommen, in einem meteorologischen Ballon wurde die Exspirationsluft über drei Minuten gesammelt. Anschließend bei Atmung von 100% Sauerstoff nochmalige Entnahme arteriellen und venösen Blutes, und am Ende der Exspiration über ein T-Stück an der Tracheotomiekanüle Entnahme einer alveolären Gasprobe. Ansschließend Bestimmung von Sauerstoff- und CO_2-Partialdrücken in den Gas- und Blutproben mit den entsprechenden Elektroden. Den Sauerstoffgehalt der Blutproben bestimmten wir mit der Methode nach *van Slyke u. Neil.* Die Messung des Volumens des ausgeatmeten Gases erfolgte mit einem Tissot-Spirometer.

Das Herzzeitvolumen wurde nach dem Fickschen Prinzip errechnet, der funktionelle Totraum als Verhältnis Totraum zu Atemzugvolumen nach der Bohrschen Gleichung und das physiologische Rechts-links-Shuntvolumen nach der entsprechenden Formel. Die Hämoglobinbestimmung erfolgte durch Absorptionsspektroskopie. Die freien Fettsäuren wurden im Serum titriert und durch Gaschromatographie getrennt. Nach Abschluß der Versuche wurde im Lungengewebe die saure Phosphatase und deren Isoenzyme durch elektrophoretische Trennung untersucht.

Ergebnisse

Injektion von frisch gereinigtem Olivenöl in den rechten Ventrikel verursacht einen konstanten biphasischen Ablauf der kardiopulmonären Pathophysiologie (Abb. 1):

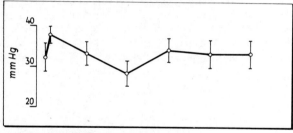

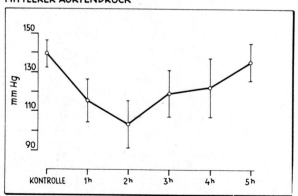

Abb. 1. Systolischer Druck im rechten Ventrikel und mittlerer Aortendruck in mm Hg bis fünf Stunden nach Ölinjektion

Der Rechtsventrikeldruck stieg vorübergehend signifikant an, um schon eine Stunde nach Injektion bis zum Ende der Versuche konstant auf Normwerten zu bleiben. Der mittlere Aortendruck sank nach einer Stunde von 139 auf 103 mm Hg

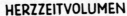

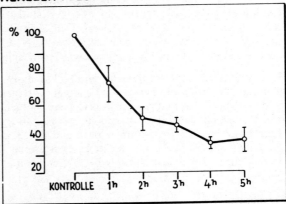

Abb. 2. HZV in % vom Ausgangswert bis 5 Stunden nach Ölinjektion

und stieg am Ende der Experimente wieder auf normale Werte (Abb. 1). Das Herzzeitvolumen fiel rasch um 49% in den ersten zwei Stunden, und sank dann noch langsam um 64% weiter ab (Abb. 2). In der letzten Stunde bestanden stabile Verhältnisse. Der Hämoglobingehalt in g% stieg nach der ersten Stunde signifikant an, und hielt sich stabil (Abb. 3). Dieser Anstieg des Hämoglobins ist jedenfalls teilweise auf Mobilisation von Erythrozyten aus der Milz zurückzuführen. Wir beobachteten bei zwei Versuchstieren eine Reduktion des Längsdurchmessers der Milz um 1/3, was einer Volumenreduktion auf 30% entsprechen dürfte.

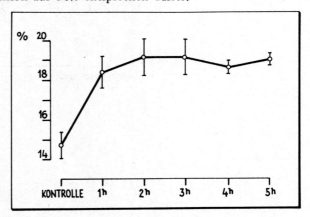

Abb. 3. Hämoglobin in g/100 ml bis 5 Stunden nach Ölinjektion

In der ersten Phase, die durch Verstopfung eines Teiles des Gefäßquerschnittes in der Lunge durch embolisiertes Fett charakterisiert ist, kam es nicht zur Störung des Gasaustausches (Abb. 4). Der alveoloarterielle Gradient blieb unverändert. Erst nach drei Stunden zeigte sich eine solche Gasaustauschstörung mit Erhöhung des alveoloarteriellen Gradienten als Ausdruck des beginnenden Lungenparenchymschadens (Abb. 5). Der funktionelle Totraum stieg nach der Injektion des Fettes entsprechend der kapillären Obstruktion an, um anschließend stabil zu bleiben und

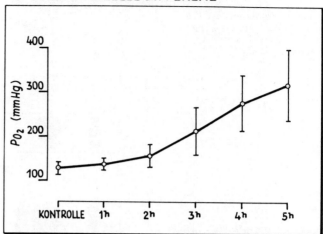

Abb. 4. Rechts-links-Shuntvolumen in % des HZV, bis 5 Stunden nach Ölinjektion

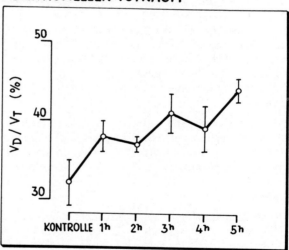

Abb. 5. Alveoloarterielle PO_2-Differenz in mm Hg bei 100% O_2-Atmung bis 5 Stunden nach Ölinjektion

erst in der zweiten Phase der Lungenparenchymschädigung weiter anzusteigen (Abb. 5). Das Rechts-links-Shuntvolumen fiel nach der Injektion (allerdings nicht signifikant) ab, stieg aber in der zweiten Phase der Lungenparenchymschädigung langsam signifikant an. Dieser Anstieg des Shuntvolumens von 7 auf nur 11% erklärt jedoch nicht das Ausmaß der Hypoxie allein, es muß daher eine zusätzliche schwere Verteilungsstörung in der zweiten Phase der Lungenparenchymschädigung angenommen werden.

Abb. 6. „Funktioneller Totraum" in % vom Atemzugvolumen (100%), bis 5 Stunden nach Ölinjektion

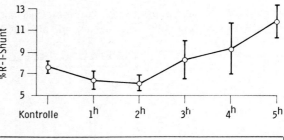

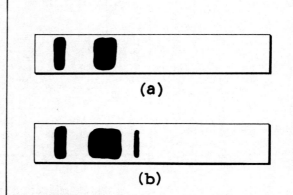

Abb. 7. Elektrophorogramm der Isoenzyme der sauren Phosphatase.
a) Kontrolldia
b) 5 Stunden nach Ölinjektion

Die Untersuchungen der freien Fettsäuren ergaben zusammenfassend eine Erhöhung der Oleinsäure im Mittel um 36 mval/l in der zweiten Phase des Lungenparenchymschadens. Alle übrigen freien Fettsäuren waren nicht signifikant verändert. Entsprechend der Zusammensetzung des Olivenöls, welches zu 90% Triolein als Triglyzerid enthält, muß daher eine Hydrolyse des Fettes in der Lunge angenommen werden.

Die Untersuchung der sauren Phosphatase-Isoenzyme ergaben einen Hinweis, daß es zur Vermehrung der Makrophagen und Granulozyten in der Lunge kam, da ein neues, nur in Granulozyten und Makrophagen vorkommendes Isoenzym im Vergleich zu Kontrolltieren bei diesen Versuchstieren auftrat.

Diskussion

Die Zusammensetzung des menschlichen Depotfettes und Olivenöles ist chemisch sehr ähnlich. Der wesentliche Bestandteil (etwa 90%) der Triglyzeride ist Triolein. Es ist daher das Olivenöl zur Prüfung der Fettoxizität in der Lunge dem menschlichen Fett gleichzusetzen. Aus Untersuchungen von *Peltier* u. Mitarb. sowie *Ashbough* ist bekannt, daß schon geringe Mengen Oleinsäure zu schweren pulmonalen Veränderungen führen. Der Wirkungsmechanismus geht über die Doppelbindung der ungesättigten freien Fettsäure und besteht wahrscheinlich in Peroxidation, da gesättigte freie Fettsäuren diesen pathogenen Effekt nicht besitzen. *Peltier* konnte auch zeigen, daß Triglyzeride ohne freie Fettsäuren morphologisch keine Veränderungen an den Lungen setzen.

Die Entstehung des Lungenparenchymschadens erst einige Stunden nach Embolisation des Fettes erinnert an die verzögerte pulmonale Manifestation bei Patienten mit Fettembolie. Dieser Umstand legt die Vermutung nahe, daß der Mechanismus, der zur pulmonalen Insuffizienz führt, bei den Experimenten und beim Patienten ähnlich ist. Wenn die erste Phase ebenso ähnlich wäre, könnte die Messung des Herzzeitvolumens und des funktionellen Totraumes zusätzlich zu den bereits verwendeten Parametern des Rechts-links-Shuntvolumens und der alveoarteriellen Differenz in der Frühdiagnose der Fettembolie vielleicht zielführend sein.

Diese Untersuchungen zeigen, daß embolisiertem Fett beim Zustandekommen der pulmonalen Insuffizienz nach Trauma wahrscheinlich eine größere Bedeutung zukommt, als dies in den letzten Jahren vermutet wurde. Die vielfach geäußerte Meinung, die Fettembolie sei ein belangloser Nebenbefund an der Leiche, oder sie sei ein Gespenst ohne Realität, bedarf einer kritischen Revision. Es sei jedoch nochmals darauf hingewiesen, daß zahlreiche andere Faktoren nach Trauma und Reanimation ein klinisch identisches pulmonales Syndrom hervorrufen können.

Zusammenfassung

An Hunden wurden nach Injektion von gereinigtem Olivenöl in den rechten Ventrikel die Parameter der Hämodynamik und des Gasaustausches über fünf Stunden nach Experimentbeginn beobachtet. Es ließ sich ein biphasischer, pathophysiologischer Mechanismus aufdecken, welcher in der ersten Phase durch Verstopfung eines Teiles des Gefäßquerschnittes der Lunge, in der zweiten Phase durch Lungenparenchymschädigung charakterisiert ist. Parallelen mit dem klinischen pulmonalen Syndrom bei Fettembolie werden aufgezeigt.

Diskussion

Harms (Kiel): Ich bin auch ein Anhänger der Mikrothrombentheorie, möchte aber die Dinge, die die Bewertung betreffen, in eine Mittellage zurückbringen. Im Kieler Obduktionsgut sehen wir in 30% aller Sektionen, bei Schockfällen in 50% Mikrothromben. Es handelt sich vielfach um leichtere Manifestationen pulmonaler Mikrothrombose, die zwar stets eine, wenn auch unterschwellige Verbrauchskoagulopathie beweisen, aber nicht in jedem Falle einen Krankheitswert haben müssen.

Benzer (Wien): Ich möchte Herrn *Zimmermann* fragen, ob jede Fettembolie mit einer Verbrauchskoagulopathie verbunden ist?

Zimmermann: Ich bin der Meinung, daß eine Fettembolie klinisch nur dann in Erscheinung tritt, wenn zusätzlich Thrombozytenaggregate oder Mikrothromben auftreten. Die einfachen Fettgloguli in den Lungengefäßen, die wir im Tierexperiment durch Frakturen provozieren können, führen nicht zu den typischen klinischen Symptomen.

Benzer: Vermutlich hatten nicht alle Ihre Überlebenden eine Fettembolie – denn die Thrombozyten fielen kaum unter 100 000, was wir doch verlangen müssen, wenn wir einen Verbrauch annehmen wollen.

Zimmermann: Wir glauben schon, daß es sich bei diesen Patienten um eine Verbrauchskoagulopathie gehandelt hat; der Mittelwert lag bei 100 000, d.h. daß etwa 50% der Patienten Thrombozytenzahlen unter 100 000 aufweisen.

Hartung (Münster): Ich möchte nocheinmal auf die Frage zurückkommen, ob die Fetttropfen bzw. -würste, die wir meist in den Gefäßen sehen, nicht allein schon eine klinische Bedeutung haben. Eingemischtes Fett hat zum Blutserum eine sehr hohe Oberflächenspannung, so daß mir ein Gefäßverschluß durch Fett allein durchaus möglich erscheint.

Zimmermann: Wir sehen auf dem Obduktionstisch den Endzustand, bei dem der Organismus keine Gelegenheit mehr hatte, die Fetttropfen durch Lipolyse zum Verschwinden zu bringen. Wenn wir keine Gewebsreaktion in der Umgebung sehen, ist eine Fettembolie schwierig zu beweisen. Auf der einen Seite sehen wir schon bei Patienten mit einfachen Oberschenkelfrakturen eine Erhöhung der Phospholipide im Serum — am anderen Ende der Reihe stehen die Fälle mit traumatisch-hämorrhagischem Schock, bei denen auch vermehrt hyaline Membranen vorkommen.

Haider (Wien): Auf der einen Seite ist man bemüht, durch frühzeitige und kalorisch ausreichende parenterale Ernährung die endogene Mobilisierung freier Fettsäuren zu verhindern, auf der anderen Seite ist es erwiesen, daß Heparin den Blutspiegel der freien Fettsäuren nicht unerheblich erhöht. Wie läßt sich das auf einen Nenner bringen?

Zimmermann: Ich halte die Mikrothrombosierung für eine größere Gefahr als den Anstieg der freien Fettsäuren, der wohl nur bei einem Diabetiker ins Gewicht fällt. Etwas anderes ist es, wenn die Neutralfette ansteigen.

Wunderlich (Berlin): Haben Sie die Lipaseaktivität im Serum bestimmt, kann man sie zur Frühdiagnostik verwenden?

Zimmermann: Die Frage ist, wodurch die Lipasen nach einem Polytrauma oder nach einer einfachen Oberschenkelfraktur aktiviert werden. Unsere Untersuchungen haben ergeben, daß große Fettmengen aus dem verletzten Bein über die Femoralvene in den Organismus gelangen und die Lipase aktivieren. Wahrscheinlich werden dadurch erst zusätzlich aus dem Splanchnikusgebiet die Fettmengen mobilisiert, die man später bei der Sektion in der Lunge nachweisen kann.

Pulmonale Mikrothrombosierung bei Hyperkoagulabilität

Von W. Vogel, F. Walter, C. Mittermayer, D. Böttcher, W. E. Zimmermann und H. Birzle

Die pulmonale Mikrothrombosierung ist oder kann Folge der im Schock auftretenden initialen Veränderungen sein. Die von verschiedenen Autoren (5, 7, 8, 16) und der Freiburger Arbeitsgruppe (9, 10, 11, 18, 19) beschriebene Thrombozytenaggregation in der Lungenstrombahn kann bereits nach 20 Minuten auftreten. Untersuchungen mit ^{51}Cr markierten Thrombozyten zeigen, daß während und nach dem Schock die Aktivität in den verschiedenen Organen unverändert bleibt; nur in der Lunge kann ein 4-5facher Anstieg der ^{51}Cr-Aktivität beobachtet werden (1). Aus dieser quantitativen Auswertung läßt sich folgern, daß die Thrombozytenaggregate in der Lunge selektiv abgefangen werden oder entstehen.

Aufgrund eigener Untersuchungsergebnisse sind wir der Ansicht, daß diese Thrombozytenaggregate in der terminalen Lungenstrombahn funktionelle Gasaustauschstörungen und morphologische Veränderungen der Lunge im Schock einleiten, die je nach Intensität und Dauer des Schocks eigengesetzlich ablaufen und deshalb durch eine Langzeitbeatmung auch nicht immer entscheidend zu beeinflussen sind.

Krankengut

Von Januar 1969 bis Ende Juni 1971 wurden auf der Intensivstation des Instituts für Anästhesiologie der Kliniken der Universität Freiburg 520 Patienten mit drohender oder klinisch manifester respiratorischer Insuffizienz behandelt (Tab. 1). Bei 255 Patienten waren die pulmonalen Komplikationen nach einem Trauma und bei 265 Patienten im postoperativen Verlauf aufgetreten. 194 Patienten (=76%) mußten wegen posttraumatischer und 200 Patienten (=75%) wegen postoperativer respiratorischer Insuffizienz maschinell beatmet werden.

Tabelle 1. Bei 106 Patienten (=38%) von 280 Verstorbenen mit posttraumatischer/postoperativer respiratorischer Insuffizienz wurden in der Lunge Mikrothromben nachgewiesen

Posttraumatische u. postop. respiratorische Insuffizienz
1969 - JUNI 1971

		n	verstorben	diss.intravas.Gerinnung (pathol.-anat.)
POSTTRAUMATISCH	beatmet	194	119(61%)	54(45%)
	nicht beatmet	61	15(26%)	1(7%)
POST-OPERATIV	beatmet	200	138(69%)	50(36%)
	nicht beatmet	65	8(12%)	1(13%)
TOTAL		520	280(54%)	106(38%)

Letalität: von 520 Patienten verstarben 280 (=54%). Bei den Unfallverletzten kamen 119 (=61%) der 194 Beatmeten und 15 (=26%) der 61 Nichtbeatmeten ad exitum. Bei den postoperativen Fällen verstarben 138 (=69%) der 200 beatmeten und 8 (=12%) der 65 nicht beatmeten Patienten.

Vom Gesamtkollektiv wurden für die klinische, morphologische und gerinnungsphysiologische Studie 106 Patienten (=38%) ausgewählt, bei denen die klinische Diagnose einer generalisierten plasmatischen Hyperkoagulabilität und nachfolgender Verbrauchskoagulopathie mit Abfall der Thrombozytenzahlen unter 100 000/ mm^3 und Verminderung der Gerinnungsfaktoren (*Böttcher*), pathologisch-anatomisch durch den Nachweis von pulmonalen Mikrothromben bestätigt werden konnte (*Mittermayer*). Es handelt sich dabei um 55 Patienten mit traumatisch-hämorrhagischem Schock und 51 Patienten, bei denen der postoperativ-septische Schock im Vordergrund stand. Dabei war es gleichgültig, ob die Patienten bereits 2-12-24 Stunden oder erst mehrere Tage bis Wochen nach Beginn der Langzeitbeatmung verstorben sind oder überhaupt nicht beatmet wurden.

Die mittlere Beatmungszeit betrug bei den Mehrfachverletzten mit Thoraxtrauma 12,2 ± 9,1 Tage, ohne Thoraxtrauma 10,7 ± 8,9 Tage, während sie bei den postoperativen Fällen bei 9,6 ± 5,2 Tage lag.

Ergebnisse

Krankheitsverlauf

Patienten mit im Schock induzierter pulmonaler Mikrothrombosierung zeigen einen charakteristischen Krankheitsverlauf:

Vor Beginn der Schockbehandlung und während der hypovolämischen Phase mit Hypozirkulation besteht in der Regel eine metabolische Azidose. Nach Auffüllung des Kreislaufes und Normalisierung des Blutdruckes entwickelt sich, obwohl zu diesem Zeitpunkt die Laktatwerte im Serum noch erhöht sind (19), eine metabolische und respiratorische Alkalose, die auf metabolische Vorgänge, spontane Hyperventilation mit Hypokapnie, Transfusionen von Konservenblut (hoher Natriumzitratgehalt) und bei gelegter Magensonde auf den Verlust von saurem Mageninhalt zurückgeführt wird. Neben anderen noch unbekannten Faktoren spielt sicherlich ein erhöhter Katecholaminspiegel im Serum eine Rolle (5).

Ein günstiger Verlauf ist nur dann zu erwarten, wenn nach adäquater Kreislaufauffüllung die Drücke im großen und kleinen Kreislauf, insbesondere der pulmonalarterielle Druck sowie die Werte des Säure-Basen-Haushaltes und die Laktatkonzentration im Serum wieder im Normbereich liegen. Wichtigere klinische Kriterien sind jedoch eine normale arterielle Sauerstoffsättigung und -spannung, ohne spontane Hyperventilation, und eine Normalisierung der Urinausscheidung.

Eine nach Trauma oder Operation anhaltende Hyperventilation mit Hypokapnie und Hypoxämie ist der erste klinische Hinweis auf die beginnende respiratorische Insuffizienz. Läßt man die Patienten sauerstoffangereicherte Luft atmen, dann steigt der arterielle Sauerstoffdruck nicht auf die Werte an, die aufgrund des prozentualen Sauerstoffanteils in der Inspirationsluft zu erwarten wären. Der zu diesem Zeitpunkt meist noch recht gute Allgemeinzustand der Patienten und ein normaler Auskultationsbefund der Lunge erschweren im allgemeinen eine frühzeitige Diagnose der beginnenden respiratorischen Insuffizienz.

Tachypnoe, Dyspnoe und erhöhte Atemarbeit leiten die letzte Phase der progredienten respiratorischen Insuffizienz ein. Neben der Gasaustauschstörung für Sauerstoff entwickelt sich jetzt auch eine Gasaustauschstörung für Kohlensäure, die progredient und für den weiteren Verlauf entscheidend ist.

Hypoxämie und Hyperkapnie stellen die Indikation zur maschinellen Beatmung. Infolge der zunehmenden Behinderung der Kohlensäureabgabe muß im weiteren Verlauf das Beatmungsvolumen ständig gesteigert werden, ohne daß es gelingt, den arteriellen Kohlensäurepartialdruck zu normalisieren. In der Regel besteht jetzt eine kombinierte respiratorische und metabolische Azidose, die eine ständige Behandlung mit Natriumbikarbonat oder THAM erfordert. Die Hypoxämie besteht trotz eines hohen Sauerstoffanteils in der Inspirationsluft (70-100%) weiter. Die Patienten sind in dieser Periode somnolent bis bewußtlos. Der Blutdruck ist jetzt erniedrigt, hat eine kleine Amplitude und kann auch mit Orciprenalin (=Alupent)-Dauerinfusionen nicht wesentlich beeinflußt werden. Unter zunehmender Hypoxämie und Hyperkapnie treten jetzt in der Regel Bradykardien und Rhythmusstörungen auf. Im EKG erkennt man eine ST-Senkung und Verformung des Kammerkomplexes; schließlich kommen die Patienten im Herzversagen ad exitum. Wiederbelebungsversuche bleiben in der Regel erfolglos.

Klinisch gesichert wurde die Diagnose der disseminierten intravasalen Gerinnung mit Hauptlokalisation in der terminalen Lungenstrombahn durch Abfall der Gerinnungsfaktoren und der Thrombozyten. Bei 51 Fällen mit vorwiegend postoperativ-septischem Schock waren die Thrombozytenzahlen auf 56 000 ± 31 000/mm^3 und bei 55 Patienten mit traumatisch-hämorrhagischem Schock auf 69 000 ± 41 000/mm^3 abgefallen. Bei 50 Patienten wurden während des gesamten Krankheitsverlaufes täglich Gerinnungsanalysen durchgeführt (*Böttcher*).

Die Gasaustauschstörungen der Lunge für Sauerstoff und Kohlensäure sind die ersten klinisch faßbaren Parameter, die auf die noch latenten oder bereits manifesten funktionellen oder morphologischen Veränderungen der Lunge im Schock hinweisen. Für die Beurteilung des gestörten Gasaustausches in der Lunge haben wir die arteriellen Blutgasanalysen von 42 Patienten der postoperativen Gruppe und von 41 Patienten der posttraumatischen Gruppe verwendet. Wir haben Wert

Tabelle 2. Mittlerer arterieller Sauerstoffdruck (pO_2), Kohlensäuredruck (pCO_2), O_2-Gehalt der Inspirationsluft (FiO_2) und Atemminutenvolumen (AMV) von 42 postoperativen und 41 posttraumatischen Fällen zu Beginn der Behandlung (siehe S. 292 unten).

n	pO_2 (mm Hg)	FiO_2 (%)	pCO_2 (mm Hg)	AMV l/min
postoperativ				
n=42	69 ± 14	43 ± 23	36 ± 9	11 ± 3
posttraumatisch				
n=21	61 ± 11	48 ± 18	36 ± 6	9 ± 2
n=10	54 ± 13	57 ± 27	47 ± 14	12 ± 4
n=10	126 ± 38	54 ± 13	45 ± 10	11 ± 3

darauf gelegt, daß von jedem Patienten eine erste Messung (k_1) und eine letzte Messung (k_2) vorlag, wobei die letzte Messung mindestens 24 Stunden vor dem Tode durchgeführt worden sein mußte. Über die bereits von Anfang an bestehende arterielle Hypoxämie bei normalem oder erniedrigtem Kohlensäuredruck informiert Tab. 2.

In der *postoperativen Gruppe* (Abb. 1) sind bereits am Anfang bei einem mittleren Atemminutenvolumen (AMV) von 10,3 l/min und Erhöhung des inspiratorischen O_2-Angebotes (FiO_2) der arterielle Sauerstoffdruck (pO_2) und die O_2-Sättigung auf 70 mm Hg bzw. 90% erniedrigt, ebenso der arterielle pCO_2 und pH auf 36,5

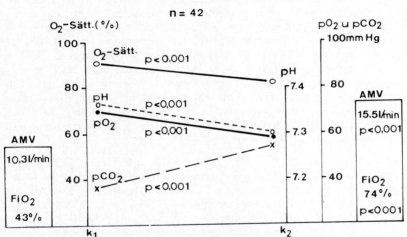

Abb. 1. Mittlerer arterieller Sauerstoffdruck (pO_2 mm Hg), Sauerstoffsättigung (%), Kohlensäuredruck (pCO_2 mm Hg), pH, Atemminutenvolumen (AMV l/min) und O_2-Gehalt der Inspirationsluft (FiO_2) bei 42 Fällen mit postoperativer respiratorischer Insuffizienz

mm Hg bzw. 7,36. Trotz zunehmender Erhöhung des AMV und des O_2-Angebotes fallen die O_2-Werte hochsignifikant ab, während der pCO_2 durch Zunahme der Totraumventilation, also des Quotienten V_D/V_T, hochsignifikant ansteigt.

Bei den posttraumatischen Fällen ist das Verhalten dieser Parameter weniger einheitlich; sie lassen sich in drei Untergruppen einteilen (Abb. 2).

Bei der 1. Untergruppe von 21 Patienten ergeben sich keine Unterschiede im Vergleich zu den postoperativen Fällen.

Die 2. Untergruppe repräsentiert polytraumatisierte Patienten mit einem Thoraxtrauma. Hier finden sich anfangs noch niedrigere O_2-Werte, aber bereits ein mittlerer pCO_2 von 47 mm Hg. Auch nach Erhöhung des O_2-Angebotes bleibt die Hypoxämie unbeeinflußt, die Hyperkapnie nimmt zu.

Die 3. Untergruppe umfaßt die Fälle, die wegen der hochgradigen pulmonalen Insuffizienz sofort maschinell beatmet werden mußten. Bei einem O_2-Gehalt der Inspirationsluft von 54% liegt der arterielle pO_2 zunächst über 120 mm Hg, der pCO_2 bei 45 mm Hg. Aber auch hier kommt es trotz Erhöhung des AMV und des O_2-Angebotes zu einem starken Abfall des pO_2 und Anstieg des pCO_2.

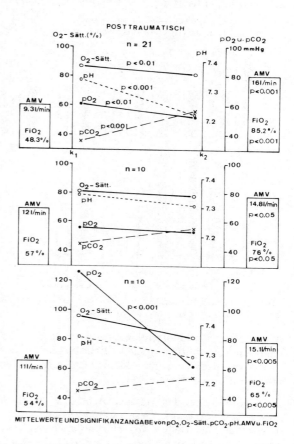

Abb. 2. Mittlerer arterieller Sauerstoffdruck (pO_2 mm Hg), Sauerstoffsättigung (%), Kohlensäuredruck (pCO_2 mm Hg), pH, Atemminutenvolumen (AMV l/min) und O_2-Gehalt der Inspirationsluft (FiO_2) bei 41 Patienten mit posttraumatischer respiratorischer Insuffizienz. Obere Reihe = Patienten ohne Thoraxtrauma, mittlere Reihe = Patienten mit Thoraxtrauma, untere Reihe = Patienten, die sofort beatmet werden mußten

Bei allen drei Untergruppen differieren die mittleren arteriellen Sauerstoff- und Kohlensäurepartialdrücke bei der letzten Messung mit Werten zwischen 53 und 61 mm Hg bzw. 54 und 59 mm Hg nur geringfügig. Sie unterscheiden sich auch nicht von der postoperativen Gruppe mit einem mittleren pO_2 von 58 mm Hg und einem pCO_2 von 54 mm Hg.

Morphologische Lungenveränderungen im Schock

Bei 106 Patienten — 104 Beatmeten und 2 Nichtbeatmeten — konnte die disseminierte intravasale Gerinnung pathologisch-anatomisch durch den Nachweis von pulmonalen Mikrothromben bestätigt werden (Abb. 3). Pulmonale Mikrothromben haben wir bei den Patienten mit traumatisch-hämorrhagischem Schock prozentual am häufigsten (20%) in den ersten 24-48 Stunden nachweisen können, bei Patienten mit postoperativ-septischem Schock zwischen 48 und 96 Stunden (26%). Dieses unterschiedliche Verhalten führen wir auf die meist ausreichende intra- und postoperative Substitution von Volumen und Substraten zurück. Anscheinend spielt neben der Dauer des Schocks auch die primäre Hypovolämie und die Intensität der Stoffwechselentgleisung eine entscheidende Rolle.

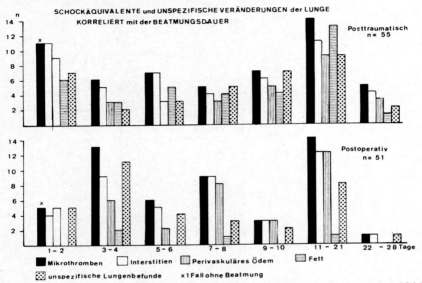

Abb. 3. Übersicht über die morphologischen Schockäquivalente der Lunge bei 106 Patienten im Zusammenhang mit der Beatmungsdauer

Weitere typische morphologische Veränderungen sind Gefäßwandödem, perivaskuläres und interstitielles Ödem, Endotheldefekte sowie eine massive Verbreiterung der Alveolarsepten durch Ödemeinlagerung, Infiltration von Granulozyten und Proliferation von Histiozyten.

Im Gegensatz zu den Gasaustauschstörungen zeigen die röntgenologischen Verlaufskontrollen der Lunge diese morphologischen Veränderungen erst mit Ausbildung der sekundären Folgen der Thrombozytenaggregate. Im Vordergrund steht hierbei als spezifische Veränderung das interstitielle Ödem, das röntgenologisch als diffuse Verschattung der Lunge imponiert (*Birzle*), während unspezifische Veränderungen — intraalveoläres Ödem, bronchopneumonische Infiltrationen und Atelektasen — erst später röntgenologisch zu erkennen sind.

Pathologisch-anatomisch konnten wir diese unspezifischen Lungenveränderungen in 66% der postoperativen und 76% der posttraumatischen Fälle nachweisen. Sie treten schon in den ersten 24-48 Stunden nach dem Schockereignis auf und nehmen interessanterweise mit der Dauer der Beatmung bei den postoperativen Fällen nicht statistisch signifkant zu; bei den posttraumatischen Fällen ist dagegen eine schwach signifikante Zunahme ($p > 0{,}05$) festzustellen.

Auch die Entwicklung pulmonaler hyaliner Membranen, die in der posttraumatischen Gruppe in 51% und in der postoperativen Gruppe in 33% der Fälle nachgewiesen wurden, stehen im engen Zusammenhang mit der Mikrothrombenbildung in der Lungenstrombahn (Abb. 4). Eine Berechnung nach dem Test von Armitage

(Prüfung auf einen monotonen Trend in 2 x r Kontingenztafeln) ergibt nämlich trotz hochsignifikanter Erhöhung des O_2-Angebotes in der Inspirationsluft keine statistisch signifikante Zunahme der hyalinen Membranen mit der Dauer der Beatmung).

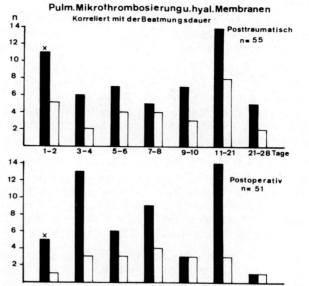

Abb. 4. Pulmonale Mikrothromben und pulmonale hyaline Membranen im Zusammenhang mit der Beatmungsdauer. Keine statistisch signifikante Zunahme der hyalinen Membranen

Diskussion

Die im Schock auftretenden hämodynamischen Veränderungen und Stoffwechselstörungen führen in der Lunge zu charakteristischen Veränderungen. Bereits in den ersten Stunden nach dem Schockereignis treten Thrombozytenaggregate und, als charakteristische Schockäquivalente, Endotheldefekte, Gefäßwandödeme, perivaskuläres und interstitielles Ödem, Erweiterung der Lymphbahnen und Verbreiterung der Alveolarsepten auf. Während *Neuhof* u. Mitarb. (13) der primären und noch reversiblen Thrombozytenaggregation für die Verlegung der Lungenstrombahn keine entscheidende Bedeutung beimessen, sind wir mit anderen Autoren (5, 7, 12) der Ansicht, daß die Thrombozyten durch Freisetzung von Mittlersubstanzen eine wesentliche Bedeutung haben. Derartige Mittlersubstanzen (Serotonin, Histamin, Kinine) können durch den Zerfall von Thrombozyten oder durch Reaktion im umgebenden Gewebe bei Hypoxie provoziert werden und zur Entwicklung von Endotheldefekten und Permeabilitätssteigerung führen. Die nachfolgende disseminierte intravasale Gerinnung führt zur Bildung von pulmonalen Mikrothromben am Ort der Endothelschäden, zur Proliferation der Mesenchymzellen und damit zur massiven Verbreiterung der Alveolarsepten. Vermehrte Lipolyse und der Anstieg der Neutralfette können im Stadium der Hyperkoagulabilität die pulmonale Perfusion weiter verschlechtern und die Bildung von Mikrothromben begünstigen (*Zimmermann*).

Über die Phase einer plasmatischen Hyperkoagulabilität kommt es hierbei zwangsläufig zu einem massiven Abfall der Thrombozytenzahlen und zum Verbrauch der Gerinnungsfaktoren, die klinisch einen wichtigen Hinweis auf diese Veränderungen geben können.

Endotheldefekte und Permeabilitätssteigerungen begünstigen die extravasale Polymerisation intravasal entstandener Fibrinmonomere und leicht löslicher Fibrinintermediäre bis zur Bildung von fibrinreichen pulmonalen hyalinen Membranen.

In diesem Stadium kann eine Volumensubstitution, die nur mit kolloidfreien Lösungen durchgeführt wird, die Permeabilitätssteigerung durch Annäherung des kolloidosmotischen Druckes des Blutes an den Kapillardruck begünstigen (6). Hiermit ergeben sich Hinweise, daß die pulmonalen Mikrothromben zum morphologischen Substrat der Schocklunge gehören und als Folge der generalisierten plasmatischen Hyperkoagulabilität im Schock aufgefaßt werden müssen (2).

Die pulmonale Hypoperfusion und die in vielen Fällen nicht ausreichende Kompensation des Flows in den Bronchialgefäßen kann zu einer mangelhaften Resynthese des Surfactant führen. Außerdem inaktivieren intraalveoläres Plasma, Fibrinmonomere und Erythrozyten den Surfactant (17). Die pulmonale Hypoperfusion führt damit bei anhaltendem Schock zur Bildung von Mikroatelektasen (3) und zur Abnahme der Compliance (4, 14, 15).

Im weiteren Verlauf werden diese charakteristischen morphologischen Veränderungen der Schocklunge in einem hohen Prozentsatz von mehr oder weniger ausgedehnten bronchopneumonischen Herden überlagert, die wir als sekundäre Folgen auffassen.

Die pathologisch anatomischen Veränderungen erklären zumindest teilweise die funktionellen Besonderheiten der progredienten posttraumatisch-postoperativen respiratorischen Insuffizienz, wobei sowohl ventilations- als auch perfusionsbedingte Verteilungsstörungen kombiniert vorkommen.

Die von Anfang an bestehende arterielle Hypoxämie ist durch eine Verteilungsstörung der Perfusion bedingt. Die Hypoperfusion von Alveolarbezirken geht mit einer Zunahme der pulmonalen Kurzschlußdurchblutung einher. Nicht ventilierte, jedoch noch perfundierte Alveolarbezirke führen stets zur Beimischung venösen Blutes im Sinne eines venoarteriellen Kurschlusses. Die trotz hoher O_2-Zufuhr kaum beeinflußbare Hypoxämie beweist, daß der Rechts-links-Shunt eine wesentliche Ursache der Gasaustauschstörung für Sauerstoff ist. Er ist in unseren untersuchten Fällen auf maximal 67% erhöht. Der arterielle Sauerstoffpartialdruck fällt trotz Erhöhung des O_2-Anteils in der Inspirationsluft infolge der erforderlichen vergrößerten Atemminutenvolumina mit erhöhtem funktionellem Totraum sowie der verminderten und unterschiedlichen Compliance erheblich ab.

Bronchiale Sekretanhäufungen und bronchopneumatische Infiltrationen können diesen nachteiligen ventilatorischen Effekt verstärken. Eine zusätzliche Diffusionsstörung für Sauerstoff als Folge einer verlängerten Diffusionsstrecke durch die verbreiterten Alveolarsepten muß angenommen werden, sie läßt sich aber auch durch die verkürzte Kontaktzeit bei einem stark reduzierten Kapillarstrombett und gleichzeitig erhöhtem HZV erklären.

Die Gasaustauschstörung für Kohlensäure erscheint uns charakteristisch für die Intensität und das Fortbestehen der beschriebenen Lungenveränderungen: sie ist als Symptom für eine schlechte Prognose zu werten. Steigt der pathologisch erhöhte arterielle Kohlensäurepartialdruck trotz maschineller Beatmung mit erhöhten Atemminutenvolumina weiter an, dann sind wahrscheinlich 4/5 der Lungenstrombahn von den funktionell-morphologischen Lungenveränderungen betroffen. Dadurch wird der Gasaustausch für Kohlensäure durch Diffusionsstörung und Totraumvergrößerung erheblich beeinträchtigt. Die Zunahme der Totraumventilation bei aufgehobener Perfusion oder Hypoperfusion ist ein Faktor, der in Kombination mit den übrigen Veränderungen den Effekt der maschinellen Beatmung in Frage stellt, sofern die auslösende Störung, die disseminierte intravasale Gerinnung, nicht beherrscht werden kann.

Zusammenfassung

Die pulmonale Mikrothrombosierung als Folge einer im Schock ausgelösten generalisierten plasmatischen Hyperkoagulabilität mit nachfolgender Verbrauchskoagulopathie kann zur schweren posttraumatischen/postoperativen respiratorischen Insuffizienz führen. Die morphologischen Veränderungen der Lunge im Schock führen bereits initial über eine kombinierte Ventilations- und Verteilungsstörung zu einer Partialinsuffizienz. Wesentliche Ursache der kaum beeinflußbaren Hypoxie und Hypoxämie ist eine Zunahme der pulmonalen Kurzschlußblutmenge (Rechtslinks-Shunt) und eine Diffusionsstörung für Sauerstoff als Folge einer verlängerten Diffusionsstrecke und verkürzter Kontaktzeit bei stark reduziertem Kapillarstrombett und gleichzeitig erhöhtem Herzzeitvolumen. Die pulmonale Mikrothrombosierung kann die Partialinsuffizienz trotz maschineller Beatmung zu einer meist tödlichen Globalinsuffizienz durch Zunahme der Totraumventilation infolge aufgehobener Perfusion oder Hypoperfusion von Alveolarbezirken intensivieren. Die pulmonale Mikrothrombosierung und ihre Folgen für den Gasaustausch wurden bisher nur wenig beachtet. Erst die Langzeitbeatmung hat einen besseren Einblick in die funktionell-morphologisch bedingten Störungen der Lungenfunktion im Schock ermöglicht.

Literatur

1 *Bergentz, S.-E.:* Ursachen der intravaskulären Gerinnung im Schock. In: Schock, Stoffwechselveränderungen und Therapie, hrsg. von W. E. Zimmermann, I. Staib. Schattauer, Stuttgart 1970 (S. 419)
2 *Bleyl, U., K. Heilmann, D. Adler:* Generalisierte plasmatische Hyperkoagulabilität und pulmonale hyaline Membranen beim Erwachsenen. Klin. Wschr. 49 (1971) 71-81
3 *Cook, W. H., W. R. Webb:* Pulmonary changes in hemorrhagic shock. Surgery 64 (1968) 85
4 *Egbert, L. D., M. B. Laver, H. H. Bendixen:* Intermittent deep breaths and compliance during anaesthesia in man. Anesthesiology 24 (1963) 57
5 *Hardaway, R. M.:* Disseminated intravascular coagulation in shock. In: Disseminated Intravascular Coagulation, hrsg. von E. F. Mammen, G. F. Anderson, M. I. Barnhart. Schattauer, Stuttgart 1969
6 *Jenkins, M. T., R. F. Jones, B. Wilson, C. A. Moyer:* Long-lived atelectasis, a complication of the intravenous infusion of fluids. Ann. Surg. 132 (1950) 327-347
7 *Lasch, H. G.:* Therapeutic aspects of disseminated intravascular coagulation. In: Disseminated Intravascular Coagulation, hrsg. von E. F. Mammen, G. F. Anderson, M. I. Barnhart. Schattauer, Stuttgart 1969 (S. 281)
8 *McKay, D. G.:* Disseminated intravascular coagulation. Harper & Row, New York 1965

9 *Mittermayer, C., W. Sandritter:* Besondere Manifestationen des Schocks beim Menschen. In: Blutgerinnung, Kreislauf und Stoffwechsel. Gießener Gerinnungsgespräche, Hrsg.: H. G. Lasch, K. Huth, H. Neuhof, F. K. Schattauer, Stuttgart 1971
10 *Mittermayer, C., W. Vogel, H. Burchardi, H. Birzle, K. Wiemers, W. Sandritter:* Pulmonale Mikrothrombosierung als Ursache der respiratorischen Insuffizienz bei Verbrauchskoagulopathie (Schocklunge). Dtsch. med. Wschr. 95 (1970) 1999
11 *Mittermayer, C., B. Pfrieme, W. Vogel, W. E. Zimmermann:* Funktionelle und morphologische Veränderungen der Lunge im Schock. Langenbecks Arch. f. Chir. 329 (1971) 664-670
12 *Moore, F. D.:* Posttraumatic pulmonary insufficiency. Saunders, Philadelphia 1969
13 *Neuhof, H., H. Heckers, C. Mittermayer:* Tierexperimentelle Untersuchungen über die Verlegung der Lungenstrombahn durch Thrombozytenaggregate. Thrombos. Diathes. haemorrh. 21 (1969) 93

14 *Okinaka, A. S.:* Postoperative pattern of breathing and compliance. Arch. Surg. 92 (1966) 876
15 *Peters, R. M.:* Work of breathing following trauma. J. Trauma 8 (1968) 915
16 *Schneider, M.:* Die periphere Strombahn im Schock. Dtsch. med. J. 18 (1967) 401-408
17 *Taylor, F. B., M. E. Abrams:* Inhibition of clot lysis by a surface active lipoprotein from lung and inhibition of its surface activity by fibrinogen. Physiologist 7 (1964) 269
18 *Vogel, W., C. Mittermayer, H. Burchardi, H. Birzle, K. Wiemers:* Spezielle respiratorische Probleme bei Polytraumatisierten. Langenbecks Arch. Chir. 1971 (im Druck)
19 *Zimmermann, W. E., W. Walter, W. Vogel, C. Mittermayer:* Funktionell-klinische Untersuchungen der Lunge im Schock. Langenbecks Arch. Chir. 329 (1971) 671-682

Zur Diagnostik und Behandlung der Hyperkoagulopathie

Von D. Böttcher, W. Vogel, C. Mittermayer, W. E. Zimmermann und H. Birzle

Gerinnungsveränderungen bei Schockzuständen sind durch zahlreiche klinische und experimentelle Befunde belegt (*Hardaway* 1966; *Lasch* u. Mitarb. 1967; *Attar* u. Mitarb. 1966; *Broersma* u. Mitarb. 1969 u.a.). Ihr Ablauf ist phasenhaft und reicht von Hyperkoagulolabilität bis zum Defibrinierungssyndrom. Organisches Substrat kann eine unterschiedlich ausgeprägte Mikrothrombosierung sein, das klinische Bild kann geprägt werden durch eine aus der Mikrothrombosierung resultierende Störung der Organfunktion oder, bei kritischer Verminderung des Hämostasepotentials, durch eine hämorrhagische Diathese. Neben den Nieren sind vor allem die Lungen beim Schock des Menschen von Mikrozirkulationsstörungen und Mikrothrombosierungen betroffen (*Sandritter u. Lasch* 1967). Die sich im Gefolge von Schockzuständen entwickelnde respiratorische Insuffizienz, die gekennzeichnet ist durch eine Gasaustauschstörung für CO_2 und eine Vergrößerung des Totraumanteils an der Gasventilation, läßt sich am besten als Ausdruck einer Perfusionsstörung infolge Mikrothrombosierung der Lungen erklären (*Mittermayer* u. Mitarb. 1970; *Vogel* u. Mitarb.).

Bei 62 Patienten, die nach Schockzuständen (31 Patienten mit posttraumatischem, 28 Patienten mit postoperativem und drei Patienten mit Vergiftungen) wegen zunehmender respiratorischer Insuffizienz zur Beatmung kamen, wurden kontinuierliche Gerinnungsuntersuchungen während des gesamten Behandlungszeitraums durchgeführt. Die Gerinnungsanalysen umfaßten die Bestimmung der Thrombozytenzahlen, der Thromboplastinzeit, der Euglobulinlysezeit, der Fibrinogenspaltprodukte, die Thrombinzeit sowie die Bestimmung der Faktoren I, II, V, VIII und XII. Zirkulierende Fibrinmonomerenkomplexe wurden mit Hilfe des Äthanoltestes (*Godal u. Abildgaard* 1966) nachgewiesen.

50 Patienten dieses Krankengutes verstarben, 35 der verstorbenen Patienten wiesen pathologisch-anatomische Veränderungen im Sinne von Schocklungen auf mit ausgeprägter Mikrothrombosierung. Nur zwölf Patienten überlebten.

Ausgeprägte Gerinnungsveränderungen waren bei 57 Patienten dieses Kollektivs nachweisbar (Abb. 1). Im Vordergrund standen Thrombopenien. Die Mittelwerte der Thrombozytenzahlen von 50 verstorbenen Patienten lagen bereits bei der Erstuntersuchung bei 103 000/mm^3 und fielen im weiteren Verlauf bis auf Werte von 88 000/mm^3 ab. Dabei zeigten Patienten mit den ausgeprägtesten Hypoxien und Hypoxämien ($pO_2 < 50$; $pCO_2 > 50$ mm Hg) einen signifikant stärkeren Thrombozytenabfall bis auf Mittelwerte von 55 000/mm^3 ($p < 0,025$). Im übrigen zeigte die Gruppe der verstorbenen Patienten im Vergleich zu einem Normalkollektiv signifikant verminderte Aktivitäten der Faktoren II und V sowie eine Verlängerung der Thromboplastinzeit. Die Fibrinogenwerte in dieser Gruppe waren in Einzelfällen vermindert (minimal 100 mg%), die Mittelwerte lagen jedoch zu allen Untersuchungszeiten im Streubereich eines Normalkollektivs. Uncharakteristisch verhielt sich die in Einzelfällen untersuchte Faktor-XII-Aktivität. Die Faktor-VIII-Aktivität fanden wir bei der überwiegenden Anzahl der Patienten erhöht. Die Mittelwerte aller verstorbenen Patienten betrugen 256%, in Einzelfällen wurden Aktivitäten bis 480% gemessen. Der Äthanoltest war bei 9 von 20 verstorbenen Patienten positiv. Spaltprodukte waren immunologisch nur bei fünf Patienten des Gesamtkollektivs nachweisbar, ohne weitere Hinweise auf eine generalisierte gesteigerte fibrinolytische Aktivität, gemessen mit der Euglobulinlysezeit. Eindeutig verlängerte Thrombinzeiten wurden in diesem Kollektiv nicht beobachtet.

Die Gruppe der überlebenden zwölf Patienten zeigte zum Zeitpunkt der Erstuntersuchung und im Grad des Abfalls von Thrombozytenzahlen und der Faktoren II und V ein fast identisches Verhalten. Erst im weiteren Verlauf zeigten diese Parameter einen signifikanten Anstieg im Vergleich zu den verstorbenen Patienten (Abb. 2).

Im Ablauf der Gerinnungsveränderungen waren zwei Verlaufstypen zu unterscheiden. 24 Patienten zeigten einen kontinuierlichen Abfall von Thrombozytenzahl, Faktor-II- und Faktor-V-Aktivität. In dieser Gruppe findet sich kein Überlebender. Bei 17 Patienten wurde pathologisch-anatomisch der Nachweis von Mikrothromben in den Lungen geführt.

Eine zweite Gruppe von 27 Patienten wies zunächst einen ebenfalls kontinuierlichen Abfall der eben beschriebenen Gerinnungsparameter auf, nach 3-5 Tagen erfolgte jedoch ein rascher, oft überschießender Wiederanstieg mit oft besonders hohen Fibrinogen-, Faktor-V- und Faktor-VIII-Werten. In dieser Gruppe finden

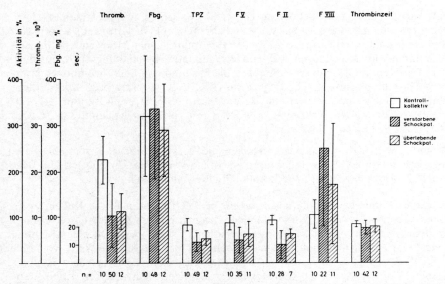

Abb. 1. Gerinnungsbefunde bei der Erstuntersuchung. Verglichen wurden die Befunde bei Verstorbenen und Überlebenden mit einem Normalkollektiv. Thromb.=Thrombozyten, Fbg.=Fibrinogen, TPZ=Thromboplastinzeit

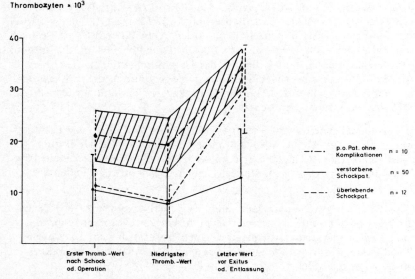

Abb. 2. Verhalten der Thrombozytenzahlen von verstorbenen und überlebenden Patienten, verglichen mit einem postoperativen Patientenkollektiv.

sich die zwölf Überlebenden des Kollektivs. Immerhin wiesen 13 der verstorbenen Patienten ebenfalls Mikrothromben in den Lungen auf.

Bei sechs weiteren Patienten fanden wir lediglich einen Abfall der Thrombozytenzahlen ohne einen sicheren plasmatischen Gerinnungsdefekt. Bei vier dieser Patienten ergaben sich Hinweise auf eine gesteigerte Thrombozytenaggregation. Bei drei verstorbenen Patienten dieser Gruppe wurden ebenfalls Mikrothromben in den Lungen nachgewiesen.

Therapieversuche wurden in 41 Fällen mit Heparin in einer Dosierung von 800 bis 1200 E/Std. unternommen. Innerhalb der ersten 24 Stunden erhielten jedoch nur neun Patienten Heparin, darunter waren sieben Überlebende. Insgesamt erhielten 33 verstorbene Patienten, davon 25 mit nachweisbaren Mikrothromben, diese Therapie. In diesen Fällen gelang es zum Teil, den gesteigerten Umsatz von Gerinnungsfaktoren zu unterbrechen, der klinische Verlauf mit zunehmender Hypoxie und Mikrothrombosierung der Lungen wurde jedoch nicht verhindert. In sechs Fällen wurde nach erfolgloser Heparintherapie eine Streptokinasebehandlung eingeleitet, alle Patienten verstarben. Gravierende therapiebedingte Blutungen wurden in diesem Kollektiv nicht beobachtet.

Zusammenfassung und Diskussion

Bei 57 von 62 Patienten, die im Gefolge von Schockzuständen unterschiedlicher Ursache eine respiratorische Insuffizienz entwickelten, fanden wir ausgeprägte Gerinnungsveränderungen, die charakterisiert waren durch einen Abfall der Thrombozytenzahlen und eine Verminderung der Aktivitäten des Prothrombins und des Faktors V.

Die Fibrinogenwerte waren gewöhnlich hochnormal, die Faktor-VIII-Aktivitäten zum Teil exzessiv gesteigert. Diese Befunde im Zusammenhang mit dem Nachweis von zirkulierenden Fibrinmonomerenkomplexen weisen auf eine Aktivierung des Gerinnungssystems hin mit gesteigertem Umsatz von Thrombozyten und Gerinnungsfaktoren. Die Umsatzsteigerung im Hämostasesystem war bereits frühzeitig nach dem Schockereignis nachweisbar und ging der Entwicklung einer Ventilationsstörung meist um Tage voraus. Eine direkte Korrelation zwischen dem Ausmaß der Gerinnungsveränderungen und der Prognose war nicht aufzustellen, es zeigte sich jedoch, daß die Gerinnungsparameter der überlebenden Patienten in einem Zeitraum von 3-5 Tagen nach dem Schockereignis bereits wieder Normalwerte erreichten, während es bei der überwiegenden Zahl der verstorbenen Patienten über diesen Zeitraum hinaus zu einem weiteren kontinuierlichen Aufbrauch des Hämostasepotentials kam. Dagegen war eine Beziehung zwischen dem Grad der erreichten Thrombopenie und dem Ausmaß der respiratorischen Insuffizienz deutlich.

Wenn auch die Kausalkette von Umsatzsteigerung im Hämostasesystem, Mikrothrombosierung der Lungen und den folgenden Perfusionsstörungen mit allen klinischen Konsequenzen nicht bewiesen ist, muß ihre mögliche pathogenetische Bedeutung bei der Schocktherapie berücksichtigt werden. Es ergibt sich die Forderung, eine Aktivierung des Gerinnungssystems und eine disseminierte intravaskuläre Gerinnung als Folgeerscheinung möglichst frühzeitig durch kontinuierliche Gerinnungsuntersuchungen zu erfassen und ihr mit einer geeigneten Therapie entgegen zu treten.

Die frühzeitige Behandlung mit Antikoagulantien vom Heparintyp erscheint so als eine Möglichkeit, eine Prophylaxe der Entwicklung einer Schocklunge zu betreiben.

Literatur

Attar, S., A. R. Mausberger, B. Ironi, W. Kirby, C. Masaitis, R. A. Cowley: Coagulation changes in clinical shock: I. Effect of hemorrhagic shock on clotting times in humans. Ann. Surg. 164 (1966) 34

Attar, S., A. R. Mausberger, B. Ironi, W. Kirby, C. Masaitis, R. A. Cowley: Coagulation changes in clinical shock. II. Effect of septic shock on clotting times and fibrinogen in humans. Ann. Surg. 164 (1966) 41

Broersma, R. I., G. D. Bullemer, E. F. Mammen: Blood coagulation changes in hemorrhagic shock and acidosis. In: Disseminated Intravascular Coagulation, hrsg. von E. F. Mammen, G. F. Anderson, M. I. Barnhart. Schattauer, Stuttgart 1966

Godal, H. C., U. Abildgaard: Gelation of soluble fibrin in plasma by ethanol. Scand. J. Haemat. 3 (1966) 342

Hardaway, R. M.: Syndromes of disseminated intravasatous coagulation. Thomas, Springfield/Ill. 1966

Lasch, H. G., D. L. Heene, H. Huth, W. Sandritter: Pathophysiology, clinical manifestations and therapy of consumption-coagulopathy (Verbrauchskoagulopathie). Amer. J. Cardiol. 20 (1967) 381

Mittermayer, C., W. Vogel, H. Burchardi, H. Birzle, K. Wiemers, W. Sandritter: Pulmonale Mikrothrombosierung als Ursache der respiratorischen Insuffizienz bei Verbrauchskoagulopathie (Schocklunge). Dtsch. med. Wschr. 95 (1970) 1999

Sandritter, W., H. G. Lasch: Pathologic aspects of shock. Achiev. Meth. exp. Path. 3 (1967) 86

Vogel, W., C. Mittermayer, H. Burchardi, H. Birzle, K. Wiemers: Spezielle respiratorische Probleme bei Polytraumatisierten. Langenbecks Arch. Chir. 329 (1971) 491-503

Der Einfluß von induzierter Thrombozytenaggregation und intravaskulärer Koagulation auf Atmung und Kreislauf

Von K. Rådegran, P. O. Olsson, C. McAslan, J. Swedenborg und O. Norlander

Die posttraumatische Lungeninsuffizienz ist in der Literatur oft mit dem Vorhandensein intravasaler Koagulation, d.h. Thrombozytenaggregation und Fibrinogenverbrauch, verknüpft worden. Mikroskopisch hat man auch Fibrinausfällung und Zellaggregate in den Lungen nachgewiesen, sowohl bei experimentell ausgelöster als auch klinisch manifester intravasaler Koagulation. Unsere experimentellen Arbeiten berührten folgende Fragen: Beruht die Lungeninsuffizienz bei intravasaler Koagulation primär auf einer mechanischen Blockierung der Lungenzirkulation durch Bildung von Mikrogerinnseln und Zellaggregaten, oder beruht sie auf der Freisetzung von Substanzen, welche glatte Muskelzellen kontrahieren und damit Zirkulation und Luftwege beeinflussen?

Die Untersuchungen wurden an künstlich beatmeten Hunden ausgeführt, die eine — im Vergleich zu Untersuchungen anderer Autoren — kleine Thrombinmenge innerhalb 2-5 min infundiert erhielten. Isolierte Thrombozytenaggregation erreichte man durch Infusion von Protamin.

Bei einem normalen Tier führt Thrombininfusion einen Blutdruckfall in der Aorta, eine Druckerhöhung in der A. pulmonalis und eine Erhöhung des intratrachealen Beatmungsdruckes herbei. Gleichzeitig werden die zirkulierenden Thrombozyten vermindert. Der Druckfall in der Aorta beruht primär auf einer Verminderung der totalen peripheren Resistenz, verursacht durch eine Freisetzung von ADP und ATP von den Thrombozyten, was in einer Reihe früherer Arbeiten gezeigt wurde. Die Drucksteigerung in der A. pulmonalis beruht auf einer Erhöhung der pulmonalen Gefäßresistenz.

Die Veränderungen sind in jeder Hinsicht reversibel, und die Thrombozytenzahl ist nach einer Stunde wieder normal.

Um die Bedeutung der Fibrinbildung für das Auftreten der Lungenveränderungen zu ergründen, wurde der gleiche Versuch bei defibrinogenierten Tieren ausgeführt. Die Defibrinogenierung erreichte man mit dem Schlangengiftenzym Reptilase. Die Tiere hatten eine normale Anzahl zirkulierender Thrombozyten. Die Kreislaufveränderungen waren qualitativ und quantitativ nach diesen Thrombininfusionen bei diesen und bei normalen Tieren identisch. Fibrinbildung spielt demzufolge keine primäre Rolle für die pulmonale Widerstandserhöhung bei Thrombinämie. Infusion von Protamin verursachte nach einer gewissen Latenzzeit einen sehr markanten und schnellen Thrombozytenabfall (bis zu ca. 10-20% des Ausgangswertes), und gleichzeitig treten dieselben Veränderungen wie nach den Thrombininfusionen ein, jedoch viel ausgeprägter (Abb. 1). Außer dem Druckfall in der Aorta (P_{A_o}) und

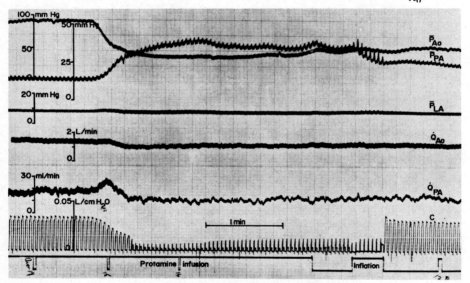

Abb. 1. Infusion von Protamin bei einem heparinisierten Hund. Beachtenswert ist, daß künstliche Hyperinflation der Lunge die durch Protamininfusion herabgesetzte Compliance wiederherstellt. C = dynamische Compliance der Lunge, P_{LA} = Druck im linken Vorhof

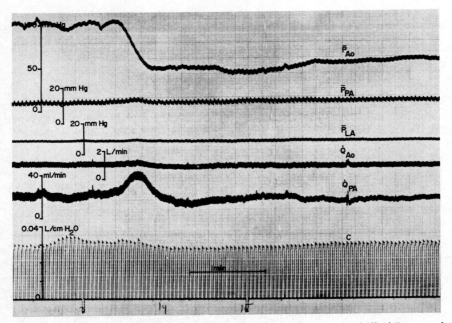

Abb. 2. Infusion von Protamin bei einem heparinisierten Hund. Azetylsalizylsäure wurde vor der Protamininfusion intravenös injiziert

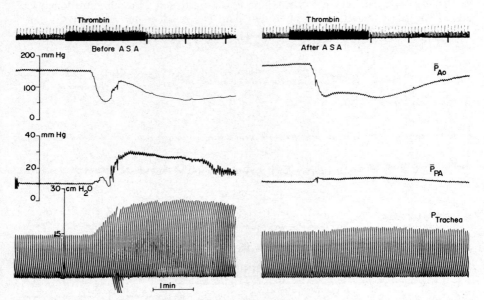

Abb. 3a (links), 3b (rechts). Intravenöse Infusion von Thrombin vor (a) und nach (b) der Injektion von Azetylsalizylsäure (ASA)

der Drucksteigerung in der A. pulmonalis (P_{PA}) steigt auch der Luftwegwiderstand, geht die Compliance zurück und fällt das pO_2. Genau wie bei Thrombininfusion sind diese Veränderungen reversibel.

Wir deuten dies als einen zeitmäßig zusammengedrängten Verlauf einer posttraumatischen Lungeninsuffizienz. Dem pO_2-Abfall und der Verminderung der Lungencompliance konnte zum Teil durch einen erhöhten endexspiratorischen Druck im Respirator entgegengewirkt werden. Im übrigen war diese Maßnahme jedoch wirkungslos.

Die Thrombozytenaggregation scheint von ausschlaggebender Bedeutung für das Aufkommen der Lungenveränderungen bei Thrombin- und Protamininfusionen zu sein. Man stellt sich die Frage, ob diese Thrombozytenaggregate die Mikrozirkulation in den Lungen blockieren. Dies dürfte nicht der Fall sein. Die Behandlung der Versuchstiere mit 1 g Azetylsalizylsäure vor der Infusion von Protamin oder Thrombin hob alle Reaktionen in den Lungen beinahe vollständig auf, ohne die Thrombozytenaggregation aufzuheben oder zu vermindern. Der Blutdruckabfall in der Aorta wurde auch nicht beeinflußt (Abb. 2 und 3).

Bei gemeinsamen Versuchen mit Professor *Bergentz* u. Mitarb. in Göteborg an Hunden mit radioaktiv markierten Thrombozyten und Fibrinogen haben wir zeigen können, daß Protamininfusion eine starke Anhäufung von Thrombozyten in der Lunge bewirkt, während die Zahl der zirkulierenden Thrombozyten geringer wird. Fibrin sammelt sich nicht in der Lunge an. Dies geschieht gleichzeitig mit den zirkulatorischen und ventilatorischen Veränderungen. Azetylsalizylsäure verändert die Thrombozytenansammlung in der Lunge in keiner Weise, und man muß daraus schließen, daß Thrombozytenaggregate nicht direkt für die Resistenzsteigerung im Lungenkreislauf verantwortlich sind. Initial müssen die Veränderungen in der Lunge bei künstlich herbeigeführter intravasaler Koagulation und Thrombozytenaggregation durch vaso- und bronchokonstriktorische Substanzen herbeigeführt werden. Bei Thrombozytenaggregation wird z.B. Serotonin, ADP und ATP von den Thrombozyten freigemacht; dies ist die sogenannte Releasereaktion. Der Blutdruckfall in der Aorta nach Thrombin und Protamin beruht, wie gesagt, auf einer Vasodilatation in der Peripherie, vermittelt durch von den Thrombozyten freigemachtes ADP und ATP bei dieser Releasereaktion. Der Blutdruckabfall in der Aorta wurde durch Azetylsalizylsäure nicht gehemmt. Somit wurde die Releasereaktion durch Azetylsalizylsäure nicht aufgehoben. Daraus geht hervor, daß die gefäß- und bronchenverengernden Substanzen, die die Resistenzsteigerung im Lungenkreislauf hervorrufen, und die Bronchokonstriktion mit Unterbelüftung von Alveolargebieten und gesenktem pO_2 verursachen, nicht direkt von den Thrombozyten herstammen. Eher scheint eine Reaktion schrittweise zustandezukommen, bei welcher der oder die letzten Vermittler unbekannt sind. Der Vermittler wird allerdings dadurch charakterisiert, daß seine Wirkung oder Produktion durch Azetylsalizylsäure gehemmt wird. Untersuchungen in englischen und unserem eigenen Laboratorium deuten darauf hin, daß es sich um Prostaglandin handeln kann, das in großen Mengen im Lungengewebe, und teilweise in den Thrombozyten, gebildet wird.

Gestützt auf diese Experimente sollte die Behandlung schwergeschädigter Patienten solcher Vasokonstriktion und Bronchokonstriktion in einem frühen Stadium entgegenwirken, um eine posttraumatische Lungeninsuffizienz zu verhindern.

Literatur

Rådegran, K.: Circulatory and respiratory effects of induced platelet aggregation. An experiment study in dogs. Acta chir. scand., Suppl. 420, 1971

Swedenborg, J.: On the role of vasoactive substances in haemodynamic changes induced by thrombin. Acta chir. scand., Suppl. 413, 1971

Podiumsdiskussion über die Auswirkungen pulmonaler Gefäßverlegung

Leiter: D. Hey

Hey: Wir wollen zunächst nocheinmal die pathologische Anatomie der Schocklunge aufgreifen und in diesem Rahmen versuchen, die Bedeutung der intravasalen Gerinnung für die Pathogenese der Schocklunge herauszustellen. In diesem Zusammenhang wollen wir gleichfalls die hyalinen Membranen besprechen und auf die Fettembolie eingehen. Als nächsten Punkt werden wir zur Diagnostik der pulmonalen Gefäßverlegung Stellung nehmen und die Verbrauchskoagulopathie, die Lungenfunktion und, wenn möglich, auch die Kreislaufparameter erörtern. Anschließend werden wir uns der Therapie zuwenden und neben den günstigen Effekten auch die Nebeneffekte der Therapie besprechen. Zum Schluß können wir noch über prophylaktische Maßnahmen diskutieren.

Ich möchte jetzt, nachdem Herr *Mittermayer* zur Schocklunge Stellung bezogen hat, Herrn *Rotter* auffordern, seine Meinung kundzutun, wie er sich die Zusammenhänge vorstellt.

Rotter: Schon gestern wies ich darauf hin, daß meine Mitarbeiter, Dr. *Amthor* und Dr. *Hauk,* 50 Fälle von Beatmungslungen nachuntersucht und ihre Befunde mit der Überlebenszeit der Patienten korreliert haben. Dabei fiel uns auf, daß sich Mikrothromben vom ersten Tag an bis zum 6. Tag nachweisen ließen, später immer seltener, in noch späteren Stadien haben wir sie nur noch vereinzelt gesehen.

Ein entgegengesetztes Verhältnis zeigen die hyalinen Membranen. Sie sind erst ab dem 3. Tag nachweisbar, um sich dann wieder zurückzubilden, aber etwas später als die Mikrothromben, nämlich erst nach dem 11. Tag. Diese Befunde passen gut zu der von Herrn *Mittermaier* u.a. vertretenen These, daß die Verlegung der Strombahn durch Mikrothromben für die respiratorische Insuffizienz verantwortlich sei. Die am gestrigen Rundtischgespräch beteiligten Pathologen waren der Meinung, daß auch die hyalinen Membranen ihre Entstehung der Gerinnungsstörung verdanken, daß die Membranen aber etwas später entstehen als die Mikrothromben, weil die Permeabilitätsstörung, die ihre Entstehung voraussetzt, erst später eintritt. Nur etwas paßt da nicht ganz: Wir sehen nur sehr selten, und ich glaube, daß mir in diesem Punkte die anderen Pathologen zustimmen werden, Organisationsphänomene an diesen Thromben. Wenn die Mikrothromben nun initial das Geschehen auslösen, dann müßte man doch annehmen, daß nach 6-8 Tagen irgendwelche Organisationsphänomene zu sehen sind. Gelegentlich wurden sie beschrieben und auch von uns gefunden, aber doch nur ganz vereinzelt. Werden sie spontan enzymatisch aufgelöst? Man könnte sich das Fehlen von Organisationsphänomenen auch damit erklären, daß die Mikrothromben zwar schockbedingt sind, aber nicht initial, sondern jeweils erst im agonalen Schock, d.h. unmittelbar vor dem Tode, entstehen. Gegen diesen Erklärungsversuch allerdings läßt sich einwenden, daß wir Mikrothromben in den späteren Phasen — ab dem 6. bis 7. Tag — nur noch außerordentlich selten gesehen haben, obwohl auch in diesem Stadium zumindest einige Patienten im Schock sterben. Entscheidend scheint mir die Frage, und ich möchte sie an Herrn *Mittermayer* zurückgeben:

Wieviele Mikrothromben lassen sich in den Blutgefäßen der Lungen nachweisen? Sind sie tatsächlich in der Lage, dieses riesige Gefäßgebiet nachhaltig zu blockieren, so daß es zu einer schweren Ischämie kommt, die die Funktion der Lunge so stört, daß eine respiratorische Insuffizienz auftritt? Mit einer semiquantitativen Methode haben wir versucht, uns an unserem Material einen Überblick zu verschaffen. Wir durchsuchten Schnitte mit einer Kantenlänge von 1 x 1 cm und fanden im Durchschnitt 8-10 Mikrothromben. Mehr waren es nicht. Bei dem Gefäßreichtum der Lungen und bei der außerordentlich dichten Anastomosierung der kleinsten Gefäße haben wir einigen Zweifel, ob die Mikrothromben tatsächlich in der Lage sind, die Symptome der Schocklunge zu erzeugen. Ließe sich die Behauptung belegen, daß die hyalinen Thromben nicht Ursache sondern Folge einer andersartig ausgelösten Zirkulationsstörung der terminalen Lungenstrombahn sind? Darin sehe ich im Augenblick das entscheidende Problem, das wir noch einmal zur Diskussion stellen sollten.

Mittermayer: Ich stimme mit Herrn *Rotter* überein, daß keine, oder nur selten, Thromben beobachtet werden können, die organisiert sind. Daß aber die Häufigkeit der Thromben mit der Länge des Krankheitszustandes abnimmt, kann ich nicht ganz bestätigen. Ich glaube, Sie haben noch das Bild in Erinnerung, das Herr *Vogel* gezeigt hat.

Rotter: In unserem Material ließen sich ab dem 6. Tag nur noch bei einzelnen Patienten Mikrothromben feststellen. Je länger also die Patienten beatmet werden, desto seltener finden wir Mikrothromben. Die meisten Fälle zeigen dann überhaupt keine Mikrothromben mehr. Zwar findet man auch schon zu Anfang einzelne Fälle ohne Mikrothromben.

Mittermayer: Vielleicht handelt es sich um andere Krankheitsbilder. Herr *Otto* hat ein ganz anderes Untersuchungsmaterial als wir. Durch die Tatsache, daß im fortgeschrittenen Zustand mehr und mehr Bronchopneumonien vorkommen kann es bedingt sein, daß man die Thromben nicht mehr sieht. Ich würde allerdings sagen, je mehr Bronchopneumonie, desto mehr lokale Thrombosierung. Ganz am Ende des Krankheitsbildes wird alles sehr stark obskuriert dadurch, daß sich zahlreiche parallel verlaufende Prozesse addieren und nicht mehr voneinander zu trennen sind. Zweitens: Warum ist keine Organisation der Thromben vorhanden, warum sind immer nur frische Thromben zu sehen? Ist das agonal? Dagegen spricht, daß *Wilson* im Schock beobachtet hat, daß die Thromben intravital entstehen. Wir haben selbst (z.B. beim Sanarelli-Shwartzman-Phänomen) intravital untersucht, wie Mikroembolien entstehen. Diese müßten dann auch in der Lunge erscheinen. Schließlich muß man sagen, daß die serielle Untersuchung in verschiedenen Stadien des Schocks immer wieder zeigt, daß frische Mikrothrombosierungen vorhanden sind. Ich gebe die eigentümliche Diskrepanz zu, daß in den späteren Stadien keine Organisation auftritt. Vielleicht können Sie das mit den Befunden der schwedischen Gruppe koordinieren, daß nämlich diese Thromben gar nicht beständig, sondern flüchtig sind, sich wieder auflösen und erneut entstehen können.

Schließlich zur letzten Frage, ob die Mikrothrombosierung ausreicht, um die Verlegung der Lungenstrombahn mechanisch zu erklären: Das ist sicher einer der Hauptstreitpunkte, und ich stimme mit Ihnen darin überein, daß wir nur Fälle registrieren, bei denen an einem Schnitt 55facher Vergrößerung mindestens 10 Gefäße pro Gesichtsfeld verlegt sind.

Immerhin muß man in Rechnung stellen, daß die Thromben nicht nur eine mechanische, sondern auch eine endokrine, lokale Wirkung haben können, z.B. Vasokonstriktion, Liberation von Transmittersubstanzen und dergleichen.

Rotter: Meine Mitarbeiter *Nikolin u. Lapp* (1965) haben experimentell den Histaminschock untersucht. Elektronenmikroskopisch finden sich in der terminalen Strombahn Mikrothromben, die aus Thrombozyten bestehen. Wenn die Tiere überleben und die Blutströmung wieder in Gang kommt, fallen die Thromben auseinander, die Thrombozyten werden fortgespült. Die Thrombozyten waren also miteinander verklebt, hatten aber keine visköse Metamorphose erlitten. In solchen Thromben (ich spreche jetzt nur vom Histaminschock — Ihr Experiment mit Thrombin habe ich nicht gemacht) sind die Thrombozyten also noch nicht irreversibel geschädigt, und mit einer Liberation humoraler Wirkstoffe (Serotonin usw.) ist zu diesem Zeitpunkt noch nicht zu rechnen. Daß die im Sektionsgut nachweisbaren hyalinen Thromben wieder auseinanderfallen und wieder fortgespült werden, scheint nicht sehr wahrscheinlich.

Hey: Zur Frage, was die Lunge an verlegendem Material verkraftet, möchte ich erwähnen, daß die Kliniker in diesen Zuständen Shunts in der Größenordnung von 40-50% gemessen haben; das ist doch ein Hinweis, daß die Mikrozirkulation der Lunge ganz erheblich beeinträchtigt ist.

Hartung: Ich wollte zur Frage „Endstrombahn und hämodynamische Effekte der Verlegung" Stellung nehmen. — Wir haben ein völlig anderes Modell, nämlich das Lungenemphysem, untersucht und uns dabei mit der Endstrombahn beschäftigt. Es gibt bestimmte Formen von Lungenemphysem, die zu einer starken Auslichtung des Kapillarbettes führen. Da ist besonders das diffus-atrophische bzw. panazinäre Emphysem (wie es in der anglo-amerikanischen Klassifikation heißt) zu nennen. Wir wissen, daß bei Lungen, in denen die Kapazität der Endstrombahn auf ein Drittel herabgesetzt ist, wie bei diesem diffus-atrophischen Emphysem, bei dem keine obstruktive Ventilationsstörung, Bronchitis und dergleichen, besteht, *kein* Cor pulmonale und keine pulmonale Hypertonie auftreten. Das heißt also, die pulmonale Endstrombahn hat eine ganz enorme Reservekapazität.

Hey: Ich möchte eine etwas ketzerische Frage an Herrn *Mittermayer* richten: Ich weiß, daß er Untersuchungen gemacht hat, in denen er die Lungenstrombahn durch Thrombozytenaggregate verlegte, ohne daß er einen Schock setzte, und zwar so, daß er gealterte Blutkonserven mit definierten Thrombozytenaggregaten Kaninchen so lange infundierte, bis die Tiere praktisch an der Rechtsherzinsuffizienz gestorben sind. Wie sahen dann diese Lungen aus?

Mittermayer: Das waren heparinisierte Blutkonserven, die infundiert wurden. Die Lungenstrombahn war mit Thrombozytenaggregaten verlegt, der Pulmonalisdruck wurde gemessen. Diese Aggregate sind zum großen Teil reversibel gewesen, sind also wieder verschwunden, und die Lungen haben nur in ganz schweren Fällen die Charakteristika der Lungen angenommen, die wir hier beschrieben haben. Das heißt vielleicht doch, daß 1. außer den Thrombozytenaggregaten noch andere Faktoren mit im Spiele sind und 2., daß vielleicht diese Thrombozyten bei der Lagerung irgendetwas eingebüßt haben, was sie sonst in der Lunge so gefährlich macht.

Harms, Kiel: Man findet bei den pulmonalen hyalinen Membranen des Neugeborenen — wie *Bleyl* u. Mitarb. (1969) z.B. gezeigt haben — außerordentlich häufig hyaline Mikrothromben in der peripheren Strombahn, nur finden sich diese zum geringsten Teil in der Lungenstrombahn sondern ganz überwiegend in der Leber und sind somit zweifelsfrei als Indiz einer generalisierten intravasalen Hyperkoagulabilität zu interpretieren. Aber in der Lunge sind sie nicht, oder nur ausnahmsweise, und dann nur in geringer Zahl, zu erkennen. Dennoch gibt es ja gerade diese schwersten Atemnotsyndrome in der Neonatalzeit. Wie ist das zu erklären? Gibt es dort andere Mechanismen, die gewissermaßen vikariierend auf den Plan treten können? Am wahrscheinlichsten ist ein Spasmus kleiner Lungenarterienäste. Darf ich noch etwas hinzufügen, was die Hämodynamik, die Belastung des pulmonalen Kreislaufs durch Mikrothromben, betrifft: Ich habe vor Jahren die Häufigkeit der pulmonalen Mikrothrombose mit der Häufigkeit der an sich vage festzustellenden Zeichen des Rechtsherzversagens korreliert. Um ehrlich zu sein, ich habe bei pulmonaler Mikrothrombose eine bestimmte Häufigkeitszunahme des Rechtsherzversagens feststellen können, konnte aber das Ergebnis, obwohl wir etliche Fälle hatten, statistisch nicht sichern. Nun weiß ich nicht, inwiefern nicht hier auch wieder durch Fibrinolyse ein Teil der Mikrothromben verschwunden ist.

Hey: Ich habe natürlich mit einer kleinen Absicht Herrn *Mittermayer* diese letzte Frage gestellt, um zu erfahren, welchen Stellenwert die intravasale Gerinnung und die Mikrothrombosierung bei der Pathogenese der Schocklunge haben. Wir müssen uns darüber im klaren sein: Es gibt die Schocklunge tatsächlich in der beschriebenen Form, und sie tritt immer dann auf, wenn bei einem Tier oder einem Menschen über längere Zeit ein Schocksyndrom besteht. Ebenso obligat wie die Azidose zum Schock gehört, gehört auch die intravasale Gerinnung dazu. Das kann man immer wieder nachweisen. Es gibt keinen Schock ohne eine initiale Hyper- und daraufhin folgende Hypokoagulabilität.

Zur Frage der Verlegung der Endstrombahn kann ich aus meinen eigenen Untersuchungen sagen, daß man an Kaninchen — ich kann nur über Kaninchen sprechen, überblicke aber drei verschiedene Schockformen — das Thrombin vollständig durch eine intensive Heparinisierung behindern kann. Dadurch erreicht man, daß die Schockintensität geringer wird. Es kommen aber dennoch, je nach auslösender Noxe, eine Reihe von Tieren in den Schock hinein, und diese Tiere entwickeln trotz der Heparinisierung eine Schocklunge. Nach meiner Ansicht ist also die intravasale Gerinnung eines der Phänomene, die die Genese der Schocklunge maßgeblich mitbestimmen, aber auch ohne eine wesentliche intravasale Gerinnung gibt es das Syndrom der Schocklunge. Wir kommen nun zur Frage der hyalinen Membranen.

Hartung: Herr *Harms,* ich kann Ihren Befund bestätigen, wir finden Mikrothromben auch nicht regelmäßig in der Lunge beim Atemnotsyndrom des Neugeborenen. Sicherlich gibt es einen anderen Auslösemechanismus für die schwere Störung in der Hyaline-Membranen-Lunge speziell des Neugeborenen, wobei wir mit einer abnormen Kapillarwanddurchlässigkeit, mit einer Transsudation, wahrscheinlich mit einem Einfluß auf den Antiatelektasefaktor und dann mit sekundär ausgelösten Störungen der Mikrozirkulation rechnen müssen.

Benzer, Wien: Meine Frage kommt vielleicht schon etwas verspätet. Eine Anfrage an die Pathologen: Inwieweit ist gesichert, ob die Thromben, die Sie beobachten, agonal oder wirklich intravital entstanden sind?

Rotter: Ich bin der Überzeugung (*Rotter* 1971), daß Mikrothromben und hyaline Kugeln erst final im Stadium des irreversiblen Schocks entstehen. Ich habe das darauf zurückgeführt, daß, solange im Schock die Fibrinolyse noch aktiv ist, die Thromben in statu nascendi wieder aufgelöst werden. Daher ist bei diesen Fällen eine restitutio ad integrum möglich. In dem Augenblick jedoch, in dem die spontane Fibrinolyse insuffizient wird, können sich Thromben bilden, dann ist aber auch der Schock irreversibel und der Tod des Patienten nicht mehr aufzuhalten. Daher glaube ich, daß Mikrothromben im wesentlichen Ausdruck einer agonalen Situation im irreversiblen Schock sind. Ganz anders ist die Situation beim Endotoxinschock und bei den Shwartzman-Äquivalenten der schwangeren Frau. Bei diesen Fällen beherrschen die Mikrothromben von Anfang an das Bild. Ich führe dies darauf zurück, daß die spontane Fibrinolyse bei den genannten Beispielen von Anfang an insuffizient ist – beim Endotoxinschock ebenso wie im letzten Drittel der Schwangerschaft.

Mittermayer: Das Problem entsteht ja dadurch, daß in der Lunge durch die Verlegung keine Nekrosen entstehen können wie in den anderen Organen, so daß also dort gerade der Streit nicht entschieden werden kann. Wenn man aber berücksichtigt, daß in solchen Fällen nicht nur die Lunge thrombosiert ist, sondern Thromben sehr häufig auch in anderen Organen vorkommen, z.B. in der Leber, wie Herr *Harms* schon 1967 gezeigt hat, sehr häufig in der Niere, wie Herr *Rotter* selbst demonstrierte, und dort Nekrosen gleichzeitig auftreten, dann ist doch die Wahrscheinlichkeit sehr groß, daß die Thromben auch in der Lunge schon weit intra vitam entstanden sind. Das ist ein Argument, das man in Rechnung stellen muß.

Rotter: Nekrosen sehen wir beim reversiblen Schock nur ausnahmsweise; dies war eines meiner Hauptargumente, daß die Mikrothromben erst agonal entstehen. Solange der Schock reversibel ist und die Thromben wieder aufgelöst werden, finden wir weder Nekrosen in der Niere noch in irgendeinem anderen Organ. Wenn Thromben auftreten, sterben die Patienten z.T. so akut, daß sich Nekrosen gar nicht mehr ausbilden, weil die Manifestationszeit nicht ausreicht. Hält die irreversible Schockphase über 12-24 Stunden an, dann sehen wir charakteristische Nekrosen, z.B. läppchenzentrale Nekrosen der Leber und, relativ selten, auch Tubulusnekrosen in der Niere.

Hey: Kann vielleicht noch jemand etwas zur Bedeutung der intravasalen Gerinnung, der Mikrothrombosierung und zur Pathogenese der Schocklunge sagen?

Harms, Kiel: Wir haben eine positive Korrelation zwischen Mikrothrombose in der Leber und Leberepithelnekrosen finden können (*Harms u. Lehmann* 1969). Das spricht also *doch* für eine vitale Genese. Zwar ist in bezug auf die Leber in der Praxis schwer zu unterscheiden, was primär entstand: Der Mikrothrombus oder die Nekrose, weil in derartigen Nekrosen immer sekundär auch Mikrothromben entstehen. Wir haben deshalb nur solche Fälle berücksichtigt, die auch in den Sinusoiden außerhalb der nekrotischen Zone Mikrothromben enthielten und so die Bedeutung der sinusoidalen Mikrothrombose für die Pathogenese von Leberepithelnekrosen wahrscheinlich machen können. – Wenn ich vielleicht die Kliniker anregen darf, die sich mit derartigen Problemen befassen: Man sollte Fibrinogen-turnover-Untersuchungen mit Hilfe radioaktiven Fibrinogens bei Schockfällen durchführen, um zu sehen, ob beim Schock eine Steigerung im Turnover vorhanden ist. Dann könnte man weiterkommen.

Hey: Herr *Harms,* darauf kann ich Ihnen sofort antworten. Solche Untersuchungen sind bereits gemacht, dieser Nachweis ist schon geführt. Ich selbst mache gerade eine ähnliche Reihe an meinem Modell und das Ergebnis ist auch evident.

Gebert, Freiburg: Zur Reversibilität dieser Thromben ist vielleicht auf eine Analogie hinzuweisen, und zwar kennen wir aus Untersuchungen am Siebungsdruckgerät die Tatsache, daß man zwar Thromben durch ADP-Zugabe erzeugen kann, die auch zunächst gegen einen Versuch, sie durch erhöhten Druck aufzulösen, sehr resistent sind, die sich aber auf der anderen Seite nach einer gewissen Zeit, durch Turbulenzen forciert, von selber auflösen und dann nicht mehr auf eine weitere ADP-Zugabe reagieren. Möglicherweise liegt hier ein ähnlicher Mechanismus vor.

Hey: Soviel ich weiß, ist aber die ADP-induzierte Thrombozytenaggregation immer reversibel, und es ist sicher etwas anderes, was wir bei den Gerinnungsphänomenen sehen, wo der Thrombozyt sozusagen „full engaged" sich völlig verbraucht.

Wir wollen dieses Problem jetzt abschließen und uns den hyalinen Membranen zuwenden, um das Phänomen, das Herr Prof. *Rotter* beobachtet hat, mit der späten Ausbildung der hyalinen Membranen anzuschneiden. Meiner Ansicht nach gibt es verschiedene Formen hyaliner Membranen. Es gibt diejenigen, die Herr *Bleyl* in seinem Experiment durch hyperkoagule Zustände erzeugte, wobei er zwingend den Nachweis führte, daß die so ausgelösten hyalinen Membranen über das angeronnene Fibrin, über die Fibrinmonomere, entstehen. In der Humanpathologie entstehen die hyalinen Membranen nicht nur auf diesem Wege, sondern, wie wir gesehen haben, auch durch die Sauerstoffintoxikation und durch andere Einwirkungen. Möglicherweise liegen der Entstehung der hyalinen Membranen verschiedene Pathomechanismen zugrunde, und so könnte ich mir vorstellen, daß die hyalinen Membranen, die Prof. *Rotter* gesehen hat, unterschiedlicher Genese sind.

Rotter: Das ist ein Mißverständnis. Ich war gestern mit Herrn *Bleyl* völlig einig, daß sie Ausdruck der Hyperkoagulabilität sind. Es kommt im Schock zu einer Membranstörung, es tritt Plasma aus und gerinnt unter den gleichen Bedingungen wie die Schockkugeln. Aber Sie haben recht, wenn Sie sagen, daß eben viele Wege nach Rom führen. Ich möchte nur erinnern: Bei der Urämie, der rheumatischen Pneumonie, der hyperergischen Vaskulitis der Lunge — darauf wies Herr *Giese* hin —, bei der Röntgenlunge usw. sehen wir immer wieder hyaline Membranen. Wahrscheinlich beruht die Entstehung nicht immer auf dem gleichen Pathomechanismus, aber immer stellen sie ein Gerinnungsprodukt dar. Es fragt sich nur, wie die Gerinnung ausgelöst wird. Bei der Schocklunge sicher durch die Hyperkoagulabilität.

Büsing, Heidelberg: Bei der Frage nach den Pathomechanismen, die zur Entstehung der hyalinen Membranen führen, muß man wohl streng trennen in Ätiologie und Pathogenese. Ätiologisch kommen sicher verschiedene Erkrankungen in Betracht, solche, die mit und solche, die ohne einen Schock ablaufen.

Pathogenetisch ist unserer Ansicht nach eine generalisierte plasmatische Hyperkoagulabilität mit intravasaler Ausbildung von Fibrinmonomeren eine unabdingbare Voraussetzung. Diese ist auch für bestimmte Formen der Urämie und für Erkrankungen des rheumatischen Formenkreises, z.B. allergische Vaskulitiden nachgewiesen (*Bleyl u. Büsing* 1971). Auch bei der von Herrn *Hey* angesprochenen

Sauerstoffintoxikation muß eine generalisierte Gerinnungsaktivierung postuliert werden, bevor es zur Ausbildung der hyalinen Membranen kommen kann. Ich darf auf Abb. 6 in dem von Herrn *Bleyl* gehaltenen Vortrag verweisen. Das Meerschweinchen hat in der Lunge keine gewebseigenen prokoagulativen Gerinnungsfaktoren. Wenn in den Alveolen der Meerschweinchenlunge nach O_2-Intoxikation geronnenes Fibrin auftritt, dann muß eine generalisierte intravasale Gerinnungsaktivierung vorausgegangen sein. Wir glauben darüber hinaus aufgrund experimenteller Studien, die allerdings noch nicht abgeschlossen sind, zeigen zu können, daß auch beim Kaninchen die Sauerstoffintoxikation zu einer Gerinnungsaktivierung führt, bevor es zur Ausbildung von pulmonalen Membranen kommt.

Hey: Ohne Zweifel kann man, zumindest im Experiment, die Ausbildung hyaliner Membranen dadurch verhindern, daß man Tiere in eine Schocksituation bringt und sie heparinisiert, dann treten tatsächlich keine hyalinen Membranen auf. Andererseits kennen wir aber klinische Zustände, bei denen chronische Verbrauchskoagulopathien bestehen, bei denen man ständig Fibrinmonomere nachweisen kann, ohne die Spur einer hyalinen Membran in der Lunge. Zur Ausbildung hyaliner Membranen gehört neben der intravasalen Gerinnung das Schocksyndrom und die Läsion an der pulmonalen Kapillare.

Huth, Gießen: Eine besonders schöne Stütze der These, daß Fibrinthromben intravital in der Lungenstrombahn entstehen können, sind Beobachtungen, wie wir sie einmal bei einem Kind mit einer Sepsis und zum anderen bei einem älteren Mann mit einer Dichloräthanvergiftung machen konnten. In beiden Fällen fand der Pathologe, damals noch Herr *Mittermayer* in Gießen, Fibrinthromben in der pulmonalen Strombahn. Wir stellten eine komplette Defibrinierung fest. Wir wußten also, daß das Fibrinogen aus der Strombahn verschwunden war und haben auch das Substrat gefunden, nicht nur in den beschriebenen Thromben im Bereich der Lungenstrombahn, sondern auch an anderen Stellen, wie z.B. in der Leber, als Ausdruck einer disseminierten intravasalen Gerinnung. Es handelte sich also um ein Shwartzman-Äquivalent, wie Herr Prof. *Rotter* die Verbrauchskoagulopathie gerade nannte. Der Stellenwert der intravasalen Gerinnung in der Pathogenese der Schocklunge ist damit allerdings nicht geklärt.

Rotter: Ich möchte doch noch einmal zur Diskussion stellen: Sind wir uns denn nun wirklich im klaren darüber, daß die Beatmung auf die Entstehung der pulmonalen Membranen gar keinen Einfluß hat? Ich könnte mir durchaus vorstellen, daß die verschiedensten Faktoren, die zur Permeabilitätsstörung führen, durch die Beatmung verstärkt werden könnten und die Bildung der Membranen auslösen, wobei ich noch sagen möchte, daß vielleicht auch die Beatmung des Neugeborenen eine solche erstmalige Belastung der Lunge darstellt und sich bei prädisponierten Neugeborenen, z.B. bei Führgeborenen, schädigend auswirkt.

Hartung: Nur eine kurze Bemerkung dazu, daß dieses Membranensyndrom auch von der Alveolaroberfläche her ausgelöst werden kann. Das zeigen einzelne Fälle von Vergiftungen, bei denen eine oberflächenaktive Substanz oder dergleichen aspiriert oder inhaliert wurde. Sobald eine abnorme Oberflächenspannung in der Lunge besteht, haben wir auch einen abnormen Sog auf die Kapillaren, und damit die Extravasation, und können dann die Verdichtung zu den Membranen finden.

Crul, Malden/Holland: Ich habe einen Einwand gegen den Namen Schocklunge. Nach meinem Wissen hat bis heute niemand gezeigt, daß der Schock das Entscheidende ist beim Entstehen dieses Syndroms. Sepsis, Aspiration, Urämie, Sauerstoffintoxikation und Fettembolie verursachen alle dasselbe Syndrom. *Collins* (1969) hat darauf hingewiesen, daß es viele Faktoren sind, die zu diesem Syndrom beitragen. In Vietnam, wo der hämorrhagische Schock sehr häufig zu sehen ist, ist die Inzidenz dieses Syndroms sehr klein, 1-2%. Nur wenn eine Sepsis oder Aspiration hinzukommt, ist die Häufigkeit viel höher. Alle Patienten, die ich selbst beobachtet habe, waren sehr krank, und es war bei ihnen nicht auszuschließen, ob eine Aspiration stattgefunden hat.

Hey: Habe ich Sie richtig verstanden, daß Sie der Ansicht sind, daß nur eine Aspiration ein Schocklungensyndrom auslösen kann?

Crul: Nicht nur, aber daß es mehrere Faktoren gibt, von denen der Schock vielleicht einer ist, ebenso wie Sepsis, Aspiration oder Fettembolie. Im Krieg ist es sehr schwer nachzuweisen, welcher dieser Faktoren am wichtigsten ist.

Hey: Vielleicht sollte man dazu sagen, daß es bei allen diesen Krankheitsbildern, die Sie genannt haben, in der Regel Schocksituationen gibt. Man muß den Schock immer vom Metabolischen her sehen. In dem Moment, in dem sich bei einem Menschen aufgrund einer Fettembolie oder eines hämorrhagischen Syndroms oder einer Sepsis eine metabolische Azidose entwickelt, liegt nach der Definition von *Rein* eine Schocksituation vor. Eine akut einsetzende Hypoxie der Gewebsperipherie mit den Folgen der metabolischen Azidose, das ist Schock.

Crul: Ja, das stimmt. Aber daß nicht alle Menschen mit Schock dieses Syndrom entwickeln, beweist meiner Ansicht nach doch, daß dies nicht der einzige Faktor ist.

Hey: Das ist sicher eine Frage der Dauer der Schocksituation, die notwendig ist, bis sich eine solche Lungenveränderung ausbildet.

Steinbereithner, Wien: Ich möchte doch zu der von Prof. *Rotter* angeschnittenen Theorie, daß die Beatmung gewissermaßen an der Ausbildung der Membranen Schuld trägt, kurz Stellung nehmen: Nur wenn die Möglichkeit bestünde, zwei Kollektive zu vergleichen, d.h. die eine Gruppe zu beatmen und die andere nicht, könnten wir diese Frage einigermaßen schlüssig beantworten. Wie Prof. *Rotter* aber selbst gezeigt hat, kommen Membranen in der Regel erst nach Tagen zustande. Die Patienten, von denen hier, etwa in dem Referat von Herrn *Zimmermann* die Rede war, können gar nicht so lange überleben, ohne beatmet zu werden. Daher muß diese Frage zumindest offen bleiben.

Rotter: Diese Theorie habe ich nicht aufgestellt, ich habe nur eine Frage gestellt, und wollte Ihre Antwort herausfordern, mehr nicht.

Hartung: Wir führen eine ganze Menge von Obduktionen an weit transportierten Frühgeborenen aus, die nicht mehr an einen Beatmungsapparat angeschlossen werden konnten, und die nach etwa 8 Stunden schon spontan beginnende hyaline Membranen in den Lungen entwickeln.

Hey: Ich meine, daß wir dieses Problem ausgiebig diskutiert haben und uns nun der Klinik bzw. der „Diagnostik" zuwenden sollen. Könnten die beiden Kliniker noch einmal die Punkte herausstellen, die sie für die Diagnostik wesentlich halten.

Vogel: Der erste Punkt ist, daß ein Schockzustand nicht mehr nach dem Blutdruck allein beurteilt werden kann. Wir haben bei einer systematischen Durchuntersuchung unserer Patienten im Schock ein durchaus normales Blutdruckverhalten vorgefunden. Bestenfalls war der Schock durch eine etwas gesteigerte Pulsfrequenz manifest. Viel bessere Kriterien für die Beurteilung eines Schocks bietet die Bestimmung des Säure-Basen-Haushaltes, d.h. beim Vorliegen einer Azidose muß immer noch ein Schock angenommen werden. Ein dritter wichtiger Punkt ist die Urinausscheidung. Wenn Sie nach Kreislaufauffüllung eine Urinausscheidung erreichen, die im Normbereich liegt und der Säure-Basen-Haushalt wieder in Ordnung ist, können Sie den Schockzustand als beseitigt betrachten. Hinweise auf einen weiterbestehenden Schock sind klinisch eine anhaltende Tachypnoe, blutgasanalytisch eine Hypoxämie, die vorhin geschilderte Hypokapnie und schließlich der Abfall der Gerinnungsfaktoren, insbesondere der Abfall der Thrombozyten. Außerdem sehen wir, wie gestern von Herrn *Birzle* in vielen Bildern gezeigt, diese in kurzer Zeit auftretende diffuse feine, schleierartige, später kleinfleckige Verschattung der ganzen Lunge.

Zimmermann: Ich habe dem nicht viel hinzuzufügen. Wir kommen doch letzten Endes immer wieder auf die Induktion dieser beschriebenen Veränderungen in der Lungenstrombahn zurück, zu dem zentralen Problem des Schocks, das ist die Hypoxie — gleichgültig, durch welche Ursache sie provoziert wurde. Wenn wir in irgendeinem Bezirk eine Hypoxie haben, können wir klinisch nur in den Grenzschichten messen, und das ist eben im Blut. Solange wir eine Laktatazidose — einen sehr starken Anstieg der Milchsäure — finden, müssen wir annehmen, daß der Schock stoffwechselmäßig noch weiter abläuft, auch wenn unsere hämodynamischen Parameter augenscheinlich relativ günstige Werte geben.

Hey: Ich finde das sehr eindrucksvoll, daß beide Kliniker den zentralvenösen pH-Wert als Parameter für die Schocksituation so herausgestellt haben. Vielleicht wissen Sie, daß Herr *Neuhof* in Gießen Untersuchungen über die Sauerstoffaufnahme sowohl beim Menschen als auch beim Versuchstier gemacht hat. Er hat nachweisen können, daß eine verminderte Sauerstoffaufnahme, wie sie für den Schock charakteristisch ist, immer mit einer Erniedrigung des zentralvenösen pH-Wertes einhergeht.

Böttcher, Freiburg: Herr *Vogel* hat an sich das wesentliche gesagt. In bezug auf die Gerinnung ist es erforderlich, möglichst frühzeitig und in häufigen Abständen Gerinnungsuntersuchungen durchzuführen. Dabei hat sich uns am besten die Zählung der Thrombozyten bewährt, das ist eine relativ genaue Methode, die durch therapeutische Gaben, z.B. von Heparin, nicht beeinflußt wird. Dann ist es erforderlich, möglichst viele Gerinnungsparameter zu untersuchen, wobei das Fibrinogen für die Diagnostik weniger Bedeutung hat, denn sein Umsatz ist, wie wir gehört haben, so sehr gesteigert, daß in der Bilanz selten eine Fibrinogenopenie entsteht. Eine Fibrinogenopenie ist unseres Erachtens jedoch ein deutlicher Hinweis für eine Verbrauchskoagulopathie, ebenso wie die Verminderung von Faktor V und auch evtl. von Faktor II.

Hey: Sie haben vergessen, den Äthanoltest zu erwähnen, oder habe ich das überhört?

Böttcher: Der Äthanoltest korrelierte in den Fällen, die ich hier gezeigt habe, ganz gut. Aber wir haben bei diesen Patienten täglich Untersuchungen gemacht und immer wieder festgestellt, daß er auch dann einmal gerade positiv oder negativ wurde, wenn wir es nicht erwartet haben. Er ist daher leider meines Erachtens ein sehr unspezifischer Test.

Zimmermann: Ich möchte gerne zur Diagnostik ergänzen, daß wir in zunehmendem Maße bei diesen schwerkranken Patienten dazu übergehen sollten, unmittelbar nach Einlieferung mindestens den zentralvenösen, wenn nicht sogar den Pulmonalisdruck mit einem Grandjean-Katheter zur Kontrolle für unsere Diagnose, und auch für die Therapie, zu verwenden. Denn es zeigt sich immer wieder, daß entsprechende therapeutische Maßnahmen abrupt eine Steigerung des Pulmonalisdruckes bewirken, ohne daß der zentralvenöse Druck dabei ein ausreichendes Äquivalent liefern würde. Auch die Entnahme von Blutgasanalysen über diese Katheter informiert viel rascher, als wenn bei den schwer geschockten Patienten mit Zentralisation des Kreislaufs aus dem peripheren Blut die Diagnose gestellt werden muß. Es ist bei einem Gesunden sicher richtig, dort die pO_2-Werte und auch den pCO_2 zu ermitteln. Aber bei einer stagnierenden Zirkulation in der Peripherie bekommt man nur irreführende Werte.

Benzer: Eine Anfrage an Herrn *Vogel:* Sie haben in Ihrem Krankengut eine erstaunliche Anzahl von 200 postoperativ übernommenen Patienten gezeigt. Haben Sie diese Patienten alle im klassischen Schockzustand übernommen und dann beatmet? Um was für Patienten handelt es sich hier? Sind das kardiochirurgische, allgemeinchirurgische oder unfallchirurgische Patienten?

Vogel: Bei den Patienten handelt es sich vorwiegend um allgemeinoperative Fälle — von Herzpatienten bis zu Appendektomierten, wobei allerdings in einem hohen Prozentsatz ein septischer Schock durch Peritonitis, Ileus oder sonstige Infektionen vorgelegen hat. Die posttraumatischen Patienten hatten etwa zu einem Drittel ein zusätzliches Thoraxtrauma. Die Zeit, die von der Einlieferung in die Klinik bis zur Aufnahme auf der Intensivstation vergeht, ist unterschiedlich lang. In einem hohen Prozentsatz bekommen wir die Patienten erst dann, wenn die respiratorische Insuffizienz bereits klinisch manifest und und röntgenologisch die Lungenveränderungen sichtbar sind. Bei diesen Patienten kann man voraussagen, daß der Behandlungsverlauf kompliziert sein wird, und daß mit einer hohen Letalität zu rechnen ist. Es ist günstiger, wenn derartige Patienten frühzeitig zur Beatmung kommen. So paradox es klingt: Man sollte die Patienten beatmen, bevor Lungenveränderungen auftreten, und sollte Heparin zur Prophylaxe der Verbrauchskoagulopathie geben, noch bevor der Verbrauch im Gerinnungsstatus gesichert ist. —

Noch ein Wort zum Pulmonalis- und Venendruck: Diese beiden Parameter korrelieren nicht ausreichend miteinander: Wir haben erlebt, daß, bei einem Druck in der oberen Hohlvene von 6-7 cm Wasser, während der Kreislaufauffüllung der Pulmonalisdruck (Mitteldruck) bis auf Werte über 40 mm Hg angestiegen ist. Es liegt auf der Hand, daß diese Patienten durch eine forcierte Infusionstherapie in akute Gefahr oder gar ins Lungenödem gebracht werden.

Hey: Es wurden hier schon eine Reihe von Gesichtspunkten zur Therapie erörtert. Gibt es noch wesentliche Punkte, die bei der Therapie dieser Störung beachtet werden müssen?

Steinbereithner, Wien: Wir haben heute die seltene Gelegenheit, die Gießener Gruppe, Herrn *Norlander* aus Stockholm und die Freiburger Gruppe bezüglich der Heparintherapie zu befragen. Ich würde gern von allen drei Gruppen hören, welche Dosierung sie empfehlen: Ist Ihrer Meinung nach — wenn man eine mittlere Dosierung von 750—1000 E/Std. Heparin für die normale Therapie annimmt — ab 1500 E/Std., falls dies nach den Gerinnungsparametern nötig ist, ernstlich mit dem Auftreten von Blutungen zu rechnen? Das ist doch das Problem, mit dem wir immer wieder konfrontiert werden: Wenn der Patient an einer Blutung stirbt, trägt der Therapeut die Schuld.

Hey: Ich kann dazu für uns aus Gießen direkt Stellung nehmen. Sie können keine Einheiten über den Daumen peilen, sondern Sie müssen in einem solchen Zustand wirklich alle 6-8 Stunden Thrombinzeiten bestimmen und Ihre Heparintherapie nach der ermittelten Thrombinzeit einstellen. Eine andere Möglichkeit gibt es nicht. Bei polytraumatisierten Patienten hat sich bei uns in Gießen als recht günstig und sehr eindrucksvoll die gleiche Verfahrensweise bewährt, die Frau *Popov* in Bonn anwendet, nämlich die Kombination von Trasylol und Heparin. Das mutet etwas merkwürdig an, aber man muß bedenken, daß an dem Ort, an dem die Blutstillung notwendig ist, also an den vielen kleinen Läsionen in der Peripherie, sicher eine Fibrinolyse stattfindet, die nicht systemisch meßbar ist; an diesen Stellen benötigt man eine Hemmung der Fibrinolyse. Systemisch, da wo die Verbrauchskoagulopathie abläuft, benötigen Sie eine Hemmung des Thrombins, um den Prozeß ursächlich in den Griff zu bekommen. Unter dieser systemischen Heparintherapie regenerieren sich sozusagen die Thrombozyten und können dann unter Heparinwirkung an dem Ort, wo sie notwendig sind und die Läsion stattgefunden hat, voll wirksam werden. Hierzu ist aber eine genau kontrollierte Heparintherapie notwendig, und Sie sollten mit Thrombinzeiten arbeiten, die in der Größenordnung 40-45 bis etwa 100 Sec. liegen.

Vogel: Wir haben uns bislang im allgemeinen mit einer Heparindosis von 20 000 E/Tag begnügt und diese, wenn der Pulmonaliskatheter gelegt war, direkt mit einem Perfusor in die A. pulmonalis appliziert. So günstige Bedingungen, wie Herr *Hey* in Gießen, haben wir allerdings nicht, wir sind schon zufrieden, wenn wir von Herrn *Böttcher* zweimal am Tag einen Gerinnungsstatus von diesen Patienten bekommen, aber im allgemeinen müssen wir uns mit einem begnügen.

Hey: Ich würde sagen, in einer solchen Situation ist die Kontrolle des Thrombinwertes genauso wichtig wie die des Kaliums bei Herzinfarkt, die wir auch dreimal am Tag vornehmen. Genauso häufig müssen Sie die Thrombinzeit bestimmen.

Haider, Wien: Wir heparinisieren unsere Patienten durchschnittlich mit 1000 E/Std. und gehen bis zu 1500 E/Std., sehen aber dabei nur Thrombinzeiten von 20-25 bei einem Normalwert von 12-14 sec.

Hey: Das liegt sicher an der Methode. Sie müssen für jede Thrombincharge eine neue Verdünnung herstellen, damit Sie die richtige Ausgangslage erhalten. Nur von einer sozusagen standardisierten Ausgangslage können Sie eine gewohnheitsmäßig richtige Therapie betreiben. Meine Werte von 45-100 sec gelten für eine Normalthrombinzeit von 18-21 sec.

Haider, Wien: Noch eine Frage bezüglich der Diagnostik: Wie weit ist der Nachweis der Fibrinspaltprodukte essentiell, um eine Verbrauchskoagulopathie im Nachhinein beweisend zu diagnostizieren?

Hey: Meinen Sie mit Fibrinogenspaltprodukten Fibrinogenabbauprodukte oder meinen Sie Fibrinmonomere? Der charakteristische Verlauf des initialen Anstoßes der Gerinnung beginnt mit der Ausbildung von Fibrinmonomeren. Das Thrombin spaltet das Fibrinogen in die Fibrinmonomere, zu deren Nachweis haben Sie den Äthanoltest. Wenn diese Phase abgelaufen ist, – sie dauert nur kurz und es kann sein, daß sie in 2, manchmal in ½ Stunde vorbei ist – beginnt die Phase des Verbrauchs, die hyperkoagule Phase ist durchschritten. Nun können Sie keine Fibrinmonomere mehr erwarten, allenfalls Splits, also Fibrinabbauprodukte, durch die mit jeder Verbrauchskoagulopathie einhergehenden reaktiven Fibrinolyse. Das ist ein zweiter Parameter.

Haider, Wien: Diesen zweiten Parameter meine ich: Wenn ein Verbrauch abgelaufen ist, muß also eine Menge Fibrin vorhanden sein, aus dem dann durch die Fibrinolyse Fibrinspaltprodukte entstehen. Dazu möchte ich fragen: Wieso hat Herr *Böttcher* bei 20 Patienten in nur fünf Fällen Fibrinspaltprodukte nachweisen können?

Hey: Das kann gut möglich sein, weil sie sehr schnell durch das RES abgeräumt werden.

Haider: Es wird immer darauf hingewiesen, daß bei jeder Verbrauchskoagulopathie notwendigerweise Fibrinspaltprodukte nachzuweisen wären.

Hey: Natürlich ist das eine Notwendigkeit, aber der Erfolg ist eine Frage der Schnelligkeit des Kläreffektes. Das Gerinnungssystem wird ja ständig durch das retikuloendotheliale System überwacht. Das ist eine Frage der Kapazität.

Norlander, Stockholm: Herr *Steinbereithner* hat gefragt, wie man in Stockholm vorgeht. In rein prophylaktischen Fällen verhalten wir uns genauso wie die Kollegen in Wien, wir geben 1000-1500 E/Std. Bei wirklich schwierigen Fällen wenden wir uns an *Blumbergs* Speziallabor in unserem Haus. Von dort erhalten wir sofort genaue Analysen und können dann individuell dosieren. Ich habe eine Frage an Herrn *Vogel:* In welcher Frequenz sehen Sie Schocklungen nach Herzoperationen? Sie haben doch unter Ihren Patienten einen gewissen Prozentsatz offener Herzoperationen?

Vogel: Es sind wenige — den Prozentsatz kann ich Ihnen leider nicht angeben.

Harms, Kiel: Vom morphologischen Standpunkt aus betrachtet habe ich die schwersten Fälle einer Schocklunge nach Operationen Fallotscher Tetralogien gesehen. Besonders die Fälle mit dem stärksten Schweregrad, mit Organisation eines fibrinösen Exsudates, entsprechend einer karnifizierenden Pneumonie, waren häufig Patienten mit Fallotscher Tetralogie.

Norlander: An Hundemodellen, mit denen die Gruppe in Stockholm arbeitet, kann man genau dieselben Phänomene sehen, wie an den Patienten, bei denen eine offene Herzoperation durchgeführt wurde, speziell bei den zyanotischen Patienten. Geben wir diesen Kranken langsam Protamin, dann können wir von jedem Atemzug genau dieselbe Auskunft bekommen: Eine Erhöhung des Atemwiderstandes, eine erniedrigte Compliance, einen Thrombozytensturz und natürlich dazu auch einen Abfall des pO_2. In den meisten Fällen sind diese Veränderungen reversibel. Das Hundemodell kann für den Menschen wertvolle Aufschlüsse geben.

Böttcher, Freiburg: Wir haben bei unseren Patienten im Prinzip auch eine prophylaktische Heparinbehandlung angestrebt. Wir nehmen Blut für den Gerinnungsstatus ab und beginnen sofort mit der Liquemintherapie. Ich finde, bei prophylaktischer Heparingabe ist eine Dosierung bis 1 200 E/Std. ausreichend. Wir haben allerdings, obwohl unsere Thrombinzeit auf 18-22 eingestellt ist, mit dieser Dosierung niemals eine Verlängerung auf das Doppelte gesehen. Wir sind in der Therapie bei verschiedenen Patienten, bei denen wir schon bei der Aufnahme einen massiven Verbrauch hatten, laufend mit der Liquemindosierung höher gegangen, z.B. bei einem 14jährigen Mädchen, das relativ zierlich und klein war, bis auf 35 000 E in 12 Stunden. Wir haben auch in diesen Fällen häufig keine eindeutigen Verlängerungen der Thrombinzeit gesehen. Es ist die Frage, ob eine Steigerung der Heparintherapie dann überhaupt noch sinnvoll ist.

Hey: Ich habe in unserem Krankengut eigentlich noch nie erlebt, daß wir mit einer entsprechend hohen Dosierung keine Beeinflussung der Thrombinzeit erzielt hätten. Es gibt Menschen, die brauchen 40 000 E und solche, die benötigen 48 000 E über 24 Stunden. Das ist in der Klinik häufig zu beobachten.

Böttcher: Dazu muß ich allerdings sagen, daß es sich bei uns in der überwiegenden Zahl der Fälle um ein postoperatives und posttraumatisches Krankengut handelt und wir nicht so hoch dosieren können, weil wir Blutungen befürchten.

Hey: Deswegen, das habe ich bereits gesagt, kommt es darauf an, daß Sie den Effekt messen. Wenn Sie heparinisieren, müssen Sie eben kontrollieren und in einem therapeutisch wirksamen Bereich liegen, sonst, würde ich sagen, ist das Philosophie.

Benzer: Nur eine Frage an Herrn *Norlander:* Neutralisieren Sie Ihre heparinisierten Patienten nach der extrakorporalen Zirkulation oder nicht? Es wäre ja bessern, dann nicht zu neutralisieren.

Norlander: Ja, wir neutralisieren unsere Patienten, aber ich möchte sagen, nicht 100%ig. Wir belassen ihnen ein wenig Heparin und finden das ganz günstig. Aber wenn es im unmittelbar postoperativen Verlauf zu Blutungen kommt, erhebt sich immer die Frage, ob es sich um eine chirurgische oder um eine Gerinnungsblutung handelt. Wegen dieses Problems bevorzugen wir eine langsame Neutralisation.

Steinbereithner, Wien: Fälle, in denen — etwas unwissenschaftlich formuliert — Heparin nicht „angreift", scheint es vereinzelt zu geben. Wir haben einen Patienten mit schwerem septischem Schock beobachtet, der auf 50 000 E/Tag keinerlei Effekt zeigte. Die Arbeitsgruppe *Deutsch* hat dies als Heparinresistenz gedeutet, obwohl sie keine schlüssige Erklärung dafür finden konnte. Merkwürdig war, daß sich, obwohl Thrombinzeit und Heparintoleranztest unverändert blieben, sowohl die Nieren- als auch die Lungenfunktion signifikant besserten. Am Gerinnungsstatus aber war keine Wirkung zu sehen.

Huth: Ich möchte noch etwas zur Fettembolie sagen. Die Fettembolie läßt das Janusgesicht der intravaskulären Gerinnung in der Pathogenese von Schockzuständen besonders gut erkennen. Die prophylaktische Gabe von Heparin hat einen glänzenden Erfolg in der Prophylaxe des Endotoxinschocks beim drohenden septischen Abort. Sie kennen vermutlich die Statistiken, die wiederholt von *Kuhn u. Graeff* und auch anderen Gruppen vorgelegt wurden, sie besagen, daß keine Patientin mehr an einem kriminellen Abort zugrunde gegangen ist, seitdem die Heparinprophylaxe eingeführt wurde. Anders liegen die Verhältnisse bei der Fettembolie. Beim Menschen ist die Heparinprophylaxe schwierig, weil man natürlich nie genau weiß, wer eine Fettembolie bekommen wird und wer nicht. Bei der tierexperimentellen Fettembolie ist es in allen Untersuchungen, die bisher durchgeführt wurden, auch in unseren, die zusammen mit Herrn *Bluemel* gemacht wurden, immer so gewesen, daß eine prophylaktische Heparinisierung in 100% zum Tode der Versuchstiere führte. Die Fettembolie zeigt offenbar einen anderen Mechanismus als der Endotoxinschock. Es kommt zunächst zu einer mechanischen Einschwemmung von Fettpartikeln aus dem Frakturbereich und danach zu einer Permeabilitätsstörung im Bereich der Lungenstrombahn, die durch Trasylol und außerdem auch durch Epsilon-Amino-Kapronsäure günstig beeinflußt werden kann. Hier scheint also die in der Lunge besonders aktive reaktive Fibrinolyse gefährlich und unerwünscht zu sein; wenn man sie inhibiert, ist die Überlebenschance größer.

In einer zweiten Phase der Fettembolie kommt es zu einer reaktiven Hyperlipoproteinämie, das hat auch Herr *Zimmermann* gezeigt. In dieser zweiten Phase spielt die intravaskuläre Gerinnung offenbar eine Rolle, so daß es sich hier tatsächlich lohnt, eine Heparinisierung zu versuchen. Auch die Kombination von Trasylol und Heparin ist hier meines Erachtens sinnvoll. Sie ist auch bei vergleichbaren Krankheiten, z.B. bei der nekrotisierenden Alkoholpankreatitis, mit Erfolg angewendet worden. Die Diagnose einer intravaskulären Gerinnung und eines Fettemboliesyndroms bereitet dem Kliniker Schwierigkeiten. Es besteht offenbar ein Unterschied in der Diagnose der Fettembolie von pathologisch-anatomischer und von klinischer Seite. In der Klinik handelt es sich um ein Syndrom, bei dem auch die Anamnese einen hohen Stellenwert hat. Bei einem Patienten mit einem ausgedehnten Skelett- oder Weichteiltrauma, der ein Atemnotsyndrom entwickelt und die hier beschriebenen Veränderungen der Lunge nach einem häufig freien Intervall von 2-3 Tagen − entsprechend der Entwicklungszeit für die Hyperlipoproteinämie und Verbrauchskoagulopathie − aufweist, und der dann noch ein Koma bekommt, können wir von klinischer Seite annehmen, daß es sich um eine Fettembolie handelt. Neuerdings zeigt sich, daß es lohnend ist, die Blutfette zu bestimmen, wie Sie den umfangreichen Untersuchungen von Herrn *Zimmermann* entnehmen konnten. Das freie Glyzerin steigt initial stark an, die Triglyzeride in der Folge. Es scheint eine gute Korrelation zwischen der Lebenserwartung und dem Ausmaß der Hyperlipazidämie, der Vermehrung des freien Glyzerins und der Hypertriglyzeridämie zu bestehen. In dieser Richtung liegt auch der interessante Erfolg von *O'Driscoll* u. Mitarb., denen es gelungen ist, mit Chlofibrat die reaktive Hyperlipoproteinämie bei Patienten mit Fettembolie zu verhindern und die Lebenserwartung zu verbessern.

Hey: Das war noch ein wichtiger Gesichtspunkt zu der Frage der Fettembolie. Herr *Zimmermann*, möchten Sie dazu noch etwas sagen?

Zimmermann: Die Ausführungen von Herrn *Huth* waren ausgezeichnet, aber ich als Kliniker und Chirurg bin eigentlich ein bißchen ängstlich, mit der Therapie bei einem Patienten so lange zu warten, bis er somnolent ist. Wenn ich dann mit der Behandlung beginne, kann ich eine Fettembolie sicher nicht mehr beeinflussen; dann ist der Ablauf eigengesetzlich, und der Pathologe stellt die Diagnose.

Huth: Wir haben solche Patienten beeinflussen können, aber die Chirurgen konsultieren uns Internisten häufig erst, wenn die Patienten mit Traumen bewußtlos werden.

Hey: Bestehen noch Fragen an das Panel?

Mall, Homburg: Die Therapie mit Heparin und Trasylol ist ja ausgiebig besprochen worden. Könnte man noch kurz etwas zur Indikation der Streptasebehandlung bei der Schocklunge erfahren?

Hey: Ich persönlich habe keine Erfahrungen mit Streptase bei der Schocklunge. Ich kann allenfalls aus meinen Tierexperimenten dazu sagen, daß die Lunge eine Fibrinolyse nach einem Schock nur kurzzeitig toleriert. Wenn eine Fibrinolyse länger als 4-5 Stunden abläuft, sehen die Lungen meiner Tiere schlechter aus. Bei einer nur 2-3stündigen Fibrinolyse kann man − gemessen am zentralvenösen pH als Parameter − schon eine deutliche Verbesserung der Gesamtsituation der Tiere erleben. Wenn Sie eine Blutung bei einem polytraumatisierten Patienten induziert haben, ergänzt man diese kurzfristige Fibrinolyse durch Heparin, möglicherweise auch durch Trasylol. Wenn Sie die Peripherie durch die Fibrinolyse öffnen können, besteht meines Erachtens eine Chance für den Patienten. Ich persönlich würde, nach meinen tierexperimentellen Erfahrungen, in solchen ausweglosen Situationen eine kurzfristige Fibrinolyse, sagen wir über 2-3 Stunden, durchführen und, wenn es die Situation erlaubt, dann eine normale Antikoagulationstherapie, möglicherweise sogar mit Fibrinolysehemmung, anschließen.

Norlander: Wir hatten in Stockholm einige Patienten, die mit Streptokinase behandelt wurden. Bei chirurgischen Patienten halten wir diese Streptokinasebehandlung für außerordentlich gefährlich. Wir haben große Blutungen gesehen, die unmöglich zu behandeln waren. Unsere Gruppe ist der Meinung, daß man Streptokinase in diesen Fällen nicht geben kann.

Vogel: Wir haben bei fünf Patienten als letzte Möglichkeit die therapeutische Fibrinolyse versucht. Es handelte sich um zwei Kranke mit schwerer Karbamidvergiftung und drei Patienten mit septischem Schock. Die Fibrinolyse wurde unter der Überwachung von Herrn *Böttcher* ausgeführt und zwar in allen fünf Fällen über zehn Stunden. Eine Blutung ist nicht aufgetreten. Bei allen fünf Patienten wurden aber dann pathologischerseits Mikrothromben in der gleichen Zahl wie bei den nicht behandelten Patienten gefunden.

Böttcher, Freiburg: Man kann sagen, das war der letzte Ausweg, der uns blieb. Ich habe nur den Eindruck gehabt, daß es in diesen Fällen sehr schwierig war, noch eine Aktivierung des fibrinolytischen Systems zu erreichen, denn es waren meistens sehr späte irreversible Schockzustände. Wir haben in einzelnen Fällen Plasminogen bestimmen lassen, das deutlich vermindert war.

Huth: Es wurde bezüglich der Therapie noch die Frage nach der Glukose gestellt. Zu den Infusionsmitteln, die sich bewährt haben, gehört nach den umfangreichen Erfahrungen der amerikanischen Armee in Vietnam unverändert die Infusion von physiologischer Kochsalzlösung. Sie hat sich übrigens besser bewährt als Ringer-Laktat. Unter den Zuckern ist die Glukose nach unserer Erfahrung anderen Energiedonatoren ebenbürtig. Der Xylit hat theoretisch erhebliche Vorteile, weil er nicht insulinbedürftig ist. Es ist aber die Frage, ob eine Stimulation der Insulinsekretion in Zuständen mit Hyperlipazidämie nicht erwünscht ist. In unseren Tierversuchen haben sich Glukoseinfusionen bei der Therapie der Fettembolie durchaus bewährt. Die ausreichende kalorische Versorgung des Schockpatienten, nicht nur die Volumensubstitution, sondern auch die Ernährung, spielen sicher in der Prognose des Schocks und der Lungenveränderungen eine Rolle.

Scholler, Freiburg: Nach diesem Finale darf ich das Schlußwort zum wissenschaftlichen Teil des Symposions sagen: Wir haben versucht, das Thema „Lungenveränderungen bei Langzeitbeatmung" möglichst umfassend anzugehen. Dabei sind zwei kleine Lücken geblieben, nämlich die Besprechung der Veränderungen des Lymphabflusses der Lunge unter Langzeitbeatmung, und der Einfluß der neurovegetativen Regulation auf die beatmete Lunge, wie sie seinerzeit *Rügheimer* durch Vagusdurchtrennung zeigen konnte. —

Wir alle sind sehr beeindruckt von der Fülle und Qualität dessen, was uns in diesen beiden Tagen geboten wurde und danken allen Referenten, Diskussionsleitern und Diskussionsteilnehmern sehr herzlich. Sie haben diese Tagung auf ein hohes Niveau gebracht. Unser Dank gilt auch den vielen Helfern bei diesem Symposion, den unbekannten Damen und Herren, die im Hintergrund gewirkt und ihre Aufgabe vorzüglich erfüllt haben.

Literatur

Bleyl, U., C. M. Büsing, B. Krempien: Pulmonale hyaline Membranen und perinataler Kreislaufschock. Virchows Arch. path. Anat. A 348 (1969) 187

Collins, J. A.: The causes of progressive pulmonary insufficiency in surgical patients. J. surg. Res. 9 (1969) 685

Harms, D., H. Lehmann: Untersuchungen über die periphere Mikrothrombose in einem unausgewählten Sektionsgut. Virchows Arch. path. Anat. A 347 (1969) 57

Nikulin, A., H. Lapp: Frankfurt Z. Path. 74 (1965) 381

Rotter, W.: Med. Welt 22 (1971) 1175

Sachverzeichnis

A

Abdomen, perakutes, Lungenveränderungen 59
Adeninnukleotid-Stoffwechsel der Lunge 262
Aerosoltherapie 206
Affenlungen 49
Air trapping 153
Alkalose, respiratorische 148
Alveolardruck 106
Amyloidose 71
Analogrechner 145
Antiatelektasefaktor 25, 49
— Bedeutung für die Dauerbeatmung 181ff.
— Bildungsort 183
— Detergentien 213
— dynamische Eigenschaften 185
— Lungenödem 195
— Mangelerscheinungen 191
— O_2-Intoxikation 195
— pulmonale Durchblutung 195
— Sauerstofftoxizität 249
— Spüllösungen 215
— therapeutische Anwendung 215
Aortenklappenersatz 30
Apoplektischer Insult 88, 89
Appendektomie 37
ARDAS 148ff.
Arrosionsblutung 201
Arthritis, spinale 79
Asphyxie 218
— intrauterine 20
Aspiration unter der Geburt 28
Aspirationspneumonie 69, 91
— Szintigraphie 92, 93
Asthma 79
Atelektasen 47, 69
— des Neugeborenen 233
Atemantriebsstörungen 80
Atemarbeit, elastische 146
Atemlähmung, akute zentrale 27
— chronische 33
— — Spontanatmungszeit 35
— bei Poliomyelitis 89
— totale 37
— zentrale 88, 89
Atemmechanik bei Langzeitbeatmung 78ff.
Atemnotsyndrom 191
— bronchopulmonale Dysplasie 226

Atemnotsyndrom, endexspiratorischer positiver Druck 151
— idiopathisches 19, 236
— Neugeborener, Langzeitbeatmung 226ff.
— Respiratorbeatmung 148
Äthanoltest 314
Azetylsalizylsäure 305
Azidose, metabolisch-respiratorische 272
— respiratorische 148

B

Ballonkatheter nach Swan-Ganz 134
Beatmung s. Respiratorbeatmung
Beatmungsgeräte 258
— Einfluß auf die Gasverteilung 81, 100
— Einfluß auf die Lungendurchblutung 104
— Einfluß auf die Ventilation 80
— volumengesteuerte, bei Kindern 231
Beatmungslunge, pathogenetische Faktoren 59f.
Beatmungsmortalität 52f., 54
Bird-Respirator 101, 242
Blasenlähmung 37
Blasensteine 37
Blutgasanalyse, Astrup-Methode 227
Blutgase des Neugeborenen, Langzeitüberwachung 235
Blutgasaustausch, Einfluß der künstlichen Beatmung 129ff.
Blutungsschock 14
Bromkarbamidintoxikation 5, 74
Bronchitis, chronische 79, 96
Bronchiolitis 17
Bronchopneumonie 17, 37, 52, 67, 93, 307
— abszedierende, nach künstlicher Beatmung 247
Bronchopulmonale Dysplasie 226, 233
— Infektion bei Langzeitbeatmung 52ff.
— — — Antibiotika 57
— — — Beatmungsmortalität 52

Bronchopulmonale Infektion bei Langzeitbeatmung, Grundleiden 59
— — — hämatogene Infektion 58f.
— — — über den Respirationskrakt 55
— — — Keimspektrum 56
— — — Klinik 58
— — — prophylaktische Aspekte 61
— — — Stellenwert der Infektion 60
Bronchusstenose 233

C

Clofibrattherapie 319
Colitis ulcerosa 29
Compliance 33, 85
— effektive 84
— Mittelwerte 87

D

Dauerbeatmung, s. Langzeitbeatmung
Dehnbarkeit des Lungen-Thoraxsystems 200
Diagnostik der Schocklunge 306
Dichloräthanvergiftung 312
Diffusionsstörungen 159ff.
— Diffusionskapazität 162
— Einschränkung der Austauschfläche 165
— Inhomogenitäten des Gasaustausches 165
— Messung der Diffusionskapazität 171
— Zunahme des Diffusionswiderstandes 164
Disseminierte intravasale Gerinnung, s. Verbrauchskoagulopathie — Hyperkoagulabilität
Diurese beim Schock 314
Druckmonitor 134
Dysplasie, bronchopulmonale 226
Dyspnoe 173, 218

E

Eiserne Lunge 32, 252
Emphysem, „restriktives" 33
Emphysembronchitis 167

Emphysembronchitis, chronische
   obstruktive 85
Endinspiratorischer Druck, Hämodynamik 174
– – Lungengefäßwiderstand
   174
Endotoxinschock 21, 46, 60
– Heparinprophylaxe 318
– Mikrothromben 310
Endstrombahn, pulmonale,
   Reservekapazität 308
Engström-Respirator 37, 39, 101
– Pädiatrie 228
Epsilon-Aminokapronsäure-
   Therapie 318
Ertrinkungslunge 256
Erythrozytenschädigung 221

F

Fallot-Tetralogie, postoperative
   Schocklunge 317
Fettembolie 44, 69, 148, 187,
   188, 318
– experimentelle 282ff.
– Fettoxizität 282
– Fettstoffwechsel 272
– funktioneller Totraum 285
– Heparintherapie 288
– Herzzeitvolumen 284
– intrapulmonaler Rechts-links-
   Shunt 270
– Lungenkapillaren 268
– Lungenparenchymschaden
   287
– Mikrothromben 287
– Pathophysiologie 279, 282ff.
– Pneumotachographie 190
– pulmonale, klinische Diagnose
   266
– – Lungenfunktion 265ff.
– Rechtsventrikeldruck 284
– respiratorische Veränderungen
   270
– röntgenologisches Bild 69
– Sauerstoffbeatmung 256
– Therapie mit Heparin 276
– – mit Proteinaseinhibitoren
   276
– Thrombozytenaggregate 287
– tierexperimentelle 318
– ungesättigte freie Fettsäuren
   286
– Verbrauchskoagulopathie 273
Fettfibrinthrombus 267
Fibrinmonomere 25
– Äthanoltest 316
Fibrinintermediäre 25
Fibrinolyse 44, 309

Fibrinolysehemmung 316
Fibrose, interstitielle 233
Fistel, bronchopleurale 141
– ösophagotracheale 150
Flow, assistierter exspiratorischer 154, 156
Flüssigkeitsgleichgewicht, Störungen 195
Fruchtwasseraspiration 246
Frühgeburt mit Atemnotsyndrom
   228, 230
Funktioneller Totraum 120

G

Gasaustausch in der Respiratorlunge von Neugeborenen 234ff.
Gasaustauschstörungen 29
Gastritis, hämorrhagische 93
Gastrointestinalblutung 72
Gefäßverlegung, pulmonale 306ff.
Gefäßwandödem 294
Genese der respiratorischen Insuffizienz 79 (Tab.)
Gerinnungsstörungen s. Verbrauchskoagulopathie – Hyperkoagulabilität
Gewebsazidose 20
Gewebshypoxie 20
Glomerulonephritis 22, 150
Glukoseinfusion bei Schocklunge 320

H

Halsmarkdurchtrennung 37ff.
Hamman-Rich-Syndrom 6, 79
Hämodynamik und endinspiratorischer Druck 174
Hämolytisch-urämisches Syndrom
   des Kleinkindes 22
Hämorrhagie, intraalveoläre 14
Heliumclearance im Modellversuch 102
Heparinprophylaxe 309
– beim Endotoxinschock 318
– bei Verbrauchskoagulopathie
   302
Heparinresistenz 318
Heparintherapie, Schock 309
Hering-Breuer-Reflex 78
Herzzeitvolumen, Einfluß des
   endexspiratorischen Drucks
   116
Heyer-Baby-Sekundant 240
Hilussilikose 259
Hirnabszeß 16
Hirndurchblutung 213

Hirnschädigung, akute 205
Histaminschock 308
Hochdruck, pulmonaler 35
Hyaline Membranen 42, 214
– – Entwicklung 294
– – nach Langzeitbeatmung 26
– – des Neugeborenen 309
– – bei Kindern, Indikation
   zur Beatmung 227
– – – Überlebensrate 227
– – pulmonale, Pathogenese
   19ff., 306
– – Schocklunge 306
– – Ultrastruktur 43
Hyaline-Membranen-Lunge 149
Hyperbilirubinämie bei Kindern
   231
Hyperkapnie 10
Hyperkoagulabilität 20, 309
– generalisierte 42
– – plasmatische 297
– Mikrothrombosierung 289
– bei Sauerstoffintoxikation 23
– nach Schock 299
Hyperoxieatmung 167
Hyperventilation, akute 134
Hyperventilationssyndrom
   durch Liquorazidose 213
Hypokaliämie 34
Hypophysektomie 258
Hypothermie 231
Hypovolämie 134
– primäre 294
Hypoxämie 15, 20, 148
– arterielle 202, 279
– beim Schock 314
Hysterektomie 110

I

Ileus 200
Ileus, paralytischer 3, 37
Infektion, bronchopulmonale,
   Antibiotika 57
– – Kleinspektrum 56, 63
– – Prophylaxe 61
Insuffizienz, akute respiratorische 134
– pulmonale, primäre 13
– – sekundäre 17
– respiratorische, Dyspnoe 173
– – Genese 79
– – Hyperventilation 173
– – Hypoventilation 79
– – Lungenödem 173
– – postoperative 289
– – posttraumatische 289
– – Störung der Diffusion 79

Insuffizienz, respiratorische, Störung der Diffusion 79
– – Symptomatik 290
– – Veränderung des Ventilations-Perfusionsverhältnisses 79
– – Wasserretention 173
Intoxikationen, suizidale 3
Ischämie der Lunge 262

K

Karbamidvergiftung 320
Kreislauf, Einfluß der künstlichen Beatmung 129ff.
Kreislaufdepression 134
Kroghscher Diffusionskoeffizient 160
Kurzatmigkeit 148
Kurzschlußdurchblutung, pulmonale 296
Kyphoskoliose 79

L

Landrysche Paralyse 200
Langzeitbeatmung, Antiatelektasefaktor 181ff.
– Atemmechanik 78ff.
– Beatmungsdauer 3
– Bestimmung des Funktionszustandes der Lunge 83ff.
– bronchopulmonale Infektion 52ff.
– diskontinuierliche 206, 207
– Einfluß auf die Lungenfunktion bei akuter Hirnschädigung 205ff.
– hyaline Membranen 26ff., 29ff.
– Indikationen 3
– von Kindern mit hyalinen Membranen 227
– Komplikationen 4
– kontinuierliche 206, 207
– Krankenhaushygiene 66
– Letalität 3
– Lungenfunktion 169ff.
– Lungenveränderungen 4
– – Endstadium der Poliomyelitis 32ff.
– Neugeborener mit Atemnotsyndrom 226ff.
– – bronchopulmonale Dysplasie 233
– – Komplikationen 245ff.
– – Lungenveränderungen 232ff.
– pathologisch-anatomische Veränderungen 5, 53, 198ff., 293f.

Langzeitbeatmung, plastische Ödeme 36
– bei Poliomyelitis 7, 41
– bei Querschnittslähmung 6, 37ff.
– Rechts-links-Shunt 122ff.
– röntgenologische Lungenveränderungen 68ff.
– Spätschaden 203
– Szintigraphie 86
– tierexperimentelle 239ff.
– – Beatmungsgeräte 239, 240
– Ventilation 78ff.
– Verteilungsstörungen 100ff.
Laplacesche Gleichung 114
Lateralsklerose, amyotrophische 91
Leber, Mikrothrombose 310
Links-rechts-Shunt 261
Lipämie 267
Liquorazidose 213
Lobärpneumonie 51
Luft-Blut-Schranke 215
Lunge, Kohlenhydratstoffwechsel 262
– Mikrothrombosierung 10
– Oberflächenspannung 182
– Röntgenbefund beim Schock 314
– Wachstumshemmung 256
– Zirkulationsstörungen 46
Lungenbefunde unter Dauerbeatmung 198ff.
Lungencompliance des Erwachsenen 42
Lungendehnung, Auswirkung auf die extraalveolären Gefäße 117
Lungendurchblutung, Alveolardruck 106
– Einfluß der Körperlage 106, 108ff.
– Hämorrhagie 107
– Linksherzversagen 107
– bei Mitralstenose 179
– positiv-endexspiratorischer Druck (PEEP) 115
Lungenembolie 35, 69
Lungenemphysem 233, 308
Lungenfibrose 6, 17, 203
Lungengewicht 203
Lungeninfarkt 70
– hämorrhagischer 7
Lungeninfektion, Klinik 58
Lungeninsuffizienz bei traumatischem Schock 282
Lungenödem 79, 173, 224
– Entstehung 108
– nach experimenteller Fettembolie 188, 189
– hämorrhagisches 150

Lungenödem, interstitielles 71
– – nach Bromkarbamidintoxikation 74
– – Erscheinungsformen 74
– – nach Gastrointestinalblutung 72
– – retikuläres Stadium 76
– – im septischen Schock 72
– postoperatives 200
– renales 71
Lungenschädigung bei Urämie 11
Lungenstauung, kardiale 70
– bei Linksherzinsuffizienz 97
Lungen-Thorax-System, Dehnbarkeit 200
Lungenveränderungen, s. auch Schocklunge
– Einfluß des Grundleidens 59
– embolische, Röntgensymptome 69
– nutritiver Bronchialkreislauf 259ff.
– zirkulatorische 69
Lupus erythemathodes 22
Lymphangiektasie 14

M

Magenblutung 37
Mediastinitis, eitrige 58
Membranen, hyaline 214
Membranlunge 141
Mikrothromben, s. auch Thrombozytenaggregate
– Frühdiagnose 10
– hyaline 42
– kardiogener Schock 6
– Pathogenese 307
– pathogenetischer Stellenwert 307, 309
– postoperativer Schock 6
– posttraumatischer Schock 6
– pulmonale 287
– Rechts-links-Shunt 308
Mikrothrombosierung, pulmonale 289ff.
Miliartuberkulose, akute 69
Mitralstenose 110
Morbus Bechterew 79
– Boeck 259
Mukoziliarinsuffizienz 17
Multiple Sklerose 135
Myasthenia gravis 200
Myasthenie, Lungenveränderungen 59

N

Nabelschnurvorfall 237
Nagerlunge 224
Nephrektomie 31, 37
Nephrolithiasis 41
Neugeborenenbeatmung, Gasembolie 245
− Pneumoperikard 245
Nierenversagen 71
Nutritiver Bronchialkreislauf 259ff.

O

Ödem, perivaskuläres 6, 294
Ösophaguskarzinom 95

P

Partialdruckschwankungen 121
Pathophysiologie der Lungen bei experimenteller Fettembolie 282ff.
Peritonitis 37, 200
Phrenikusparese 95
Pleuradrainage 96
Pleuraempyem 58
Pneumotachographie 190
Pneumothorax 150
− und Geburtsgewicht 246
− beim Neugeborenen 229, 245
Pneumozyten 25, 49
Poliomyelitis, Atemlähmung 34, 89
− Compliance 32, 33
− Langzeitbeatmung 7, 41
− Lungenveränderungen unter Dauerbeatmung 32ff.
− Residualvolumen 33
Polyneuritis, idiopathische 134
Polyradikulitis, progressive 87, 88
Polytrauma, Lungenveränderungen 59
Positiv-endexspiratorischer Druck (PEEP) 243
− − s. auch Respiratorbeatmung
− − alveoläre Ventilation 178
− − arterieller Sauerstoffdruck 172
− − Compliance 178
− − funktionelle Residualkapazität 178
− − Herzminutenvolumen 172
− − Indikation 138, 139

Positiv-endexspiratorischer Druck Komplikationen 139, 174
− − Nierenfunktion 141
− − Pulmonalisdruck 172
− − Rechtsinsuffizienz 178
− − Venendruck 172
Postoperative Beatmung 253
Prophylaxe der Schocklunge 306
Prostaglandin 305
Protamin 303
Pseudomonas aeruginosa 63
Pseudomonas-Pneumonie 58
Pseudomonassepsis 69
Pulmonale Gefäßverlegung 306ff.
− hyaline Membranen, Entstehung 29
− − − Fibrinanteil 31
− − − und Hirnstammläsionen 31
− − − Histologie 29
− − − Pathogenese 29
Pulmonalisdruck beim Schock 315
Pyelotomie 31

Q

Querschnittslähmung 37
− Langzeitbeatmung 7

R

Rechtsherzinsuffizienz 46, 178
Rechtshypertrophie 35
Rechts-links-Shunt, intrapulmonaler 122ff., 270
− Mortalität 124
Releasereaktion 305
Reptilase 303
Residualvolumen 33
Resistance-Volumen-Diagramm 82
Respiratorbeatmung, assistierte Exspiration 152ff.
− Atemnotsyndrom 148
− Beatmungsarbeit 143ff.
− und Blutgasaustausch 129
− Druck-Volumen-Diagramm 194
− Einfluß auf den Kreislauf 129ff.
− elastischer Atemwiderstand 146
− Erhöhung des exspiratorischen Drucks (PEEP) 131
− Herzzeitvolumen 130
− Indikationen 315
− pulmonaler Gefäßwiderstand 135

Respiratorbeatmung, Verteilungsstörungen 118ff.
− visköser Atemwiderstand 145
Respiratoren, s. Beatmungsgeräte
Respiratorische Insuffizienz, posttraumatische, Pathogenese 296
− − bei der Schocklunge 44
Respiratorlunge 4, 99, 312
− Morphologie 42
− von Neugeborenen, Gasaustausch 234ff.
Respiratory Distress Syndrom s. Atemnotsyndrom
Röntgenologische Lungenveränderungen unter Dauerbeatmung 68ff.
Röntgensymptome der Lungenembolie 69
Rückenmarcksatrophie 37

S

Sanarelli-Shwartzman-Phänomen 307
Sarkoidose 79
Sauerstoffintoxikation, Hyperkoagulabilität 23
− tierexperimentelle 24
Sauerstoffkonzentration, inspiratorische 124
Sauerstoffschädigung der Lunge, exsudative Phase 214
− − proliferative Phase 214
Sauerstoffspannung, erhöhte, toxische Auswirkungen auf die Lunge 214ff.
Sauerstofftoxizität 49, 203, 214, 248, 312
− Atelektasen 252
− Beatmungsdruck 250
− Compliance 250
− Diffusionskapazität 215, 219, 251
− als Frühsymptom einer Lungenschädigung 128
− hyperbare Oxygenierung 251
− Lungendurchblutung 252
− Prophylaxe 257
− Regeneration 219
− Speziesunterschiede 219
− Ultrastruktur 215, 219
− Veränderungen des Enzymmusters 251
− Vitamin-E-Mangel 220
− Wachstumshemmung der Lunge 256

Säure-Basen-Haushalt, Bestimmung im Schock 314
Schädel-Hirn-Trauma 15
– Lungenveränderungen 59
Schlafmittelintoxikation 27
Schnappatmung 227
Schock, Diagnose 313
– Diurese 314
– Gerinnungsfaktoren 314
– Heparinprophylaxe 309
– Heparintherapie 309
– Hyperkoagulabilität 309
– Hypokoagulabilität 314
– Hypoxämie 314
– interstitielles Lungenödem 73, 74
– irreversibler, Zellnekrosen 310
– kardiogener 5
– morphologische Lungenveränderungen 293f.
– posttraumatischer 5
– Pulmonalisdruck 315
– Röntgenbefund der Lunge 314
– septischer 268
– Tachypnoe 314
– Thrombozyten 314
– toxisch-hypovolämischer 37
– traumatisch-hämorrhagischer 266, 267
– zentralvenöser Druck 315
Schocklunge 4, 25, 42, 299, 312
– Atemnotsyndrom 19
– Diagnostik 306
– Endotheldefekte 7
– Fettembolie 306
– Fibrinolyse 316
– Glukoseinfusion 320
– Heparintherapie 315
– nach Herzoperation 317
– hyaline Membranen 6, 19, 306
– interstitielles Ödem 6
– intravasale Gerinnung 306
– Kausalkette 10
– Lungenfibrose 6
– Lymphbahndilatation 7
– nach Operation Fallotscher Tetralogie 317
– Pathogenese 11, 13, 306
– Pathomorphologie 20
– perivaskuläres Ödem 6
– Prophylaxe 306
– respiratorische Insuffizienz 6, 44
– Streptokinasetherapie 320
– Symptome 21
– Therapie 306
– Thrombozytenaggregate 10

Schocklunge, Totraumventilation 6
– Volumensubstitution 320
Sectio alta 37
Septikämie der Lunge 60
Silikose 96, 259
Solutio placentae 149
Spannungspneumothorax 141
Spontanatmung am CPAP-System 228
Spontanpneumothorax 97
– Neugeborener 246
Stauungsbronchitis 260
Stoffwechsel der Lunge 262ff.
– – Substratversorgung der Pneumozyten 264
Stoffwechselentgleisung, Intensität 294
Surfactant, s. Antiatelektasefaktor
Surfactantsynthese, Blockade 25
Surfactantsystem, Störungen 181, 191
Surfactantverluste 192
Szintigraphie während Langzeitbeatmung 86

T

Tachypnoe beim Schock 314
Tetanus 3, 17, 200
– Lungenveränderungen 59
Tetraplegie 33, 37
– totale 41
Therapie der Schocklunge 306
Thoraxdehnbarkeit, herabgesetzte 79
Thrombin 305
Thrombinzeitbestimmung 316
Thrombozytenaggregate, s. auch Mikrothromben
– 10, 289
– Azetylsalizylsäure 305
– Lungenfunktion 302ff.
– Mikrozirkulation 302
– Prostaglandin 305
– Protamin 303
– Releasereaktion 305
– Reptilase 303
– Thrombin 305
Tierexperimentelle Fettembolie 318
Totalatelektase 37
Totraum, funktioneller 120
Totraumatmung, künstliche 206, 208
Totraumventilation bei Schocklunge 6
Tracheotomie 33, 37, 230
– als Infektionsherd 55
Trendelenburg-Lagerung 110

U

Überbrückungsbeatmung, kurzfristige, mit Sauerstoff 224ff.
Überdruckbeatmung, intermittierend 174
Ulkusperforation 37
Urämie 22
– Lungenschädigung 11
Urosepsis 22

V

Vagusdurchtrennung 320
Vaskulitis, hyperergische 22
Ventilation bei Langzeitbeatmung 78ff.
Ventrikelseptumdeffekt 253
Verbrauchskoagulopathie 6, 10, 20, 75, 149
– Äthanoltext 314
– Diagnostik 298ff., 316
– Heparinprophylaxe 301
– Heparintherapie 301
– prognostische Anhaltspunkte 299, 301
– Streptokinasebehandlung 301
– Symptomatik 291
Vergiftung, Lungenveränderungen 59
Verteilungsstörungen bei Langzeitbeatmung 100ff.
Vitamin-E-Mangel 220
Volumensubstitution bei Schocklunge 100ff.

W

Wachstumshemmung der Lunge 256
Wallersche Degeneration 37

X

Xiphopagus 246

Z

Zirkulationsstörungen der Lunge 46
Zwerchfellhochstand 37
Zyanose 122, 148, 218
Zytomegalie 77

Thieme zum Thema:

Die Lungenfunktion	Physiologie und Pathophysiologie Methodik Von Prof. Dr. W. T. ULMER, Bochum Prof. Dr. G. REICHEL, Bochum Dr. D. NOLTE, Gießen 1970. VIII, 219 Seiten, 112 Abbildungen, 21 Tab. Format 15,5 x 23 cm, Ganzleinen DM 38,— ISBN 3 13 448801 9
Die Ateminsuffizienz und ihre klinische Behandlung	3. Internationales Heidelberger Anästhesie-Symposion am 5. und 6. Mai 1967 Wissenschaftliche Leitung und Herausgeber Prof. Dr. O. H. JUST, Heidelberg Redaktion: Dr. H. STOECKEL, Heidelberg 1967. VIII, 239 Seiten, 114 Abbildungen, 65 Tab. Format 15,5 x 23 cm, kartoniert DM 52,— ISBN 3 13 356301 7
Intensivstation – Intensivpflege – Intensivtherapie	Möglichkeiten, Erfahrungen und Grenzen Herausgegeben von Prof. Dr. R. KUCHER, Wien Prof. Dr. K. STEINBEREITHNER, Wien Mit Beiträgen von Fachgelehrten 1972. XV, 548 Seiten, 149 Abbildungen, 107 Tab. Format 17,5 x 26 cm, Balacron geb. DM 124,— ISBN 3 13 473301 3
Postoperative Frühkomplikationen	Grundlagen der Krankenbehandlung auf der Wachstation Von Prof. Dr. K. WIEMERS, Freiburg/Br. Prof. Dr. E. KERN, Lörrach Dr. M. GÜNTHER, Lörrach Dr. H. BURCHARDI, Freiburg/Br. Geleitwort von Prof. Dr. H. Krauss, Freiburg/Br. 2., neubearbeitete Auflage 1969. XII, 248 Seiten, 87 Abbildungen in 109 Einzeldarstellungen, 26 Tab. Format 17 x 24 cm, Ganzleinen DM 49,— ISBN 3 13 420202 6

 Georg Thieme Verlag Stuttgart